高等职业教育医学卫生类专业系列教材

新形态活页式教材（供口腔、护理、临床医学等专业用）

临床疾病概要

主　编　许　杰
副主编　叶　芬　胡国庆　岳新荣
　　　　唐　前　胡勇军

U0188108

重庆大学出版社　国家一级出版社
全国百佳图书出版单位

内容提要

本书包括内科学、外科学、妇产科学、儿科学四个模块共 23 个单元，主要介绍临床医学中常见病与多发病的病因、发病机制、临床表现、诊断、治疗及预防保健，同时也涵盖了临床常见的基本技能操作。本书内容条理清楚、简明扼要、重点突出。重点疾病以案例导入，能激发学生学习兴趣，强调对学生独立思考问题和解决问题能力的培养。每个项目前列出学习目标和知识点，使学习目的性更明确，每个项目配有电子课件和知识拓展，使知识更加完善；每个项目有思维导图，使知识更系统化，不唯内容的"多、深、全"，而注重内容的"广泛、必需、够用"；每个项目有达标练习，供学习者复习巩固。

本书为新形态活页式教材，读者根据自身需要，可将重要知识点、思维导图、达标练习等自由组合，可供高职高专医药类院校口腔、护理、药学、医学检验技术、口腔医学技术、康复治疗技术等相关专业师生使用，也可供临床医师和实习生学习参考。

图书在版编目（CIP）数据

临床疾病概要 / 许杰主编 .-- 重庆：重庆大学出版社，2022.5
高等职业教育医学卫生类专业系列教材
ISBN 978-7-5689-3239-4

Ⅰ.①临… Ⅱ.①许… Ⅲ.①疾病—诊疗—高等职业教育—教材 Ⅳ.① R4

中国版本图书馆 CIP 数据核字（2022）第 067423 号

临床疾病概要
LINCHUANG JIBING GAIYAO

主　编　许　杰
策划编辑：袁文华

责任编辑：文　鹏　　版式设计：袁文华
责任校对：邹　忌　　责任印制：赵　晟

*

重庆大学出版社出版发行
出版人：饶帮华
社址：重庆市沙坪坝区大学城西路 21 号
邮编：401331
电话：（023）88617190　88617185（中小学）
传真：（023）88617186　88617166
网址：http://www.cqup.com.cn
邮箱：fxk@cqup.com.cn（营销中心）
全国新华书店经销
重庆紫石东南印务有限公司印刷

*

开本：889 mm×1194 mm　1/16　印张：19.25　字数：598 千
2022 年 5 月第 1 版　　2022 年 5 月第 1 次印刷
印数：1—3 000
ISBN 978-7-5689-3239-4　定价：78.00 元

编委会

前　言

　　根据国家培养具有较高综合素质和职业能力、适合医药卫生职业岗位的实用型、复合型、发展型、创新型技术技能人才的需要，高职高专医药类院校口腔、药学、医学检验技术、口腔医学技术、康复治疗技术等专业除需掌握本专业的基础理论和专业理论知识外，还需掌握临床医学的相关知识。受限于高职高专医药卫生类专业学制短、学习内容繁多、任务繁重，如何在有限的时间里结合教学需要，高效、全面、重点地掌握临床医学疾病概要，是所有师生共同的希望。

　　"临床疾病概要"是高职高专医药类院校口腔、药学、医学检验技术、口腔医学技术、康复治疗技术等专业的专业课，学习该课程可为后续专业课程的学习奠定坚实基础。本书采取新型活页式框架，将内科学、外科学、妇产科学、儿科学四个模块的常见疾病分为23个单元，下设若干任务。内科学模块包括呼吸系统疾病、循环系统疾病、消化系统疾病、泌尿系统疾病、血液系统疾病、内分泌系统疾病、神经系统疾病及传染病等8个单元19个项目；外科学模块主要涵盖外科总论、外科基本操作、神经外科疾病、心胸外科疾病、普外科疾病、泌尿外科疾病、骨外科疾病和急救医学相关知识等8个单元29个项目；妇产科学模块包括妇科、产科常见疾病及计划生育指导等5个单元15个项目；儿科学模块包括儿童生长发育及儿科常见疾病2个单元9个项目。

　　本书的编写坚持以服务就业为导向，符合高职高专医药卫生类专业课程改革发展方向和需要，始终坚持以学生为本的教学理念，突出高职高专医药卫生类专业的教育特点，积极进行课程设置的适应性改革探索，旨在培养具有较高综合素质和职业能力、适合医药卫生职业岗位的实用型、复合型、发展型、创新型技术技能人才。通过学习，让学生掌握临床医学的必要的基础知识、基础理论、基本技能，并能做到理论联系实际。同时设有必修项目和选修项目，不唯内容的"多、深、全"，而注重内容的"广泛、必需、够用"。本书内容条理清楚、简明扼要、重点突出，重点疾病以案例导入，激发学生学习兴趣，强调对学生独立思考问题和解决问题能力的培养，有利于开展情景教学和研究性教学。每个项目前面列出学习目标，使学习目的性更明确；每个项目有思维导图，使知识更系统化；同时配达标练习，可对学习效果进行自我评价。

　　本书的编者为高职高专院校及医院的"双师型"临床教师和临床一线医师，具有丰富的临床、教学和教材编写经验。在编写过程中，各位编者付出了辛勤的劳动，再次深表感谢！此外，本书也参考了大量文献资料，谨向有关作者致以衷心感谢！

　　由于本书涵盖内容较多，对部分章节内容进行了整合和取舍，加之编者水平有限，纰误疏漏在所难免，恳请广大师生在使用过程中提出宝贵意见，使之不断完善，以便再版时更正。

许　杰

2022 年 3 月

模块一 内科学

模块二　外科学

模块三　妇产科学

模块四　儿科学

参考文献

模块一

内科学

主要内容	理论学时	实习实践
单元一　呼吸内科常见疾病	6	2
单元二　循环系统疾病	6	
单元三　消化内科常见疾病	4	
单元四　泌尿系统疾病	4	
单元五　血液系统疾病	2	
单元六　内分泌系统疾病	2	
单元七　神经系统疾病	4	
单元八　传染性疾病	4	

单元	主要内容	理论学时	实习实践	备注
单元一 呼吸内科常见疾病	项目1 呼吸道感染性疾病	2		必修
	项目2 慢性肺源性心脏病	2		必修
	项目3 支气管哮喘	1		必修
	项目4 肺炎	1		必修
	项目5 急性上呼吸道感染		1	选修
	项目6 肺结核		1	选修
单元二 循环系统疾病	项目1 原发性高血压	2		必修
	项目2 冠状动脉粥样硬化性心脏病	2		必修
	项目3 心力衰竭	2		必修
单元三 消化内科常见疾病	项目1 消化性溃疡	2		必修
	项目2 肝硬化	2		必修
	项目3 急性胰腺炎			选修
单元四 泌尿系统疾病	项目1 尿路感染	2		必修
	项目2 慢性肾功能衰竭	2		必修
单元五 血液系统疾病	项目1 白血病	2		必修
单元六 内分泌系统疾病	项目1 糖尿病	2		必修
单元七 神经系统疾病	项目1 脑血管病	4		必修
单元八 传染性疾病	项目1 病毒性肝炎	2		必修
	项目2 艾滋病	2		必修

项目1 呼吸道感染性疾病

学习目标

1. 掌握慢性支气管炎、慢性阻塞性肺疾病的临床表现、诊断方法及治疗原则。
2. 熟悉慢性支气管炎、慢性阻塞性肺疾病的病因和病机。

案例导入

患者，78岁。反复咳嗽、咳痰、喘憋20年。患者1985年起受凉后出现喘憋，伴咳嗽、咳痰，活动耐量下降。每年冬季发作4～5次。吸烟40年，每天20～40支。查体：神志清楚，无发绀，双肺散在哮鸣音，下肢不肿。肺功能检查：FVC占预计值65.4%，FEV1占预计值45.4%，FEV1/FVC为50.2%。

请思考：请问患者下一步应做哪些检查？考虑什么疾病？如何治疗？

▼ 内容精要

慢性支气管炎（chronic bronchitis）简称慢支，是指气管、支气管黏膜及其周围组织的慢性非特异性炎症。慢性阻塞性肺疾病（chronic obstructive pulmonary disease，COPD）是一种以气流受限为特征的肺部疾病，气流受限不完全可逆，呈进行性发展。

阻塞性肺气肿指肺部终末细支气管远端弹性减退，气道壁和肺泡壁被破坏，出现异常持久的扩张，过度充气膨胀，肺容量增加，无明显的肺纤维化。

一、慢性支气管炎

慢性支气管炎临床以反复发作的咳嗽、咳痰或伴喘息为主要表现，反复发作，可缓慢进展为肺气肿、COPD，甚至慢性肺源性心脏病。是一种严重危害人体健康和生活质量的常见病、多发病，以老年人多见。

（一）病因病机

引起慢性支气管炎的病因主要与吸烟、感染因素、大气污染、过敏因素以及一些其他因素有关。（详见知识拓展）

（二）临床表现

1. 症状 起病缓慢，病程较长，反复急性发作而病情逐渐加重。其主要表现有以下两种。

（1）咳嗽、咳痰：慢性反复咳嗽、咳痰是本病突出表现。一般痰呈白色黏液泡沫状，合并感染时为黏液脓性或黄脓痰，偶因剧咳而痰中带血。咳嗽多在体位变动时出现，以晨间咳嗽为主，睡眠时可有阵咳或排痰。轻者仅在冬、春季发病，重症病人四季均咳，冬春加剧，日夜咳嗽，早晚尤为剧烈。

（2）喘息：部分患者可同时有喘息，伴有哮鸣音，因支气管痉挛引起。当合并呼吸道感染时，由于细支气管黏膜充血水肿，痰液阻塞及支气管管腔狭窄，产生气喘。

2.体征　早期多无特殊体征。急性发作时，双肺可闻及少许啰音或干啰音，多在背部及肺底部，咳嗽后可减少或消失。喘息型慢支发作时，可闻及哮鸣音及呼气延长，而且不易完全消失。长期反复发作可有肺气肿征象。

3.临床分型和分期　慢性支气管炎可分为单纯型和喘息型2型。按病情进展分为3期：急性发作期、慢性迁延期、临床缓解期。（详见知识拓展）

（三）辅助检查

慢性支气管炎检查常用的有血液常规、痰液检查，并且可做X线检查和肺功能检查。

1.血液检查　慢支急性发作期，可见白细胞计数及中性粒细胞增多。喘息型可见嗜酸性粒细胞增加。

2.痰液检查　急性发作期痰液外观多呈脓性，痰涂片或培养可明确致病菌。

3.X线检查　略。

4.肺功能检查　见知识拓展。

（四）诊断和鉴别诊断

1.诊断　根据咳嗽、咳痰或伴喘息，每年发作持续3个月，连续2年或以上，排除可引起上述症状的其他疾病，可作出诊断。如每年发作不足3个月，有明确客观依据的也可诊断。

2.鉴别诊断　诊断慢性支气管炎临床上需与肺结核、支气管哮喘、支气管扩张进行鉴别。（详见知识拓展）

（五）治疗

慢性支气管炎的治疗原则是：去除病因，控制感染，止咳祛痰，综合处理。

1.急性发作期

（1）控制感染：轻者口服或肌注，严重者应静脉给药。常选用青霉素类、头孢菌素类、大环内酯类、氨基糖苷类、氟喹诺酮类等。疗程视病情轻重而定，一般1～2周。

（2）祛痰、止咳：常用氨溴索、复方氯化铵合剂、溴己新等。如痰液黏稠不易咳出者，可用生理盐水或乙酰半胱氨酸经雾化器雾化吸入治疗。

（3）解痉、平喘：对喘息型慢支，选用解痉平喘药，如异丙托溴铵、沙丁胺醇、氨茶碱等。

2.临床缓解期　治疗原则是增强体质，以提高抗病能力和预防复发为主。戒烟，避免吸入有害气体或其他有害颗粒。可采用气管炎疫苗、卡介菌多糖核酸、人血丙种球蛋白等。于发病季节前用药，可提高机体免疫力，减少呼吸道感染及慢性支气管炎急性发作。

（六）预防和预后

略。（详见知识拓展）

二、慢性阻塞性肺疾病

慢性阻塞性肺疾病（COPD）与肺部对香烟烟雾等有害气体或颗粒的异常炎症反应有关，COPD主要累及肺脏，也可以引起显著的全身反应。临床以逐渐加重的呼吸困难为特征。

（一）病因

COPD的病因至今仍不十分清楚，所有与慢支和阻塞性肺气肿有关的因素都可能参与COPD的发病。

（二）临床表现

1.症状

（1）慢性咳嗽咳痰：早期，患者主要以慢性咳嗽咳痰等慢支表现为主，咳痰呈白色黏液痰，当发生感染时，常诱发急性发作，细菌感染后则变为黏液脓性痰，伴发热、乏力等症状。感染常为急性发作的诱因，常发生于冬季。咯血不常见。

（2）气短或呼吸困难：早期仅在剧烈活动后出现气短，休息后可缓解。但随着病情进展，活动量逐渐变小，并呼吸困难逐渐加重，以致在日常活动甚至在休息状态下也出现气短、呼吸困难。逐渐加重的呼吸困难是 COPD 的标志性症状。

（3）喘息和胸闷：部分患者可伴有喘息或胸闷，多见于重度患者。

（4）全身症状：晚期患者可出现体重下降、食欲减退、营养不良、精神抑郁等。

2. 体征　早期无明显体征。随着病情发展可见桶状胸，呼吸活动减弱，辅助呼吸肌活动增强；触诊语颤减弱或消失；叩诊呈过清音，心浊音界缩小，肝浊音界下移。听诊呼吸音减弱，呼气延长，心音遥远等。晚期患者因呼吸困难，颈、肩部辅助呼吸肌常参与呼吸运动，可表现为身体前倾。呼吸时常呈缩唇呼吸，可有口角发绀、右心衰竭体征。

3. 分期和并发症　见知识拓展。

（三）辅助检查

慢性阻塞性肺疾病常用的辅助检查有胸部 X 线检查或 CT、肺功能检查、动脉血气分析等，其中 X 线检查和肺功能检查是诊断的重要指标。

1. 胸部 X 线检查与 CT　胸片可见胸廓前后径增大，肋骨水平，肋间隙增宽，膈肌低平，两肺野透明度增高，肺纹理变细、减少。CT 上可见低密度的肺泡腔、肺大泡与肺血管减少。

2. 肺功能检查　最常用的指标是第 1 秒用力呼气量（FEV1）占其预计值的百分比（FEV1%）和 FEV1 占用力肺活量（FVC）之比。在诊断 COPD 时，必须以已使用支气管舒张药后测定的 FEV1 为准，FEV1 < 80% 预计值和（或）FEV1/FVC < 70% 可认为存在气流受限。

（四）诊断与鉴别诊断

1. 诊断　根据患者吸烟等高危因素，结合患者有慢性咳嗽咳痰、进行性加重的呼吸困难，有肺气肿体征和肺功能检查，排除引起类似症状和肺功能改变的其他疾病，可确诊。

2. 鉴别诊断　诊断慢性阻塞性肺疾病需与支气管哮喘、心力衰竭进行鉴别。

（五）治疗

1. 稳定期治疗

（1）支气管舒张剂：支气管舒张剂可扩张支气管，松弛痉挛的支气管平滑肌，缓解气流受限，是控制 COPD 症状的主要治疗措施。常用的有三种药物：β_2 受体激动剂、抗胆碱药、茶碱类。

慢性支气管炎
电子课件

（2）糖皮质激素：长期规律地吸入糖皮质激素对高风险患者可起到提高生活质量的作用。但需与长效 β_2 受体激动剂合用。

（3）祛痰药：对痰不易咳出者可选用盐酸氨溴索 30 mg，每天 3 次，或羧甲司坦 0.5 g，每天 3 次。

慢性支气管炎
思维导图

（4）长期家庭氧疗（LTOT）：持续低流量吸氧，1 ~ 2 L/min，每天 15 h 以上，对 COPD 慢性呼吸衰竭者可提高生活质量和生存率。LTOT 的指征：$PaO_2 \leq 55$ mmHg 或 $SaO_2 \leq 88\%$，有或没有高碳酸血症，$PaO_2 55 ~ 60$ mmHg 或 $SaO_2 \leq 88\%$，并有肺动脉高压、心力衰竭所致的水肿或红细胞增多症。

（5）康复训练：包括呼吸生理治疗、肌肉训练、营养支持和教育等方面。

2. 急性加重期治疗

慢性阻塞性肺疾病
电子课件

（1）根据病情严重程度决定门诊或住院治疗。

（2）支气管舒张药的使用同稳定期。有严重喘息症状者可给予较大剂量雾化吸入治疗。发生低氧血症者可用鼻导管持续低流量吸氧。

（3）根据病原菌种类及药敏试验，选用抗生素积极治疗，如给予 β 内酰胺类或 β 内酰胺酶抑制剂，第二代头孢菌素、大环内酯类或喹诺酮类。如出现持续气道阻塞，可使用糖皮质激素。

慢性阻塞性肺疾病
思维导图

（4）糖皮质激素：对住院患者病情较重者，可给予口服泼尼松或静脉点滴甲泼尼龙。

（5）祛痰剂：根据病情需要，给予祛痰剂。

重点笔记

▼ 达标练习

1. 患者,男,55岁,慢性咳嗽,咳白色黏液样痰8年,每年冬季加重。查体:双肺呼吸音略减低,右下肺可闻及少许湿性啰音;X线胸部正位像示肺纹理增强。该病人最可能的诊断是（　　）。

    A. 慢性支气管炎　　　　　B. 支气管扩张　　　　　　C. 弥漫性肺间质纤维化

    D. 慢性阻塞性肺气肿　　　E. 支气管哮喘

2. 对诊断早期阻塞性肺气肿最有价值的是（　　）。

    A. 病史　　　　　　　　　B. 肺气肿体征　　　　　　C. X线检查

    D. 肺功能检查　　　　　　E. 血气分析

3. 诊断慢支的标准是（　　）。

    A. 有咳嗽、咳痰症状,经内科治疗迁延不愈者

    B. 有咳嗽、咳痰症状,每年发病2个月连续3年

    C. 有咳嗽、咳痰伴喘息症状,每年发病持续3个月,连续1年

    D. 有咳嗽、咳痰症状,每年发病3个月,连续3年,除外其他心、肺疾患

    E. 有咳嗽、咳痰或伴喘息症状,每年发病持续3个月,连续2年,并除外其他心肺疾患

4. 阻塞性肺气肿的主要症状是（　　）。

    A. 喘息　　　　　　　　　B. 咳嗽咳痰　　　　　　　C. 心悸胸闷

    D. 逐渐加重的呼吸困难　　E. 发绀

5. 慢性支气管炎急性发作期的主要治疗措施是（　　）。

    A. 止咳祛痰　　　　　　　B. 解痉平喘　　　　　　　C. 控制感染

    D. 避免及减少各种诱因　　E. 中医中药治疗

参考答案:1. A; 2. D; 3. E; 4. D; 5. C

项目2　慢性肺源性心脏病

学习目标

    1. 掌握慢性肺源性心脏病的临床表现、诊断和治疗。

    2. 熟悉慢性肺源性心脏病的病因病机。

　　患者，男，59岁，间断咳嗽、咳痰15年，加重伴呼吸困难、水肿1周。20余年前开始出现咳嗽、咳痰，多于秋冬季节发作，使用抗生素及止咳化痰药治疗有效。近2年来出现活动时气短，有时伴双下肢水肿。平时不规律口服氨茶碱和利尿剂治疗。1周前受凉后出现咳嗽、咳痰加重，为脓性痰，伴呼吸困难及下肢水肿，呼吸困难以夜间为著。吸烟30余年，平均每日1包，已戒烟5年。

　　查体：体温36.8 ℃，呼吸23次/min，脉搏90次/min，血压110/80 mmHg，意识清楚，半坐位，口唇发绀，颈静脉怒张，双肺叩诊呈清音可闻及较多哮鸣音，双下肢可闻及湿性啰音。剑突下搏动增强，心率90次/min，律齐，P2 > A2，胸骨左缘第4肋间可闻及2/6级收缩期杂音，肝肋下3 cm，轻压痛，肝颈静脉回流征阳性，脾肋下未触及。双下肢可凹性水肿，无杵状指。

　　辅助检查：血常规WBC 9.1×10^9/L，N 85.1%，Hb 145 g/L，PLT 239×10^9/L。

　　请思考：诊断和诊断依据。鉴别诊断。进一步检查。治疗原则。

▼　内容精要

　　慢性肺源性心脏病（chronic pulmonary heart disease）简称慢性肺心病，是由于肺组织、肺血管或胸廓的慢性病变引起肺组织结构和（或）功能异常，出现肺血管阻力增加，肺动脉压力增高，使右心室扩张和（或）肥厚，伴或不伴有右心功能衰竭的心脏病。

　　肺心病是呼吸系统的常见病，患病率寒冷地区高于温暖地区，农村高于城市，并随年龄增高而增加，吸烟者比不吸烟者明显增多，男女无明显差异。冬春季和气候骤变时易急性发作。

　　（一）病因

　　按原发病的不同部位分为3类，分别是支气管、肺疾病，胸廓运动障碍性疾病和肺血管疾病。其中以慢性阻塞性肺疾病最多见，占80%～90%。

　　（二）发病机制

　　反复气道感染，导致肺结构发生不可逆的改变，影响到肺功能，使气体交换受损，形成低氧血症，进而导致一系列体液因子和肺血管变化，使血管阻力增加，肺动脉血管结构重塑，产生肺动脉高压。肺动脉高压进而引起右心室肥大，甚至出现心衰。缺氧和高碳酸血症可导致多脏器功能受损。

　　（三）临床表现

　　本病病程缓慢，临床上根据有无肺心功能衰竭将其分为肺心功能代偿期和失代偿期。临床上除原有支气管、肺和胸廓疾病的各种症状和体征外，主要表现为逐步出现肺、心功能障碍以及其他脏器功能损害的征象。

　　1.肺心功能代偿期（包括缓解期）

　　（1）症状：主要表现为原发病的一些症状和体征。咳嗽、咳痰、气促、活动后可有心悸、呼吸困难、乏力和劳动耐力下降。急性感染可加重上述症状。其中呼吸困难的程度与单纯肺气肿不相平行。

　　（2）体征：发绀和肺气肿体征，偶可闻及干、湿啰音。心音遥远，如P2 > A2提示肺动脉高压，三尖瓣区可有收缩期杂音或剑突下心脏搏动增强，提示右心室肥大。部分病人由于肺气肿使胸内压升高，阻碍腔静脉回流，可出现颈静脉充盈。又因膈下降，使肝上界及下缘明显下降。

　　2.失代偿期（包括急性加重期）　可表现为呼吸衰竭或心力衰竭。多以呼吸衰竭表现为主。

　　（1）呼吸衰竭：急性呼吸道感染为常见诱因，表现为呼吸困难加重，常伴头痛、失眠、食欲下降，严重者有表情淡漠、神志恍惚、谵妄等肺性脑病的表现。体检可见明显发绀，球结膜充血、水肿、因高碳酸血症可出现皮肤潮红、多汗等周围血管扩张表现。

（2）心力衰竭：主要是右心衰竭，表现为气促、心悸、食欲不振、腹胀、恶心等。体检可见发绀更明显，颈静脉怒张、心率增快，剑突下可闻及收缩期杂音，肝肿大，肝颈静脉回流征阳性，双下肢水肿，腹水等。少数患者可出现肺水肿和全心衰的体征。

3.并发症　肺性脑病、酸碱失衡及电解质紊乱、心律失常、休克、消化道出血、弥散性血管内凝血（DIC）等，其中肺性脑病是肺心病死亡的主要原因。

（四）辅助检查

1.X线检查　除原有肺、胸基础疾病及急性肺部感染的特征外，尚有肺动脉高压症，可见右下肺动脉干扩张，其横径 ≥ 15 mm；横径与气管横径比值 ≥ 1.07，或动态观察右下肺动脉干增宽 > 2 mm；肺动脉段明显突出或其高度 ≥ 3 mm；中心肺动脉扩张和外周分支纤细，形成"残根"征；右心室增大征等，皆为诊断慢性肺心病的主要依据。

2.血液检查　红细胞及血红蛋白可升高，血浆黏度可增加；合并感染时白细胞计数和中性粒细胞增高或有核左移；部分病人可有肾功能、肝功能的改变；可出现钾、钠、氯、钙等电解质的变化。

3.动脉血气分析　慢性肺心病失代偿期可出现低氧血症或高碳酸血症，若 $PaO_2 < 60$ mmHg，$PaCO_2 > 50$ mmHg，表示有 II 型呼吸衰竭。

4.心电图检查　主要表现为右心室肥大的改变。

5.超声心动图检查　右心室流出道 ≥ 30 mm，右心室内径 ≥ 20 mm，右心室前壁厚度 ≥ 5 mm，右肺动脉内径 ≥ 18 mm 或肺动脉干 ≥ 20 mm；左右心室内径比值 < 2；右心室流出道 / 左心室内径 > 1.4.

（五）诊断和鉴别诊断

1.诊断　根据患者有慢支、慢阻肺等病史，逐步出现肺心功能障碍和其他脏器功能损害的症状，出现肺动脉高压的体征，并有心电图、X线胸片、超声心动图等征象，并排除其他能引起类似症状体征的疾病，可以诊断。

2.鉴别诊断　诊断慢性肺源性心脏病需与冠状动脉粥样硬化性心脏病、风湿性心脏病等疾病相鉴别。

（六）治疗

肺心病治疗以治肺为本，治心为辅。最重要的治疗措施是积极控制感染，保持呼吸道通畅，改善呼吸功能。

1.肺心功能失代偿期的治疗　积极控制感染，通畅呼吸道，改善呼吸功能，纠正缺氧和二氧化碳潴留，控制呼吸衰竭和心力衰竭，防治并发症。

（1）控制感染：根据痰菌培养及药敏试验结果选择有效抗生素，常用青霉素类、氨基糖苷类、喹诺酮类及头孢菌素类等抗菌药物。

（2）畅通呼吸道：痰多者，给予祛痰止咳药，痰黏稠不易咳出者，可给予雾化吸入，并嘱患者多饮水，以稀释痰液，利于咳出。有支气管痉挛者给予解痉、平喘药物，改善通气。缺氧者，低浓度持续给氧，纠正缺氧和二氧化碳潴留。

（3）控制呼吸衰竭：给予扩张支气管、祛痰等治疗，通畅呼吸道，合理氧疗，必要时给予无创正压通气（或有创）。

（4）控制心力衰竭：肺心病病人一般经控制感染、改善呼吸功能后，心力衰竭可改善，不需加用利尿剂。但对治疗无效的重症病人，可适当选用利尿剂、正性肌力药或血管扩张药。

①利尿剂：可通过利尿达到消除水肿，减少血容量，减轻右心负担。原则上选用作用温和的药物，可联合保钾利尿剂，小剂量、短疗程使用。常用的有氢氯噻嗪 25 mg，1 ~ 3 次 /d，联用螺内酯 20 ~ 40 mg，1 ~ 2 次 /d。

②正性肌力药：当利尿剂应用后未能纠正心衰者，出现下列情况可考虑使用正性肌力药：感染已控制，呼吸功能已改善，利尿治疗后心衰无改善；合并室上性心律失常者；合并急性左心衰者；以右心衰为主要表现而无明显感染者。

选药原则为选用剂量小、作用快、排泄快的洋地黄类药物，一般为常规剂量的 1/2 或 2/3，常用的有西地兰 0.2 ～ 0.4 mg 加入 10% 葡萄糖内缓慢静脉注射。

③血管扩张药：可减轻心脏前、后负荷。但因能同时导致血压下降，需权衡利弊使用。

（5）控制心律失常：经抗感染、纠正缺氧等治疗后，心律失常常可自行消失。如果持续存在，可根据心律失常的类型选用药物。

（6）防止并发症：根据并发症不同，采取相应的治疗措施。如休克患者给予抗休克治疗，消化道出血者给予相应治疗。

2.肺心功能代偿期的治疗　积极治疗原发疾病，去除诱因，长期家庭氧疗，调整免疫功能，营养疗法等可以增强病人的免疫功能，减少或避免急性发作，改善心、肺功能。

（七）预防和预后

见知识拓展。

重点笔记

▼　达标练习

1. 导致慢性肺源性心脏病最常见的病因是（　　）。

    A. 慢性纤维空洞性肺结核　　　　B. 尘肺　　　　　　　C. 支气管哮喘

    D. 支气管扩张　　　　　　　　　E. 慢性阻塞性肺疾病

2. 慢性肺心病死亡的首要原因是（　　）。

    A. 酸碱失衡及电解质紊乱　　　　B. 心律失常　　　　　C. 肺性脑病

    D. 休克　　　　　　　　　　　　E. 散性血管内凝血

3. 肺心病右心衰竭时，洋地黄类药物应选用（　　）。

    A. 速效类，常规剂量　　　　　　B. 速效类，常规剂量的 1/2 ～ 2/3

    C. 缓效类，小剂量　　　　　　　D. 缓效类，常规剂量

    E. 地高辛最适宜

4. 患者，女，72 岁。有慢性咳嗽史 30 余年，咳喘加重 1 周。体检：神志清楚，唇发绀，桶状胸，剑突下可见心尖搏动。双肺可闻湿啰音；心率 112 次 /min，节律不齐，心音强弱不等。肝于肋下 1 cm 触及，双下肢浮肿 ++。实验室检查：血 WBC $11×10^9$/L，N 0.8，L 0.20，尿蛋白 +。胸片：双肺纹理增多。ECG：心房纤颤。下列治疗中，（　　）最恰当？

    A. 立即给予高浓度吸氧　　　　　B. 立即用速尿静脉注射，消除水肿

    C. 积极抗感染，保持呼吸道通畅　D. 立即用毛花苷丙纠正房颤

    E. 立即注射地塞米松

5. 关于慢性肺源性心脏病，正确的有（　　）。

    A. 各种原因造成的左心衰竭　　　B. 先天性心脏病出现右心衰竭

    C. 左心房解狭窄出现肺淤血并导致右心衰竭

    D. 先天性肺动脉瓣狭窄所致右心衰竭

E. 胸、肺慢性病变导致肺动脉高压所致右心衰竭

参考答案: 1. E; 2. C; 3. B; 4. C; 5. E

项目3　支气管哮喘

1. 掌握支气管哮喘的症状、诊断。
2. 熟悉支气管哮喘的治疗。

　　患者, 女, 25岁。春季反复呼吸困难, 咳嗽伴喘息8年, 3天前去春游后症状加重, 出现呼吸困难, 查体: 体温36.8℃, 呼吸23次/min, 血压105/70 mmHg。双肺呼吸音增粗, 闻及哮鸣音, 以呼气末明显, HR 100次/min, 律齐, 心浊音界不大, 未闻及杂音。腹部检查阴性。实验室检查: 嗜酸性粒细胞增多, 血清IgE增高。胸片提示: 双肺透亮度增加, 肺纹理增多, 膈肌下降。

　　请思考: 患者可能是何种疾病? 应与何种疾病进行鉴别? 应如何治疗?

▼　内容精要

　　支气管哮喘(bronchial asthma)简称哮喘, 是由多种炎症细胞(如嗜酸性粒细胞、肥大细胞、T淋巴细胞、中性粒细胞、气道上皮细胞等)和细胞组分参与的气道慢性炎症性疾病。这种慢性炎症导致气道高反应性(AHR), 通常出现广泛多变的可逆性气流受限。临床特征是反复发作的喘息、气急、胸闷或咳嗽等症状, 常在夜间或清晨发作、加剧, 可经治疗后缓解或自行缓解。

　　(一)病因

　　1. 遗传　目前多认为本病具有多基因遗传, 其发病具有家族聚集现象, 亲缘关系越近, 患病率越高。

　　2. 环境因素　环境中的一些过敏原, 导致患者发病。常见的过敏原有吸入性、接触性、摄入性。常见的有花粉、尘螨、粉尘、昆虫、动物皮毛、纤维、海鲜、牛奶、鸡蛋、化妆品、药物(如阿司匹林等)等。

　　(二)病机

　　见知识拓展。

　　(三)临床表现

　　1. 典型哮喘　典型症状为发作性伴有哮鸣音的呼气性呼吸困难。症状可在数分钟内发生, 持续数小时至数天, 可自行缓解或经治疗后缓解, 缓解后可无任何症状, 回复到发病前状态。夜间及凌晨发作或加重是哮喘的重要临床表现。患者发作前常有鼻痒、打喷嚏、流涕等症状, 随后出现气喘、呼吸困难。严重者可伴有辅助呼吸肌参与呼吸运动, 端坐呼吸。多数有季节性, 常与吸入变应原有关。

体征上表现为胸廓饱满，叩诊呈过清音，双肺闻及广泛哮鸣音，心率加快，呼气时间延长。

2.并发症　严重发作可并发气胸、肺不张、纵隔气肿；长期反复发作也可导致COPD、支气管扩张和慢性肺源性心脏病。

（四）辅助检查

1.血液检查　发作时可有嗜酸性粒细胞增高，并发感染则白细胞增多。外源性哮喘IgE增高。

2.痰液检查　涂片可见较多嗜酸性粒细胞及其退化形成的夏科雷登结晶、透明栓和透明的哮喘珠。

3.X线检查　哮喘发作时，两肺透明度增加，呈过度充气状态。并发感染时，可见肺纹理增加和炎性浸润阴影。通过该检查，还可发现气胸、纵隔气肿和肺不张等并发症。

4.血气分析　严重哮喘发作时，可有不同程度的低氧血症（PaO_2降低），缺氧引起反射性肺泡通气过度导致低碳酸血症（$PaCO_2$降低）、呼吸性碱中毒。如病情进一步加重，气道严重阻塞，可有PaO_2降低而$PaCO_2$增高，表现为呼吸性酸中毒。如缺氧明显，可合并代谢性酸中毒。

5.特异性变应原的检测　可通过变应原皮试或血清特异性IgE测定，证实哮喘患者的变态反应状态，以帮助了解导致个体哮喘发生和加重的危险因素，也可以帮助确定特异性免疫治疗方案。

6.肺功能检测　哮喘发作时可有第一秒用力呼气容量（FEV1）、第一秒用力呼气容量占用力肺活量比值（FEV1/FVC）、呼气流速峰值（PEF）均降低，残气量（RC）、功能残气量，肺总量（TLC）增加，残气量/肺总量比值（RC/TLC）增高。

（五）诊断和鉴别诊断

1.诊断标准　反复发作的喘息、胸闷或咳嗽，与接触变应原、冷空气、物理、化学刺激、上呼吸道感染、运动等有关，发作时可闻及以呼气相为主的哮鸣音，可自行缓解或经治疗后缓解。除外其他疾病所引起的喘息、胸闷、咳嗽。临床表现不典型者，应至少检查下列一项：支气管激发试验或运动试验阳性；支气管舒张试验阳性；昼夜变异率≥20%。

2.鉴别诊断　诊断支气管哮喘需与左心衰引起的呼吸困难、慢性阻塞性肺疾病进行鉴别。

（六）治疗

不能根治。治疗目标是长期控制症状，预防未来风险。

1.脱离变应原　能找到明确诱因的患者，告诫患者远离该诱因，长期脱离变应原，是预防哮喘发生的最好方法。

2.药物治疗

（1）缓解药物：此类药物主要作用是舒张支气管，即支气管舒张药。

①β_2肾上腺素受体激动剂：主要通过舒张支气管平滑肌，改善气道阻塞，是控制哮喘急性发作的首选药物。

②茶碱类：具有舒张支气管平滑肌及强心、利尿、扩张冠状动脉、兴奋呼吸中枢和呼吸肌等作用。

③抗胆碱药物：为M胆碱受体拮抗剂，有舒张支气管及减少痰液的作用。

（2）控制药物：此类药物主要治疗哮喘的气道炎症，即抗炎药。

①糖皮质激素（简称激素）：该药主要通过多环节阻止气道炎症的发展及降低气道高反应性，是最有效地控制气道炎症的药物。

②色甘酸钠：是一种非糖皮质激素抗炎药。

③其他药物：酮替芬和新一代H1受体拮抗剂（阿司咪唑、曲尼特等），对季节性和轻症哮喘有效，也适用于β_2受体激动剂有副作用者或联合用药。白三烯拮抗剂有5-脂氧酶抑制剂和半胱氨酰白三烯受体拮抗剂。尤其适用于阿司匹林哮喘、运动性哮喘和伴有变应性鼻炎哮喘患者的治疗。

（3）免疫疗法：免疫疗法有特异性和非特异性两种，前者又称脱敏疗法（或称减敏疗法）。采用特异性变应原（如螨、花粉、猫毛等）作定期反复皮下注射，剂量由低至高，以产生免疫耐受性，使患者脱（减）敏。非特异性疗法，如注射卡介苗、转移因子、疫苗等生物制品抑制变应原反应的过程，有一定辅助的疗效。目前采用基因工程制备的人工重组抗IgE单克隆抗体治疗中、重度变异性哮喘，已取得较好效果。

支气管哮喘
电子课件

支气管哮喘
思维导图

重点笔记

▼ 达标练习

1. 患者，男，40岁。哮喘急性发作1周，就诊前夜气急突然加重。体检：发绀，大汗，两肺叩诊过清音，两肺闻及哮鸣音。左肺呼吸音减弱，心率126次/min，律齐。用氨茶碱、激素后，哮鸣音改善，但气急无好转。病情加重的原因最可能是（　　）。

    A. 严重支气管痉挛　　　B. 并发左心衰竭　　　C. 并发气胸

    D. 继发肺部感染　　　　E. 并发呼吸衰竭

2. 与哮喘气流受限机制无关的有（　　）。

    A. 支气管平滑肌收缩　　B. 支气管壁水肿　　　C. 管腔内黏液栓阻塞

    D. 肺泡过度充气　　　　E. 气道壁重建

3. 患者，男，18岁。反复发作喘息3年，可自行缓解或口服氨茶碱后缓解。近半年无发作，要求确诊，下列（　　）检查有助于哮喘的诊断。

    A. 通气功能测定　　　　B. 支气管激发试验　　C. 支气管舒张试验

    D. 动脉血气分析　　　　E. X线胸部照片

4. 患者，女，25岁。运动后常发生胸闷、咳嗽和呼吸困难5年，经休息后可缓解。最可能的诊断是（　　）。

    A. 过敏性鼻炎　　　　　B. 运动性哮喘　　　　C. 急性支气管炎

    D. 咳嗽变异型哮喘　　　E. 心源性哮喘

5. 男性，20岁。自幼有哮喘，春游后气急一天就诊，此时不宜做哪项检查（　　）。

    A. 呼气流速测定　　　　B. 血清IgE　　　　　　C. 皮肤过敏原试验

    D. 胸部X线检查　　　　E. 血嗜酸性粒细胞检测

参考答案：1. C；2. D；3. B；4. B；5. C

项目 4　肺炎

学习目标

1. 掌握肺炎的临床分型。
2. 掌握肺炎链球菌肺炎的临床表现、诊断和治疗。

案例导入

　　患者，男，32 岁。2 天前因淋雨出现寒战、发热、头痛。自服"感冒药"后，未见明显好转。就诊当日仍感头痛，发热，伴有咳嗽咳痰，铁锈色痰，伴有右侧胸痛。查体：体温 38.8 ℃，呼吸 21 次 /min，血压 105/70 mmHg。神志清醒，右侧肺部可闻及管状呼吸音，叩诊稍浊，语颤增强，呼吸音粗糙，未闻及湿性啰音。HR 100 次 /min，律齐，心浊音界不大，未闻及杂音。腹部检查阴性。实验室检查：血常规 WBC 16×10^9/L，N 0.88。胸片提示：右下肺大片炎症浸润阴影。

　　请思考：该患者可能是何种疾病？应当如何治疗？

▼　内容精要

　　肺炎指由病原微生物、免疫损伤、过敏、药物及理化因素等引起的终末气道、肺泡和肺间质的炎症，其中细菌感染最多见。

　　（一）肺炎分类

　　肺炎可根据病因、部位、感染来源进行分类。

　　1. 按病因分类

　　（1）细菌性肺炎：是最常见的肺炎，常见病原体包括革兰阳性球菌和革兰阴性杆菌，常见的有肺炎链球菌、金黄色葡萄球菌、溶血性链球菌、肺炎克雷白杆菌、大肠杆菌、流感嗜血杆菌等。

　　（2）病毒性肺炎：常见呼吸道合胞病毒、流感病毒、腺病毒、冠状病毒、巨细胞病毒等。

　　（3）非典型病原体所致肺炎：包括军团菌、支原体、衣原体等。

　　（4）真菌性肺炎：包括白色念珠菌、曲霉菌、隐球菌、肺孢子菌等。

　　（5）他病原体所致肺炎：包括立克次体、弓形体、寄生虫等。

　　（6）其他非感染因素：放射性肺炎，胸部放射治疗后引起的肺损伤、纤维化；物理化学因素所致的肺炎，吸入刺激性气体或液体；过敏性肺炎，接触过敏原导致。

　　2. 按解剖部位分类

　　（1）大叶性肺炎：又名肺泡性肺炎。病原体首先在肺泡引起炎症，继而通过肺泡孔扩大病变，可导致部分或整个肺段、肺叶发生炎症改变。致病菌多为肺炎链球菌。

　　（2）小叶性肺炎：又名支气管肺炎，指病原体主要经过支气管入侵，引起细支气管、终末细支气管和肺泡的炎症。常继发于支气管、支气管扩张、上呼吸道病毒感染以及长期卧床不起者。致病菌以肺炎链球菌、葡萄球菌、病毒、支原体和衣原体为多见。

　　（3）间质性肺炎：以肺间质炎症为主，病变累及支气管壁及其周围组织，有肺泡壁增生及间质水肿。可由细菌、支原体、衣原体、病毒等引起。

　　3. 按感染来源分类

　　（1）社区获得性肺炎：指在医院外获得的感染引起的肺炎，包括具有明确潜伏期的肺炎在潜伏期间入院,而后出现症状的肺炎。常见的病原体有肺炎球菌肺炎、流感嗜血杆菌、金黄色葡萄球菌、军团菌、支原体、衣原体、病毒等。

(2)医院获得性肺炎:指患者在入院时不存在、也不在潜伏期内,在入院48小时后发生的肺炎。多继发于有各种基础疾病的危重患者,耐药菌株多见,革兰阴性杆菌感染比例较高,其病死率较高,治疗困难。常见致病菌有大肠杆菌、肺炎克雷白杆菌、流感嗜血杆菌等。

肺炎链球菌肺炎是由肺炎链球菌或肺炎球菌感染引起的肺炎,约占到社区获得性肺炎的半数。其特点为起病急骤,寒战高热、咳嗽、咳铁锈色痰、胸痛,X线呈肺段或肺叶急性炎性实变。

(二)病因病机

见知识拓展。

(三)病理

见知识拓展。

(四)临床表现

1.**症状** 多发生在原身体健康的青壮年或老年人、婴幼儿,男性多见。多数患者发病前有受凉、淋雨、劳累、感染等诱因,大部分患者有上呼吸道感染的前驱症状。

(1)呼吸系统症状:咳嗽咳痰和胸痛。患者初期可为干咳或伴有少量黏液痰,2～3天后出现铁锈色痰,4～5天转为黏液脓性痰,后期出现稀薄淡黄色痰。胸膜受累时可出现胸痛,呈刺痛,咳嗽、深呼吸时疼痛加重。

(2)全身症状:起病急骤,突然出现寒战、高热,体温可达39℃以上,呈稽留热,常伴有全身酸痛、疲乏无力的症状。部分患者可出现恶心、呕吐、腹胀、腹泻等消化道症状。

2.**体征** 患者呈急性病容,口周可出现疱疹,若出现严重的呼吸困难患者,可出现紫绀。肺部出现实变时叩诊呈浊音,呼吸音减弱,语颤增强,听诊可闻及支气管呼吸音,消散期可出现湿啰音。

3.**并发症** 近年来因抗生素的广泛应用,严重的并发症已经少见,部分治疗不及时的患者可出现脓胸、脑膜炎、心包炎等。部分老年患者,因脓毒血症或毒血症状易发生感染性休克,表现为神志模糊、嗜睡、谵妄,甚至昏迷、血压下降、四肢厥冷、多汗、发绀、心动过速、心律失常等症状,而高热、胸痛、咳嗽等症状并不突出。

(五)辅助检查

1.**血常规** 白细胞总数增高,可达(10～30)×10⁹/L,中性粒细胞增高,部分患者可出现中毒颗粒和核左移。老年患者白细胞总数可不增高,但中性粒细胞仍会增高。

2.**痰液检查** 可做痰涂片检查,可见成对或短链状排列的革兰阳性球菌,细菌培养为肺炎链球菌。

3.**X线检查** 不同的病理期表现不同。充血期可仅有肺纹理增粗,实变期可有大片均匀致密的阴影,常以叶间胸膜为界,边界清楚;消散期可见阴影密度逐渐减低,透亮度增加,呈现小片状阴影,大小不等,后出现条索状阴影。2～3周后阴影可完全被吸收。

4.**血气分析和生化检查** 呼吸困难者需进行血气分析检查,可出现低氧血症、呼吸性碱中毒、代谢性酸中毒等。

(六)诊断和鉴别诊断

根据患者典型症状和体征,结合胸部X线检查,容易作出诊断。病原菌检测是诊断本病的主要依据。

(七)治疗

(1)一般治疗:患者应卧床休息,多饮水,严密观察体温、脉搏、呼吸和血压的情况。

(2)抗生素治疗:临床大多数肺炎链球菌对青霉素敏感,可首选青霉素治疗。轻者可给予青霉素 G 240万 U/d,分3～4次肌内注射;重者可给予240万～400万 U/d,分3～4次静脉滴注。对青霉素过敏患者,可选用喹诺酮类药物口服或静脉滴注,或头孢类药物。对多重耐药菌株感染者,可给予万古霉素治疗。抗菌药物疗程一般为14天,或热退后3天由静脉改为口服。

(3)对症治疗:呼吸困难者应给予吸氧治疗。剧烈胸痛者,可适当给予镇痛药。刺激性干咳者,可给予盐酸可待因 15～30 mg。咳嗽有痰者给予止咳化痰药物,如氨溴索。

肺炎
电子课件

肺炎
思维导图

▼ 达标练习

1. 社区获得性肺炎通过（　　）途径致病。

   A. 空气吸入　　　　　　B. 血流播散　　　　　C. 邻近感染部位蔓延

   D. 上呼吸道定植菌误吸　E. 以上均是

2. 关于肺炎链球菌肺炎，正确的有（　　）。

   A. 多发生于年老体弱或免疫功能低下者

   B. 以急起寒战、高热、咳嗽、咳铁锈色痰为特征

   C. X线胸片为大片絮状阴影，易形成空洞

   D. 血白细胞增加，分类以嗜酸性粒细胞为主

   E. 治疗以氨基糖苷类药物为首选

3. 肺炎链球菌肺炎患者咳铁锈色痰主要见于（　　）分期。

   A. 充血期　　　　　　　B. 红色肝变期　　　　C. 灰色肝变期

   D. 消散期　　　　　　　E. 慢性迁延期

4. 患者，女，18岁。因淋雨后突起畏寒。寒战、发热、咳嗽1天多，就诊前曾咳铁锈色痰一口。胸片示右下肺叶大片致密影。血象：WBC 17×10^9/L，N 0.9，L 0.1。经青霉素治疗后体温降至正常，3天后又再发热。其原因应考虑（　　）。

   A. 诊断错误　　　　　　B. 未加用退热剂　　　C. 青霉素剂量太小

   D. 有并发症发生　　　　E. 机体反应性太差

5. 下列（　　）对诊断肺炎链球菌肺炎最有价值。

   A. 肺实变体征　　　　　　　　　　B. 痰培养革兰染色阳性双球菌

   C. 白细胞总数及中性粒细胞数增高　D. X线肺部大片状阴影，呈肺叶或肺段分布

   E. 肺部湿啰音

参考答案：1. E；2. B；3. B；4. D；5. B

项目5　急性上呼吸道感染

▼ 内容精要

急性呼吸道感染包括急性上呼吸道感染和急性气管－支气管炎。一般病情较轻，病程较短，预后良好。发病率较高，有一定的传染性。全年皆可发病。多由病毒感染引起。细菌感染可伴或继病毒感染之后发生。当人体免疫力减低时，容易发病。

（一）临床表现

根据病因和病变范围的不同，临床表现可有不同的类型。

1.普通感冒　俗称"伤风"，以鼻咽部卡他症状为主要表现。主要表现为喷嚏、鼻塞、流清水样鼻涕，也可表现为咳嗽、咽干、咽痒或灼热感。2～3天后鼻涕变稠，常伴咽痛、流泪、味觉减退、声音嘶哑、少量咳嗽等症状。一般无发热及全身症状，或仅有低热、轻度畏寒、头痛。

2.病毒性咽炎或喉炎

（1）急性病毒性咽炎：临床特征为咽部发痒或灼热感，咳嗽少见，咽痛不明显。

（2）急性病毒性喉炎：临床以声嘶、讲话困难、咽痛，常伴有发热、咳嗽。

3.急性疱疹性咽峡炎　见知识拓展。

4.急性咽结膜炎　见知识拓展。

5.急性咽－扁桃体炎　多由溶血性链球菌引起。常起病迅速，畏寒发热，体温可达39 ℃以上，咽痛明显。

（二）诊断

根据患者鼻部咽部的症状，结合血常规和胸部X线的检查，可作出临床诊断。

（三）治疗原则

主要包括针对病原治疗、对症治疗两个方面。病毒感染者，给予抗病毒治疗等；细菌感染者，给予抗生素治疗。咳嗽无痰者，可给予镇咳药物；咳嗽有痰者，可给予止咳化痰药物。发热者，可用解热镇痛剂。咽痛者，可给予含片如金嗓子喉宝、西瓜霜润喉片等。

（四）预防

平时加强锻炼身体，上呼吸道感染流行时应戴口罩出门，尽可能避免到人多的地方。

重点笔记

急性上呼吸道感染
思维导图

项目 6 肺结核

学习目标

1. 熟悉肺结核临床分类和辅助检查。
2. 熟悉肺结核治疗原则，了解治疗常用方案。

▼ 内容精要

结核病是因感染结核菌导致的疾病，具有传染性。以肺结核为多见。传染源主要是结核病患者，即痰直接涂片阳性者。传播途径主要是经过飞沫传播。与肺结核患者密切接触者、免疫力低下者、居住环境拥挤者、老年人、流浪人员、经济收入低者、HIV 患者、婴幼儿等是易感人群。

（一）临床表现

肺结核有各种类型，每个类型表现多种多样，但有共同之处。主要表现在呼吸系统和全身症状。主要出现的症状有起病缓慢，常有午后潮热，咳嗽、干咳或少痰，咯血。如累及胸膜，可出现胸痛。伴有疲倦乏力、盗汗、食欲不振、体重下降等症状。育龄期女性患者可有月经不调。

临床分型可分为原发型肺结核、血行播散型肺结核、继发型肺结核、结核性胸膜炎、其他肺外结核、菌阴肺结核。

（二）辅助检查

1.痰结核分枝杆菌检查　是确诊的主要方法，也是制定化疗方案和监测治疗效果的主要依据。检查方法有涂片检查、培养法、药物敏感性测定及 PCR 等技术。

2.影像学检查　胸部 X 线检查是诊断肺结核的常规首选方法。

3.PPD 试验　通常在前臂屈侧中上 1/3 处皮内注射 0.1 mL（5 IU），注射后 48 ~ 72 h 后观察并记录结果。

（三）诊断

根据患者是否有接触肺结核的病史，结合患者是否有潮热、盗汗、乏力、食欲减退、体重减轻、咳嗽咳痰等症状，患者 X 线检查、痰结核菌检查等，作出诊断。

（四）治疗原则

治疗包括化学治疗、对症治疗、糖皮质激素、手术治疗四个方面。其中化学治疗对结核病的控制起着关键作用。化疗原则是早期、规律、全程、适量、联合用药。常用抗结核药物有异烟肼，利福平，链霉素，吡嗪酰胺，乙胺丁醇等药。化疗方案主要分为强化阶段和巩固强化阶段。

1.初治活动性肺结核治疗方案　每日用药方案为 2HRZE/4HR，间歇用药方案为 2H3R3Z3E3/4H3R3。

2.复治涂阳肺结核治疗方案　2HRZSE/6-10HRE，2H3R3Z3S3E3/6-10H3R3E3。

肺结核
思维导图

重点笔记

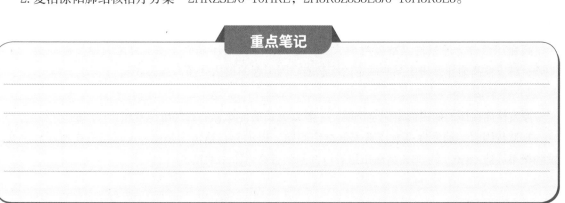

呼吸系统疾病
知识拓展

单元二

循环系统疾病

项目1　原发性高血压

1. 掌握原发性高血压的临床表现、诊断和治疗。
2. 熟悉高血压急症的临床特点。
3. 了解原发性高血压的病因和病理。

　　患者，男，68岁，体检发现高血压12年，平素无明显不适，曾服用过硝苯地平、卡托普利等降压药物，但病人常不遵医嘱，服药不规律，血压时高时低。2月前开始出现活动后心悸，休息可以缓解。查体：体温36.8℃，脉搏100次/min，呼吸22次/min，血压170/100 mmHg，体型肥胖，颈静脉无怒张。心浊音界向左下扩大，心尖搏动在左第6肋间锁骨中线外1 cm，HR 100次/min，律齐，心尖部2/6级收缩期杂音，双肺无异常。腹平软，肝脾肋下未触及，双下肢无水肿，神经系统检查（-）。ECG示左室肥大，左室劳损。

　　请思考：患者最可能是什么疾病？你的诊断依据是什么？下一步做哪些检查？如何治疗？

▼　内容精要

　　高血压是以体循环动脉血压增高为主要表现的临床综合征。18岁以上成人高血压定义为收缩压≥140 mmHg及（或）舒张压≥90 mmHg。长期高血压可影响心、脑、肾等重要脏器的结构与功能，最终导致这些器官功能衰竭。

　　高血压可分为原发性及继发性两大类。绝大多数高血压病因不明，称之为原发性高血压，占95%；继发性高血压是指由某些确定的疾病或病因引起的血压升高，约占5%。

　　（一）病因

　　原发性高血压的病因尚未完全阐明，一般认为是遗传易感性和环境因素相互作用的结果。

　　1.遗传因素　原发性高血压有家族群集倾向，提示其有遗传学基础。父母均有高血压，子女的发病概率高达46%，约60%高血压患者可询问到有高血压家族史。

2.环境因素

（1）饮食：不同地区人群血压水平和高血压患病率与钠盐平均摄入量显著有关，摄盐越多，血压水平和患病率越高，但是同一地区人群中个体血压水平与摄盐量并不相关，摄盐过多导致血压升高主要见于对盐敏感的人群。有人认为饮食低钾、低钙、高蛋白摄入、饱和脂肪酸或饱和脂肪酸与不饱和脂肪酸的比值较高也是升压因素。饮酒量与血压水平线性相关。

（2）肥胖：是血压升高的重要危险因素。高血压患者约 1/3 有不同程度肥胖。血压与体重指数（BMI）呈显著正相关。

（3）精神应激：人在长期精神紧张、压力、焦虑或长期环境噪音、视觉刺激下可引起高血压。

（二）病理

高血压早期并无明显病理学改变。高血压持续进展可引起全身小动脉玻璃样变、中层平滑肌细胞增殖、管壁增厚、管腔狭窄，导致重要靶器官如心、脑、肾缺血损伤。同时，长期高血压可促进大、中动脉粥样硬化的形成及发展。

（三）临床表现与并发症

1.症状　原发性高血压通常起病缓慢，早期常无症状或不明显，仅于体格检查时发现血压升高，少数患者则在发生心、脑、肾等并发症后才被发现。高血压患者可有头痛、眩晕、颈项板紧、气急、疲劳、心悸、耳鸣等症状，但并不一定与血压水平相关。症状呈轻度持续性，多数症状可自行缓解，在紧张或劳累后加重。高血压病后期的临床表现常与心、脑、肾功能不全或器官并发症有关。

2.体征　体检时可听到 A2 亢进，心尖部收缩期杂音或收缩早期喀喇音。长期持续高血压可有左心室肥厚出现抬举样心尖搏动，并可闻及第四心音。

3.恶性或急进型高血压　少数患者病情急骤进展，可发展为恶性高血压，其发病机制尚不清楚，可能与不及时治疗或治疗不当有关。其临床特点：①发病较急骤，多见于中、青年；②血压显著升高，舒张压持续≥ 130 mmHg；③头痛、视力模糊、眼底出血、渗出和乳头水肿；④肾脏损害突出，持续蛋白尿、血尿及管型尿，并可伴肾功能不全；⑤病情进展迅速，如不及时有效降压治疗，预后很差，常死于肾功能衰竭、脑卒中或心力衰竭。

4.并发症　并发症主要为心、脑、肾和血管损害相关表现。

（四）辅助检查

1.常规项目　常规检查的项目有尿常规、血糖、血胆固醇、血甘油三酯、肾功能、血尿酸和心电图。这些检查有助于发现相关的危险因素和靶器官损害。部分患者根据需要和条件可以进一步检查眼底、超声心动图、血电解质、低密度脂蛋白胆固醇与高密度脂蛋白胆固醇。

2.特殊检查　为了更进一步了解高血压患者病理生理状况和靶器官结构与功能变化，可以有目的地选择一些特殊检查，如 24 h 动态血压监测（ABPM），踝/臂血压比值，颈动脉内膜中层厚度（IMT），动脉弹性功能测定，血浆肾素活性（PRA）等。24 h 动态血压监测有助于判断血压升高严重程度，了解血压昼夜节律，指导降压治疗以及评价降压药物疗效。

（五）诊断和鉴别诊断

1.高血压的诊断　必须以非药物状态下、安静休息 15 min、非同日两次或两次以上测得血压值均达到或超过成人高血压的诊断标准（收缩压≥ 140 mmHg 和（或）舒张压≥ 90 mmHg），方可诊断为高血压。

2.血压水平的定义和分类　血压水平的定义和分类见表 2-1。

表 2-1　血压水平的定义和分类

类　别	收缩压 /mmHg	舒张压 /mmHg
正常血压	< 120	< 80
正常高值	120 ~ 139	80 ~ 89

续表

类　别	收缩压 /mmHg	舒张压 /mmHg
高血压	≥ 140	≥ 90
1 级高血压（轻度）	140 ~ 159	90 ~ 99
2 级高血压（中度）	160 ~ 179	100 ~ 109
3 级高血压（重度）	≥ 180	≥ 110
单纯收缩期高血压	≥ 140	< 90

注：当收缩压和舒张压分属于不同分级时，以较高的级别作为标准。

3. 高血压的危险度分层　根据高血压水平、其他危险因素、糖尿病、靶器官损害以及并发症情况，将高血压分为低危、中危、高危、很高危 4 组。

4. 排除继发性高血压　一旦诊断为高血压，必须鉴别是原发性还是继发性。

（六）治疗

原发性高血压的治疗目标是：降低血压，使血压降至正常范围；防止或减少心脑血管及肾脏等并发症，降低病残率和病死率。目前一般主张血压控制目标值至少 < 140/90 mmHg；糖尿病或慢性肾脏病合并高血压患者，血压控制目标值 < 130/80 mmHg；老年收缩期性高血压的降压目标水平为收缩压 140 ~ 150 mmHg，舒张压 < 90 mmHg 但不低于 65 ~ 70 mmHg，舒张压降得过低可能抵消收缩压下降得到的益处。

1. 改善生活方式　适用于所有高血压患者，包括使用降压药物治疗的患者。

（1）限制钠盐摄入：每人每日食盐量以不超过 6 g 为宜。

（2）减轻体重：尽量将体重指数（BMI）控制在 25 以内。体重降低对改善胰岛素抵抗、糖尿病、高脂血症和左心室肥厚均有益。

（3）运动：运动有利于减轻体重和改善胰岛素抵抗，提高心血管适应调节能力，稳定血压水平。

（4）减少脂肪摄入，补充钙和钾盐，多吃新鲜的蔬菜水果。

（5）戒烟戒酒。

（6）保持心理平衡。

2. 降压药物治疗

（1）降压药物种类：目前常用降压药物可归纳为五大类，即利尿剂、β 受体阻滞剂、钙通道阻滞剂（CCB）、血管紧张素转换酶抑制剂（ACEI）和血管紧张素 Ⅱ 受体阻滞剂（ARB）。原发性高血压诊断一旦确立，通常需要终身治疗。推荐使用长效制剂，便于长期治疗且可减少血压的波动。

（2）降压药物应用方案：目前认为，2 级高血压患者一开始时就可以采用两种降压药物联合治疗，处方联合或者固定剂量联合。采用合理的治疗方案和良好的治疗依从性，一般可使患者在治疗后 3 ~ 6 个月内达到血压控制目标值，同时也有利于减少不良反应。比较合理的两种降压药联合治疗方案是：利尿剂与 β 受体阻滞剂；利尿剂与 ACEI 或 ARB；二氢吡啶类钙拮抗剂与 β 受体阻滞剂；钙拮抗剂与 ACEI 或 ARB。三种降压药合理的联合治疗方案除有禁忌证外必须包含利尿剂。

3. 高血压急症的治疗

（1）迅速降低血压：选择适宜有效的降压药物，静脉滴注给药，同时应不断监测血压。静脉滴注给药的优点是便于调整给药的剂量。如果情况允许，及早开始口服降压药治疗。

（2）消除脑水肿：有高血压脑病时宜应用脱水剂如甘露醇，或选择快速利尿剂如呋塞米静注。

（3）制止抽搐：伴烦躁、抽搐者应用地西泮静脉注射或巴比妥类药物肌肉注射。

（七）预防

（1）加强健康教育和健康促进，提倡减轻体重、减少食盐摄入、控制饮酒及适量运动等健康生活方式。

原发性高血压
电子课件

原发性高血压
思维导图

（2）提高人民大众对高血压及其后果的认识，做到及早发现和有效治疗，提高对高血压的知晓率、治疗率、控制率。

重点笔记

▼ 达标练习

1. 高血压的主要病理变化是（   ）。

    A. 大、中动脉硬化　　　　B. 中等动脉硬化　　　　C. 毛细血管血栓形成

    D. 大动脉收缩、痉挛　　　E. 全身小动脉玻璃样变

2. 成人高血压的诊断标准是（   ）。

    A. SBP ≥ 160 mmHg 及（或）DBP ≥ 95 mmHg　B. SBP ≥ 140 mmHg 及（或）DBP ≥ 95 mmHg

    C. SBP ≥ 140 mmHg 及（或）DBP ≥ 90 mmHg　D. SBP > 130 mmHg 及（或）DBP > 90 mmHg

    E. SBP ≥ 130 mmHg 及（或）DBP ≥ 90 mmHg

3. 患者 60 岁，高血压病史 20 年，血压为 170/110 mmHg，诊断为（   ）。

    A. 高血压 1 级　　　　　B. 高血压 2 级　　　　　C. 高血压 3 级

    D. 临界高血压　　　　　E. 恶性高血压

4. 高血压急症紧急处理的关键是（   ）。

    A. 迅速降低血压　　　　B. 吸氧　　　　　　　　C. 限制水钠摄入

    D. 制止抽搐　　　　　　E. 消除脑水肿

5. 下列说法错误的是（   ）。

    A. 高血压是多种心、脑血管疾病的重要病因和危险因素

    B. 高血压是遗传易感性和环境因素相互作用的结果

    C. 临床上原发性高血压最多见

    D. 同一天两次测血压都达到了高血压的诊断标准即可确诊为高血压

    E. 所有高血压病人都应注意改善生活行为方式

参考答案：1. E；2. C；3. C；4. A；5. D

项目2 冠状动脉粥样硬化性心脏病

案例导入

　　患者，男，59岁，心前区疼痛1周，加重2天。患者1周前于骑车上坡时感心前区压榨性疼痛，并向左肩部放射，经休息可缓解。2天来走路快时亦有类似情况发作，每次持续3~5 min，含硝酸甘油迅速缓解，为诊治来诊。发病以来进食好，大小便正常，睡眠可，体重无明显变化。既往有高血压病史5年，血压150~180/90~100 mmHg，无其他疾病史，无药物过敏史，吸烟十余年，1包/d。查体：体温36.5℃，脉搏84次/min，呼吸18次/min，血压180/100 mmHg，一般情况好，无皮疹，浅表淋巴结未触及，巩膜无黄染。心界不大，心率84次/min，律齐，无杂音。肺部叩诊清音，无啰音。腹平软，肝脾未触及，双下肢无水肿。

　　请思考：该患者最可能是什么疾病？你的诊断依据有哪些？下一步做哪些检查？如何治疗？

▼ 内容精要

　　冠状动脉粥样硬化性心脏病指冠状动脉粥样硬化使管腔狭窄或阻塞，或（和）因冠状动脉痉挛导致心肌缺血缺氧或坏死而引起的心脏病，简称冠心病，亦称缺血性心脏病。冠心病是动脉粥样硬化导致器官病变的最常见类型，是威胁人类健康的主要疾病之一。本病多见于40岁以上人群，近年来发病呈年轻化趋势。

　　根据其发病特点和治疗原则不同分为两大类。

　　1.慢性冠脉病或称慢性缺血综合征　包括稳定型心绞痛、冠脉正常的心绞痛（如X综合征）、缺血性心肌病、隐匿性冠心病等。

　　2.急性冠脉综合征　包括不稳定型心绞痛、非ST段抬高型心肌梗死和ST段抬高型心肌梗死。下面只介绍稳定型心绞痛和ST段抬高型心肌梗死。

一、稳定型心绞痛

　　稳定型心绞痛亦称劳力性心绞痛，是在冠状动脉固定性严重狭窄的基础上，由于心肌负荷的增加导致心肌急剧的、暂时的缺血与缺氧所引起的临床综合征。本病多见于男性，多数患者年龄在40岁以上，劳累、情绪激动、饱食、受寒、急性循环衰竭等为常见的诱因。基本病因为冠状动脉粥样硬化，也可由主动脉瓣狭窄或关闭不全、梅毒性主动脉炎、原发性肥厚型心肌病、先天性冠状动脉畸形、风湿性冠状动脉炎等引起。

　　（一）临床表现

　　1.症状　以发作性胸痛为主要临床表现，胸痛的主要特点如下：

　　（1）部位：主要在胸骨体上段或中段之后，可波及心前区，有手掌大小范围，界限不很清楚。常放射至左肩、左臂内侧达无名指和小指，少数可放射至颈、咽或下颌部。

（2）性质：胸痛常为压迫性、窒息性或紧缩性，也可有烧灼感，但不尖锐，偶伴濒死的恐惧感觉，部分患者以胸闷为主，可无胸痛。发作时，患者往往不自觉地停止原来的活动，直至症状缓解。

（3）持续时间：大部分为 3 ~ 5 min，一般不超过 15 min，可数天或数星期发作一次，亦可一日内多次发作。

（4）诱因：发作常由体力劳动或情绪激动所诱发，寒冷、饱食、吸烟、心动过速、休克等亦可诱发。疼痛多发生于劳动或激动的当时，而不是之后。

（5）缓解方式：一般在诱因消除后或舌下含用硝酸甘油几分钟即可缓解。

2.体征　未发作时多无异常体征。心绞痛发作时常见心率增快、血压升高、表情焦虑、皮肤湿冷，有时出现 S3 或 S4 奔马律。若乳头肌缺血致功能失调引起二尖瓣关闭不全，可有暂时性心尖部收缩期杂音。

（二）辅助检查

心电图检查是发现心肌缺血、诊断心绞痛最常用的检查方法。冠状动脉造影是确诊冠心病的金标准。

（三）诊断和鉴别诊断

1.诊断　根据典型的心绞痛发作特点和体征，含用硝酸甘油后有效，结合已知的冠心病危险因素，排除其他原因所致的心绞痛，一般即可做出诊断。发作时心电图检查可见以 R 波为主的导联中，ST 段压低，T 波平坦或倒置，发作过后数分钟内逐渐恢复。心电图无变化者可考虑做心电图负荷试验。发作不典型者，可行多层螺旋 CT 冠状动脉成像加以排除。

2.鉴别诊断　见知识拓展。

（四）治疗

治疗原则是增加冠状动脉的血供，降低心肌的耗氧量，同时治疗动脉粥样硬化。

1.发作时的治疗

（1）休息：发作时立刻休息，停止活动后症状多可消除。

（2）药物治疗：发作严重者，使用快速硝酸酯制剂，扩张冠状动脉，降低阻力，增加冠状循环的血流量；扩张周围血管，减低心脏前后负荷和心肌的需氧，从而缓解心绞痛。常用制剂有：①硝酸甘油：常用 0.3 ~ 0.6 mg，置于舌下含化，1 ~ 2 min 即开始起作用，约半小时后作用消失。②硝酸异山梨酯：常用 5 ~ 10 mg，舌下含化，2 ~ 5 min 见效，作用维持 2 ~ 3 h。硝酸酯制剂不良反应有头晕、头胀痛、头部跳动感、面红、心悸等，偶有血压下降。因此第一次用药患者宜平卧片刻，必要时吸氧。

2.缓解期的治疗

（1）改善生活方式：避免各种诱发心绞痛的因素，如避免饱餐、戒烟限酒、减轻精神负担、避免过度劳累及运动等。一般不需卧床休息。

（2）药物治疗：使用作用持久的抗心绞痛药物，以防心绞痛发作，可单独选用、交替应用或联合应用下列药物。

（3）介入治疗：视病情可作经皮冠状动脉腔内成形术或冠状动脉内支架植入术。

（4）外科手术治疗：主要是冠状动脉搭桥术。

二、急性 ST 段抬高型心肌梗死

急性心肌梗死是指在冠状动脉粥样硬化的基础上，冠状动脉血供急剧减少或中断，使相应的心肌发生严重而持久的急性缺血性损伤和坏死，属急性冠脉综合征的严重类型。急性心肌梗死包括 ST 段抬高型心肌梗死和非 ST 段抬高型心肌梗死，两者主要是心电图上的不同。

（一）病因诱因

1.病因　本病的基本病因是冠状动脉粥样硬化（偶为冠状动脉栓塞、炎症、先天性畸形、痉挛和冠状动脉口阻塞所致），造成管腔严重狭窄和心肌血供不足，而侧支循环未充分建立。在此基础上，一旦血供进一步急剧减少或中断，使心肌严重而持久地急性缺血达 20～30 min 以上，即可发生急性心肌梗死。本病的直接病因多为不稳定的粥样斑块溃破出血和管腔内血栓形成，而使管腔闭塞。少数情况下粥样斑块内或其下发生出血或血管持续痉挛，也可使冠状动脉完全闭塞。

2.诱因

（1）重体力活动、情绪过分激动、血压剧升或用力大便时，致左心室负荷明显加重。

（2）晨起 6 时至 12 时交感神经活动增加，机体应激反应性增强，心肌收缩力、心率、血压增高，冠状动脉张力增高。

（3）在饱餐特别是进食多量脂肪后，血脂增高，血黏稠度增高。

（4）休克、脱水、出血、外科手术或严重心律失常，致心排血量骤降，冠状动脉灌流量锐减。

（二）病理

见知识拓展。

（三）临床表现

1.先兆表现　大多数患者在发病前数日出现乏力，胸部不适，活动时心悸、气促、不稳定型心绞痛等前驱症状，心绞痛发作与以往相比更频繁、更剧烈、持续时间更长、硝酸甘油疗效差、诱发因素不明显。需及时住院处理，部分可避免发生心肌梗死。

2.症状

（1）疼痛：是最早出现的症状，多在清晨或安静时发生，疼痛部位和性质与心绞痛相似，但程度更重，持续时间更长，休息和含用硝酸甘油片多不能缓解，诱因多不明显。少数患者无疼痛，起病即表现为休克或急性心力衰竭。部分患者疼痛位于上腹部或放射至下颌、颈部、背部上方，易被误诊。

（2）全身症状：有发热、心动过速、白细胞增高和红细胞沉降率增快等，由坏死物质被吸收所引起。一般在疼痛发生后 24～48 h 出现，程度与梗死范围常呈正相关，体温一般在 38 ℃左右，很少达到 39 ℃，持续约一周。

（3）胃肠道症状：常见恶心、呕吐、上腹胀气或胀痛，与迷走神经受坏死和心排血量降低组织灌注不足等有关。重症者可发生呃逆。

（4）心律失常：多发生在起病 1～2 天，以 24 h 内常见，室性心律失常最多见，房室传导阻滞和束支传导阻滞也较多见，前壁心肌梗死如发生房室传导阻滞表明梗死范围广泛，情况严重。

（5）低血压和休克：疼痛期常见血压下降，未必是休克。若疼痛缓解而收缩压仍低于 80 mmHg,并伴有组织器官血流灌注不足的表现则为心源性休克。休克多在起病后数小时至数日内发生。

（6）心力衰竭：绝大多数为急性左心衰竭，表现为呼吸困难、咳嗽、发绀等，重者可出现急性肺水肿，随后可继发右心衰竭。右心室心肌梗死者可一开始即出现右心衰竭表现，如颈静脉怒张、肝大、水肿等，伴血压下降。

3.体征

（1）心脏体征：心脏浊音界可正常或轻至中度增大；心率多增快，少数患者可减慢；心尖区第一心音减弱；可出现舒张早期或晚期奔马律；少数患者在起病第 2～3 天出现心包摩擦音；心尖区可出现粗糙的收缩期杂音或伴收缩中晚期喀喇音；可有各种心律失常。

（2）血压：除极早期血压可增高外，几乎所有患者都有血压降低。起病前有高血压者，血压可降至正常，且可能不再恢复到起病前的水平。

（3）其他：可出现与心律失常、休克或心力衰竭相关的其他体征。

4.并发症　见知识拓展。

（四）辅助检查

1.血心肌坏死标记物

（1）肌钙蛋白 I(cTnI)或 T(cTnT)：是诊断心肌梗死的敏感指标和特异性指标。起病 3～4 h 后升高，cTnI 于 11～24 h 达高峰，7～10 天降至正常，cTnT 于 24～48 h 达高峰，10～14 天降至正常。

（2）肌酸激酶同工酶 CK-MB：其增高的程度能较准确地反映梗死的范围大小，其高峰时间是否提前有助于判断溶栓治疗是否有效。起病后 4 h 内增高，16 ~ 24 h 达高峰，3 ~ 4 天恢复正常。

（3）其他：包括肌酸激酶（CK）、天门冬酸氨基转移酶（AST）以及乳酸脱氢酶（LDH），其特异性及敏感性均远不如上述心肌坏死标记物。

2. 心电图　心电图常有特征性和动态性的改变。对心肌梗死的诊断、定位、估计病情程度、演变和预后都有帮助。

（五）诊断与鉴别诊断

1. 诊断　有特异性心肌坏死标记物升高，再结合典型的临床表现、特征性和动态性的心电图改变，诊断本病并不困难。对老年患者，突然发生严重心律失常、休克、心力衰竭而原因未明，或突然发生较重而持久的胸闷或胸痛者，都应考虑本病的可能。宜先按急性心肌梗死来处理，并短期内进行心电图、血清心肌酶测定和肌钙蛋白测定等动态观察以确定诊断。

2. 鉴别诊断　急性心肌梗死应与心绞痛、急性心包炎等疾病鉴别。

（六）治疗

治疗原则强调早发现、早住院，加强住院前的就地处理。尽快恢复心肌的血液灌注（到达医院后 30 min 内开始溶栓或 90 min 内开始介入治疗），以挽救濒死的心肌、防止梗死扩大和缩小心肌缺血范围，及时处理严重心律失常、心力衰竭和各种并发症，防止猝死。

1. 一般治疗

（1）休息：急性期卧床休息，保持环境安静。应减少或避免探视，防止不良刺激，解除焦虑。

（2）监测：密切观察心律、心率、血压和心功能的变化，持续进行心电图、血压、呼吸、血氧饱和度的监测，除颤仪应随时处于备用状态。对于严重心力衰者还应监测肺毛细血管压和静脉压。

（3）吸氧：对有呼吸困难和血氧饱和度降低者，可间断或持续通过鼻管或面罩吸氧数日。

稳定型心绞痛
电子课件

（4）护理：急性期 12 h 卧床休息；若无并发症，24 h 内应鼓励患者在床上行肢体活动；如无低血压，第 3 天就可在病房内适当走动；梗死后第 4 ~ 5 天，逐步增加活动直至每天 3 次步行 100 ~ 150 m。注意饮食，保持大便通畅。

（5）建立静脉通道：保持给药途径畅通。

（6）抗血小板治疗：常用方案以阿司匹林为基础，再加用替格瑞洛或普拉格雷或氯吡格雷。

2. 解除疼痛　可选用吗啡 5 ~ 10 mg 皮下注射或哌替啶 50 ~ 100 mg 肌内注射，必要时 1 ~ 2 h 后再注射一次，以后每 4 ~ 6 h 可重复应用，注意防止对呼吸功能的抑制。疼痛较轻者可用可待因或罂粟碱 0.03 ~ 0.06 g 肌内注射或口服，或使用硝酸甘油 0.3 mg 或硝酸异山梨酯 5 ~ 10 mg 舌下含化或静脉滴注，应注意心率增快和血压降低的不良反应。心肌再灌注疗法可有效地解除疼痛。

稳定性心绞痛
思维导图

3. 心肌再灌注治疗　此疗法主张在起病 3 ~ 6 h 最多在 12 h 内进行，使闭塞的冠状动脉再通，心肌得到再灌注，濒临坏死的心肌可能得以存活或使坏死范围缩小，减轻梗死后心肌重塑，改善预后，是一种积极的治疗措施。

4. 消除心律失常　心律失常必须及时消除，以避免演变为严重心律失常甚至猝死。

5. 控制休克

（1）补充血容量：估计有血容量不足，或中心静脉压和肺动脉楔压低者，予以右旋糖酐或 5% ~ 10% 葡萄糖液静脉滴注。

急性心肌梗死
电子课件

（2）升压药：补充血容量后血压仍不升，而肺小动脉楔压和心排血量正常时，提示周围血管张力不足，可用多巴胺或多巴酚丁胺小剂量静脉滴注。

（3）血管扩张剂：经上述处理血压仍不升，而肺动脉楔压增高，心排血量低或周围血管显著收缩以致四肢厥冷并有发绀时，选用硝普钠或硝酸甘油静脉滴注。

（4）其他：有条件的医院可考虑用主动脉内球囊反搏术进行辅助循环，然后作选择性冠状动脉造影，随即施行介入治疗或主动脉—冠状动脉旁路移植手术，可降低病死率。

6. 治疗心力衰竭　参见心力衰竭的相关内容。在梗死发生后 24 h 内禁用洋地黄制剂。

急性心肌梗死
思维导图

7. 恢复期的处理　如病情稳定，体力增进，可考虑出院。应根据患者心脏功能、一般状态、年龄等因素，协助病人制订合理的康复治疗计划，提高患者生存治疗、改善预后。

重点笔记

▼ 达标练习

1. 冠状动脉的四支中最易受损的是（ ）。
   A. 左冠状动脉　　　　B. 左前降支　　　　C. 左回旋支
   D. 右冠状动脉　　　　E. 左前降支和回旋支

2. 下列（ ）不符合典型劳累性心绞痛发作的表现。
   A. 胸骨体上、中段后方的压榨性疼痛　　　B. 疼痛很少超过 15 min
   C. 休息几分钟疼痛可缓解　　　　　　　　D. 含服硝酸甘油 2 ～ 3 min 疼痛缓解
   E. 常在休息或睡眠时发生

3. 典型心绞痛疼痛的部位在（ ）。
   A. 胸骨体上　　　　　B. 胸骨体下段　　　C. 胸骨体上、中段之后
   D. 上腹部　　　　　　E. 心尖部

4. 急性心肌梗死早期死亡的主要病因是（ ）。
   A. 心力衰竭　　　　　B. 心源性休克　　　C. 心律失常
   D. 心脏破裂　　　　　E. 肺水肿

5. 冠心病的流行病学特点正确的是（ ）。
   A. 多发生在 60 岁以后　B. 男女发病率相似　C. 体力劳动者较多
   D. 欧美发病率与我国相似　　　　　　　　E. 在我国发病率逐年增加

6. 急性心肌梗死 24 h 内应避免使用（ ）。
   A. 吗啡　　　　　　　B. 杜冷丁　　　　　C. 洋地黄
   D. 血管紧张素转氨酶抑制剂　　　　　　　E. 速尿

7. 急性心肌梗死与心绞痛的主要鉴别点是（ ）。
   A. 疼痛的部位　　　　B. 疼痛的性质　　　C. 是否伴有期前收缩
   D. 是否伴有 ST 段抬高　E. 肌酸磷酸激酶同工酶升高

8. 急性心肌梗死患者心电监护示室颤应行（ ）。
   A. 口对口人工呼吸　　B. 气管插管　　　　C. 心外按压
   D. 非同步直流电除颤　E. 同步直流电复律

9. 心肌梗死最先出现和最突出的症状是（ ）。
   A. 恶心、呕吐、腹痛　B. 剧烈胸痛　　　　C. 心力衰竭
   D. 心律失常　　　　　E. 发热

10. 冠心病确诊的金标准是（ ）。
    A. 静息心电图　　　　B. 动态心电图　　　C. 超声心动图
    D. 心肌酶学检查　　　E. 冠状动脉造影

参考答案：1. B；2. E；3. C；4. C；5. E；6. C；7. E；8. D；9. B；10. E

项目 3　心力衰竭

1. 掌握心力衰竭的临床表现、诊断及治疗原则。
2. 熟悉心力衰竭的病因诱因与分类。
3. 了解心力衰竭的发病机制。

　　患者，男，36 岁。主诉心悸、气短 3 年，加重伴双下肢水肿 1 周。患者 3 年前在劳累后出现心悸、气短，休息后自行缓解，未做特殊治疗，之后每遇劳累过度即出现上述症状，严重时伴有双下肢水肿，在当地医院被诊断为风湿性心脏病。1 周前，因感冒上述症状加重而来院就诊。门诊以"风湿性心脏病二尖瓣关闭不全，心力衰竭"收入住院。查体：体温 36.8 ℃，脉搏 126 次 /min，呼吸 24 次 /min，血压 90/60 mmHg。心界向两侧扩大，以左侧扩大明显，心率 136 次 /min，心律不齐，可闻及第四心音奔马律，心尖区闻及 2/6 级收缩期吹风样杂音，颈静脉怒张，肝肋下 4 cm 触及，触痛，肝颈静脉回流征阳性，下肢水肿。

　　请思考：该患者的主要症状和体征有哪些？其心力衰竭属于哪一类？该患者的原发病是什么？

▼　内容精要

　　心力衰竭是各种心脏结构或功能性疾病导致心室充盈及（或）射血能力受损而引起的一组综合征。临床上以心排血量不足，组织的血液灌注减少，以及肺循环或体循环静脉系统瘀血为特征。心力衰竭根据其发生发展过程，可分为急性心力衰竭和慢性心力衰竭；按症状和体征可分为左心衰竭、右心衰竭和全心衰竭；根据心脏收缩、舒张功能障碍，分为收缩性心力衰竭和舒张性心力衰竭。心功能不全或心功能障碍理论上是一个更广泛的概念，伴有临床症状的心功能不全称之为心力衰竭，而有心功能不全者，不一定全是心力衰竭。

一、慢性心力衰竭

（一）病因诱因

1. 基本病因

（1）原发性心肌损害：①心肌病变：以急性心肌梗死、病毒性心肌炎及原发性扩张型心肌病最为常见。②心肌代谢障碍性疾病：以糖尿病心肌病最为常见。

（2）心脏负荷过重：①容量负荷（前负荷）过重：常见于瓣膜关闭不全、室间隔缺损、动脉导管未闭等。②压力负荷（后负荷）过重：如高血压、瓣膜狭窄或心室流出道梗阻等。

2. 诱发因素

（1）感染：上呼吸道感染和肺部感染是最常见、最重要的诱因。

（2）心律失常：特别是快速性心律失常，可使心脏负荷增加，心排血量减低，而导致心力衰竭。

（3）过重的体力劳动或情绪激动。

（4）妊娠和分娩：妊娠期孕妇血容量增加，分娩时由于子宫收缩，回心血量明显增多，加上分娩时的用力，均加重心脏负荷。

（5）血容量增加：如输液（血）过多或过快等。

（6）其他：如严重贫血或大出血使心肌缺血缺氧，心率增快，心脏负荷加重；治疗不当，如不恰当停用利尿药物或降血压药等。

（二）发病机制

见知识拓展。

（三）临床表现

1.左心衰竭　其病理生理基础主要是肺瘀血。

（1）症状：①呼吸困难：是左心衰竭的最早和最常见的症状。主要由于急性或慢性肺瘀血和肺活量减低所引起。按轻重程度表现为劳力性呼吸困难、阵发性夜间呼吸困难、端坐呼吸、急性肺水肿。②咳嗽、咳痰和咯血：常于夜间发生，坐位或立位时咳嗽可减轻，白色浆液性泡沫状痰为其特点。偶可见痰中带血丝。急性肺水肿时咳粉红色泡沫痰。③其他：可有疲乏无力、失眠、心悸、头昏、嗜睡、少尿等，系心排出量降低导致器官、组织灌注不足所致。

（2）体征：①肺部湿性啰音：由于肺毛细血管压增高，液体可渗出到肺泡而出现湿性啰音。随着病情由轻到重，肺部啰音可从局限于肺底部直至全肺。②心脏体征：除基础心脏病的固有体征外，一般均有心脏扩大（单纯舒张性心衰除外）及相对性二尖瓣关闭不全返流性杂音、肺动脉瓣听诊区第二心音亢进及舒张期奔马律。

2.右心衰竭　其病理生理基础主要是体循环静脉瘀血。

（1）症状：患者常有上腹部胀满、食欲减退、恶心、呕吐、肝区胀痛，多为肝及胃肠道瘀血所致。肾脏淤血可引起尿少、夜尿增多。

（2）体征：①颈静脉怒张：是右心衰时的主要体征，肝颈静脉反流征阳性则更具特征性。②水肿：首先出现于身体最低垂的部位，常为对称性、可压陷性。严重者可波及全身，出现全身性水肿，少数病人可有胸水和腹水。③肝肿大和压痛：肝脏因淤血肿大常伴压痛，持续慢性右心衰可致心源性肝硬化。④发绀：最早见于指端、口唇和耳廓，较左心衰竭者为明显。⑤心脏体征：除原有心脏病体征外，常出现由于右心室显著扩大导致三尖瓣关闭不全引起的吹风样收缩期杂音、肺动脉瓣区第二心音亢进等。

3.全心衰竭　左、右心衰竭的临床表现同时存在，可以左或右心衰竭的临床表现为主。发生全心衰竭时，由于右心排血量减少，可使左心衰竭的肺瘀血表现减轻。

（四）辅助检查

见知识拓展。

（五）诊断和鉴别诊断

1.诊断

（1）心力衰竭的诊断：根据原有心脏病伴有体静脉系统淤血和（或）肺淤血的症状和体征不难诊断。X线及超声心动图检查等可协助诊断，必要时可行血液动力学检测，以明确诊断。

（2）心力衰竭分级：由美国纽约心脏病学会（NYHA）提出的，按诱发心力衰竭症状的活动程度将心功能的受损状况分为四级。

（3）原发心脏病的诊断：略。

2.鉴别诊断　见知识拓展。

（六）治疗

心力衰竭的治疗采取综合治疗措施。目的是防止和延缓心衰的发生，缓解临床心衰患者的症状，改善其长期预后和降低死亡率。

1.去除病因和消除诱因。

2.改善生活方式

（1）休息：根据病情合理安排病人的生活、活动和休息。

（2）控制钠盐摄入：心衰患者血容量增加，且体内水钠潴留，因此减少钠盐的摄入有利于减轻水肿等症状，但应注意在应用强效排钠利尿剂时，过分严格限盐可导致低钠血症。

3.药物治疗

（1）利尿剂的应用：利尿剂是唯一能够控制体液，但是不能用于单一治疗的药物。它通过排钠排水减轻心脏的容量负荷，对缓解淤血症状，减轻水肿有十分显著的效果。

（2）血管紧张素转换酶抑制剂（ACEI）：为心衰治疗的基石，是治疗心力衰竭的重要的标准治疗药。

（3）血管紧张素受体阻滞剂（ARBs）：其阻断 RAS 的效应与 ACE 抑制剂相同甚至更完全。当心衰患者因 ACE 抑制剂引起的干咳不能耐受者可改用 ARBs。

（4）β 受体阻滞剂：目前认为，临床上所有心功能不全且病情稳定的患者均应使用 β 受体阻滞剂，除非有禁忌证或不能耐受。

（5）洋地黄类药物：①药理作用。②洋地黄常用制剂：地高辛、毛花苷 C（西地兰）。③适应证。④禁忌证。⑤洋地黄中毒表现：a.胃肠道反应：食欲不振是最早出现的中毒症状，继而可出现恶心、呕吐等；b.神经系统症状：如头痛、乏力、失眠、抑郁、眩晕及幻觉等，还可出现黄视、绿视或视力模糊等；c.心律失常：是洋地黄中毒最重要的反应，最常见者为室性期前收缩，多表现为二联律或三联律。快速房性心律失常又伴有传导阻滞是洋地黄中毒的特征性表现。洋地黄可引起心电图特征性鱼钩样ST-T改变，称为洋地黄效应而非中毒表现。⑥洋地黄中毒处理：首要措施为立即停用洋地黄，同时暂停利尿剂，有低血钾者应给予补钾。洋地黄中毒导致期前收缩、心动过速者，苯妥英钠、利多卡因、心得安均可选用；对缓慢型心律失常可试用阿托品，高度房室传导阻滞伴有阿－斯综合征者，应安置临时起搏器。

（6）非洋地黄类正性肌力药：多巴胺或多巴酚丁胺小剂量短期静脉应用，在慢性心衰加重时，起到帮助患者渡过难关的作用。

4.舒张性心力衰竭的治疗

（1）β 受体阻滞剂：改善心肌顺应性，使心室的容量－压力曲线下移。

（2）钙通道阻滞剂：降低心肌细胞内钙浓度，改善心肌主动舒张功能，主要用于肥厚型心肌病。

（3）ACEI：有效控制高血压，从长远来看改善心肌及小血管重构，有利于改善舒张功能，最适用于高血压心脏病及冠心病。

（4）尽量维持窦性心律，保持房室顺序传导，保证心室舒张期充分的容量。

（5）对肺淤血症状较明显者，可适量应用静脉扩张剂（硝酸盐制剂）或利尿剂降低前负荷，但不宜过度，因过分地减少前负荷可使心排血量下降。

（6）在无收缩功能障碍的情况下，禁用正性肌力药物。

二、急性心力衰竭

急性心力衰竭是指由于急性心脏病变引起心排血量显著、急骤降低，导致组织器官灌注不足和急性淤血综合征。临床上急性左心衰较为常见，以肺水肿或心源性休克为主要表现，是严重的急危重症。本节只讨论急性左心衰。

（一）病因

1.急性弥漫性心肌损伤　如急性心肌炎、广泛性心肌梗死等。

2.急性心脏排血受阻　如严重的瓣膜狭窄、心室流出道梗阻、心房内血栓或动脉栓塞等。

3.急性心脏负荷过重　如外伤、急性心肌梗死或感染性心内膜炎引起的瓣膜损害，腱索断裂，室间隔穿孔，以及静脉输血或输入含钠液体过快或过多。

4.急性心室舒张受限　如急性大量心包积液或积血、快速的异位心律等。

5.严重的心律失常　如心室颤动和其他严重的室性心律失常、显著的心动过缓等，使心脏暂停排血或排血量显著减少。

（二）临床表现

急性肺水肿时，病人常突然感到呼吸极度困难，呼吸频率可达30～40次/min，端坐呼吸，有恐惧、窒息和濒死感，烦躁不安、频繁咳嗽，咯大量粉红色或血性泡沫状痰，面色苍白、口唇发绀、大汗淋漓、四肢湿冷。脉搏增快，可呈交替脉。两肺满布湿啰音，心脏听诊可有舒张期奔马律，血压下降，严重者可出现心源性休克。

（三）诊断与鉴别诊断

根据典型症状与体征，一般不难作出诊断。心源性哮喘与支气管哮喘的鉴别前已述及。

（四）治疗

急性左心衰竭的抢救有以下措施：

1.体位　患者取坐位，双腿下垂，以减少静脉回流。

2.给氧　立即高流量给氧（6～8L/min），可流经50％酒精后用鼻管吸入。对病情特别严重者应采用面罩呼吸机持续加压给氧。

3.镇静　对烦躁不安的病人，皮下或肌内注射吗啡5～10 mg或杜冷丁50～100 mg，不仅可使病人安静，还能扩张外周血管，减少回心血量，减轻呼吸困难。

4.快速利尿　呋塞米20～40 mg静脉注射，于2 min内推完，10 min内起效，可持续3～4 h，4 h后可重复1次。

5.血管扩张剂　硝酸甘油舌下或静脉滴注，扩张小静脉，减少回心血量。或硝普钠静脉滴注，其既能扩张动脉也能扩张静脉，根据血压逐步调整剂量。

6.正性肌力药　可考虑用毛花苷C静脉给药，对急性心肌梗死24 h内不宜用洋地黄类药物，可考虑其他正性肌力药如多巴胺等。

7.机械辅助治疗　主动脉内球囊反搏和临时心肺辅助系统，对极危重患者，有条件的医院可采用。

8.其他　静脉注射氨茶碱，可解除支气管痉挛，减轻呼吸困难。还可增强心肌收缩，扩张周围血管，降低肺动脉和左房压。

重点笔记

慢性心力衰竭
电子课件

慢性心力衰竭
思维导图

急性左心衰竭
思维导图

▼ 达标练习

1. 可引起心室后负荷过重的疾病是（　　）。

　　A. 二尖瓣狭窄　　　　　B. 二尖瓣关闭不全　　　　C. 主动脉瓣狭窄

　　D. 主动脉瓣关闭不全　　E. 甲亢

2. 可引起心室前负荷过重的疾病是（　　）。

　　A. 高血压　　　　　　　B. 肺动脉高压　　　　　　C. 主动脉瓣狭窄

　　D. 主动脉瓣关闭不全　　E. 甲状腺功能减退

3. 心力衰竭最常见的诱因是（　　）。

A. 劳累　　　　　　　B. 循环血量增加　　　　C. 摄盐过多

D. 洋地黄应用不当　　E. 感染

4. 右心衰竭的临床表现不包括（　　）。

A. 肝脏压痛　　　　　B. 颈静脉怒张　　　　　C. 劳力性呼吸困难

D. 发绀　　　　　　　E. 下肢水肿

5. 右心衰竭患者查体时可出现（　　）。

A. 交替脉　　　　　　B. 阵发性夜间呼吸困难　C. 颈静脉怒张

D. 肺部湿啰音　　　　E. 劳力性呼吸困难

6. 洋地黄中毒最严重的反应是（　　）。

A. 胃肠道反应　　　　B. 心律失常　　　　　　C. 视力模糊

D. 黄视、绿视　　　　E. 头昏、乏力

7. 左心衰竭最早出现的症状是（　　）。

A. 劳力性呼吸困难　　B. 心源性哮喘　　　　　C. 端坐呼吸

D. 咯粉红色泡沫痰　　E. 夜间阵发性呼吸困难

8. 左心衰竭的临床表现主要是由于（　　）。

A. 肺淤血、肺水肿所致　B. 左心室扩大所致　　　C. 体循环静脉压增高所致

D. 肺动脉压增高所致　　E. 心室重构所致

9. 右心衰竭时较早出现的临床表现是（　　）。

A. 上腹胀满　　　　　B. 颈静脉充盈和怒张　　C. 肝大

D. 对称性下肢凹陷性水肿　　　　　　　　　　E. 腹水

10. 诊断急性肺水肿最具有特征意义的依据是（　　）。

A. 严重的呼吸困难，发绀　　　　　　　　B. 心尖部舒张早期奔马律

C. 交替脉　　　　D. 两肺干湿性啰音　　　　E. 严重呼吸困难伴咯粉红色泡沫样痰

参考答案：1. C；2. D；3. E；4. C；5. C；6. B；7. A；8. A；9. B；10. E

循环系统
知识拓展

项目1 消化性溃疡

学习目标

1. 掌握消化性溃疡临床表现、诊断和治疗。
2. 掌握消化性溃疡并发症。
3. 熟悉消化性溃疡的病因和病机。

案例导入

　　患者，男，35岁，中上腹间歇性隐痛3年，常于饱餐后发生，下一餐前缓解。有时嗳气、反酸。每年冬季出现疼痛，尤其饮食不当、劳累、心情不佳时发作。当地拟诊胃炎，服雷尼替丁后缓解。5天前腹痛加重，服阿托品无效，呕咖啡样液约200 mL，昨起解柏油样大便2次。查体：体温36.9 ℃，脉搏96次/min，呼吸22次/min，血压95/60 mmHg，神清，唇无苍白紫绀，皮肤黏膜无出血点，心肺无异常，腹软，中上腹轻压痛，肝脾未及，无移动性浊音。WBC 5.6×10⁹/L，RBC 4.0×10¹²/L，Hb 120g/L；尿常规：无异常；大便隐血试验：（++）。

　　请思考：该患者可能为何种疾病？诊断依据有哪些？还需怎样检查以明确诊断？如何治疗？

▼ 内容精要

　　消化性溃疡（peptic ulcer, PU）指胃肠道黏膜在某种情况下被胃酸、胃蛋白酶消化而造成的溃疡。好发于胃和十二指肠的慢性溃疡，即胃溃疡（gastric ulcer, GU）和十二指肠溃疡（duodenal ulcer,DU）。GU好发部位是胃小弯，DU好发部位是十二指肠球部。

　　（一）病因诱因

　　消化性溃疡与幽门螺杆菌感染、非甾体类抗炎药（NSAID）、胃酸和胃蛋白酶、吸烟、胃和十二指肠运动异常、应激和心理等因素有关。幽门螺杆菌感染是消化性溃疡的主要病因。胃酸—胃蛋白酶对自身的消化作用是溃疡形成的最终条件，起决定性作用。

　　（二）临床表现

　　1.症状　DU多发生在球部、幽门部前壁；GU多发生在胃小弯和幽门部后壁。溃疡一般为单个，也可多个，呈圆形或椭圆形。症状上主要表现为上腹部疼痛，少数人可无症状，或以出血、穿孔等并发症为首发症状。其发作常与不良精神刺激、情绪波动、饮食失调等有关。消化性溃疡的临床表现主要有三大特点：

（1）慢性病程：病程迁延，少数患者可达几年甚至十几年。

（2）周期性发作：发作期和缓解期交替出现，发作与季节有关，多在冬春、秋冬之交发作，也可因精神因素、某些药物和饮食不当而诱发。

（3）节律性疼痛：呈一定的节律性，胃溃疡和十二指肠溃疡表现的节律不同。

上腹部疼痛性质可表现多样，可为钝痛、胀痛、灼痛或剧痛，有的仅表现为饥饿样不适。部分患者无典型表现，可表现为无规律的上腹部隐痛不适，伴食后胀满、食欲缺乏、嗳气、反酸等消化不良的症状。胃溃疡的部位是中上腹部或剑突下偏左，节律是进餐—疼痛—缓解，疼痛常于餐后0.5～1h内发生，1～2h后逐渐缓解，直到下次进餐后再次发作。十二指肠溃疡的部位是中上腹或中上腹偏右，节律是疼痛—进餐—缓解，疼痛多在两餐之间发生，即餐后2～4h出现，进餐后缓解。约半数患者有夜间痛。

2.体征　溃疡活动期可出现上腹部固定而局限的轻压痛，DU压痛点常偏右。缓解期则无明显体征。病程长者可能消瘦、体重下降。

3.并发症

（1）上消化道出血：消化性溃疡最常见的并发症。DU出血更易发生。在消化道出血的各种病因中，消化性溃疡出血占首位。

（2）穿孔：溃疡病灶向深部发展穿透浆膜层所致。可有急性穿孔和慢性穿孔。急性穿孔是本病最严重的并发症。

（3）幽门梗阻：上腹部饱胀不适或呕吐，上腹部饱胀以餐后为甚，呕吐后可以减轻，呕吐物量多，内含发酵宿食。

（4）癌变：1%～2%的GU可发生癌变，DU极少癌变。

（三）辅助检查

1.胃液分析　DU胃酸分泌增高，GU胃酸分泌正常或低于正常。

2.X线钡餐检查　适用于对胃镜检查有禁忌或不愿接受胃镜检查者。

3.胃镜及黏膜活组织检查　确诊消化性溃疡首选的检查方法，也是鉴别良、恶性溃疡的方法。内镜下可见溃疡多呈圆形或椭圆形，偶可呈线形，边缘光整，底部覆盖白色或灰黄色渗出物，周围黏膜可充血、水肿，有时可见皱襞向溃疡集中。

4.粪便隐血试验　溃疡活动期可为阳性，如胃溃疡病人持续性阳性提示癌变的可能。

5.幽门螺杆菌检测　消化性溃疡的常规检测项目。

（四）诊断和鉴别诊断

根据慢性病程、周期性发作、节律性上腹痛可作出初步诊断，胃镜可确诊，不能行胃镜检查者，可做X线钡餐检查。需与胃癌、慢性胆囊炎和胆石症等疾病鉴别。

（五）治疗

消化性溃疡治疗的目的是消除病因、缓解症状、愈合溃疡、防止复发和预防并发症的目的。

1.一般治疗　保持乐观态度、生活有规律；活动期应注意休息；合理饮食，戒烟、酒、浓茶、咖啡；牛奶和豆浆虽能暂时稀释胃液，但所含钙和蛋白质能刺激胃酸分泌，因此不宜多饮。停用或慎用NSAID和糖皮质激素等药物。

2.药物治疗

（1）抑制胃酸分泌的药物：目前临床上常用的有H_2受体拮抗剂（H_2RA）和质子泵抑制剂（PPI）两大类。H_2RA可选用西咪替丁、雷尼替丁、法莫替丁等；PPI代表药奥美拉唑、兰索拉唑、泮托拉唑和雷贝拉唑等。

（2）根除幽门螺杆菌治疗：根除幽门螺杆菌可加速溃疡的愈合，降低复发率和并发症。不论溃疡活动与否，都应行根除Hp的治疗。

目前推荐三联疗法，即以质子泵抑制剂（PPI）或胶体铋剂为基础加上两种抗生素。疗程为7～14

消化性溃疡
电子课件

消化性溃疡
思维导图

天。并在结束治疗至少4周后复查幽门螺杆菌，以确定幽门螺杆菌是否根除。可选择的药物见表3-1。

表3-1 具有杀灭和抑制Hp作用的药物

类 别	药 物
抗生素	克拉霉素，羟氨苄青霉素，甲硝唑，替硝唑，喹诺酮类抗生素，痢特灵
PPI	埃索美拉唑，奥美拉唑，兰索拉唑，泮托拉唑，雷贝拉唑
铋剂	三钾二枸橼酸铋，果胶铋，次碳酸铋

（3）保护胃黏膜药物：①枸橼酸铋钾（胶体次枸橼酸铋，CBS）：此药不宜长期服用，以免铋在体内过量蓄积。因其主要从肾脏排出，如肾功能不良者忌用。②弱碱性抗酸药：弱碱性抗酸药具有中和胃酸、降低胃蛋白酶活性、缓解疼痛、促进溃疡愈合的作用。常用的有氢氧化铝凝胶、铝碳酸镁、磷酸铝、硫糖铝等。

重点笔记

▼ 达标练习

1. 消化性溃疡的主要症状是（ ）。
   A. 厌食，消瘦　　　　　B. 恶心，呕吐　　　　　C. 嗳气，反酸
   D. 上腹疼痛　　　　　　E. 呕血，黑便
2. 消化性溃疡最主要的发病因素是（ ）。
   A. 粗糙食物的损害作用　B. 胃酸/胃蛋白酶的消化作用　C. 反流的胆汁/胰酶的侵袭作用
   D. 神经/精神因素的长期作用　　　　　　　　　　　E. HP感染
3. 胃溃疡最常见的位置是（ ）。
   A. 胃前壁　　　　　　　B. 胃后壁　　　　　　　C. 胃大弯及胃底
   D. 胃小弯近贲门处　　　E. 胃窦小弯侧
4. 关于十二指肠溃疡的治疗最佳措施是（ ）。
   A. 少食多餐+中枢镇静　B. 保护黏膜+抑酸　　　C. 抑酸+消除HP
   D. 休息+戒烟酒　　　　E. 清除HP+手术
5. 消化性溃疡最常见的并发症为（ ）。
   A. 穿孔　　　　　　　　B. 出血　　　　　　　　C. 幽门梗阻
   D. 癌变　　　　　　　　E. 瘘管形成

参考答案：1. D；2. E；3. E；4. C；5. B

项目 2　肝硬化

学习目标

1. 掌握肝硬化临床表现、诊断和治疗。
2. 熟悉肝硬化的病因、并发症。

案例导入

患者，男，43 岁，患乙肝病史十年余，饮酒 20 年，4 年前因反复鼻衄，发现血小板降低（30×10^9），服用中药治疗。1 月前无明显诱因出现精神亢奋、言语增多、睡眠减少、双下肢进行性水肿。尿量 1 000 mL/d。查体：体温 36.2 ℃，脉搏 78 次/min，呼吸 19 次/min，血压 120/70 mmHg，肝掌(+)，颈前、胸前可见蜘蛛痣 10 余枚。主动脉瓣听诊区闻及收缩期杂音。腹部膨隆，软，无压痛，脾大，质硬，肝未触及，移动性浊音定水泡音(+)，双下肢凹陷性水肿。实验室检查：血常规：WBC 16×10^9/L，N 0.88。胸片提示：右横膈抬高。

请思考：请写出诊断和诊断依据。下一步应当做哪些检查？如何治疗？

▼ 内容精要

肝硬化（cirrhosis of liver）是一种由不同病因长期、反复作用引起的肝脏慢性进行性弥漫性病变。病理特点为广泛的肝细胞变性坏死、再生结节形成、结缔组织增生。早期无明显症状，后期以肝功能损害和门静脉高压为特征。患者以青壮年男性多见。

（一）病因

引起肝硬化的病因很多，目前在我国以慢性乙型肝炎为主，慢性丙型肝炎也占一定比例；欧美国家则酒精性肝病居多；近年来，代谢综合征相关的非酒精性脂肪型肝炎（NASH）也逐渐成为肝硬化的重要病因。

（二）临床表现

肝硬化往往起病缓慢，症状隐匿。可潜伏 3 ~ 5 年或更长时间，临床上根据患者肝脏功能的代偿状况将肝硬化分为肝功能代偿期和肝功能失代偿期。

1. 代偿期　早期症状轻，患者以乏力、食欲不振为主要症状，可伴有低热、恶心、厌油腻、腹胀、腹泻及上腹不适等症状，尤其在劳累或伴发病时明显，经休息或治疗后缓解。患者营养状况一般或者消瘦，肝脏可轻度肿大，质中等硬度，伴轻度压痛。脾脏亦可有轻、中度肿大。肝功能正常或轻度异常。

2. 失代偿期　失代偿期主要表现为肝功能减退和门静脉高压所致的症状和体征。

（1）肝功能减退的临床表现：①全身症状与体征：一般状况和营养状况均较差，消瘦、乏力、精神不振，可有不规则低热、面色灰暗黝黑（肝病面容）、皮肤干枯粗糙、浮肿、口腔炎症及溃疡、夜盲等症，部分患者出现与病情活动或感染有关的不规则发热症状。②消化道症状：食欲不振是最常见的症状，甚至厌食，食后饱胀不适，有时伴恶心、呕吐、腹泻。若肝细胞有进行性或广泛性坏死时可出现黄疸。③出血倾向和贫血：患者常可发生鼻衄、牙龈出血、皮肤紫癜和胃肠出血，女性出现月经过多等。症状的产生与肝脏合成凝血因子减少、纤溶酶增加、脾功能亢进和毛细血管脆性增加导致的凝血障碍有关。患者常出现不同程度的贫血，贫血症状与营养不良、肠道吸收障碍、消化道慢性失血及脾功能亢进有关。④内分泌失调：由于肝功能减退，对雌激素、醛固酮和抗利尿激素的灭活减少，患者体内的雌激素和醛固酮、抗利尿激素的水平增高。雌激素水平的增高可通过负反馈作用，致雄激素和肾上腺糖皮质激素分泌减少。

内分泌失调可出现下述症状或体征：①肝掌和蜘蛛痣。②男性患者有性欲减退、睾丸萎缩、乳房发育和女性阴毛分布等；女性出现月经失调、停经、不孕和乳房萎缩等，发生原因与雌、雄激素比例失调有关。③糖耐量降低及糖尿病症状，发生原因与肝及外周靶细胞发生胰岛素抵抗有关。④水肿及腹水，由于体内醛固酮、抗利尿激素的增多引起。⑤皮肤色素沉着，好发于颜面部及其他暴露部位，与肾上腺皮质激素减少有关。

（2）门静脉高压的表现：①侧支循环的建立与开放：门静脉高压时，来自消化器官和脾脏的回心血受阻，使门、腔静脉交通支扩张、血流量增加，建立起侧支循环。临床上重要的侧支循环有：食管下段和胃底静脉曲张；腹壁静脉曲张；痔静脉曲张，痔核形成。②脾大：门静脉高压可致脾脏淤血性肿大，多为轻、中度肿大，部分可达脐下。后期可出现脾功能亢进，表现为红细胞、白细胞和血小板均减少。③腹水：是失代偿期最显著的表现。腹水出现前，患者常有腹胀，以进餐后明显。大量腹水时，患者腹部膨隆，皮肤紧绷发亮，并因膈肌上移，出现呼吸困难、心悸。部分患者可出现胸水。

（3）肝脏情况：早期肝脏肿大，表面尚平滑，质中等硬度；晚期肝脏缩小，可呈结节状，表面不光滑，质地坚硬，一般无压痛。但当肝细胞进行性坏死或并发炎症时可有压痛、叩击痛。

（三）并发症

1.上消化道出血　上消化道出血为最常见的并发症。在一定的诱因下发病，常见的诱因有：粗糙食物、胃酸侵蚀、腹内压增高及剧烈咳嗽等。多由于食管下段与胃底静脉曲张破裂导致。

2.感染　常并发感染，如肺炎、胆道感染、大肠杆菌性败血症、自发性腹膜炎等。

3.肝性脑病　这是晚期肝硬化最严重的并发症和最常见的死亡原因。

4.原发性肝癌　原发性肝癌大部分在肝硬化基础上发生。患者短期内肝脏迅速增大、持续性肝区疼痛、腹水多呈血性、不明原因的发热，应警惕癌变的可能，需做进一步检查。

5.肝肾综合征　表现为少尿、无尿、稀释性低钠血症、低尿钠和氮质血症等，肾脏本身无器质性改变，故又称为功能性肾衰竭。

6.电解质和酸碱平衡紊乱　常见的有：①低钠血症；②低钾低氯血症与代谢性碱中毒。

（四）辅助检查

见知识拓展。

（五）诊断

代偿期诊断肝硬化比较困难，到失代偿期诊断不难。根据下列条件可作出诊断：

（1）病毒性肝炎或长期大量饮酒等病史。

（2）肝功减退，门脉高压表现。

（3）肝功能试验有血清白蛋白下降、血清胆红素升高及凝血酶原时间延长等指标提示肝功能失代偿。

（4）内镜发现食管胃底静脉曲张。

（5）B超或CT检查符合肝硬化图像。

（6）肝穿活检：假小叶（诊断金标准）。

代偿期诊断常有困难，对慢性病毒性肝炎、长期大量饮酒者应长期密切随访，注意肝脾情况及肝功能试验的变化，如发现肝硬度增加，或有脾大，或肝功能异常变化，B超检查显示肝实质回声不均匀等变化，应注意早期肝硬化，必要时肝穿刺活检可获确诊。

（六）治疗

肝硬化目前没有良好的治疗方法，不可逆转，治疗的关键在于阻止疾病的进展。在代偿期，以治疗原发病、防止各种诱因诱发疾病反复、预防肝癌为主；在失代偿期，治疗主要以对症治疗为主，改善肝功能、治疗各种并发症。

1.病因治疗　对慢性乙型和丙型肝炎所致的肝硬化，如果病毒复制仍然活跃，可给予相应的抗病毒、降酶、退黄治疗；对于失代偿期的肝硬化患者应禁用干扰素等有可能加重肝功能损害的药物。对酒精性肝硬化患者应立即严格戒酒；对胆汁淤积性肝硬化应及早给予大剂量熊去氧胆酸治疗；对自身免疫性肝炎所致的肝硬化若仍有疾病活动，应给予激素或激素加硫唑嘌呤治疗。只有去除或有效控制病因，才能有效延缓、阻断甚至逆转肝硬化的发展。

2.一般治疗　包括休息、饮食、营养支持疗法，维持水、电解质和酸碱平衡，特别注意钾盐的补充；酌情应用氨基酸、血浆及白蛋白等。

3.门静脉高压症及其并发症的治疗

（1）腹水治疗：①卧床休息、限制水钠摄入。②利尿剂的应用：常用利尿剂包括保钾利尿剂和排钾利尿剂。③腹腔穿刺放液加输注白蛋白：用于不具备 TIPS 技术、对 TIPS 有禁忌证或失去 TIPS 机会的顽固性腹水的患者，采用此方法。一般放腹水 1 000 mL，输注白蛋白 80 g。此方法易于诱发肝肾综合征、肝性脑病等并发症。④自身腹水浓缩回输：用于难治性腹水的治疗。⑤手术置管介入方式：近年来，有证据证实通过体内置入支架或分流管，以使腹水生成减少和出路增加，是难治性腹水治疗的有效方法，如经颈静脉肝内门体分流术（TIPS）、腹腔静脉分流术（PVS）等，多数 TIPS 手术后的患者，可不需限盐限水和长期使用利尿剂，可减少肝移植的需求。

（2）并发症的治疗：见知识拓展。

4.手术治疗　见知识拓展。

5.患者教育　见知识拓展。

重点笔记

▼ 达标练习

1. 肝硬化患者肝功能减退的临床表现不包括（　　）。
   A. 水肿　　　　　　　B. 脾大　　　　　　　C. 黄疸
   D. 牙龈出血　　　　　E. 肝掌

2. 肝硬化腹水时首选的利尿药是（　　）。
   A. 螺内酯 + 呋塞米　　B. 呋塞米　　　　　　C. 氨苯蝶啶
   D. 氢氯噻嗪　　　　　E. 呋塞米 + 氨苯蝶啶

3. 肝硬化最常见的并发症是（　　）。
   A. 上消化道出血　　　B. 肝性脑病　　　　　C. 感染
   D. 肝肾综合征　　　　E. 肝肺综合征

4. 肝硬化患者蜘蛛痣和肝掌的出现与（　　）有关。
   A. 雄激素　　　　　　B. 雌激素　　　　　　C. 肾上腺皮质激素
   D. 抗利尿激素　　　　E. 甲状腺激素

肝硬化
电子课件

肝硬化
思维导图

5. 在我国，肝硬化最常见的病因是（　　）。

　　A. 病毒性肝炎　　　　　　B. 自身免疫性肝炎　　　　C. 酒精性肝炎

　　D. 药物性肝炎　　　　　　E. 血吸虫病

参考答案：1. B；2. A；3. A；4. B；5. A

项目3　急性胰腺炎

▼ 内容精要

急性胰腺炎是胰腺腺泡受损后，胰酶在胰腺内被激活并溢出胰管，使胰腺甚至其邻近组织被消化，导致胰腺水肿、坏死和出血。临床特征为急性上腹疼痛、恶心、呕吐、发热、血和尿淀粉酶升高，严重者可出现休克，是临床上常见的急腹症之一。引起急性胰腺炎的常见的病因有胆道疾病、大量饮酒和暴饮暴食。

（一）临床表现

按临床表现分为轻症急性胰腺炎和重症急性胰腺炎。轻症急性胰腺炎以胰腺水肿为主，病情轻，呈自限性经过，预后良好；重症急性胰腺炎以出血坏死为主，病情重，变化迅速，常伴休克及多种并发症，预后差，死亡率高。

常见的症状主要有腹痛、恶心呕吐、腹胀、发热、低血压和休克、水、电解质及酸碱平衡紊乱。腹痛为本病的主要表现和首发症状，常在大量饮酒或暴饮暴食后发病。疼痛剧烈而持续，呈钝痛、绞痛、钻痛或刀割痛，伴阵发性加剧。腹痛常位于中上腹，常向腰背部呈带状放射，弯腰屈膝位或上身前倾位时可减轻疼痛。一般胃肠解痉药物不能缓解，进食加剧。起病即伴恶心、呕吐，常在进食后发生。水肿型胰腺炎者可有中度发热，少数为高热，一般持续 3～5 天。出血坏死型发热较高，且持续不退。出血坏死型胰腺炎常发生低血压和休克。多有轻重不等的脱水，呕吐频繁者可有代谢性碱中毒。

（二）辅助检查

1. 实验室检查

（1）淀粉酶测定：发病初期检查，一般超过正常值的 3 倍可确诊。

（2）血清脂肪酶测定：持续时间较长，可达 1～2 周。

2. 影像学检查　腹部 B 超检查常作为常规初筛检查。还可行 CT、腹部平片检查等。

（三）诊断

根据患者有急性、持续性中上腹疼痛的症状，血淀粉酶或脂肪酶高于正常值上限 3 倍，或影像学有典型改变者，可诊断为急性胰腺炎。

急性胰腺炎
思维导图

（四）治疗

治疗的两大任务是积极去除病因和控制炎症。主要采取的措施有：

1. 监护　病情较重者，应立即行心电监护，密切观察病情。

2. 器官支持治疗　病情较重的患者，应快速大量补液。给予吸氧。可给予导泻和口服抗生素，维持肠功能。必要时给予胃肠减压。

3. 减少胰液分泌　给予禁食、抑制胃酸分泌、生长抑素及其类似物。

4. 镇痛　可肌注哌替啶止痛。吗啡因可增加 Oddi 括约肌压力，胆碱能受体拮抗剂阿托品等可诱发或加重肠麻痹，不宜使用。

5. 急诊内镜或外科手术。

6. 预防和抗感染　可给予 33% 硫酸镁 30 ~ 50 mL/ 次或芒硝，同时口服抗生素。

7. 营养支持　注意水电解质情况，注意补充水溶性和脂溶性维生素。

重点笔记

消化系统疾病

知识拓展

泌尿系统疾病

项目1 尿路感染

学习目标

1. 掌握尿路感染的临床表现、诊断和治疗。
2. 熟悉尿路感染的病因和发病机制。

案例导入

　　患者，女，35岁，因畏寒、发热伴尿频、尿急、尿痛2天来院。患者在2天前突感畏寒，发热达39℃，头痛、乏力，恶心、呕吐、食欲减退。一日排尿十余次，量不多，但有排不尽感，感腰酸及下腹部胀痛不适而来就诊。患者平素身体健康，无特殊疾病史。查体：神清，一般情况尚好。体温39℃，脉搏100次/min，呼吸18次/min，血压120/75 mmHg，皮肤黏膜无皮疹、瘀点，浅表淋巴结未触及，颈软，气管居中。心肺检查无异常，腹软，无压痛，肝脾未及，肋腰点有压痛，肾区叩击痛阳性。实验室检查：血RBC $4.5×10^{12}$/L，Hb 120 g/L，WBC $12.0×10^9$/L，N 0.9，L 0.10。尿常规检查：尿混浊，白细胞（++++），红细胞（+），白细胞管型少许。

　　请思考：最可能的疾病是什么？你的诊断依据是什么？下一步做哪些检查？如何治疗？

▼ 内容精要

　　尿路感染是指各种病原微生物在尿路中生长、繁殖而引起的感染性疾病。尿路感染是一种常见病，多见于育龄期妇女、老年人、免疫力低下及尿路畸形者。男女之比约为8：1。本章主要介绍细菌引起的尿路感染。根据感染发生部位可分为上尿路感染（主要是肾盂肾炎）和下尿路感染（主要是膀胱炎）。肾盂肾炎、膀胱炎又有急性和慢性之分。根据有无尿路结构或功能的异常，又可分为复杂性和非复杂性尿路感染。

（一）病因和发病机制

　　1. 病因　任何细菌均可致尿路感染，但以革兰阴性杆菌最多，其中以大肠埃希菌最常见，约占85%，其次为克雷白杆菌、变形杆菌。5%～10%的尿路感染由革兰阳性细菌引起，主要是粪链球菌和凝固酶阴性的葡萄球菌。医院内感染、复杂性或复发性尿路感染、尿路器械检查后发生的尿路感染，则多为粪链球菌、变形杆菌、克雷白杆菌和铜绿假单胞菌所致。

2.发病机制

（1）感染途径：上行感染最常见的感染途径。

（2）易感因素：尿路梗阻是最主要的易感因素。

（二）临床表现

1.临床类型

（1）膀胱炎：约占尿路感染的60%，主要表现为膀胱刺激征，即尿频、尿急、尿痛等。尿中有白细胞，可有血尿，甚至肉眼血尿，一般无全身症状。致病菌多为大肠杆菌。

（2）急性肾盂肾炎：常见于育龄期女性，主要表现有：①泌尿系表现：出现尿频、尿急、尿痛，排尿困难、下腹部疼痛、腰痛等，查体可发现一侧或两侧肋脊角或输尿管点压痛（或）肾区叩击痛。②全身症状：发热、寒战、头痛、恶心、呕吐等，体温多在38.0 ℃以上，多为弛张热，也可呈稽留热或间歇热。

（3）慢性肾盂肾炎：临床表现复杂，全身及泌尿系统局部表现均可不典型。有时仅表现为无症状性菌尿。半数以上患者可有急性肾盂肾炎病史，后出现程度不同的低热、间歇性尿频、排尿不适、腰部酸痛及肾小管功能受损表现，如夜尿增多、低比重尿等。病情持续可发展为慢性肾衰竭。急性发作时患者症状明显，类似急性肾盂肾炎。

（4）无症状菌尿：患者无任何症状，仅在作尿细菌学检查时发现。致病菌多为大肠杆菌。发病率随年龄增加而增加。

2.并发症　伴有糖尿病（或）存在复杂因素的肾盂肾炎未及时治疗或治疗不当时，可出现肾乳头坏死和肾周围脓肿等并发症。

（三）辅助检查

1.尿液检查

（1）尿常规检查：肉眼见尿色常浑浊，可有白细胞尿、血尿、蛋白尿。部分尿感患者有镜下血尿，极少数急性膀胱炎患者可出现肉眼血尿。部分肾盂肾炎患者尿中可见白细胞管型。

（2）白细胞排泄率：准确留取3 h尿液，立即进行尿白细胞计数，正常人白细胞计数$< 2 \times 10^5$/h，若白细胞计数$> 3 \times 10^5$/h为阳性，介于（2～3）$\times 10^5$/h为可疑。

（3）细菌学检查：是确定诊断最主要的检查方法。应在未使用抗生素之前或停用抗生素7天之后于清晨取清洁中段尿液作为标本。若每个视野下可见1个或以上细菌，提示尿路感染。清洁中段尿培养细菌数$\geq 10^5$/mL为阳性，可确诊泌尿系感染；在$10^4 \sim 10^5$/mL，为可疑阳性，需复查；$< 10^4$/mL者，则可能为污染。

2.血液检查

（1）血常规：急性肾盂肾炎有白细胞升高和核左移，血沉增快。

（2）肾功能：慢性肾盂肾炎肾功能受损时可出现肾小球滤过率下降，血肌酐升高等。

3.影像学检查　X线检查包括腹部X平片、静脉肾盂造影、排尿期膀胱输尿管返流造影等，对于了解尿路情况，及时发现引起尿路感染的不利因素如结石、梗阻、返流、畸形等有重要意义。急性期不宜作肾盂造影检查。

（四）诊断和鉴别诊断

1.尿路感染的诊断　典型临床表现有一定诊断意义，真性菌尿可确诊为尿路感染。真性菌尿的定义：①膀胱穿刺尿定性培养有细菌生长；②清洁中段尿培养$\geq 10^5$/mL，但若临床无症状，则要求两次清洁中段尿培养菌落均$\geq 10^5$/mL，且同为一种细菌。

2.尿路感染的定位诊断　见知识拓展。

3.鉴别诊断　应与尿道综合症、肾结核、慢性肾小球肾炎等疾病诊断。

（五）治疗

1.一般治疗　急性期注意休息，多饮水，勤排尿。发热者给予易消化、高热量、富含维生素饮食。

尿路感染
电子课件

尿路感染
思维导图

膀胱刺激征和血尿明显者，可口服碳酸氢钠片 1 g，3次/d，以碱化尿液、缓解症状、抑制细菌生长、避免形成血凝块。尿路感染反复发作者应积极寻找病因，及时去除诱因。

2.抗感染治疗　治疗尿路感染的常用抗生素有 β-内酰胺类、氨基苷类、喹诺酮类。选用抗生素时应遵循以下用药原则：①选用对致病菌敏感的抗生素。②抗菌药在尿和肾内的浓度要高。③选用对肾损害小、副作用小的药物。④联合用药，主要限于单一药物治疗失败、严重感染、混合感染、耐药菌株出现时。⑤对不同类型的尿路感染给予不同治疗时间。下尿路感染多给予3天短程疗法；急性肾盂肾炎应予14天疗程。慢性肾盂肾炎应积极寻找并去除易感因素，并按药敏选择强有力的杀菌性抗生素，疗程不少于6周。反复发作者，给予长程低剂量抑菌疗法。

（六）预防

坚持多饮水、勤排尿，是最有效的预防方法；注意会阴部清洁；避免尿路器械的使用或严格无菌操作；如留置导尿管，前3天给予抗生素可延迟尿感的发生；与性生活有关的尿感于性交后即排尿，并服抗生素预防；膀胱输尿管反流者养成"二次排尿"的习惯。

重点笔记

▼ 达标练习

1. 尿路感染最常见的致病菌是（　　）。
   A. 大肠埃希菌　　　　B. 克雷白杆菌　　　　C. 粪链球菌
   D. 葡萄球菌　　　　　E. 变形杆菌

2. 尿路感染最常见的感染途径是（　　）。
   A. 血行感染　　　　　B. 邻近感染　　　　　C. 上行感染
   D. 淋巴道感染　　　　E. 外伤感染

3. 尿路感染最主要的易感因素是（　　）。
   A. 机体免疫力下降　　B. 导尿　　　　　　　C. 妇科炎症
   D. 尿路梗阻　　　　　E. 妊娠

4. 有助于上尿路感染诊断的尿检查结果是（　　）。
   A. 大量蛋白尿　　　　B. 蜡样管型　　　　　C. 白细胞管型
   D. 尿脓细胞　　　　　E. 肉眼血尿

5. 肾盂肾炎最主要的治疗措施是（　　）。
   A. 口服碳酸氢钠　　　B. 卧床休息　　　　　C. 解痉止痛
   D. 合理应用抗生素　　E. 多饮水、勤排尿

参考答案：1. A；2. C；3. D；4. C；5. D

项目 2　慢性肾功能衰竭

1. 掌握慢性肾功能衰竭的病因、临床表现和诊断。
2. 熟悉慢性肾功能衰竭的治疗。

　　患者，男，64岁，因胸闷、心悸、恶心、呕吐伴全身水肿1月余而入院。患者1月来食欲不振，晨起有恶心呕吐，日渐加重。且时觉胸口发闷、心慌不适、头晕、失眠，精神亦逐渐萎靡不振，嗜睡。水肿由面部发展到全身，尿量少。曾在地段医院就诊服药，未见好转且渐加重而来院。过去有"肾炎"史，多年来有尿蛋白史及右输尿管结石病史。查体：体温36.5 ℃，脉搏90次/min，呼吸18次/min，血压190/105 mmHg，神清，皮肤黏膜无皮疹，无瘀点、瘀斑，浅表淋巴结未触及，睑结膜略苍白，唇色淡。两肺呼吸音清，心率90次/min，律齐，心尖部可闻及2/6级吹风样收缩期杂音，心界略向左下扩大。腹平软，无压痛，肝脾未触及，肾区无叩击痛，无移动性浊音，双下肢中度水肿，神经系统检查（−）。查血：RBC 93.0×10^{12}/L，Hb 90 g/L，WBC 5.0×10^9/L。BUN 10.3 mmol/L，Cr 353 μmol/L。B超显示右输尿管结石。尿常规：蛋白（++）、红细胞（+）、颗粒管型少许。

　　请思考：该患者最可能是什么疾病？你的诊断依据有哪些？如何治疗？

▼ 内容精要

　　慢性肾衰竭（CRF）是指各种慢性肾脏病进行性进展，导致以代谢产物潴留，水、电解质及酸碱失衡和全身各系统症状为表现的临床综合征。

　　（一）分期和病因

　　1.分期　各种原因引起的慢性肾脏结构和功能障碍 ≥ 3 个月，包括肾小球滤过率（GFR）正常和不正常的病理损伤、血液或尿液成分异常及影像学检查异常，或不明原因的 GFR 下降（< 60 mL/min）超过 3 个月，称为慢性肾脏病。

　　我国将慢性肾脏病分为以下 4 期：①肾功能代偿期；②肾功能失代偿期；③肾功能衰竭期（尿毒症前期）；④尿毒症期。

　　2.病因　在我国，导致慢性肾衰竭的主要疾病依次是：原发性慢性肾小球肾炎、高血压肾小动脉硬化、糖尿病肾病、狼疮肾炎、慢性肾盂肾炎、多囊肾、梗阻性肾病等。在发达国家，糖尿病肾病、高血压肾小动脉硬化是慢性肾衰竭的主要病因。

　　（二）临床表现

　　在 CRF 的不同阶段，其临床表现也各不相同。CRF 代偿期和失代偿早期时，患者表现为症状不明显，或有腰酸、乏力、夜尿增多等轻度不适；少数稍重患者出现食欲减退、代谢性酸中毒及轻度贫血表现。在晚期尿毒症时，可出现多系统受累的临床表现，甚至危及生命。

　　1.水、电解质及酸碱代谢平衡紊乱

　　（1）水、钠代谢紊乱：主要表现为水钠潴留，此时易出现血压升高、左心衰竭和脑水肿。少数患者因长期低钠饮食、食欲差及呕吐等原因，可出现低钠血症、低血容量状态。

　　（2）钾代谢紊乱：当 GFR 降至 20 ~ 25 mL/min 或更低时，易出现高钾血症；尤其当摄入钾过多、酸中毒、感染、创伤、消化道出血等情况发生时，更易出现高钾血症。严重高钾血症（血清钾 > 6.5 mmol/L）需及时治疗抢救。

（3）钙磷代谢紊乱：低血钙、高血磷较常见。低钙血症主要由于体内生成 $1,25-(OH)_2D_3$ 减少，钙从肠道吸收减少所致。当肾小球滤过率下降、尿内排出磷减少时，血磷浓度逐渐升高。低钙血症、高磷血症可引起继发性甲状旁腺功能亢进和肾性骨营养不良。

（4）镁代谢紊乱：当 GFR < 20 mL/min 时，有轻度高镁血症，主要是肾脏排泄减少，患者一般无症状。

（5）代谢性酸中毒：较常见。患者出现明显的临床症状，表现为呼吸深长、食欲差、恶心、呕吐，重者可出现昏迷、血压下降、心力衰竭等。

2.蛋白质、糖类、脂类和维生素代谢紊乱　慢性肾衰竭患者蛋白质代谢紊乱一般表现为氮质血症，也可有血清白蛋白水平下降、血浆和组织必需氨基酸水平下降等。糖代谢异常主要表现为糖耐量减低和低血糖症两种情况，前者多见。慢性肾衰竭患者中高脂血症相当常见，其中多数患者表现为轻到中度高甘油三酯血症，少数患者表现为轻度高胆固醇血症，或两者兼有。慢性肾衰竭多有血清维生素 A 水平增高、维生素 B_6 及叶酸缺乏，多与饮食摄入不足、某些酶活性下降有关。

3.心血管系统表现　心血管病变是慢性肾脏病患者的主要并发症之一和最常见的死因。

（1）高血压及左心室肥厚：主要由钠水潴留、肾素 - 血管紧张素增高所致。长期高血压可致动脉硬化、左心室肥厚和心力衰竭。

（2）心力衰竭：是尿毒症患者最常见的死亡原因，主要与钠水潴留、高血压有关，部分与尿毒症心肌病有关。

（3）尿毒症性心肌病：慢性肾功能衰竭时常有心肌病表现，心脏扩大、奔马律、心律失常等，为毒素对心肌细胞长期的毒害所致。

（4）心包病变：心包积液在 CRF 患者中相当常见，轻者可无症状，重者则可有心音低钝、遥远、少数情况下还可有心包填塞。

（5）动脉粥样硬化：动脉粥样硬化和钙化主要是高脂血症及高血压所致，进展迅速导致冠心病，后者是主要死因之一。

4.呼吸系统症状　体液过多或酸中毒时均可出现气短、气促，严重酸中毒可致呼吸深长。体液过多、心功能不全可引起肺水肿或胸腔积液。由尿毒症毒素诱发的肺泡毛细血管渗透性增加、肺充血可引起"尿毒症肺水肿"，此时肺部 X 线检查可出现"蝴蝶翼"征，及时利尿或透析可迅速改善上述症状。

5.胃肠道症状　胃肠道表现是慢性肾衰患者最常出现和最突出的症状，主要表现为食欲不振、恶心、呕吐及口中有氨味。严重者出现口腔黏膜炎症、糜烂及消化性溃疡，故消化道出血也较常见。

6.血液系统表现　主要表现为肾性贫血和出血倾向。

7.神经肌肉系统症状　疲乏、失眠、注意力不集中是慢性肾衰的早期症状之一。其后会出现记忆力减退、性格改变、抑郁、四肢发麻等症状。慢性肾功能衰竭晚期可有尿毒症脑病，表现为精神异常、反应淡漠、嗜睡、谵妄、抽搐、幻觉、昏迷等。周围神经病变最常见的是肢端袜套样分布的感觉丧失，也可有肢体麻木、烧灼感或疼痛感、深反射迟钝或消失，并可有神经肌肉兴奋性增加，如肌肉震颤、痉挛、不宁腿综合征，以及肌萎缩、肌无力等。

8.内分泌功能紊乱　主要表现有：①肾脏分泌 $1,25-(OH)_2D_3$、促红细胞生成素不足和肾内肾素 - 血管紧张素 II 过多；②糖尿量异常和胰岛素抵抗；③下丘脑 - 垂体内分泌功能紊乱：如泌乳素、促黑色素激素、促黄体生成激素、促卵泡激素、促肾上腺皮质激素等水平增高；④继发性甲旁亢，部分患者有轻度甲状腺素水平降低；其他如胰岛素受体障碍、性腺功能减退等，也相当常见。

9.骨骼病变　肾性骨病相当常见，包括纤维囊性骨炎、骨生成不良、骨软化症及骨质疏松症，可能与 $1,25-(OH)_2D_3$ 减少、营养不良、继发性甲旁亢等有关。

（三）辅助检查

见知识拓展。

（四）诊断和鉴别诊断

1.诊断　诊断步骤如下：①根据肾功能检查明确肾衰竭的存在；②鉴别是急性还是慢性肾衰竭；③寻找引起肾功能恶化的危险因素；④分析慢性肾衰竭的程度；⑤明确有无并发症；⑥诊断慢性肾衰竭的原发疾病。

2.鉴别诊断　注意与肾前性氮质血症和急性肾衰竭鉴别。

（五）治疗

目前无特殊的治疗手段，应根据患者慢性肾衰竭的不同分期，采用不同的治疗手段。

1.一般治疗

（1）休息：病情稳定者可适度活动，但以不出现疲劳、呼吸困难为度；症状明显的患者卧床休息，以减轻心脏和肾脏负担，改善肾功能。

（2）营养治疗：限制蛋白饮食是治疗的重要环节，可以缓解尿毒症状，但应注意营养指标检测，避免营养不良的发生。低蛋白质饮食中约50%应为高生物效价蛋白，如蛋、瘦肉、鱼、牛奶等。同时补充必需氨基酸及 α-酮酸，可改善患者的蛋白质营养状态，使血尿素氮下降，减轻尿毒症症状。必须摄入足够的热量，此外还需给予含钙、铁、维生素和叶酸丰富的食物，限制高钾、高磷食物的摄入。

2.积极治疗原发病　积极治疗引起慢性肾衰竭的基础疾病是重要的治疗措施之一。有些疾病具有可逆性，经治疗后肾功能可望有不同程度的改善，少数甚至会恢复接近正常（如狼疮肾炎等）。

3.寻找和纠正促使肾功能恶化的因素　如对高血压病、糖尿病、肾小球肾炎、肾盂肾炎、高脂血症、心力衰竭等进行长期合理治疗；消除和避免使病情急性加重的因素。

4.对症治疗

（1）纠正水、电解质及酸碱代谢紊乱。

（2）控制血压：降压药物以血管紧张素转化酶抑制剂、血管紧张素受体拮抗剂、钙通道阻滞剂应用较为广泛。透析前慢性肾衰患者的血压应控制在130/80 mmHg 以下，但维持透析患者血压一般不超过 140/90 mmHg。

（3）贫血的治疗：①叶酸 5 mg，3 次 /d，口服；②硫酸亚铁 0.15 g，2 次 /d，饭后口服；③重组人促红细胞生成素 50 U/kg，每周 3 次，以后增加剂量直至 Hb 和 HCT 达到或接近正常范围时，改为维持量治疗。

慢性肾衰竭
电子课件

（4）心力衰竭的治疗：药物疗效不佳。必要时作透析疗法。

（5）肾性骨营养不良症的治疗：积极采取降磷措施，口服活性维生素 D₃（骨化三醇）。

（6）防治感染：尿毒症患者由于免疫力差，抵抗力低下，较常人更易发生感染，以肺部及泌尿系感染多见，选用抗生素应尽量避免使用有较强肾毒性的抗生素，如氨基糖甙类等。

慢性肾功能衰竭
思维导图

5.肾脏替代治疗　当慢性肾衰患者 GFR < 10 mL/min 并有明显尿毒症临床表现，经治疗不能缓解时，则应进行透析治疗或肾脏移植进行替代治疗。

重点笔记

▼ 达标练习

1. 尿毒症病人的饮食，错误的是（ ）。
 A. 低蛋白饮食　　　　　　　　　　　　B. 低热量饮食
 C. 摄入优质动物蛋白，减少植物蛋白摄入　　D. 少尿及高血压病人应限盐
 E. 食物易消化，富含维生素

2. 我国引起慢性肾衰竭最常见的病因是（ ）。
 A. 慢性肾小球肾炎　　　B. 肾结核　　　　　C. 肾肿瘤
 D. 肾小动脉硬化　　　　E. 慢性肾盂肾炎

3. 终末期尿毒症病人最理想的治疗方法是（ ）。
 A. 利尿　　　　　　　B. 纠正酸中毒　　　C. 纠正贫血
 D. 透析疗法　　　　　E. 肾移植

4. 尿毒症病人特征性的症状是（ ）。
 A. 贫血　　　　　　　B. 呕血　　　　　　C. 恶心、呕吐
 D. 颜面水肿　　　　　E. 口中有氨臭

5. 尿毒症病人高钾血症最有效的治疗方法是（ ）。
 A. 输入碳酸氢钠　　　B. 静注高渗葡萄糖　C. 静注胰岛素
 D. 输入钙剂　　　　　E. 进行血液透析

参考答案：1. B；2. A；3. E；4. E；5. E

泌尿系统
知识拓展

血液系统疾病

项目1　白血病

1. 掌握急性白血病的临床表现。

2. 熟悉白血病的分类、诊断和治疗原则。

3. 了解白血病的病因。

　　患者，男，36岁，咽痛3周，发热伴出血倾向1周。3周前无明显诱因咽痛，服磺胺药后稍好转，1周前又出现发热39℃，伴鼻出血及皮肤出血点，咳嗽，痰中带血丝。在外院验血Hb 94 g/L，WBC $2.4×10^9$/L，血小板 $38×10^9$/L，诊断未明转院。病后进食少，睡眠差。既往健康，无肝肾疾病和结核病史。查体：体温38.8℃，脉搏98次/min，呼吸20次/min，血压120/80 mmHg，皮肤散在出血点和瘀斑，浅表淋巴结不大，巩膜无黄染，咽充血，扁桃体一度肿大，无脓性分泌物，甲状腺不大，胸骨有轻压痛，心界不大，心率98次/min，律齐，无杂音，右下肺可闻及少量湿啰音，腹平软，肝脾未触及。查血：Hb 90 g/L，WBC $2.8×10^9$/L，血小板 $30×10^9$/L。骨髓增生极度活跃，早幼粒91%，红系1.5%，全片见一个巨核细胞。大便隐（-）。尿蛋白微量，红细胞较多。

　　请思考：该患者最可能患什么疾病？你的诊断依据是什么？如何治疗？

▼　内容精要

　　白血病是一种造血干细胞的恶性克隆性疾病。临床上表现出不同程度的贫血、出血、感染及肝、脾、淋巴结肿大等浸润现象。白血病在儿童及35岁以下成人中恶性肿瘤病死率居第一位。我国急性白血病比慢性白血病多见（约5.5：1），其中急性髓细胞白血病最多，其次为急性淋巴细胞白血病，慢性髓细胞白血病，慢性淋巴细胞白血病少见。男性发病率略高于女性（1.81：1）。成人急性白血病中以急性髓细胞白血病最多见，儿童中以急性淋巴细胞白血病较多见。此处以急性白血病为例，具体讲解。

（一）病因

人类白血病的病因尚不完全清楚，可能与以下因素有关。

1.生物因素　主要是病毒和免疫功能异常。成人T细胞白血病/淋巴瘤可由人类T淋巴细胞病毒Ⅰ型所致。

2.物理因素　包括X射线、γ射线等电离辐射。研究表明，大面积和大剂量照射可使骨髓抑制和机体免疫力下降，DNA突变、断裂和重组，导致白血病的发生。

3.化学因素　苯以及含有苯的有机溶剂与白血病发生有关。有些药物如氯霉素、保泰松、乙双吗啉、某些抗肿瘤药物有致白血病作用。

4.遗传因素　家族性白血病约占白血病的7‰。单卵孪生比双卵孪生者高12倍。唐氏综合征白血病发病率比正常人群高20倍。先天性再生障碍性贫血、先天性免疫球蛋白缺乏症等白血病发病率均较高，表明白血病与遗传因素有关。

5.其他血液病　某些血液病最终可能发展为白血病，如骨髓增生异常综合征、淋巴瘤、多发性骨髓瘤、阵发性睡眠性血红蛋白尿症等。

（二）临床表现

起病急缓不一，起病急者常以高热或严重出血为主要表现；起病缓慢者可表现为贫血、皮肤紫癜、拔牙后出血难止或月经过多。

1.贫血　常为首发症状，呈进行性加重，表现为面色苍白、头昏、乏力、气短、心悸等。由于正常红细胞生成减少、无效红细胞生成、溶血和出血所致。

2.出血　可出现在全身各部位，常表现为牙龈出血、鼻出血、皮肤瘀点、瘀斑、月经过多和阴道出血等，眼底出血可致视力障碍。颅内出血为常见死亡原因。血小板减少是出血的主要原因。

3.感染　多数有发热，伴有寒战、出汗和全身不适。以咽峡炎、口腔炎最常见。肺部感染、肛周炎亦常见，严重者可致败血症，常为致死原因之一。致病菌以革兰阴性杆菌最多见，真菌感染在中性粒细胞减少患者中也较普遍。病毒感染时，病情常较凶险。

4.白血病细胞浸润的表现

（1）淋巴结和肝脾肿大：淋巴结肿大多见于急淋白血病。纵隔淋巴结肿大常见于T细胞急淋白血病。大部分急淋患者和少部分急非淋患者可有轻、中度肝脾肿大。

（2）骨骼和关节：胸骨下段压痛对本病具有诊断意义。白血病细胞浸润关节、骨膜或在髓腔内过度增殖可引起骨和关节疼痛，多见于儿童，疼痛的部位多发生在四肢骨、关节，呈游走性，局部无红、肿、热现象，急淋较急非淋常见且显著。

（3）口腔和皮肤：多见于急性粒单核细胞白血病和急性单核细胞白血病。白血病细胞浸润可致牙龈增生、肿胀；皮肤可出现蓝灰色斑丘疹，局部皮肤变硬、隆起，呈紫蓝色结节。

（4）眼部：粒细胞白血病形成的粒细胞肉瘤或绿色瘤，常累及骨膜，以眼眶最常见，可致眼球突出、复视，重者可出现眼肌瘫痪而失明。

（5）中枢神经系统白血病（CNSL）：多见于急淋白血病的缓解期，尤其儿童。以蛛网膜及硬脑膜浸润最多见，临床上呈典型脑膜炎或颅内高压的表现，但不发热，脑脊液压力增高。CNSL是白血病髓外复发的主要根源。

（6）睾丸：多见于急淋白血病化疗缓解后的幼儿和青年。临床上表现为一侧睾丸无痛性肿大，但双侧都有白血病细胞浸润，是白血病髓外复发的另一根源。

（7）其他：心包膜、心肌及心内膜皆可被浸润，但有临床表现者较少见，可表现为心包积液、心律失常及心衰等。支气管及肺亦可受到白血病细胞的浸润。

（三）辅助检查

血象和骨髓象中原始和幼稚细胞增多诊断的依据。

（四）诊断与鉴别诊断

1.诊断　根据临床表现、血象和骨髓象，可确诊白血病。还应进一步准确地进行分类分型，有助于选择治疗方案和判断预后。

2.鉴别诊断　应与骨髓增生异常综合征、某些感染引起的白细胞异常、传染性单核细胞增多症、巨幼红细胞性贫血等疾病鉴别。

（五）治疗

急性白血病的治疗包括一般治疗、化学治疗、造血干细胞移植和免疫治疗等综合措施，以联合化疗为最主要的治疗手段。

1. 一般治疗

（1）防治感染：经验用药常首选抗革兰阴性菌的氨基糖苷类或喹诺酮类，病情严重者可选用第三、四代头孢菌素类，用药 2 ~ 3 天无效者改用万古霉素，待细菌培养结果查明后再做调整。真菌感染可用制霉菌素、克霉唑等；病毒感染可选择 α 干扰素、病毒唑。粒细胞减少引起感染时可给予粒系集落刺激因子，病情严重者可静脉输注浓集白细胞、大剂量丙种球蛋白。

（2）控制出血：化疗使病情得到缓解是纠正出血最有效的方法，但化疗缓解前易发生血小板减少而出血，可口服安络血预防。有严重出血时可用糖皮质激素、输全血或血小板。急性白血病易并发 DIC，一经确诊应迅速用肝素治疗，当 DIC 合并纤维蛋白溶解时，在肝素治疗的同时，给予抗纤维蛋白溶解药。必要时可输注新鲜全血或血浆。

（3）纠正贫血：严重贫血者可吸氧、输浓集红细胞使 Hb > 80 g/L。因血小板数过低而引起出血，可输注血小板悬液。

（4）防治高尿酸肾病：鼓励患者多饮水，严重者可 24 h 维持静脉输液，并口服碳酸氢钠碱化尿液。化疗期间，口服别嘌呤醇抑制尿酸合成。若患者出现少尿或无尿时，应按急性肾功能衰竭处理。

2. 化学治疗　是目前治疗急性白血病的重要手段，应用化疗药物尽快杀灭白血病细胞，使病情得到完全缓解。所谓完全缓解，即白血病症状和体征消失，血象和骨髓象恢复正常，血涂片中一般找不到白血病细胞，骨髓中原始细胞 < 5%。

（1）化学治疗分两个阶段进行：①诱导缓解：其目的是使患者的白血病细胞被大量杀灭，机体正常的造血功能得以恢复，获得完全缓解。②缓解后治疗：完全缓解后，应继续巩固、强化和维持化疗以消灭体内残存的白血病细胞，清除难治和复发的根源，争取患者长期无病生存和痊愈。

（2）化疗的基本原则：①联合用药；②早期足量；③间歇用药；④个体化原则。

（3）化疗方案：①急淋白血病的治疗：诱导治疗最常用 VP（长春新碱和泼尼松）方案，若治疗效果不好或成年患者，可使用 DVP（柔红霉素、长春新碱和泼尼松）、DVLP（柔红霉素、长春新碱、左旋门冬酰胺酶和泼尼松）等方案。缓解后可每 2 个月左右用原诱导方案或其他更强的化疗方案强化 1 次，间歇期可用 6- 巯基嘌呤和甲氨蝶呤联合维持治疗，急淋巩固维持治疗一般需 3 年。②急性髓细胞白血病（急非淋）的治疗：诱导治疗 DA（柔红霉素和阿糖胞苷）方案是治疗急粒白血病的标准方案。国内较常用 HOAP（高三尖杉酯碱、长春新碱、阿糖胞苷和泼尼松）或 HA（高三尖杉酯碱和阿糖胞苷）方案。M3 型白血病采取全反式维甲酸治疗。缓解后治疗用原诱导方案巩固 4 ~ 6 个疗程；或用中剂量阿糖胞苷为主的强化治疗或用与原诱导方案无交叉耐药的新方案，每 1 ~ 2 个月化疗 1 次，共 2 年左右。③中枢神经系统白血病（CNSL）的防治：预防 CNSL 应在缓解后开始鞘内注射甲氨蝶呤 10 mg，每周 2 次，共 3 周。如已确诊 CNSL 应立即用甲氨蝶呤 10 ~ 15 mg/ 次缓慢鞘内注射，每周 2 次，直至脑脊液细胞数和生化检查恢复正常，改为甲氨蝶呤 5 ~ 10 mg/ 次，每 6 ~ 8 周 1 次，随全身化疗的结束而停止。可同时鞘内注射地塞米松 5 ~ 10 mg 减轻甲氨蝶呤对脑膜的刺激作用。也可阿糖胞苷鞘内注射，每周 2 次。同时亦可考虑颅脑放射治疗。

3. 免疫治疗　本病虽经长时间的巩固强化治疗，但体内仍残留一定数量的白血病细胞，化疗不能达到将其彻底消灭的目的，依靠人体的免疫可能消灭这些残留的白血病细胞。常用的药物有卡介苗、干扰素等。

4. 造血干细胞移植　略。

白血病
电子课件

白血病
思维导图

重点笔记

▼ 达标练习

1. 我国儿童白血病最常见的类型是（　　）。
   A. 急淋白血病　　　　B. 急粒白血病　　　　C. 急单核白血病
   D. 慢粒白血病　　　　E. 慢淋白血病

2. 中枢神经系统白血病最常见于（　　）。
   A. 急淋白血病　　　　B. 急粒白血病　　　　C. 急单核白血病
   D. 慢粒白血病　　　　E. 慢淋白血病

3. 急慢性白血病最主要的区别是（　　）。
   A. 病程长短　　　　　B. 出血程度　　　　　C. 贫血程度
   D. 白血病细胞的分化程度　　　　　　　　　 E. 血白细胞数目的多少

4. 急性白血病合并感染最常见的病原菌是（　　）。
   A. 革兰阳性球菌　　　B. 革兰阴性球菌　　　C. 革兰阳性杆菌
   D. 革兰阴性杆菌　　　E. 真菌

参考答案：1. A；2. A；3. D；4. D

血液系统
知识拓展

内分泌系统疾病

项目 1　糖尿病

1. 掌握糖尿病的临床表现、诊断和治疗原则。
2. 熟悉糖尿病的健康教育内容。
3. 了解糖尿病的病因和分型。

患者，男，65 岁，多饮、多尿、多食、消瘦 6 个月。6 个月前无明显诱因出现烦渴、多饮，饮水量每日达 4 000 mL，伴尿量增多，食量增加但体重在 5 个月内下降了 5 kg，大便正常，睡眠差。既往 7 年来有时血压偏高，无药物过敏史，个人史和家族史无特殊。查体：体温 36 ℃，脉搏 78 次 /min，呼吸 18 次 /min，血压 160/100 mmHg，皮肤、浅表淋巴结未见异常，颈软，颈静脉无怒张，心肺无异常。腹平软，肝脾未触及，双下肢无水肿。查血：Hb 123 g/L，WBC 6.5×10^9/L，N 65 %，L 35 %，PLT 235×10^9/L。血糖 13 mmol/L，BUN 7.0 mmol/L。查尿：尿蛋（+），尿（+++）。

请思考：该患者最可能患什么疾病？你的诊断依据是什么？进一步做哪些检查？如何治疗？

▼　内容精要

糖尿病是一组以慢性血葡萄（简称血糖）水平增高为特征的代谢性疾病，是由于胰岛素分泌（或）作用缺陷所引起。糖尿病不是单一疾病，而是复合病因引起的综合征，是包括遗传及环境因素在内的多种因素共同作用的结果。胰岛素由胰岛 β 细胞合成和分泌，经血循环到达体内各组织器官的靶细胞，与特异受体结合并引发细胞内物质代谢效应，这整个过程中任何一个环节发生异常均可导致糖尿病。

（一）病因与分型

糖尿病按病因学分为 1 型糖尿病（T1DM）、2 型糖尿病（T2DM）、其他特殊类型的糖尿病和妊娠期糖尿病（GDM）四型。

（二）临床表现

1. 基本临床表现　糖尿病有"三多一少"的典型症状和其他症状。

（1）多尿：因血糖过高，经肾小球滤过不能被肾小管完全重吸收，导致渗透性利尿。故血糖越高，尿糖越多，尿量也越多，每日尿量大多为 3 ~ 5 L，甚至可达 10 L 以上。

（2）多饮：为多尿所致。尿量愈多，口渴愈甚。

（3）多食：因葡萄糖不能充分利用，使机体处于半饥饿状态，故患者有强烈饥饿感。

（4）消瘦：进食虽多，因糖不能充分被利用，大量脂肪和蛋白质分解，消耗过多，使身体逐渐消瘦。

（5）其他：软弱无力、头昏、嗜睡或失眠、肢酸腰痛、皮肤干燥和瘙痒，月经不调或阳痿等，也可有腹泻或便秘等胃肠功能失调表现。

2.并发症

（1）急性并发症：糖尿病酮症酸中毒常见，其次为糖尿病高渗性昏迷，乳酸性中毒少见。

（2）感染：糖尿病患者常发生皮肤化脓性感染和皮肤真菌感染。糖尿病合并肺结核的发生率较非糖尿病者高。

（3）慢性并发症：糖尿病的慢性并发症可遍及全身各重要器官，如肾脏、视网膜、心脏、脑、眼等。

（三）辅助检查

1.糖代谢异常的检查

（1）尿糖测定：尿糖阳性是诊断糖尿病的重要线索。

（2）血糖测定：血糖升高是诊断糖尿病的主要依据，又是判断糖尿病病情控制情况的主要指标。

（3）口服葡萄糖耐量试验（OGTT）：当血糖高于正常范围而又未达到诊断糖尿病标准时，须进行 OGTT。

（4）糖化血红蛋（GHbA1）：糖化血红蛋白反映患者近 8 ~ 12 周总的血糖水平，为糖尿病控制情况的主要监测指标之一。

2.胰岛 β 细胞功能检查

（1）胰岛素释放试验：本试验反映基础和葡萄糖介导的胰岛素释放功能。胰岛素测定受血清中胰岛素抗体和外源性胰岛素干扰。

（2）C 肽释放试验：反映基础和葡萄糖介导的胰岛素释放功能，C 肽测定不受血清中的胰岛素抗体和外源性胰岛素影响。

3.自身免疫标记的测定　谷氨酸脱羧酶抗体、胰岛素自身抗体（IAA）及胰岛细胞抗体（ICA）在 1 型糖尿病中常为阳性。

4.并发症的检查　根据病情需要选用血脂、肝肾功能等常规检查，急性严重代谢紊乱时作酮体、电解质、酸碱平衡检查，心、肝、肾、脑、眼科以及神经系统的各项辅助检查等。

（四）诊断与鉴别诊断

1.诊断　首先确定是否患糖尿病，然后进行糖尿病分型诊断，并对有无合并症及伴发疾病作出判断。

（1）诊断标准：目前国际上通用糖尿病诊断标准如下：糖尿病诊断是基于空腹血浆葡萄糖（FPG）、任意时间或 OGTT 中 2 h 血糖值（2 hPG）。空腹指 8 ~ 10 h 内无任何热量摄入。任意时间指一日内任何时间，无论上一次进餐时间及食物摄入量。OGTT 采用 75 g 无水葡萄糖负荷。糖尿病症状指多尿、烦渴多饮和难于解释的体重减轻。FPG 3.9 ~ 6.0 mmol/L 为正常；6.1 ~ 6.9 mmol/L 为空腹血糖受损（IFG）。OGTT 2 hPG < 7.7 mmol/L 为正常糖耐量；7.8 ~ 11.0 mmol/L 为糖耐量减低（IGT）。

糖尿病症状加任意时间血浆葡萄糖 ≥ 11.1 mmol/L，或 FPG ≥ 7.0 mmol/L，或 OGTT 2 hPG ≥ 11.1 mmol/L，诊断为糖尿病。须另一天再次证实。对于无糖尿病症状、仅一次血糖值达到糖尿病诊断标准者，必须在另一天复查核。

（2）分型诊断：注意 1 型和 2 型糖尿病的诊断要点。

2.鉴别诊断　要排除其他原因引起的尿糖阳性、血糖升高或糖耐量降低。

（五）治疗

强调治疗须早期和长期、积极而理性以及治疗措施个体化的原则。治疗目标为纠正代谢紊乱、消除症状、防止或延缓并发症的发生，维持良好健康和劳动能力，保障儿童生长发育，延长寿命，降低病死率，提高生活质量。

1.糖尿病健康教育　是重要的基础治疗措施之一。良好的健康教育可充分调动患者的主观能动性，积极配合治疗，有利于疾病控制达标、防止各种并发症的发生和发展。

2.医学营养治疗　是另一项重要的基础治疗措施，应长期严格执行。对T1DM患者，在合适的总热量、食物成分、规则的餐次安排等措施基础上，配合胰岛素治疗有利于控制高血糖和防止低血糖。对T2DM患者，尤其是肥胖或超重者，医学营养治疗有利于减轻体重，改善糖、脂代谢紊乱和高血压以及减少降糖药物剂量。

3.运动疗法　运动疗法能改善血糖控制，提高胰岛素敏感性。应进行有规律的合适运动，根据年龄、性别、体力、病情及有无并发症等不同条件，循序渐进和长期坚持。大多数患者可采用散步、慢跑、太极拳、游泳等活动。

4.口服降血糖药物

（1）磺脲类（SU）：第二代磺脲类如格列齐特、格列本脲、格列波脲、格列吡嗪、格列喹酮。

（2）双胍类：目前广泛应用的是二甲双胍。

（3）格列奈类：如瑞格列奈、那格列奈。

（4）a-葡萄糖苷酶抑制剂：常用药物为阿卡波糖（拜糖平）、伏格列波糖。

（5）噻唑烷二酮类：常用药物有罗格列酮、吡格列酮等。

5.胰岛素治疗

（1）适应证：①T1DM；②糖尿病酮症酸中毒、高血糖高渗状态和乳酸性酸中毒伴高血糖；③各种严重的糖尿病急性或慢性并发症；④糖尿病面临手术、妊娠和分娩；⑤T2DMβ细胞功能明显减退者；⑥某些特殊类型糖尿病。

（2）制剂类型：按作用起效快慢和维持时间，胰岛素制剂可分为短（速）效、中效和长（慢）效3类制剂。

（3）使用原则：胰岛素治疗应在综合治疗基础上进行。胰岛素剂量取决于血糖水平、β细胞功能缺陷程度、胰岛素抵抗程度、饮食和运动状况等。一般从小剂量开始，根据血糖水平逐渐调整。

（4）剂量调节：在饮食治疗的基础上进行，目前主张T1DM的首剂量为0.5～1.0 U/（kg·d），T2DM的首剂量为0.2～0.3 U/（kg·d），每日分早、中、晚餐前用速效胰岛素，以后每日视血糖或尿糖调整。

（5）抗药性和不良反应：各种胰岛素制剂因本身来源、结构、成分特点及含有一定量的杂质，故有抗原性和致敏性。

6.胰腺移植和胰岛细胞移植　治疗对象主要为T1DM患者，目前尚局限于伴终末期肾病的T1DM患者。单独胰腺移植或胰肾联合移植可解除对胰岛素的依赖，改善生活质量。

糖尿病
电子课件

糖尿病
思维导图

重点笔记

▼ 达标练习

1. 下列（ ）不能作为糖尿病确诊的依据。

    A. 多次空腹血糖≥7.0 mmol/L   B. 尿糖（++）

    C. 2次餐后血糖≥11.1 mmol/L   D. 2次 OGTT 2 h 血糖≥11.1 mmol/L

    E. 随机血糖≥11.1 mmol/L

2. 关于1型糖尿病的特点，错误的是（ ）。

    A. 多发生于青少年   B. 三多一少症状较明显   C. 血中自身免疫抗体基本呈阴性

    D. 易发生酮症酸中毒   E. 主要需要胰岛素治疗

3. 关于2型糖尿病的特点，错误的是（ ）。

    A. 起病较缓慢，多发于成年   B. 一般无酮症酸中毒倾向

    C. 三多一少症状不明显或缺乏   D. 一定需要胰岛素治疗

    E. 空腹血浆胰岛素可稍低、正常或高于正常

4. 糖尿病患者的典型症状是（ ）。

    A. 三多一少   B. 酮症酸中毒   C. 感染

    D. 糖尿病性肾病   E. 高渗性昏迷

5. 糖尿病并发感染最多见的是（ ）。

    A. 皮肤化脓性感染   B. 胆道感染   C. 肾盂肾炎

    D. 肺部感染   E. 真菌性阴道炎

参考答案：1. B；2. C；3. D；4. A；5. A

内分泌系统
知识拓展

神经系统疾病

项目1　脑血管病

学习目标

1. 掌握脑梗死的危险因素、临床特点和处理原则。
2. 了解脑血管病的临床病因及分类。
3. 熟悉脑出血的病因、发病机制、鉴别诊断。
4. 掌握脑出血的临床表现及治疗。

案例导入

案例1：患者，男，65岁，因突发左侧肢体无力6h入院。患者6h前在家无明显诱因突发左侧肢体无力，症状持续存在并逐步加重，无肢体疼痛及麻木，无意识障碍，无吐词不清，无头痛，无恶心呕吐，无心慌胸闷，无发热等不适，在家休息后症状无缓解，遂来我院就诊。既往有高血压，糖尿病病史多年，未予以规律监测及治疗，有吸烟及饮酒病史，无肝肾病史，无结核及疫水接触史，无药物过敏史。查体：体温36.7℃，脉搏80次/min，血压160/90 mmHg，神志清楚，双瞳孔等大等圆，光反射灵敏，发育营养正常，全身皮肤无黄染，无出血点及皮疹，浅表淋巴结不大，眼睑无浮肿，结膜无苍白，巩膜无黄染，颈软，甲状腺不大，心界大小正常，心率80次/min，律齐未闻及杂音，双肺清，未闻干湿罗音，腹平，肝脾未及，无包块，全腹未及压痛，左侧肢体肌张力降低，肌力2级，左侧巴宾斯基征阳性，感觉检查无异常，右侧肢体肌力肌张力正常，病理征未引出。辅助检查：急诊头颅CT未见出血征象。

请思考：张某最可能患了什么病？你诊断的依据是什么？他该做哪些进一步检查？该病该如何治疗？

案例2：患者，男，65岁，一小时前无明显诱因下突然出现左侧肢体偏瘫，跌倒在地，被人发现，急送医院就诊，测血压170/130 mmHg。体温36.3℃，脉搏90次/min，呼吸20次/min。头颅CT示：右侧外囊区出血。病程中，患者合并口齿含糊，精神萎靡，无其他不适症状。既往有高血压史10余年，服药史不详，不能正规监测血压变化。既往有吸烟史多年，无其他不良史。家族中有高血压病史。体格检查：神志清楚，应答切题，口齿含糊，被动体位。双侧瞳孔等大等圆，直径3 mm，对光反射存在，眼球右侧凝视。右侧肌力基本正常，左上肢肌力0级，下肢肌力Ⅱ级。跟、膝腱反射存在，左侧巴宾斯基征阳性，克氏征阴性。

请思考：最可能的诊断并提出诊断依据。应该如何治疗？

▼ **内容精要**

脑血管疾病是脑血管病变导致脑功能障碍的一类疾病的总称。它包括血管腔闭塞或狭窄、血管壁损伤等各种脑血管病变引发的局限性或弥漫性脑功能障碍，但不包括血流动力学异常等因素导致的全脑缺血或缺氧所引发的弥漫性脑功能障碍。脑卒中为脑血管疾病的主要临床类型，包括缺血性脑卒中和出血性脑卒中，以突然发病、迅速出现局限性或弥散性脑功能缺损为共同临床特征，为一组器质性脑损伤导致的脑血管疾病。

一、大动脉粥样硬化型脑梗死

脑梗死又称缺血性卒中，是脑血液供应障碍引起的缺血、缺氧而迅速出现相应神经功能缺损的一类临床综合征。脑梗死是卒中最常见类型，占 70% ~ 80%。

在分析脑梗死病因时，目前国内外广泛使用脑梗死的比较类肝素药物治疗急性缺血性脑卒中试验分型。TOAST 分型按病因分为 5 种类型：①大动脉粥样硬化型；②心源性栓塞型；③小动脉闭塞型；④其他病因型；⑤不明原因型。本节将以大动脉粥样硬化型脑梗死为重点介绍相关问题。

（一）病因

最常见的病因为动脉粥样硬化。脑动脉粥样硬化主要发生在管径 500 um 以上的动脉，以动脉分叉处多见，如颈总动脉与颈内、外动脉分叉处，大脑前、中动脉起始段等。动脉粥样硬化随着年龄增长而加重，高龄、高血压病、高脂血症、糖尿病、吸烟等是其重要的危险因素。

（二）病理

见知识拓展。

（三）临床表现

1. 一般症状　常在安静或睡眠中发病，部分病例有 TIA 前驱症状如肢体麻木、无力等，局灶性体征多在发病后 10 余小时或 1 ~ 2 天达到高峰，临床表现取决于梗死灶的大小和部位，以及侧支循环和血管变异。

2. 不同脑血管闭塞的临床特点

（1）颈内动脉闭塞的表现：严重程度差异较大。症状性闭塞可表现为大脑中动脉和（或）大脑前动脉缺血症状。颈内动脉缺血可出现单眼一过性黑矇，偶见永久性失明（视网膜动脉缺血）或 Horner 征（颈上交感神经节后纤维受损）。颈部触诊可发现颈动脉搏动减弱或消失，听诊有时可闻及血管杂音。

（2）大脑中动脉闭塞的表现：①主干闭塞：导致三偏症状，即病灶对侧偏瘫（包括中枢性面舌瘫和肢体瘫痪）、偏身感觉障碍及偏盲，伴双眼向病灶侧凝视，优势半球受累出现失语，非优势半球受累出现体象障碍，并可以出现意识障碍，大面积脑梗死继发严重脑水肿时，可导致脑疝，甚至死亡。②皮质支闭塞：a. 上部分支闭塞导致病灶对侧面部、上下肢瘫痪和感觉缺失，但下肢瘫痪较上肢轻，而且足部不受累，双眼向病灶侧凝视程度轻，伴 Broca 失语（优势半球）和体象障碍（非优势半球），通常不伴意识障碍；b. 下部分支闭塞较少单独出现，导致对侧同向性上四分之一视野缺损，伴 Wernicke 失语（优势半球），急性意识模糊状态（非优势半球），无偏瘫。③深穿支闭塞：最常见的是纹状体内囊梗死，表现为对侧中枢性均等性轻偏瘫、对侧偏身感觉障碍，可伴对侧同向性偏盲。

（3）大脑前动脉闭塞的表现：详见知识拓展。

（4）大脑后动脉闭塞的表现：因血管变异多和侧支循环代偿差异大，故症状复杂多样。主干闭塞可以出现皮质支和穿支闭塞的症状，但其典型临床表现是对侧同向性偏盲、偏身感觉障碍，不伴有偏瘫，除非大脑后动脉起始段的脚间支闭塞导致中脑大脑脚梗死才引起偏瘫。（详见知识拓展）

（四）实验室检查

1. 卒中常规实验室检查　目的是排除类卒中或其他病因，了解脑卒中的危险因素。①脑 CT 平扫或 MRI；②血糖；③全血细胞计数、PTJNR 和 APTT；④肝肾功能，电解质，血脂；⑤肌钙蛋白、心肌酶谱等心肌缺血标志物；⑥氧饱和度；⑦心电图；⑧胸部 X 线检查。

2.头颅 CT 扫描　急诊脑 CT 平扫可准确识别绝大多数颅内出血，并帮助鉴别非血管性病变（如脑肿瘤），是疑似脑卒中患者首选的影像学检查方法。

3.多模式 CT　灌注 CT 等多模式 CT 检查可区别可逆性和不可逆性缺血，帮助识别缺血半暗带，但其在指导急性脑梗死治疗方面的作用目前还没有确定。

4.磁共振（MRI）　普通 MRI（T1 加权、T2 加权及质子相）在识别急性小梗死灶和后颅窝梗死方面明显优于平扫脑 CT。MRI 可清晰显示早期缺血性梗死，梗死灶 T1 呈低信号、T2 呈高信号，出血性梗死时 T1 加权像有高信号混杂。

5.血管病变检查　常用检查方法包括颈动脉双功超声、经颅多普勒（TCD）、磁共振血管成像（MRA）、CT 血管成像（CTA）和数字减影血管造影（DSA）等。

6.其他检查　对心电图正常但可疑存在阵发性心房纤颤的患者可行动态心电图监测。超声心动图和经食管超声可发现可疑心源性栓子来源。蛋白 C、蛋白 S、抗凝血酶Ⅲ等化验可用于筛查遗传性高凝状态。糖化血红蛋白、同型半胱氨酸、抗凝脂抗体等其他化验检查有利于发现脑梗死的危险因素，对鉴别诊断也有价值。

（五）诊断

1.需明确是否为卒中　中年以上的患者，急性起病，迅速出现局灶性脑损害的症状和体征，并能用某一动脉供血区功能损伤解释，排除非血管性病因，临床应考虑急性脑卒中。

2.明确是缺血性还是出血性脑卒中　CT 或 MRI 检查可排除脑出血和其他病变，帮助进行鉴别诊断。当影像学检查发现责任梗死灶时，即可明确诊断。当缺乏影像学责任病灶时，如果症状或体征持续 24 h 以上，也可诊断急性脑梗死。

3.需明确是否适合溶栓治疗　卒中患者首先应了解发病时间及溶栓治疗的可能性。若在溶栓治疗时间窗内，应迅速进行溶栓适应证筛查，对有指征者实施紧急血管再灌注治疗。此外，还应评估卒中的严重程度（如 NIHSS 卒中量表），了解脑梗死发病是否存在低灌注及其病理生理机制，并进行脑梗死病因分型。

（六）鉴别诊断

1.脑出血　脑梗死有时与脑出血的临床表现相似，但活动中起病、病情进展快、发病当时血压明显升高常提示脑出血，CT 检查发现出血灶可明确诊断。

2.脑栓塞　起病急骤局灶性体征在数秒至数分钟达到高峰，常有栓子来源的基础疾病如心源性、非心源性。

3.颅内占位性病变　颅内肿瘤（尤其是瘤卒中）时也可急性发作，引起神经系统局灶性病变，出血类似脑梗死表现。通过头颅 CT 及 MRI 检测可见占位病变予以鉴别。

（七）治疗

挽救缺血半暗带，避免或减轻原发性脑损伤，是急性脑梗死治疗的最根本目标。"时间就是大脑"，对有指征的患者，应力争尽早实施再灌注治疗。临床医师应重视卒中指南的指导作用，根据患者发病时间、病因、发病机制、卒中类型、病情严重程度、伴发的基础疾病、脑血流储备功能和侧支循环状态等具体情况，制订适合患者的最佳个体化治疗方案。

1.一般处理

（1）保持呼吸道通畅及吸氧：无低氧血症的患者不需常规吸氧，当血氧下降时应及时吸氧，维持氧饱和度 > 94%。

（2）心脏监测与心脏病变处理：脑梗死后 24 h 内应常规进行心电图检查，根据病情，有条件时进行持续心电监护 24 h 或以上，避免或慎用增加心脏负担的药物。

（3）体温控制：对体温升高的患者应寻找和处理发热原因，如存在感染应给予抗生素治疗。

（4）血压控制：急性脑梗死血压的调控应遵循个体化、慎重、适度原则。（详见知识拓展）

（5）血糖：应加强血糖监测，血糖超过 10 mmol /L 时可给予胰岛素治疗。

（6）营养支持：正常经口进食者无需额外补充营养。不能正常经口进食者可鼻饲，持续时间长者可行胃造口术管饲补充营养。

2.特异性治疗　指针对缺血损伤病理生理机制中某一特定环节进行的干预。

（1）静脉溶栓：对缺血性脑卒中发病 3 h 内或 3 ～ 4.5 h 的患者，应根据适应证和禁忌证严格筛选患者，尽快静脉给予 rtPA 溶栓治疗。

（2）血管内介入治疗：包括动脉溶栓、桥接、机械取栓、血管成形和支架术等。

（3）抗血小板治疗：常用的抗血小板聚集剂包括阿司匹林和氯吡格雷。未行溶栓的急性脑梗死患者应在 48 h 之内尽早服用阿司匹林（150 ～ 325 mg/d）。

（4）抗凝治疗：一般不推荐急性期应用抗凝药来预防卒中复发、阻止病情恶化或改善预后。但对于合并高凝状态、有形成深静脉血栓和肺栓塞风险的高危患者，可以使用预防剂量的抗凝治疗。

（5）脑保护治疗：脑保护剂包括自由基清除剂、阿片受体阻断剂、电压门控性钙通道阻断剂等，可通过降低脑代谢、干预缺血引发细胞毒性机制减轻缺血性脑损伤。

（6）扩容治疗：纠正低灌注，适用于血流动力学机制所致的脑梗死。

（7）其他药物治疗：①降纤治疗：疗效尚不明确。②中药制剂：临床上常应用丹参、芎䓖嗪、三七和葛根素等。③针灸：中医也有应用针刺治疗急性脑梗死。④丁基苯酞、人尿激肽原酶对脑缺血和微循环均有一定改善作用。

3.积极处理急性期合并症　脑水肿和颅内压增高、梗死后出血、癫痫、感染等。

4.早期康复治疗及二级预防　应制订短期和长期康复治疗计划，分阶段、因地制宜地选择治疗方法。卒中发病 24 h 内不应进行早期、大量的运动。

（八）病程和预后

本病发病 30 天内的病死率为 5% ～ 15%，致残率达 50% 以上。存活者中 40% 以上复发，且复发次数越多病死率和致残率越高。

二、脑出血

脑出血（intra cerebral hemorrhage，ICH）是指非外伤性脑实质内出血，发病率为每年（60 ～ 80）/10 万，在我国占全部脑卒中的 20% ～ 30%。虽然脑出血发病率低于脑梗死，但其致死率却高于后者，急性期病死率为 30% ～ 40%。

（一）病因及发病机制

1.病因　最常见病因是高血压合并细小动脉硬化，其他病因包括动—静脉血管畸形、脑淀粉样血管病变、血液病、抗凝或溶栓治疗等。

2.发病机制　高血压脑出血的主要发病机制是脑内细小动脉在长期高血压作用下发生慢性病变破裂所致。长期高血压可使脑细小动脉发生玻璃样变性、纤维素样坏死，甚至形成微动脉瘤或夹层动脉瘤，在此基础上血压骤然升高时易导致血管破裂出血。非高血压性脑出血，由于其病因不同，故发病机制各异。

（二）病理

见知识拓展。

（三）临床表现

1.一般表现　ICH 常见于 50 岁以上患者，男性稍多于女性，寒冷季节发病率较高，多有高血压病史。多在情绪激动或活动中突然发病，发病后病情常于数分钟至数小时内达到高峰。少数也可在安静状态下发病。前驱症状一般不明显。ICH 患者发病后多有血压明显升高。由于颅内压升高，常有头痛、呕吐和不同程度的意识障碍，如嗜睡或昏迷等。

2.局限性定位表现　取决于出血量和出血部位。

（1）基底核区出血：①壳核出血：最常见，占 ICH 病例的 50% ～ 60%，常有病灶对侧偏瘫、偏身感觉缺失和同向性偏盲，还可出现双眼球向病灶对侧同向凝视不能，优势半球受累可有失语。

②丘脑出血：占 ICH 病例的 10% ~ 15%，常有对侧偏瘫、偏身感觉障碍，通常感觉障碍重于运动障碍。深浅感觉均受累，而深感觉障碍更明显。可有特征性眼征，如上视不能或凝视鼻尖、眼球偏斜或分离性斜视、眼球会聚障碍和无反应性小瞳孔等。小量丘脑出血致丘脑中间腹侧核受累可出现运动性震颤和帕金森综合征样表现；累及丘脑底核或纹状体可呈偏身舞蹈 - 投掷样运动；优势侧丘脑出血可出现丘脑性失语、精神障碍、认知障碍和人格改变等。③尾状核头出血：较少见，多由高血压动脉硬化和血管畸形破裂所致，一般出血量不大，多经侧脑室前角破入脑室。常有头痛、呕吐、颈强直、精神症状，神经系统功能缺损症状并不多见，故临床酷似蛛网膜下腔出血。

（2）脑叶出血：占脑出血的 5% ~ 10%，常由脑动静脉畸形、血管淀粉样病变、血液病等所致。出血以顶叶最常见，其次为颞叶、枕叶、额叶，也有多发脑叶出血的病例。如额叶出血可有偏瘫、尿便障碍、Broca 失语、摸索和强握反射等；颞叶出血可有 Wernicke 失语、精神症状、对侧上象限盲、癫痫；枕叶出血可有视野缺损；顶叶出血可有偏身感觉障碍、轻偏瘫、对侧下象限盲，非优势半球受累可有构象障碍。

（3）脑干出血：①脑桥出血：约占脑出血的 10%，多由基底动脉脑桥支破裂所致，出血灶多位于脑桥基底部与被盖部之间。大量出血（血肿 > 5 mL）累及双侧被盖部和基底部，常破入第四脑室，患者迅即出现昏迷、双侧针尖样瞳孔、呕吐咖啡样胃内容物、中枢性高热、中枢性呼吸障碍、眼球浮动、四肢瘫痪和去大脑强直发作等。小量出血可无意识障碍，表现为交叉性瘫痪和共济失调性偏瘫，两眼向病灶侧凝视麻痹或核间性眼肌麻痹。②中脑出血：少见，常有头痛、呕吐和意识障碍，轻症表现为一侧或双侧动眼神经不全麻痹、眼球不同轴、同侧肢体共济失调，也可表现为 Weber 或 Benedikt 综合征；重症表现为深昏迷，四肢弛缓性瘫痪，可迅速死亡。③延髓出血：更为少见，临床表现为突然意识障碍，影响生命体征，如呼吸、心率、血压改变，继而死亡。轻症患者可表现不典型 Wallenberg 综合征。

（4）小脑出血：约占脑出血的 10%。多由小脑上动脉分支破裂所致。常有头痛、呕吐，眩晕和共济失调明显，起病突然，可伴有枕部疼痛。出血量较少者，主要表现为小脑受损症状，如患侧共济失调、眼震和小脑语言等，多无瘫痪；出血量较多者，尤其是小脑蚓部出血，病情迅速进展，发病时或病后 12 ~ 24 h 内出现昏迷及脑干受压征象，双侧瞳孔缩小至针尖样、呼吸不规则等。暴发型则常突然昏迷，在数小时内迅速死亡。

（5）脑室出血：占脑出血的 3% ~ 5%，分为原发性和继发性脑室出血。原发性脑室出血多由脉络丛血管或室管膜下动脉破裂出血所致，继发性脑室出血是指脑实质出血破入脑室。常有头痛、呕吐，严重者出现意识障碍如深昏迷、脑膜刺激征、针尖样瞳孔、眼球分离斜视或浮动、四肢迟缓性瘫痪及去脑强直发作、高热、呼吸不规则、脉搏和血压不稳定等症状。临床上易误诊为蛛网膜下腔出血。

（四）辅助检查

（1）CT 和 CTA 检查：颅脑 CT 扫描是诊断 ICH 的首选方法。

（2）MRI 和 MRA 检查。

（3）脑脊液检查。

（4）DSA。

（5）其他检查：包括血常规、血液生化、凝血功能、心电图检查和胸部 X 线摄片检查。

（五）诊断及鉴别诊断

1.诊断　中老年患者在活动中或情绪激动时突然发病，迅速出现局灶性神经功能缺损症状以及头痛、呕吐等颅高压症状应考虑脑出血的可能，结合头颅 CT 检查，可以迅速明确诊断。

2.鉴别诊断

（1）首先应与其他类型的脑血管疾病如急性脑梗死、蛛网膜下腔出血等鉴别。

（2）对发病突然、迅速昏迷且局灶体征不明显者，应注意与引起昏迷的全身性疾病如中毒及代谢性疾病鉴别。

（3）对有头部外伤史者应与外伤性颅内血肿相鉴别。

（六）治疗

治疗原则为安静卧床、脱水降颅压、调整血压、防治继续出血、加强护理防治并发症，以挽救生命、降低死亡率、残疾率和减少复发。

1. 内科治疗

（1）一般处理：一般应卧床休息 2 ~ 4 周，保持安静，避免情绪激动和血压升高。有意识障碍、消化道出血者宜禁食 24 ~ 48 h，必要时应排空胃内容物。注意水电解质平衡、预防吸入性肺炎和早期积极控制感染。明显头痛、过度烦躁不安者，可酌情适当给予镇静止痛剂；便秘者可选用缓泻剂。

（2）降低颅内压：积极控制脑水肿、降低颅内压是脑出血急性期治疗的重要环节。不建议应用激素治疗减轻脑水肿。

（3）调整血压：一般来说，如果没有颅内压增高的证据，降压目标则为 160/90 mmHg 或平均动脉压 110 mmHg。降血压不能过快，要加强监测，防止因血压下降过快引起脑低灌注。脑出血恢复期应积极控制高血压，尽量将血压控制在正常范围内。

（4）止血治疗：止血药物如氨基己酸、氨甲苯酸、巴曲酶等对高血压动脉硬化性出血的作用不大。

（5）亚低温治疗：是脑出血的辅助治疗方法，可能有一定效果，可在临床当中试用。

（6）其他：应限制水摄入量在 800 ~ 1 000 mL/d，补钠 9 ~ 12 g/d。低钠血症宜缓慢纠正，否则可导致脑桥中央髓鞘溶解症。中枢性高热大多采用物理降温，下肢深静脉血栓形成高危患者，可给予小剂量的低分子肝素进行预防性抗凝治疗。

2. 外科治疗　严重脑出血危及患者生命时内科治疗通常无效，外科治疗则有可能挽救生命；但如果患者预期幸存，外科治疗较内科治疗通常增加严重残疾风险。

3. 康复治疗　脑出血后，只要患者的生命体征平稳、病情不再进展，宜尽早进行康复治疗。

（七）预后

脑出血总体预后较差。脑水肿、颅内压增高和脑疝形成是致死的主要原因。预后与出血量、出血部位、意识状态及有无并发症有关。脑干、丘脑和大量脑室出血预后较差。

大动脉粥样硬化型
脑梗死电子课件

大动脉粥样硬化型
脑梗死思维导图

重点笔记

脑出血
电子课件

▼　达标练习

1. 脑血栓形成最常见的病因是（　　）。

　　A. 风湿性心脏病　　　B. 脑动脉粥样硬化　　　C. 高血压

　　D. 休克　　　E. 先天性动脉狭窄

2. 患者，男，65 岁，6 h 前劳动中突然出现头痛，右侧偏瘫，失语，5 min 后意识不清，血压 180/120 mmHg，脑 CT 示基底节有一类圆形高密度影。下列治疗不正确的是（　　）。

　　A. 止血剂　　　B. 降血压药　　　C. 降颅内压药

　　D. 抗凝治疗　　　E. 抗生素

脑出血
思维导图

3. 患者，男，68岁，3天前感右半身麻木，2天前醒来发现右侧肢体瘫痪，失语，嗜睡，1天来逐渐昏迷。查体：浅昏迷，血压120/60 mmHg，右上下肢肌力为0级，右侧巴宾斯基征阳性。最可能的诊断是（　　）。

    A. 脑出血　　　　　　　　B. 脑血栓形成　　　　　　C. 脑栓塞

    D. 蛛网膜下腔出血　　　　E. 脑膜炎

4. 患者，男，67岁，4 h前看书时发现左侧偏瘫，说话不清，血压正常，为明确诊断急需检查（　　）。

    A. 颅脑B超　　　　　　　B. 腰椎穿刺　　　　　　　C. 脑部CT

    D. 脑血管造影　　　　　　E. 脑X线检查

5. 小脑出血早期突出的临床表现是（　　）。

    A. 枕部剧烈疼痛　　　　　B. 呕吐　　　　　　　　　C. 四肢瘫痪

    D. 瞳孔缩小　　　　　　　E. 昏迷

6. 不符合桥脑出血的是（　　）。

    A. 深昏迷　　　　　　　　B. 四肢瘫痪　　　　　　　C. 中枢性高热

    D. 双侧瞳孔扩大　　　　　E. 呼吸障碍

7. 患者，男，50岁，高血压病6年，3 h前生气后突然头痛、呕吐，右侧肢体不能动，20 min后病人意识不清。检查：血压180/120 mmHg，中度昏迷，双瞳直径2 mm，右侧鼻唇沟变浅，右侧上下肢肌力1级，右腱反射减弱，右侧病理反射阳性。最可能的诊断是（　　）。

    A. 脑出血　　　　　　　　B. 脑血栓形成　　　　　　C. 脑栓塞

    D. 蛛网膜下腔出血　　　　E. 脑膜炎

参考答案：1. E；2. D；3. B；4. C；5. A；6. D；7. A

神经系统疾病
知识拓展

单元八

▶▶▶

传染性疾病

项目 1 病毒性肝炎

学习目标

1. 掌握病毒性肝炎的常见类型、临床表现、实验室检查要点及预防措施。
2. 熟悉病毒性肝炎病原学、流行病学特征、诊断方法及治疗要点。
3. 了解病毒性肝炎的发病机制、预后。

案例导入

患者，男，27岁，因"发热、食欲减退3周伴皮肤黄染1周"入院。患者3周前无明显诱因出现发热，伴全身不适、乏力、食欲减退及右上腹隐痛，无寒战、咳嗽等其他不适。1周前出现皮肤黄染，尿色黄，大便正常。查体：肝肋下3cm，上腹部轻度压痛，皮肤巩膜黄染，余(-)。实验室检查：肝功能：ALT 900 U/L，总胆红素120 μmol/L；白蛋白45 g/L，球蛋白30 g/L；血清标志物检测除抗-HAVIgM阳性外，其余指标均为阴性。

请思考：该患者可能诊断是什么？应进一步做哪些检查？如何预防该病？

▼ 内容精要

病毒性肝炎是由多种肝炎病毒引起的，以肝脏损害为主的一组全身性传染病。目前按病原学明确分类的有甲型、乙型、丙型、丁型、戊型五型肝炎病毒。

（一）病原学

病毒性肝炎的病原体是肝炎病毒，目前已证实甲、乙、丙、丁、戊五型肝炎病毒是病毒性肝炎的主要致病因子。巨细胞病毒、EB病毒、单纯疱疹病毒、风疹病毒、黄热病毒等感染亦可引起肝脏炎症，但这些病毒所致的肝炎是全身感染的一部分，不包括在"病毒性肝炎"的范畴内。

（二）流行病学

1. 甲型肝炎

（1）传染源：甲型肝炎无病毒携带状态，传染源为急性期患者和隐性感染者，后者数量远较前者多。

（2）传播途径：HAV主要由粪—口途径传播。粪便污染饮用水源、食物、蔬菜、玩具等可引起流行。

（3）人群易感性：抗-HAV阴性者均为易感人群。

2.乙型肝炎

（1）传染源：主要是急、慢性乙型肝炎患者和病毒携带者。

（2）传播途径：①母婴传播：包括宫内感染、围生期传播、分娩后传播。②血液、体液传播：血液中 HBV 含量很高，微量的污染血进入人体即可造成感染，如输血及血制品、注射、手术等均可传播。③性传播：与 HBV 阳性者发生无防护的性接触，特别是有多个性伴侣者，其感染 HBV 的危险性增高。

（3）人群易感性：抗–HBs 阴性者均为易感人群。婴幼儿是获得 HBV 感染的最危险时期。

3.丙型肝炎

（1）传染源：急、慢性患者和无症状病毒携带者。慢性患者和病毒携带者有更重要的传染源意义。

（2）传播途径：类似乙型肝炎，主要通过肠道外途径传播。①输血及血制品：曾是最主要的传播途径，输血后肝炎 70% 以上是丙型肝炎。②注射、针刺、器官移植、骨髓移植、血液透析、器官移植、骨髓移植及血液透析患者亦是高危人群。③性传播：多个性伴侣及同性恋者属高危人群。

（3）人群易感性：人类对 HCV 普遍易感。

4.丁型肝炎　传染源和传播途径与乙型肝炎相似。

5.戊型肝炎　传染源和传播途径与甲型肝炎相似，但有如下特点：①暴发流行均由于粪便污染水源所致。散发多由于不洁食物或饮品所引起；②隐性感染多见，显性感染主要发生于成年；③原有慢性 HBV 感染者或晚期孕妇感染 HEY 后病死率高；④有春冬季高峰；⑤抗–HEV 多在短期内消失，少数可持续 1 年以上。

（三）临床表现

不同类型病毒引起的肝炎潜伏期不同，甲型肝炎 2~6 周，平均 4 周；乙型肝炎 1~6 个月，平均 3 个月；丙型肝炎 2 周~6 个月，平均 40 天；丁型肝炎 4~20 周；戊型肝炎 2~9 周，平均 6 周。

1.急性肝炎　包括急性黄疸型肝炎和急性无黄疸型肝炎。各型病毒均可引起，甲、戊型不转为慢性，成年急性乙型肝炎约 10% 转慢性，丙型超过 50%，丁型约 70% 转为慢性。

（1）急性黄疸型肝炎：临床经过的阶段性较为明显，可分为三期。黄疸前期：甲、戊型肝炎起病较急，约 80% 患者有发热、伴畏寒。乙、丙、丁型肝炎起病相对较缓，仅少数有发热。此期主要症状有全身乏力、肝区痛、尿色加深等，丙氨酸氨基酸转移酶（ALT）、天冬氨酸转移酶（AST）升高，本期持续 5~7 天。黄疸期：尿黄加深，巩膜和皮肤出现黄疸，1~3 周内黄疸达高峰。肝大，质软、边缘锐利，有压痛及叩痛。部分病例有轻度脾大。肝功能检查 ALT 和胆红素升高，尿胆红素阳性，本期持续 2~6 周。恢复期：症状逐渐消失，黄疸消退，肝、脾回缩，肝功能逐渐恢复正常，本期持续 1~2 个月。总病程 2~4 个月。

（2）急性无黄疸型肝炎：无黄疸型通常起病较缓慢，症状较轻，主要表现为全身乏力，食欲下降，恶心，腹胀，肝区痛，肝大，有轻压痛及叩痛等。恢复较快，病程多在 3 个月内。

2.慢性肝炎　急性肝炎病程超过半年，或原有乙、丙、丁型肝炎急性发作再次出现肝炎症状、体征及肝功能异常者。发病日期不明确或虽无肝炎病史，但根据肝组织病理学或根据症状、体征、化验及 B 超检查综合分析符合慢性肝炎表现者。依据病情轻重可分为轻、中、重三度，依据 HBeAg 阳性与否可分为 HBeAg 阳性或阴性慢性乙型肝炎，分型有助于判断预后及指导抗病毒治疗。

3.重型肝炎（肝衰竭）　病因及诱因复杂，包括重叠感染、精神刺激、饮酒、有其他合并症（如甲状腺功能亢进、糖尿病）等。表现一系列肝衰竭综合征：极度乏力，严重消化道症状，神经、精神症状，有明显出血现象，凝血酶原时间显著延长及凝血酶原活动度（PTA）<40%。黄疸进行性加深，胆红素上升大于正常值 10 倍。可见扑翼样震颤及病理反射，肝浊音界进行性缩小。胆酶分离，血氨升高等。

4.淤胆型肝炎　以肝内淤胆为主要表现的一种特殊临床类型，又称为毛细胆管炎型肝炎。急性淤胆型肝炎起病类似急性黄疸型肝炎，大多数患者可恢复。在慢性肝炎或肝硬化基础上发生上述表现者，为慢性淤胆型肝炎。肝功能检查血清总胆红素明显升高，以直接胆红素为主，γ-谷氨酰转肽酶，碱性磷酸酶，总胆汁酸等升高。有黄疸深，消化道症状较轻，ALT、AST 升高不明显，PT 无明显延长，PTA > 60%。

5. 肝炎肝硬化　根据肝脏炎症情况分为活动性与静止性两型。

（1）活动性肝硬化：有慢性肝炎活动的表现，乏力及消化道症状明显，ALT 升高，黄疸，白蛋白下降。伴有腹壁、食管静脉曲张，腹水，肝缩小质地变硬，脾进行性增大，门静脉、脾静脉增宽等门脉高压征表现。

（2）静止性肝硬化：无肝脏炎症活动的表现，症状轻或无特异性，可有上述体征。

（四）实验室及其他检查

1. 血常规　急性肝炎初期白细胞总数正常或略高，黄疸期白细胞总数正常或稍低，淋巴细胞相对增多，偶可见异型淋巴细胞。重型肝炎时白细胞可升高，红细胞及血红蛋白可下降。肝炎肝硬化伴脾功能亢进者可有血小板、红细胞、白细胞减少的"三少"现象。

2. 尿常规　尿胆红素和尿胆原的检测有助于黄疸的鉴别诊断。肝细胞性黄疸时两者均阳性，溶血性黄疸以尿胆原为主，梗阻性黄疸以尿胆红素为主。

3. 肝功能检查　见知识拓展。

4. 甲胎蛋白（AFP）　AFP 含量的检测是筛选和早期诊断 HCC 的常规方法，肝炎活动和肝细胞修复时 AFP 有不同程度的升高，应动态观察。

5. 肝纤维化非侵袭性诊断　瞬时弹性成像操作简便、可重复性好，能够比较准确地识别出轻度肝纤维化和进展性肝纤维化或早期肝硬化。

6. 病原学检查　见知识拓展。

7. 影像学检查　腹部超声（US）、电子计算机断层成像（CT）、磁共振（MRI 或 MR）有助于鉴别阻塞性黄疸、脂肪肝及肝内占位性病变。彩色超声尚可观察到血流变化，CT、MRI 的对肝脏组织结构变化，如出血坏死、脂肪变性及鉴别肝内占位病变优于 US。

8. 肝组织病理检查　对明确诊断、衡量炎症活动度、纤维化程度及评估疗效具有重要价值。

（五）并发症

重型肝炎均可发生严重并发症，主要有以下几种。

1. 肝性脑病　严重肝功能不全所引起以代谢失调为基础的神经精神综合征。常见诱因有上消化道出血、感染、高蛋白饮食、大量放腹水、使用镇静剂、大量排钾利尿等。

2. 上消化道出血　病因主要有：凝血因子合成减少、血小板破坏增加；门脉高压所致胃底食道静脉曲张破裂等。

3. 肝肾综合征　往往是严重肝病的终末期表现。诱因有上消化道出血、大量放腹水、大量利尿、严重感染等。

4. 感染　重型肝炎易发生难于控制的感染，部位主要在胆道、腹膜、肺，病原菌主要是革兰阴性杆菌、真菌。

（六）诊断

1. 流行病学资料　甲型肝炎：病前是否在甲肝流行区，有无进食未煮熟海产如毛蚶、蛤蜊及饮用污染水。乙型肝炎：输血、不洁注射史，家庭成员有无 HBV 感染者，特别是婴儿母亲是否 HBsAg 阳性等有助于乙型肝炎的诊断。丙型肝炎：有输血及血制品、静脉吸毒、血液透析、多个性伴侣不洁注射及文身等病史。丁型肝炎：同乙型肝炎，我国以西南部感染率较高。戊型肝炎：基本同甲型肝炎，暴发以水传播为多见。多见于成年人。

2. 临床诊断

（1）急性肝炎：起病较急，常有畏寒、发热、乏力、食欲缺乏、恶心、呕吐等急性感染症状。肝大，质偏软，ALT 显著升高。黄疸型肝炎血清胆红素正常或 > 17.1 umol/L，尿胆红素阳性。黄疸型肝炎可有黄疸前期、黄疸期、恢复期三期经过，病程不超过 6 个月。

（2）慢性肝炎：病程超过半年或发病日期不明确而有慢性肝炎症状、体征、实验室检查改变者。常有乏力、厌油、肝区不适等症状，可有肝病面容、肝掌、蜘蛛痣、胸前毛细血管扩张，肝大质偏硬，脾大等体征。根据病情轻重，实验室指标改变等综合评定轻、中、重三度。

（3）重型肝炎（肝衰竭）：主要有肝衰竭综合征表现。急性黄疸型肝炎病情迅速恶化，2 周内出现 Ⅱ 度以上肝性脑病或其他重型肝炎表现者，为急性肝衰竭；15 天至 26 周出现上述表现者为亚急性肝衰竭；在慢性肝病基础上出现的急性肝功能失代偿为慢加急性（亚急性）肝衰竭。在慢性肝炎或肝硬化基础上出现的重型肝炎为慢性肝衰竭。

（4）淤胆型肝炎：起病类似急性黄疸型肝炎，黄疸持续时间长，症状轻，有肝内梗阻的表现。

（5）肝炎肝硬化：多有慢性肝炎病史。有乏力，腹胀，尿少，肝掌，蜘蛛痣，脾大，腹水，双下肢水肿，胃底食管下段静脉曲张，白蛋白下降，A/G 倒置等肝功能受损和门脉高压表现。

3.病原学诊断　见知识拓展。

（七）鉴别诊断

1.其他原因引起的黄疸

（1）溶血性黄疸：常有药物或感染等诱因，除了黄疸，还有贫血、腰痛、发热、血红蛋白尿、网织红细胞升高，黄疸大多较轻，主要为间接胆红素升高。

（2）肝外梗阻性黄疸：常见病因有胆囊炎、胆石症、胰头癌、壶腹周围癌、肝癌、胆管癌等。有原发病症状、体征，有不同程度的肝内外胆管扩张，肝功能损害轻，以直接胆红素为主。

2.其他原因引起的肝炎

（1）其他病毒：巨细胞病毒，EBV 均可引起肝炎，主要根据病原学和血清学检查鉴别。

（2）感染中毒性肝炎：应根据原发病不同的流行病学史、临床特点和实验室检查进行鉴别。

（3）酒精性、药物性肝损害：有用药史，停药后肝功能可逐渐恢复，病原学检查阴性。有酗酒或使用损肝药物史，终止酗酒和停药后肝功能。

（八）预后

1.急性肝炎　多数患者在 3 个月内康复。甲型肝炎预后良好，病死率约为 0.01%；急性乙型肝炎有 60%～90% 可完全康复，有 10%～40% 转为慢性或病毒携带；急性丙型肝炎易转为慢性或病毒携带；急性丁型肝炎重叠 HBV 感染时约有 70% 转为慢性；戊型肝炎病死率为 1%～5%，妊娠晚期合并戊型肝炎病死率 10%～40%。

2.慢性肝炎　预后视病情轻重，轻度慢性肝炎患者一般预后良好；中度慢性肝炎预后居于轻度和重度之间；重度慢性肝炎预后较差，约 80% 五年内发展成肝硬化，少部分可转为 HCC。慢性丙型肝炎预后较慢性乙型肝炎稍好。

3.重型肝炎　预后差，病死率 50%～70%。急性重型肝炎（肝衰竭）存活者，远期预后较好，多不发展为慢性肝炎和肝硬化；亚急性重型肝炎（肝衰竭）存活者多数转为慢性肝炎或肝炎后肝硬化；慢性重型肝炎（肝衰竭）病死率最高，可达 80% 以上。年龄较小、治疗及时、无并发症者病死率较低。

4.淤胆型肝炎　急性者预后较好，一般都能康复。慢性者容易发展成胆汁性肝硬化。

5.肝炎肝硬化　静止性肝硬化可较长时间维持生命，活动性肝硬化预后不良，有的可发展成原发性肝癌。

（九）治疗

病毒性肝炎的治疗应根据不同病原、不同临床类型及组织学损害区别对待。各型肝炎的治疗原则均以足够的休息、合理饮食，辅以适当药物，避免饮酒、过劳和损害肝脏药物。

病毒性肝炎
思维导图

重点笔记

▼ 达标练习

1. 乙型肝炎病人体内是否存在 HBV 复制，可测（　　）。

   A. 抗–前 S2 抗体　　　　　B.HBsAg　　　　　　　　　C.HBV-DNA

   D. 抗 –HBe　　　　　　　　E. 抗 –HBcIgG

2. 下列概念（　　）是错误的。

   A. 抗 HEV 阳性可诊断为戊型肝炎病毒感染　　B. 抗 HAV-IgG 阳性可诊断为急性甲型肝炎

   C. 抗 HBs 是保护性抗体　　　　　　　　　　D.HCV-RNA 阳性时可诊断为丙型肝炎病毒感染

   E.HBsAg 和 HDAg 均呈阳性可诊断为丁型肝炎和乙肝炎病毒重叠感染

3. 最常经母婴途径传播的病毒性肝炎是（　　）。

   A. 甲型肝炎　　　　　　B. 乙型肝炎　　　　　　　C. 丙型肝炎　　　　D. 丁型肝炎

4. 急性丙型肝炎的诊断，（　　）说法是错误的。

   A. 临床符合急性肝炎　　B. 有肝掌、蜘蛛痣、腹水、脾大　　　C. 血清 HCV RNA 阳性

   D. 肝内 HCV RNA 阳性　　E. 抗 –HCV 阳性

参考答案：1.C；2.B；3.B；4.B

项目2　艾滋病

1. 掌握艾滋病的概念、传播途径和预防措施。

2. 熟悉艾滋病的临床特点、诊断、鉴别诊断。

3. 了解艾滋病的病原学特点、病理变化及治疗方法

　　患者，男，41岁，未婚。因面部伤口不愈半年入院，入院前半年患者因外伤造成面部受伤，反复治疗（具体不详）后不愈，遂入院。否认使用免疫抑制剂及激素病史，无糖尿病史；有冶游史。查体：生命体征平稳，左面部有 2.5 cm×3 cm 大小的溃烂面，心、肺、腹无阳性体征。

　　请思考：该患者可能的临床诊断是什么？主要的诊断依据，需要进一步做哪些检查？

▼ 内容精要

艾滋病是获得性免疫缺陷综合征（AIDS）的简称，系由人免疫缺陷病毒（HIV）引起的慢性传染病。本病主要经性接触、血液及母婴传播。HIV 主要侵犯、破坏 CD4$^+$T 淋巴细胞，导致机体免疫细胞功能受损乃至缺陷，最终并发各种严重机会性感染和肿瘤。具有传播迅速、发病缓慢、病死率高的特点。

（一）流行病学

1. 传染源　HIV 感染者和艾滋病患者是本病唯一的传染源。无症状血清 HIV 抗体阳性的 HIV 感染者是具有重要意义的传染源，血清病毒核酸（HIV RNA）阳性而抗-HIV 抗体阴性的窗口期感染者亦是重要的传染源，窗口期通常为 2 ～ 6 周。

2. 传播途径　HIV 的传染途径主要是性接触、血液接触和母婴传播。

接受 HIV 感染者的器官移植、人工授精或污染的器械等，医务人员被 HIV 污染的针头刺伤或破损皮肤受污染也可受感染。目前无证据表明可经食物、水、昆虫或生活接触传播。

3. 人群易感性　人群普遍易感，15 ～ 49 岁发病者占 80%。

（二）发病机制与病理

AIDS 的病理特点是组织炎症反应少，机会性感染病原体多。病理改变主要在淋巴结和胸腺等免疫器官。淋巴结病变表现为反应性或肿瘤性病变，胸腺可萎缩、退行性或炎性病变。

（三）临床表现

临床分期潜伏期平均 8 ～ 9 年，可短至数月，长达 15 年。从初始感染 HIV 到终末期，与 HIV 相关的临床表现呈多种多样，根据我国有关艾滋病的诊疗标准和指南，将艾滋病分为急性期、无症状期和艾滋病期。

1. 急性期　通常发生在初次感染 HIV 的 2 ～ 4 周，部分感染者出现 HIV 病毒血症和免疫系统急性损伤所产生的临床症状。大多数患者临床症状轻微，持续 1 ～ 3 周后缓解。临床表现以发热最为常见，可伴有全身不适、头痛、盗汗、恶心、呕吐、腹泻、咽痛、肌痛、关节痛、皮疹、淋巴结肿大以及神经系统症状等。此期血清可检出 HIV RNA 及 P24 抗原。而 HIV 抗体则在感染后数周才出现。CD4$^+$T 淋巴细胞计数一过性减少，同时 CD4/CD8 比例倒置，部分患者可有轻度白细胞和或血小板减少或肝功能异常。

2. 无症状期　可从急性期进入此期，或无明显的急性期症状而直接进入此期。此期持续时间一般为 6 ～ 8 年，其时间长短与感染病毒的数量、病毒型别，感染途径，机体免疫状况的个体差异，营养及卫生条件及生活习惯等因素有关。此期由于 HIV 在感染者体内不断复制，具有传染性。因免疫系统受损，CD4$^+$T 淋巴细胞计数逐渐下降。

3. 艾滋病期　为感染 HIV 后的终末期。患者 CD4$^+$T 淋巴细胞计数明显下降，多少于 200/mL，HIV 血浆病毒载量明显升高。此期主要的临床表现为 HIV 相关症状、各种机会性感染及肿瘤。（详见知识拓展）

（四）实验室及其他检查

见知识拓展。

（五）诊断

HIV/AIDS 的诊断应注意如下原则，需结合流行病学史（包括不安全性生活史、静脉注射毒品史、输入未经抗 HIV 抗体检测的血液或血液制品、HIV 抗体阳性者所生子女或职业暴露史等）、临床表现和实验室检查等进行综合分析，慎重做出诊断。诊断 HIV/AIDS 必须是经确证试验证实 HIV 抗体阳性，HIV RNA 和 P24 抗原的检测能缩短抗体"窗口期"和帮助早期诊断新生儿的 HIV 感染。（详见知识拓展）

（六）治疗和预后

1. 治疗

（1）高效抗反转录病毒治疗：抗反转录病毒治疗是针对病原体的特异治疗，目标是最大限度地抑制病毒复制，重建或维持免疫功能。降低病死率和 HIV 相关疾病的罹患率，改善患者的生活质量，

肝炎病毒
电子课件

艾滋病
电子课件

艾滋病
思维导图

提高期望寿命；减少异常免疫激活所致病理损害；减少 HIV 的传播风险，预防母婴传播。

（2）免疫重建：通过抗病毒治疗及其他医疗手段使 HIV 感染者受损的免疫功能恢复或接近正常称为免疫重建，这是 HIV/AIDS 治疗的重要目标之一。

（3）治疗机会性感染及肿瘤。

（4）对症支持：加强营养支持治疗，有条件可辅以心理治疗。

2.预后　AIDS 病死率很高。平均存活期 12 ~ 18 个月。同时合并卡波西肉瘤及肺孢子菌肺炎者病死率最高。病程 1 年病死率 50%，3 年为 80%，5 年几乎全部死亡。合并乙型、丙型肝炎者，肝病进展加快，预后差。

（七）预防

1.管理传染源　本病是《传染病防治法》管理的乙类传染病。发现 HIV 感染者应尽快（城镇于 6 h 内、农村于 12 h 内）向当地疾病预防控制中心（CDC）报告。高危人群普查 HIV 感染有助于发现传染源。隔离治疗患者，随访无症状 HIV 感染者。加强国境检疫。

2.切断传播途径　加强艾滋病防治知识宣传教育。高危人群用避孕套，规范治疗性病。严格筛查血液及血制品，用一次性注射器。严格消毒患者用过的医疗器械，对职业暴露采取及时干预，推荐方案为 TDF + FTC（3TC）+LPV/r 或 RAL。对 HIV 感染的孕妇可采用产科干预（如终止妊娠、择期剖宫产等措施）加抗病毒药物干预以及人工喂养措施阻断母婴传播。注意个人卫生，不共用牙具、剃须刀等。

3.保护易感人群　HIV 疫苗目前仍处于试验研究阶段。

重点笔记

▼ 达标练习

1.艾滋病患者常见的继发肿瘤是（　　）。

    A. 卡氏肉瘤　　　　　　B. 肺癌　　　　　　　　　C. 肝癌

    D. 结肠癌　　　　　　　E. 鼻咽癌

2.预防 HIV 感染的主要措施应当为（　　）。

    A. 加强爱国卫生宣传，养成良好的卫生习惯，防止病从口入

    B. 加强爱国卫生宣传，消灭四害，搞好环境卫生

    C. 加强爱国卫生宣传，搞好计划免疫，增强体质

    D. 加强宣传教育，严禁毒品注射，禁止性乱交，严格检查血液制品

    E. 加强爱国卫生宣传，搞好环境卫生，保持室内能通风

3.艾滋病期诊断标准描述正确的是（　　）。

    A. 有流病史，HIV 初筛阳性，原因不明发热 1 月以上

    B. 有流病史，HIV 初筛阳性，慢性腹泻 1 月以上

传染性疾病
知识拓展

C. 有流病史，HIV初筛阳性，半年体重下降大于10%

D. 有流病史，HIV初筛阳性，反复发作口腔霉菌感染

E. 有流病史，HIV抗体阳性，反复发作疱疹病毒感染

4.HIV不能通过下列哪种途径传播（　　）。

A. 性接触　　　　　　B. 输血　　　　　　　C. 母婴

D. 握手　　　　　　　E. 共用注射器注射

5. 引起艾滋病人肺部感染的最常见的病原体是（　　）。

A. 肺炎双球菌　　　　B. 葡萄球菌　　　　　C. 链球菌

D. 肺孢子虫　　　　　E. 肺囊虫

参考答案：1.A；2.D；3.E；4.D；5.D

模块二

外科学

主要内容	理论学时	实习实践
单元九　外科总论	12	
单元十　外科无菌技术及手术基本操作技术	2	6
单元十一　神经外科常见疾病	4	
单元十二　心胸外科常见疾病	2	
单元十三　普外科常见疾病	12	
单元十四　泌尿外科常见疾病	4	
单元十五　骨外科常见疾病	4	
单元十六　急救与复苏	2	2

单元	主要内容	理论学时	实习实践	备注
单元九 外科总论	项目1　水电解质及酸碱平衡失调	4		必修
	项目2　外科休克	2		必修
	项目3　外科感染	2		必修
	项目4　创伤与烧伤	4		必修
	项目5　围手术期处理			选修
	项目6　肿瘤			选修
单元十 外科无菌技术及手术基 本操作技术	项目1　外科无菌技术	2		必修
	项目2　手术基本操作技术		6	必修
单元十一 神经外科常见疾病	项目1　颅内压增高与脑疝	2		必修
	项目2　颅脑损伤	2		必修
单元十二 心胸外科常见疾病	项目1　肋骨骨折	0.5		必修
	项目2　气胸	1		必修
	项目3　血胸	0.5		必修
单元十三 普外科常见疾病	项目1　急性阑尾炎	2		必修
	项目2　肠梗阻	2		必修
	项目3　胆石症	2		必修
	项目4　胆道感染	2		必修
	项目5　胃肠肿瘤	2		必修
	项目6　乳腺疾病	2		必修
	项目7　颈部疾病			选修
	项目8　腹外疝			选修
	项目9　腹部损伤			选修
	项目10　胃十二指肠溃疡并发症的外科治疗			选修
单元十四 泌尿外科常见疾病	项目1　泌尿系损伤	2		必修
	项目2　尿石症	2		必修
单元十五 骨外科常见疾病	项目1　骨折概述	2		必修
	项目2　常见骨折与关节脱位	2		必修
单元十六 急救与复苏	项目1　常见急症的急救	2		必修
	项目2　心肺复苏		2	必修

外科总论

项目 1   水电解质及酸碱平衡失调

学习目标

1. 掌握三种水钠失衡的特点、临床表现、诊断和治疗。
2. 熟悉体液组成、正常水电解质代谢。
3. 掌握低钾血症的概念、病因、临床表现和补钾原则。
4. 掌握高钾血症概念、病因、临床表现和治疗原则。

案例导入

案例1：患者，男，35岁，体重63 kg。因腹部外伤术后引起小肠瘘。现病人主诉头晕、乏力、视物模糊。体检：脉搏120次/min，血压13/9 kPa，四肢冷，尿量380 mL/24 h，血清钠129 mmol/L，血钾3.5 mmol/L。

请思考：患者存在什么问题？失液总量是多少？如何选择液体种类？

案例2：张某，女，47岁，患糖尿病5年，近三天食欲减退，呕吐频繁，精神萎靡不振，乏力。今日出现神志不清急诊入院。查体：浅昏迷，呼吸深大，血压90/65 mmHg，腱反射减弱。化验：尿蛋白(+)，尿糖(+++)，尿酮体(+)。入院后注射胰岛素，并输入0.9%盐水及乳酸钠，患者神志逐渐清醒，但有烦躁不安，并出现心律不齐。查心电图出现T波低平，频繁室性早搏，查血 K^+ 2.0 mmol/L，Na^+ 141 mmol/L。

请思考：患者主要发生了哪种电解质代谢紊乱？主要原因是什么？

▼ 内容精要

体液是由水分以及溶于其中的溶质，包括电解质和非电解质所形成的溶液。体液平衡是指体液在含量、分布和组成方面都相对地处于恒定状态，是一种动态的平衡。保持体液的动态平衡，是维持机体正常代谢、保证人体内环境稳定和器官功能正常运行的最基本条件。

人的总体液量受性别、年龄和胖瘦的影响而有差异。成年男性的总体液量一般为人体重量的60%。因女性体内脂肪较多，脂肪组织的含水量较少，仅为10%~30%，因此成年女性的总体液量较低，约占体重的50%。新生儿体内的脂肪很少，总体液量可高达体重的80%。体液分为细胞内液和细胞外液两部分。细胞内液量在男性约占体重的40%，绝大部分存在于骨骼肌群中。女性的肌肉不如男性的发达，故女性的细胞内液约占体重的35%，细胞外液量约占体重的20%。细胞外液又被毛细血管壁分成血浆和组织间液两部分，分别占体重的 5% 和 15%。

正常人每日摄入和排出的水分量，虽然常有改变，但经过肾脏的调节，即当摄入量较少时，浓缩尿液节约水分；当摄入多时，经肾将多余部分排出体外，故体内含水量基本上是恒定的。

水的来源：①直接摄入的水，成人每日入量 2 000 ~ 2 500 mL，包括食物含水 1 000 ~ 1 500 mL，直接饮水 1 000 mL；②内生水，物质代谢大约 300 mL。水排出途径较多，尿 1 000 ~ 1 500 mL，粪 150 mL，皮肤蒸发 500 mL，呼吸 350 mL，总计 2 000 ~ 2 500 mL。

体液中的溶质可分为电解质和非电解质两类，凡是在溶液中能导电并产生正、负离子的物质叫做电解质。细胞内液中阳离子主要是钾，阴离子主要是蛋白质、磷酸根等；细胞外液中阳离子主要是钠，阴离子主要是氯和碳酸氢根离子等。细胞外液和细胞内液渗透压相同，一般为 290 ~ 310 mmol/L。

钠是细胞外液中最重要的离子，具有维持细胞外液渗透压的重要作用，正常成人体内钠总量为每公斤体重 40 ~ 44 mmol，90 ~ 100 g，由于细胞外液的渗透压主要由钠维持，因此钠增多时细胞外液也增多，如超过正常会引起水肿，如减少过多可使血容量不足而发生周围循环衰竭。食物是钠的主要来源，一般成人每日从食物中摄入食盐 6 ~ 10 g（含钠 102 ~ 170 mmol），超过每日所需量 4.5 g。一般成人每日需钠 6 ~ 10 g。

钾是细胞内最重要的阳离子，全身 98% 的钾在细胞内，因此细胞内渗透压主要由钾维持。钾的作用有维持细胞酶、蛋白质和糖原的新陈代谢，维持细胞内外渗透压平衡和酸碱平衡，维持胃肠道的蠕动，维持神经肌肉和协调心肌活动。成人每日需钾盐 3 ~ 4 g。

一、水钠代谢紊乱

（一）等渗性脱水

等渗性脱水又称急性缺水或混合性脱水，在外科临床上最为常见。因水和钠成比例地丧失，故血清钠仍在正常范围。

1. 病因　常见于消化液大量丧失时，如腹泻、呕吐、肠梗阻、肠道肿瘤等情况；体液丧失于感染区域或软组织，如腹膜后感染、烧伤等。

2. 临床表现　缺水症状为尿少，舌干燥，眼球下陷，皮肤松弛；缺钠症状为厌食、恶心、软弱无力。当损失体液达体重 5% 时，病人出现脉搏细速、肢端湿冷、血压不稳等血容量不足的症状。当损失达体重的 6% ~ 7% 时，休克的表现将更严重，常伴发代谢性酸中毒。如丧失的主要为胃液，因有氯的大量丧失，可伴发代谢性碱中毒。

3. 治疗　针对细胞外液量的减少，以平衡盐溶液尽快补充血容量，常用的平衡盐有乳酸钠和复方氯化钠溶液（1.86% 乳酸钠溶液 1 份和复方氯化钠 2 份）的混合液，以及碳酸氢钠与复方氯化钠（1.25% 碳酸氢钠 1 份和复方氯化钠 2 份）的混合液。

补液量计算按照每丧失体重 1% 补液 500 ~ 600 mL。如有血容量不足之表现，表示细胞外液已缺失达 5%，需输入 3 000 mL：如无血容量不足之表现，则可仅输入上述量的 1/2 ~ 1/3，即 1 500 ~ 2 000 mL。还应补充生理需要量（2 000 mL 水，4.5 g 钠盐，3 g 钾和 100 g 糖）。

（二）低渗性脱水

低渗性脱水又称慢性缺水或继发性缺水。水和钠同时缺失，但缺水少于失钠，故血清钠低于正常范围，细胞外液呈低渗状态。

1. 病因　胃肠道消化液持续性丧失，如反复呕吐、胃肠道长期负压吸引或慢性肠梗阻；大创面慢性渗液；肾脏排出水和钠增多，如应用氢氯噻嗪等利尿剂时，未注意补充适量的钠盐。

2. 临床表现　低渗性缺水出于细胞外液渗透压低于正常，所以尽管机体缺水，患者却无明显口渴感，尿量减少也不明显。由于细胞外液大量丢失，典型的临床表现以循环血量不足和组织缺水为主。临床上根据缺钠程度不同，将低渗缺水分为轻、中、重三度。

3. 治疗

（1）治疗原发病。

（2）轻、中度缺钠一般从静脉补充葡萄糖盐水即可。每公斤体重失钠0.5 g，先补给1/2的量，加上日需要量4.5 g，其余1/2的量，可在第2天补足。

（3）重度缺钠者，为提高体液的渗透压，可给予高渗盐水（3%～5%氯化钠溶液）。补钠量可根据上述临床表现估计。

（三）高渗性脱水

高渗性脱水又称原发性脱水，水和钠同时缺失。由于缺水多于缺钠，故血钠增高，细胞外液呈高渗状态。

1.病因

（1）摄入水分不足，如禁食、神志不清、不能进食；

（2）因口腔、咽喉或食管疾病所致进食障碍，如食管癌；

（3）在"溶质性"利尿、尿崩时补水不足；

（4）大面积烧伤、广泛创伤、大手术或高热引起的水分丧失增多。

2.临床表现　按照失水程度可分为轻、中、重三度。轻度缺水以口渴为主（失水2%～4%）；中度缺水出现皮肤干燥、弹性差、尿少、尿比重高，脱水热等（失水4%～6%）；重度缺水有高热、惊厥、昏迷等中枢神经系统功能障碍表现（失水6%以上）。

3.治疗　尽早去除病因病人如能进食，给予饮水及进食，病情很快可以好转。如不能饮水或失水程度较重，可静脉输5%葡萄糖溶液或0.45%氯化钠溶液。根据临床表现，按照体重百分比的丧失来估计，每丧失1%补充400～500 mL。当日先给予补水量的一半，余下的应在第2天补给。另外还应补给生理需要量2 000 mL。

二、钾代谢紊乱

（一）低钾血症

血清钾低于3.5 mmol/L时，称为低钾血症。临床上较常见。

1.病因

（1）摄入不足：如手术后进食或长期不能进食；

（2）自胃肠道丧失：如呕吐、腹泻、长期胃肠吸引或消化液经胃肠瘘丧失；

（3）尿钾排出过多：应用利尿剂，尤其是噻嗪类药物。慢性心力衰竭，肝肾疾病等继发的醛固酮增多，酸中毒、创伤和严重的组织破坏后，长期使用皮质激素类药物等，致使尿钾排出过多。在输入大量不含钾的盐水后，细胞外液中Na^+增多，促进K^+从尿中排出。

（4）钾在体内分布异常：如在输注大量葡萄糖液，尤其是与胰岛素合用或伴有碱中毒时，促使K^+转入细胞内。

2.临床表现　主要为神经肌肉兴奋性降低。

（1）肌无力最早出现，可出现四肢柔软无力，以后可延及躯干和呼吸肌，更后可有软瘫、腱反射减退或消失。

（2）病人可有口苦、恶心、呕吐和腹胀等胃肠功能障碍。

（3）心脏受累主要为传导和节律异常，心音低沉、心律不齐等。心电图改变为早期出现T波降低、变宽、双相或倒置，随后出现ST段降低、QT间期延长和U波。

（4）中枢神经抑制，可有嗜睡、淡漠等。另外，血清钾过低时，由于K^+由细胞内移出，与Na^+和H^+交换增加，会发生碱中毒，病人出现碱中毒的一些症状，但尿呈酸性（反常性酸性尿）。

3.治疗　应及早去除缺钾的原因，治疗原发病。临床上缺钾的程度很难判断，虽可根据血钾测定结果计算补钾量，但与临床实际应用尚有较大距离，通常采取分次补钾边治疗、边观察的方法。外科的低钾患者常无法口服钾剂，需要静脉补给。

正常情况下细胞外液的钾就不多，要达到细胞内外的平衡需要有个过程，因此补钾要注意以下问题：

（1）争取口服：口服为最安全的补钾方法，以 10% 氯化钾、枸橼酸酸钾或醋酸钾溶液口服，10 mL/d，3 次口服，手术后病人应争取早日进食。也可进食含钾丰富的水果和蔬菜，如橘子、香蕉、枣子、番茄、紫菜、海带等。

（2）浓度适宜：静脉输注液中含钾浓度一般不超过 0.3%，即 1 000 mL 液体内，加入 10% 氯化钾不超过 30 mL。否则浓度过大易导致心脏骤停，且对静脉的刺激性大。

（3）见尿补钾：因钾主要经肾排泄，故尿少者不宜补钾，否则易引起高血钾的危险。宜先从静脉滴注生理盐水，待血容量恢复，尿量增加达每小时 40 mL 以上时，方可补钾。

（4）滴入勿快：氯化钾溶液进入血流后，须经 15 h 左右，方可建立细胞内外的平衡，故成人静脉滴入速度每分钟不宜超过 40 ~ 60 滴，否则亦有刺激静脉及导致高血钾的危险。

（5）控制总量：每天补钾总量要正确估计。对于一般术后禁食病人，而无其他额外损失的，可给 10% 氯化钾 20 ~ 30 mL。严重缺钾时，24 h 内也不宜超过 70 ~ 100 mL。

（6）补钾时间：一般为 3 ~ 5 天。

（7）备用钙剂：补钾时备用葡萄糖酸钙，一旦出现高钾所致的心律失常，立即静推 10% 葡萄糖酸钙 10 ~ 20 mL。

（二）高钾血症

血钾高于 5.5 mmol/L 称为高钾血症。

水钠代谢紊乱
电子课件

1. 病因　高钾血症最常见于急性或慢性肾功能衰竭。因钾潴留体内，排出困难，如一时补钾过多，但逾量不大和肾功能正常，多余的钾能迅速自尿中排出。如直接推注氯化钾，引起血钾突然升高，可发生心跳骤停。在外科，高钾血症多发生在缺氧、酸中毒、溶血、大面积组织损伤（挤压综合征）和脓毒性感染后，因为大量细胞和组织破坏，K^+ 由细胞内大量移出的缘故。

水钠代谢紊乱
思维导图

2. 临床表现　由于高钾血症常继发于急性肾功能衰竭和酸中毒，故其临床表现易被原发征象所掩盖。

病人一般无特异性表现，有时有轻度神志模糊或淡漠，疲乏、手足感觉异常。严重高钾血症可有微循环障碍的表现，如皮肤苍白、发冷、青紫。尤其是血钾超过 7 mmol/L 时，可出现软瘫，先累及躯干，后波及四肢，最后影响呼吸肌而出现呼吸困难。早期血压升高，后期下降，脉率缓慢，心音远弱，或出现室性早搏，严重者出现心室颤动，导致心脏骤停。同时典型的心电图改变为：早期 T 波高而尖，QT 间期延长，随后出现 QRS 波群增宽。

3. 治疗

钾代谢紊乱
电子课件

（1）禁止一切钾的摄入：包括停用一切有钾的药物或溶液，避免进食含钾量高的食物，如牛奶、水果等。

（2）促使 K^+ 暂时转入细胞内：①静脉输入高渗葡萄糖液及胰岛素，可用 25% 葡萄糖 200 mL，每 3 ~ 4 g 糖加入 1 U 胰岛素，作静脉滴注，可使 K^+ 转入细胞内，暂时降低血清钾浓度。必要时 3 ~ 4 h 重复给药；②静脉注射 5% 碳酸氢钠溶液，碱化细胞外液，可增加肾小管的排钾作用，并使钾离子转入细胞内而降低血钾，可静脉注射 5% 碳酸氢钠溶液 60 ~ 100 mL 后，再静脉滴注 100 ~ 200 mL；③肌内注射丙酸睾丸酮或苯丙酸诺龙以促进蛋白质合成，使 K^+ 转入细胞内。

（3）对抗高钾所致的心律紊乱，可静脉注射 10% 葡萄糖酸钙溶液 10 ~ 20 mL，钙对钾有拮抗作用，可缓解钾对心肌的毒性作用，必要时可重复使用。

（4）应用阳离子交换树脂促进钾的排出，每次 15 g，每日 4 次，可从消化道将钾排出体外。

（5）透析治疗：有腹膜透析和血液透析，一般用于上述疗法仍不能降低血清钾浓度时。

▼　达标练习

1. 低渗性脱水主要指（　　）。

    A. 血钾低　　　　　　　　B. 血钙低　　　　　　　　C. 血镁低

    D. 血钠低　　　　　　　　E. 血磷低

2. 禁食成年病人每天正确的水与电解质补充量为（　　）。

    A. 水 2 000 ~ 2 500 mL，钠 10 g，氯化钾 5 g

    B. 水 2 000 ~ 2 500 mL，钠 5 g，氯化钾 4 g

    C. 水 3 000 ~ 3 500 mL，钠 5 g，氯化钾 3 g

    D. 水 1 500 ~ 2 000 mL，钠 3 g，氯化钾 2 g

    E. 水 1 500 ~ 2 000 mL，钠 4 g，氯化钾 2 g

3. 维持机体体液平衡的主要器官是（　　）。

    A. 肺　　　　　　　　　　B. 缓冲系统　　　　　　　C. 肾

    D. 皮肤　　　　　　　　　E. 肝

4. 低渗性缺水时，在血清钠尚未明显降低之前，尿钠含量（　　）。

    A. 正常　　　　　　　　　B. 略高　　　　　　　　　C. 时高时低

    D. 逐渐升高　　　　　　　E. 减少

5. 治疗等渗性脱水理想的液体是（　　）。

    A. 5% 碳酸氢钠　　　　　　B. 等渗盐水　　　　　　　C. 平衡盐溶液

    D. 5% 葡萄糖　　　　　　　E. 小分子右旋糖酐

6. 低钾血症少见于（　　）。

    A. 长期进食不足　　　　　B. 持续胃肠减压　　　　　C. 碱中毒

    D. 急性肾衰竭　　　　　　E. 大量输入葡萄糖和胰岛素

7. 低钾血症的病人，补钾后病情仍无改善时，应首先考虑缺乏（　　）。

    A. 镁　　　　　　　　　　B. 磷　　　　　　　　　　C. 钠

    D. 氯　　　　　　　　　　E. 钙

8. 低钾血症错误的临床表现是（　　）。

    A. 肌无力为最早的临床表现　　　　　　　　B. 均有典型的心电图改变

    C. 常与镁缺乏同时存在　　　　　　　　　　D. 严重时可发生多尿

    E. 发生碱中毒时尿呈酸性

9. 患者，男，45 岁，腹胀呕吐已半年，多于午后发作，吐出隔夜食物，吐量较大，吐后舒服，由于长期呕吐除脱水外还会造成（　　）。

    A. 低氯、高钾性碱中毒　　B. 低氯、低钾性碱中毒　　C. 低氯、高钾性酸中毒

    D. 低氯、低钾性酸中毒　　E. 低钾性酸中毒

10. 患者，女，20 岁，因十二指肠溃疡所致幽门梗阻引起反复呕吐 15 天入院，测得血钾值为 3mmol/L，动脉血 pH 7.5，首选补液种类应为（　　）。

  A. 乳酸、氯化钾溶液 B. 氯化钾溶液 C. 等渗盐水

  D. 葡萄糖盐水 E. 葡萄糖盐水、氯化钾溶液

11. 结肠破裂修补术后 5 天，病人血钠 136.0 mmol/L，血钾 6.8 mmol/L，血 pH 值 7.3，近 24 h 尿量 520 mL，应诊断为（　　）。

  A. 低渗性脱水 B. 高渗性脱水 C. 低钾血症

  D. 高钾血症 E. 低钾合并等渗性脱水

参考答案：1. D; 2. B; 3. C; 4. E; 5. C; 6. D; 7. A; 8. B; 9. B; 10. E; 11. D

项目 2　外科休克

学习目标

1. 熟悉休克的概念、分类、病理生理。
2. 掌握休克的临床表现、监测和治疗。

案例导入

患者，男，35 岁。因肝硬化、门脉高压症、食管下段和胃底贲门静脉曲张破裂出血急诊入院。查体：血压 80/60 mmHg，脉搏 100 次/min，神清，面色苍白，出冷汗、兴奋、烦躁不安、脉搏细速，心肺未闻及明显异常，腹平坦，全腹轻压痛，反跳痛（−），肌紧张（−），肠鸣音活跃，余无明显异常。

请思考：作出初步诊断，并估计失血量。提出诊断依据。治疗原则是什么？

▼ 内容精要

休克（shock）是机体因各种原因引起有效循环血量锐减，组织灌流不足，导致细胞代谢紊乱和功能受损的病理过程，是一种多因素导致的临床综合征。机体组织氧供应不足和需求增加是休克的本质，产生炎性介质是休克的特征。其典型表现为脉率加快、脉搏细速、血压不稳、烦躁不安或神志淡漠、面色苍白、皮肤及肢端湿冷和尿量减少等，治疗的关键是早期诊断并尽早恢复对组织细胞的供氧，促进氧的有效利用，达到氧的供需平衡，恢复并保持细胞的正常功能。休克按病因分为低血容量性、感染性、心源性、神经源性和过敏性休克五类（损伤性、失血性归入低血容量性休克）。外科常见的是低血容量性和感染性休克。

（一）病理生理

各类休克共同的病理生理基础是有效循环血量锐减，组织灌流不足和炎症介质的产生。病理生理变化主要为微循环的变化、代谢变化、炎症介质的释放和细胞功能损伤以及内脏器官的继发性损害。

1.微循环障碍

（1）微循环收缩期：休克早期，循环血量锐减，动脉血压下降，机体通过应激等一系列代偿机制进行调节和矫正：一方面使心跳加快，心排出量增加以维持循环的相对稳定；另一方面是外周血管阻力和回心血量增加，保证了心脑等重要生命器官的血液灌流。机体处于休克代偿期，此时因微循环内毛细血管的前括约肌收缩导致血液"少灌少流、灌少于流"，组织处于缺血、缺氧状态。

（2）微循环扩张期：若休克持续，微循环变化继续发展，组织灌注不足进一步加重，细胞代谢紊乱，出现能量不足，乳酸类产物蓄积，舒血管物质如组胺、缓激肽等释放，导致毛细血管前括约肌失去对儿茶酚胺的反应能力而舒张，而后括约肌仍处于收缩状态，血液"灌而少流、灌大于流"，大量血液滞留于开放的毛细血管网内，进一步减少循环血量，血压下降。此时机体代偿已不能保证心脑等重要器官的灌注。

（3）微循环衰竭期：滞留在微循环内的血液，黏稠度增加，在酸性环境中处于高凝状态，红细胞和血小板易发生聚集并在毛细血管内形成微血栓，甚至出现弥散性血管内凝血（DIC），为不可逆性失代偿期。血液"不灌不流"，细胞严重缺氧、缺乏能量致细胞内溶酶体膜破裂，释放多种酸性水解酶，造成细胞自溶并损害其他细胞，最终引起多器官功能衰竭（MOF），常导致患者死亡。

2.代谢变化

（1）体液变化：休克反射引起肾上腺分泌醛固酮增加，机体排钠减少，以保留液体和补偿部分血量。同时，脑垂体后叶增加抗利尿激素分泌，而保留水分，增加血浆量。

（2）氧代谢异常引起代谢性酸中毒：细胞对氧的需求不能满足时，发生无氧代谢（糖酵解），产生少量 ATP 和较多丙酮酸和乳酸，造成高乳酸血症。

（3）能量代谢障碍：应激状态下抑制蛋白合成，促进蛋白分解；促进糖异生，抑制糖降解，使血糖升高。脂肪分解增强，成为机体获取能量的主要来源。

3.炎症介质释放和细胞功能损伤

（1）严重创伤、感染、休克使机体应激反应呈"瀑布样"连锁放大效应，释放过量炎症介质等活性氧代谢产物，可引起脂质过氧化和细胞膜破裂。

（2）代谢性酸中毒和能量不足影响细胞各种膜功能，导致血钠降低，血钾升高，引起细胞外液减少和细胞肿胀死亡，大量钙离子引起溶酶体损伤，细胞自溶，产生各种毒性因子或产物，还破坏线粒体，影响能量生成。

4.内脏器官继发性损害

微循环障碍持续存在和发展，组织器官缺血缺氧不能改善，细胞变性、坏死，常累及心、肺、脑、肝、肾、胃肠、胰腺等器官。其中心、肺、肾的功能衰竭则是造成休克死亡的三大主要原因。另外几个脏器同时或相继受损时，常出现多器官功能不全（MODS），甚至多器官功能衰竭（MOF）。

（二）临床表现

1.休克代偿期　或称休克早期，低血容量休克时，如血容量丧失未超过20%（约800 mL），由于机体的代偿作用，病人中枢神经兴奋，交感神经活动增加，病理上处于微循环收缩期，患者出现烦躁不安，皮肤苍白，四肢厥冷，心率、呼吸加快，舒张压由于血管收缩而增高，但收缩压仅 $80 \sim 90$ mmHg，脉压 < 20 mmHg，中心静脉压尚正常，尿量正常或减少。此期为休克救治的关键时期，若能及时诊断、积极治疗，休克多可较快纠正。否则，病情发展进入休克期。

2.休克抑制期　又称休克期，病理上处于微循环扩张期，严重时处于衰竭期。机体失代偿，患者神情淡漠，反应迟钝，意识模糊甚至昏迷；出冷汗，口唇、肢端紫绀，脉搏细速，呼吸困难，血压下降或测不出，尿少甚至无尿。还可出现 DIC 或 ARDS，甚至 MODS 或 MOF。

（三）诊断

凡遇到严重损伤、大量出血失液、重度感染、过敏及有心脏疾患等病因，应注意休克的发生。结合上述临床表现及相关化验、检查结果一般不难做出诊断。关键是要早期发现，在休克代偿期及时确诊和抢救。

在以下指标中第1条有2项，第2条有1项以上，即可诊断休克：

（1）①脉搏细速（> 100 次 /min）或不能触知。②外周微循环障碍表现，如面色苍白、皮肤黏膜发绀、肢冷、外周静脉塌陷、意识障碍等。③尿量小于 30 mL/h。

（2）①血压 < 80 mmHg。②血压 > 80 mmHg，但脉压 < 20 mmHg、尿少等。

（四）监测

休克的监测对早期诊断，判断病情程度，估计预后及指导救治均具有十分重要的意义。因为休克病人的抢救是否成功取决于两点，一是病情的严重程度，另一点是救治措施的有效程度，而这两点都必须通过对休克病人的监测进行了解。对休克病人的动态监测是了解病情变化和治疗效果的关键，是及时采取有效治疗措施的前提。

1. 一般监测项目

（1）意识状态：是脑组织血液灌注、供氧情况和全身循环状态的反映。烦躁、意识障碍提示脑组织缺血缺氧、脑水肿，脑细胞损害。

（2）皮肤温度和色泽：是体表灌流状态的反映。面色苍白、肢冷、出冷汗表示交感神经兴奋，微血管收缩；皮肤、口唇发绀，甲下毛细血管充盈和浅静脉充盈时间延长，皮肤紫纹表示微循环淤滞；皮肤出血、瘀斑常提示 DIC 可能。如患者四肢温暖，轻压指甲或口唇局部暂时缺血苍白，松压后色泽迅速恢复正常，表明休克好转。

（3）血压：强调动态观察比较。一般认为收缩压低于 90 mmHg，脉压低于 20 mmHg 时休克存在；血压回升，脉压增大是休克好转征象。

（4）脉率：脉率变化比血压敏感。当血压还较低，而脉率已恢复且肢体转暖时，常表示休克趋于好转。可用休克指数估计判断休克的有无及轻重：休克指数（SI）＝脉率 / 收缩压（mmHg）。正常 0.5 左右；大于 1.0 ~ 1.5 有休克；大于 2.0 重度休克。

（5）呼吸：呼吸深快提示代谢性酸中毒；呼吸频率 > 28 次 /min，血氧饱和度（SPO_2）< 90 %，动脉血氧分压（PaO_2）< 60 mmHg，吸入纯氧仍无改善，提示急性呼吸窘迫综合征（ARDS）；呼吸由深快到浅快，再到潮式呼吸，提示脑水肿，颅内高压。

（6）尿量：是肾血流灌注情况的反映。尿量维持在 30 mL/h 以上时，表示休克纠正；尿量小于 25 mL/h、尿比重高则表示肾血管收缩或血容量仍不足；血压正常、尿量小于 20 mL/h、比重低而恒定在 1.010 左右、尿中管型细胞，可能发生急性肾功能衰竭（ARF）。故对休克者，应留置导尿管连续监测尿量。

2. 特殊监测项目

（1）中心静脉压（CVP）：正常值为 50 ~ 100 Pa（5 ~ 10 cmH_2O）。

（2）肺动脉楔压（PAWP）：正常值为 0.8 ~ 2.0 kPa。

（3）心搏出量、心脏指数及周围血管阻力。

（4）动脉血气分析：动脉血氧分压（PaO_2）正常值为 10.7 ~ 13 kPa（80 ~ 100 mmHg）；动脉血二氧化碳分压（$PaCO_2$）正常值为 4.8 ~ 5.8 kPa（36 ~ 44 mmHg）。

（五）治疗

休克治疗的原则是尽早去除病因，尽快恢复有效循环血量，纠正微循环障碍，恢复机体的正常代谢。同时要维护重要脏器功能，防止继发多器官功能障碍。

1. 具体治疗措施

（1）休克体位：尽快控制出血、感染等原发病因，适当止痛，固定，采取休克体位（头和躯干抬高 20° ~ 30°、双下肢抬高 15° ~ 20°），保持呼吸道通畅，给氧。建立 2 条静脉通路以利输液、用药及监测；留置导尿；注意保温。

（2）及时恢复有效循环血量、纠正缺氧：根据监测指标指导补充液体质、量及速度。先采用晶体液和胶体液，晶体首选平衡盐，胶体首选血浆，必要时成分输血。也有用 3% ~ 7.5% 高渗盐溶液进行休克复苏治疗。

休克
电子课件

休克
思维导图

（3）积极处理原发病：一般在休克状态稳定后及时手术处理原发病变，但情况不允许时，要一边抗休克治疗，一边急诊手术。

（4）纠正酸碱及水、电解质失衡：在代谢性酸中毒时，注意因过度换气导致呼吸性碱中毒，故休克早期不主张使用碱性药物。酸中毒的最后纠正依赖于休克的根本好转。成人休克中度以上一般应补充5%碳酸氢钠。

（5）应用血管活性药物：在补足血容量情况下，适当应用血管活性药物以迅速提高血压，改善各脏器的血流灌注。

（6）其他药物应用：出现DIC征象时，应及时用肝素治疗，还可用抗纤维蛋白溶解药物防止纤维蛋白溶酶形成。皮质类固醇一般应用于感染性休克、休克合并ARDS等。

2.加强营养代谢支持和免疫调节治疗　适当的肠内、外营养可减少组织分解。应用生长激素、谷氨酰胺，保护肠黏膜，防止肠道细菌移位。

3.维护重要脏器功能　休克是一个序贯性连续发展的病理过程，在休克发展至一个或多个器官功能不全（MODS）或衰竭（MOF）时，救治非常困难，病死率很高。故在休克治疗的早期就应十分注意重要脏器功能支持。即使是休克合并3个器官以下的脏器衰竭，在有效治疗措施下，加强内脏功能支持，也可能使部分患者生存。

重点笔记

▼ 达标练习

1. 患者，男，32岁，双下肢挤压伤，神志尚清楚，表情淡漠，明显口渴，面色苍白，皮肤湿冷，脉搏112次/min，血压90/60 mmHg（12/8 kPa），中心静脉压4 cmH$_2$O（0.398 kPa），毛细血管充盈迟缓。血pH为7.32。针对该病人的情况，应采取的最有效的措施是（　　）。

　　A. 应用收缩血管药物　　B. 补充血容量　　　　C. 纠正酸中毒

　　D. 给予强心药物　　　　E. 应用扩张血管药物

2. 患者，女，85岁，因大量呕血、黑便送来急诊。既往有冠心病，肾动脉硬化。立即给予输血、补液及相应的止血措施。对此患者指导液体入量及输入速度最有意义的参考指标是（　　）。

　　A. 中心静脉压　　　　　B. 肘静脉压　　　　　C. 血压

　　D. 心率　　　　　　　　E. 尿量

3. 治疗外科低血容量性休克的基本措施是补充血容量，一般宜首选（　　）。

　　A. 平衡盐溶液　　　　　B.10%葡萄糖溶液　　　C. 右旋糖酐

　　D.5%碳酸氢钠　　　　　E. 全血

4. 下列关于治疗休克的叙述中，错误的是（　　）。

　　A. 失血性休克的治疗是扩容　　　B. 感染性休克时可应用大剂量氢化可的松

　　C. 失血性休克时，止血是不可忽视的主要手段　D. 感染性休克时，应首先使用升压药

　　E. 感染性休克应恢复有效循环血量

5. 患者，女，45 岁，遭车祸时左季肋部撞伤脾破裂。血压 80/60 mmHg(10.6/8 kPa)，神志尚清楚，脉搏 120 次/min，表情淡漠，口渴，面色苍白。估计出血量达（　　）。

  A. 400～500 mL   B. 600～700 mL   C. 800～1 600 mL

  D. 1 700～2 400 mL E. >2 400 mL

6. 休克监测中最常用的项目是（　　）。

  A. 心脏指数   B. 血气分析   C. 肺动脉楔压

  D. 中心静脉压   E. 心排出量

7. 患者，男，40 岁，腹痛、发热 48 h，血压 80/60 mmHg，神志清楚，面色苍白，四肢湿冷，全腹肌紧张，肠鸣音消失，诊断为（　　）。

  A. 低血容量性休克 B. 感染性休克   C. 神经源性休克

  D. 心源性休克   E. 过敏性休克

8. 患者，男，35 岁，汽车撞伤左季肋部 4 h，神志模糊，体温 37.5 ℃，脉搏细弱，血压 60/40 mmHg，全腹压痛，无反跳痛，无尿。首先考虑的诊断是（　　）。

  A. 神经源性休克   B. 感染性休克   C. 中度低血容量性休克

  D. 重度低血容量性休克 E. 过敏性休克

参考答案：1. B；2. A；3. A；4. D；5. C；6. D；7. B；8. D

项目 3　外科感染

学习目标

1. 掌握外科感染的概念、分类、临床表现、治疗。
2. 掌握疖、痈、蜂窝织炎、脓肿、丹毒的临床表现和治疗。
3. 熟悉全身性感染的临床表现和治疗。

案例导入

  患者,男。无明显诱因突然出现右小腿前部片状红斑,并有局部烧灼痛,伴畏寒、发热、头痛。查体:右小腿胫前部有一约 3 cm×5 cm 片状红斑,边缘清楚,并略隆起,色鲜红,中间色较淡,有少许皮屑,手压可使颜色消退,放手后颜色很快恢复;右腹股沟区淋巴结肿大,压痛,但边界清楚,活动好;右足有足癣。既往有类似发作史。

  请思考:该病人的诊断及依据是什么?如何治疗?

▼ 内容精要

  外科感染一般是指需手术治疗的感染性疾病和发生在创伤、手术、介入性诊疗操作后并发的感染。外科感染的发病率占外科疾病的 1/3～1/2。外科感染具有以下特点：①多属几种需氧菌与厌氧菌的混合感染；②以内源性感染为主，病原菌多来自人体的正常菌群；③多数有明显的局部症状和体征，病变常导致组织结构破坏、修复、愈合并形成瘢痕；④常需外科手术治疗。

（一）病因

外科感染可由病原微生物和寄生虫引起，微生物以细菌最常见，其次有病毒和真菌等，如金黄色葡萄球菌、溶血性链球菌、结核杆菌、厌氧梭状芽孢杆菌等。如致病微生物的数量与毒力增加或机体免疫力下降，可引起感染。

（二）分类

1.按致病菌特性分类

（1）非特异性感染：又称化脓性感染或一般性感染。如疖、痈、丹毒、急性阑尾炎等，常见致病菌有葡萄球菌、链球菌、大肠杆菌。其特点是：同一种致病菌可引起几种不同的化脓性感染，而不同的致病菌又可引起同一种化脓性感染。有化脓性炎症的共同特征，即红、肿、热、痛，继而可形成脓肿，防治原则基本相似。

（2）特异性感染：如结核病、破伤风、气性坏疽、炭疽及放线菌病等。其特点是，一种疾病只能由一种致病菌所引起。各病的临床表现和防治原则截然不同。

2.按感染发生的情况分类

（1）条件性（机会）感染：指平常为非致病或致病力低的病原菌，由于数量增多使毒性增大，或人体免疫力下降，趁机侵入而引起的感染。

（2）医院内感染：分交叉（外源性）感染和自身（内源性）感染两种，主要由条件致病菌引起，通常指在医院内发生的创伤和烧伤感染、呼吸系统和泌尿系统的感染。医务人员的无菌操作对院内感染有显著影响。

（3）二重感染亦称菌群交替症：是在广谱抗菌药物治疗过程中，多数敏感细菌被抑制，耐药菌大量生长繁殖，导致机体菌群失调而产生的新感染。一般见于用药后20天内，好发于婴儿、年老体弱、有严重疾病、腹部大手术后和长期使用激素等免疫功能低下者。病原微生物主要为金黄色葡萄球菌、真菌及革兰阴性杆菌。

3.按感染的病程分类　病程在3周内为急性感染，3周至2月为亚急性感染，超过2月为慢性感染。

（三）临床表现

1.局部症状　感染部位红、肿、热、痛和功能障碍是一般性感染的五大典型症状。感染局部症状的程度可随病变范围和位置深浅而异。病变范围小或位置较深时，局部症状则不明显，反之，病变范围大或位置表浅时，局部症状则较突出。

2.全身症状　感染轻，可无全身症状。感染较重的常有发热、头痛、全身不适、乏力、食欲减退等。一般均有白细胞计数增加和核左移。病情严重时，甚至出现白细胞降低和中毒颗粒。全身感染严重，易引起水电解质和酸碱平衡紊乱、感染性休克。病程长者，因营养消耗可出现贫血、消瘦或浮肿。

（四）诊断

根据病史、症状、体征和白细胞计数及分类进行综合判断，仍是感染的基本诊断方法。细菌培养阳性是诊断感染的金指标。波动感是诊断脓肿的主要依据。为寻找或定位深部的感染灶，还可进行如超声波、X线、CT和MRI检查等辅助检查。

（五）治疗

原则上应大力增强人体的抗菌感染和组织修复能力，及时杀灭致病微生物，适时引流脓液或清除坏死组织。

1.局部疗法

（1）患部制动、休息：对感染的肢体，可抬高，必要时，可用夹板或石膏绷带固定，有利于静脉的回流，减轻疼痛，使炎症局限化或消肿。

（2）外用药：浅部感染早期或中期可外用2.5%碘酒、2%鱼石脂软膏、50%硫酸镁溶液或中药外敷、浸泡、冲洗。

（3）物理疗法：用热敷或湿热敷、红外线、超短波理疗，能改善局部血液循环，有促进感染的吸收或局限化作用。

（4）手术治疗：如脓肿的切开引流、清除切口的坏死组织及异物、切除坏死肠管及阑尾、清除结核病灶、气性坏疽紧急切开减张引流等，以减轻局部和全身症状，阻止感染继续扩散。

2.全身疗法　重症病人应加强全身重要脏器的监测及病程严重性评估。

（1）改善全身症状：目的是改善全身情况和增加免疫力。

（2）合理应用抗菌药物：抗生素使用的基本原则是"能不用尽量不用，能单用不联用，能窄谱不广谱，能口服不肌注，能肌注不静注以及合理的用药时间"。凡一些轻微的局部感染如毛囊炎、疖或表浅化脓性伤口可不用抗菌药物。对较严重、无局限化倾向的感染，需配合手术治疗的外科感染，如急性腹膜炎、肝脓肿、气性坏疽、手部感染等手术治疗的前后，应全身使用抗菌药物。抗菌药物的选择是根据感染部位、脓液性状、细菌培养和药敏试验、抗菌药物的抗菌谱及毒副作用和价格，参照病人的肝肾功能等选用抗菌药物。在治疗最初阶段，缺乏致病菌的详细资料，抗菌药物选择是经验性的，先按临床诊断、脓液性状，估计致病菌种类，选择适当抗菌药物。抗菌药物应用的时间，一般是体温正常、全身情况和局部感染灶好转后 3～4 天，即可考虑停药。但严重的全身感染如脓毒症，则应在 1～2 周后停药。

下面主要介绍两种外科感染。

一、皮肤和软组织的急性化脓性感染

（一）疖

疖为单个毛囊及其所属皮脂腺的急性化脓性感染，常扩展累及皮下组织。多由金黄色葡萄球菌、表皮葡萄球菌引起。疖常发生于毛囊和皮脂腺丰富的部位。如颈、头、面、背、腋、腹股沟及会阴和小腿。在全身免疫力减低时，多个疖同时或反复发生在身体各部，成为疖病。常见于营养不良、糖尿病、免疫缺陷等病人。

1.临床表现　病初局部出现红肿热痛的小结节，逐渐肿大呈丘状隆起。数日后中央因组织坏死、液化成脓，在顶端形成黄白色脓栓，在数日后，脓栓脱落，排除脓液后炎症消退而愈。疖一般无明显全身症状，全身免疫力减弱时，可致全身不适、畏寒、发热、头痛和厌食等毒血症状。面部特别是上唇周围和鼻部（鼻根部和两侧口角之间的区域称危险三角区）的疖，若被挤压，致病菌可致内眦静脉、眼静脉进入颅内，引起化脓性海绵窦静脉炎，可出现累及眼部及周围组织进行性红肿的大片硬结、结膜充血、眼球外凸、头痛、呕吐、寒战、高热甚至昏迷等，病情十分严重，死亡率很高。

2.治疗　早期病灶涂擦络合碘，外敷鱼石脂软膏、红药膏或金黄膏。患处以 50% 硫酸镁湿热敷或物理疗法（透热、红外线或超短波）。已有脓头时，可点涂石炭酸，有波动时，应及早切开引流。禁忌挤压，以免引起感染扩散。

危险三角区的疖，严禁挤压，卧床休息，进高营养饮食，全身使用有效抗菌药，力争消散吸收。疖病病人应加强全身支持疗法，提高免疫力，肌注丙种球蛋白，静脉使用抗菌药物，治疗糖尿病。

（二）痈

痈是临近多个毛囊及其所属皮脂腺、汗腺的急性化脓性感染，或由多个疖融合而成。金黄色葡萄球菌为主要致病菌。好发于颈项、背等皮肤厚韧处。多见于糖尿病等免疫力低下的成年病人。

1.临床表现　感染常从一个毛囊底部开始，沿阻力小的脂肪柱蔓延至深筋膜，并向四周扩散，波及邻近脂肪柱，再向上侵及毛囊群，故病灶为多个脓头隆起的紫色浸润区，质地坚韧，界限不清，在中央部有多个脓栓，破溃后呈蜂窝状，以后中央坏死、溶解、塌陷，形成"火山口"状，而周围呈浸润性水肿。除局部剧痛或区域性淋巴结肿大、疼痛外，伴有明显全身症状，如寒战、高热、头痛、厌食、白细胞计数及嗜中性粒细胞数增加等，易并发全身化脓性感染。

2.治疗　适当休息和加强营养，必要时补液，联用有效抗菌药物，控制糖尿病，对于病情严重的病人，可考虑使用新鲜血浆、白蛋白等。

病程早期局部热敷，若感染灶中心坏死组织多，宜在局部浸润麻醉或全身麻醉下，作"十"或

"十十"形切口，直达深筋膜，保留皮瓣，清除所有坏死组织，伤口内用纱布或碘仿纱布填塞止血。术后每日换药，伤口内亦可用生肌散，以促进肉芽组织生长，如创面直径超过 4 cm，需待肉芽组织生长良好，再植皮覆盖。唇痈禁忌手术，可外用 5% 攻锁液、3% 过氧化氢溶液或 0.1% 洗必泰液等湿敷，夹去脓栓及分离坏死组织，切忌挤压。

（三）急性蜂窝组织炎

急性蜂窝组织炎是皮下、筋膜下、肌间隔或深部蜂窝组织的急性弥漫性化脓性感染。炎症可由皮肤或软组织损伤后感染，亦可由局部化脓性感染灶直接蔓延或经淋巴、血行播散引起。致病菌主要为溶血性链球菌，其次为金黄色葡萄球菌或厌氧菌。

1.临床表现　浅表感染：患处明显红肿，剧痛，并向四周迅速扩大，病变中央部位因缺血常有组织坏死。深层感染：患处红肿不明显，常只有局限水肿和深部压痛，全身感染中毒症状较重，有高热、寒战、头痛、全身乏力、白细胞计数及中性粒细胞增加等。口底、颌下、颈部感染可使喉头水肿，压迫气管，出现呼吸困难，甚至窒息；如发生在胃肠道或泌尿道内容物污染的会阴部、腹部切口，多混有厌氧菌感染，全身症状重，局部产气有捻发音，有蜂窝组织和筋膜坏死，并伴进行性皮肤坏死，脓液恶臭，故亦称捻发音性蜂窝组织炎。

2.治疗　休息，加强全身营养，足量应用有效抗菌药物控制感染。早期热敷，中药外敷或理疗。如仍不能控制扩散者，应做广泛多处切开引流。口底、颌下的急性蜂窝组织炎若经短期抗感染治疗无效，应尽早切开减张引流，以防喉头水肿，压迫气管窒息致死。对捻发音性蜂窝织炎应及早做广泛切开引流，清除坏死组织，并用 3% 过氧化氢溶液或 0.02% 高锰酸钾液湿敷。

（四）丹毒

丹毒是由 β-溶血性链球菌从皮肤、黏膜的细小破损入侵皮肤及其网状淋巴管的急性炎症。好发于下肢及面部，蔓延迅速，但很少发生组织坏死或化脓。

1.临床表现　起病急，常有头痛、畏寒、发热。患处烧灼样痛，出现边界清、稍高出皮肤的鲜红色片状红斑，有时伴小水疱形成，手指轻压褪色，松手后很快复红。随着红肿区向外蔓延，中心区肤色变暗、脱屑，转为棕黄。区域淋巴结肿大疼痛。足癣和血丝虫感染可反复诱发下肢丹毒，重者因淋巴阻塞和淋巴淤滞发展成象皮腿。

2.预防　休息，抬高患肢。局部用 50% 硫酸镁溶液或 70% 酒精湿热敷。应用大剂量磺胺药或青霉素，并在全身或局部症状消失后继续应用 3～5 天，以免丹毒复发。宜积极治疗存在的足癣、血丝虫病。还应防止接触性传染。由于不发生化脓，一般不需切开引流。

（五）脓肿

脓肿是化脓性感染区病变组织坏死液化形成的局限性脓液积聚，内含大量病原菌、嗜中性粒细胞和坏死组织，四周有完整的脓腔壁，常位于体表软组织内。一般继发于急性蜂窝织炎、急性淋巴结炎、疖等；亦可发生于损伤后感染处，或远处感染灶经血流或淋巴转移而来。

1.临床表现和诊断　浅部脓肿局部常隆起，有红肿热痛和波动感，小的脓肿多无全身反应，大或多发的脓肿可有全身症状，如头痛、发热、食欲不振和白细胞总数及嗜中性粒细胞增高。检查有无波动感方法（波动试验），如均有波动感即为波动试验阳性。于波动感或压痛明显处穿刺抽得脓液，即可确诊。

2.治疗　伴有全身症状时可予以全身支持、抗菌药物及对症处理。脓肿尚未形成时治疗同疖，如脓肿已有波动感或穿刺抽到脓液，应及时切开引流。切口应在波动最明显处或脓肿低位；较大脓肿，术者应将手指伸入脓腔，分开间隔，变多房脓腔为单房，清除坏死组织后，以 3% 过氧化氢溶液和生理盐水冲洗，用凡士林纱布填塞或橡皮管引流。

二、全身性外科感染

全身性外科感染可致全身炎症反应，全身炎症反应由感染及其致病菌的毒素作用引起，还可由严重创伤、休克、胰腺炎等非感染因素引起，造成机体发生过度全身炎症反应，如得不到有效控制，可因炎症介质过量释放而失控，引发级联或网络反应，导致全身炎症反应综合征（SIRS）、脏器受损和功能障碍，严重时可发生脓毒性休克，多器官功能障碍综合征甚至多器官功能衰竭。

（一）全身炎症反应综合征

1.病因

（1）感染因素：各种病原菌所致感染为 SIRS 常见原因，其发生与病原菌的繁殖及其产生的内毒素和外毒素的毒性有密切关系，因感染引起的 SIRS 称为脓毒症。

（2）非感染因素：各种程度的损伤、休克、胰腺炎、自身免疫性疾病或缺血再灌注损伤等，所产生的变性坏死组织及其产物、缺氧、免疫复合物均激活炎症细胞，促使大量炎症介质释放入血，导致过度的全身反应即 SIRS，如进一步恶化也可发生 MODS，甚至死亡。

2.诊断　SIRS 诊断标准是指任何致病因素作用于机体所引起的全身性炎症反应，具备下列两项或两项以上的体征：①体温 > 38 ℃或 < 36 ℃；②心率 > 90 次 /min；③呼吸 > 20 次 /min 或 $PaCO_2 < 32$ mmHg；④外周血白细胞计数 > $12×10^9$/L，或未成熟粒细胞 > 10%。

3.防治　防治 SIRS 的策略，除外科清除或引流病灶，应用抗生素控制感染和维护器官的功能外，重点应放在抑制激活的炎症细胞，从不同水平阻断过度释放的炎症介质，补充严重不足的内源性抑制物，调整机体的免疫状态，以缓和、局限机体的炎症反应。

（二）脓毒症

脓毒症是有全身炎症反应，如体温、循环、呼吸等明显改变的外科感染的统称。当脓毒症合并有器官灌注不足表现，如低氧血症、乳酸酸中毒、少尿、急性神志改变等，则称为脓毒综合征。如血培养阳性，说明细菌已侵入血循环，称为菌血症。

1.病因

（1）严重创伤、烧伤、休克、外科大手术后，可使病人处于应激状态而释放大量炎症性介质，如再次出现致伤因素，如出血、感染作用于靶细胞而引起所谓级联反应，导致感染，可引起脓毒症。

（2）各种化脓性感染如弥漫性腹膜炎、胆道或尿路感染，甚至局限性感染均可引起脓毒症。

（3）诱发因素：①机体免疫力低下，如年老体弱、营养不良、严重贫血和慢性疾病等。②长期使用糖皮质激素、免疫抑制剂、抗癌药物等。③长期使用广谱抗生素导致非致病菌或条件致病菌大量繁殖引发的感染。④局部病灶处理不当，伤口存留异物、死腔、引流不畅或清创不彻底等。⑤长期留置静脉导管所致静脉导管感染等。

2.临床表现

（1）原发感染灶表现：如弥漫性腹膜炎有畏寒发热、持续剧烈腹痛、腹胀和腹膜刺激征；尿道感染有发热、腰痛、尿道刺激症状和脓血尿等。

（2）全身炎症反应的临床表现：骤起寒战高热，热型以弛张热多见，或有不规则热、稽留热，体温可达 40 ℃以上。老年人或免疫力低病人可有体温不升（< 36.5 ℃）。白细胞计数增加、中性粒细胞比例增高、核左移，严重时可有中毒颗粒；免疫力低者，白细胞计数可降低；心率快、呼吸加快。

（3）器官灌注不足及功能不全表现：如尿少、血乳酸水平增高，血肌酐水平升高；呼吸急促，血氧分压下降；神志改变，如烦躁、淡漠、谵妄、昏迷等；尚可有血小板减少、高胆红素血症。严重时可出现脓毒症休克及器官功能衰竭表现。

（4）常有肝脾肿大、皮下出血斑或黄疸，病程长时可有转移性脓肿。

3.诊断　在原发病变基础上，有全身炎症反应临床表现，证实有细菌存在或有高度可疑感染灶，脓毒症的诊断可确立。

4.治疗　在加强重症监护下应用综合治疗措施，主要为处理原发灶，联合应用抗生素，增强机体全身免疫力和营养支持等。

（1）原发灶的处理：脓肿应及时切开，清除坏死组织，去除异物，敞开死腔，充分引流；手术去除病灶，拔出感染的导管等。对找不到病灶者，应全面检查，找出并清除全部病灶。

外科感染
电子课件

外科感染
思维导图

（2）联合应用有效抗生素：一般先依据原发感染灶诊断和分泌物性质，经验性选用广谱抗生素或联合应用两种抗生素；然后根据疗效、病情演变、细菌培养及药物敏感性测定，针对性调整或选用抗生素。

重点笔记

▼ 达标练习

1. 患者，男，70岁，上唇一个毛囊尖处出现红肿、疼痛的结节，中央部有灰黄色小脓栓形成，错误的处置是（　　）。
    A. 休息　　　　　　　B. 外敷鱼石脂膏　　　　C. 挤出脓栓，以利引流
    D. 应用抗生素　　　　E. 湿热敷
2. 明确脓肿诊断并确定其致病菌的可靠方法是（　　）。
    A. 抗生素治疗观察　　B. 血液细菌培养　　　　C. 穿刺细菌培养
    D. 气味　　　　　　　E. 颜色
3. 外科感染的局部治疗方法中错误的是（　　）。
    A. 散瘀消肿　　　　　　　　　　　　　　B. 患部适当活动，促进循环
    C. 伴有严重中毒症状时切开减压　　　　　D. 必要时切除发炎脏器
    E. 加强营养支持
4. 有关痈处理方法错误的是（　　）。
    A. 中央部坏死组织多，全身症状重者，应手术治疗　B. 切口应超出炎症范围
    C. 切开至皮肤全层　　　D. 尽量剪除坏死组织　　　E. 唇痈不宜切开
5. 不能引起特异性感染的是（　　）。
    A. 破伤风杆菌　　　　　B. 结核杆菌　　　　　　C. β–溶血性链球菌
    D. 真菌　　　　　　　　E. 梭状芽孢杆菌

参考答案：1. C；2. C；3. B；4. C；5. C

项目 4　创伤与烧伤

学习目标

1. 熟悉创伤的分类、病理生理、修复和愈合过程。
2. 掌握创伤的临床表现和治疗。
3. 掌握烧伤的面积计算、深度识别和严重度判断。
4. 掌握烧伤的创面处理和液体疗法。

案例导入

　　案例 1：患者，男，24 岁，饮酒后驾驶摩托车与计程车对撞，伤后神志不清，呼吸急促，左大腿中段血流不止，全身多处软组织挫伤，路人拨打 120 后，医院急诊科即派车达到现场，经过急救处理后送到医院。

　　请思考：如果你是急诊医师，如何做进一步检查？如何处理？

　　案例 2：患者，男，36 岁。2 h 前在一间 4 ㎡ 的密闭浴室内因煤气罐漏气被火烧伤，伤后曾大声呼喊求救。入院时检查见患者烦躁，面色苍白，四肢湿冷，体温 36.5℃，呼吸 32 次 / min，因四肢烧伤脉搏触摸不清，也未能测血压，HR 140 次 / min，头面颈部烧伤，鼻毛烧焦，鼻前庭、口腔黏膜苍白，呼吸困难，双肺听诊有干啰音，双上肢、胸腹部、会阴部、双下肢前半被烧伤，创面上遍布小水泡，泡皮较厚，有些泡皮撕脱，基底红白相间。

　　请思考：入院诊断是什么？写出诊断依据。

▼ 内容精要

一、创伤

创伤是指机械力作用于人体所造成的损伤。

（一）分类

软组织的创伤根据皮肤完整性可分为闭合伤和开放伤两类。

1. 闭合伤　受伤部位皮肤、黏膜仍保持完整，多由钝性暴力所致。

（1）挫伤：钝性暴力所致皮下组织、肌肉和小血管损伤。

（2）扭伤：外力使关节异常扭转引起关节囊、韧带、肌腱损伤，出现关节疼痛、肿胀和活动障碍。

（3）挤压伤：人体肌肉丰富部位，遭受重物较长时间、较大范围的挤压造成受压部位肌肉广泛缺血坏死，严重者可发生以肌红蛋白尿和高血钾为特征的急性肾衰竭及休克，临床称为挤压综合征。

（4）爆震伤：是由爆炸产生的冲击波造成的损伤，体表多无明显伤痕，可引起内脏损伤。

2. 开放伤　受伤部位皮肤、黏膜的完整性遭到破坏，有伤口和出血。

（1）擦伤：皮肤被粗糙物摩擦，造成的浅层组织损伤。

（2）刺伤：尖锐物体刺入人体所造成的损伤。

（3）切割伤：由锐利器械所造成的损伤。

（4）裂伤：钝物打击引起软组织、皮肤裂开。

（5）撕脱伤：暴力地卷拉或撕扯，造成皮肤、皮下组织、肌肉、肌腱等组织的剥脱，损伤严重，出血多且易感染。

（6）火器伤：由枪、炮等武器的发射物所致的损伤。

（二）病理生理

（1）局部反应：局部变化是在多种细胞因子参与下，发生的创伤性炎症反应、细胞增生和组织修复过程。

（2）全身性反应：是因受到严重创伤，机体受刺激所引起的非特异性应激反应及代谢反应。

（三）创伤的修复

1.创伤修复的基本过程

（1）伤口填充与炎症反应：伤后立即发生，持续3～5天。先由血凝块和纤维蛋白充填创腔，然后在炎性细胞和酶类物质的作用下清除受损和坏死组织。

（2）细胞增殖与肉芽形成：浅表的损伤一般通过上皮细胞的增殖、迁移，可覆盖创面而修复，但大多数软组织损伤需要通过肉芽组织生成的形式来完成。

（3）组织塑形：随着成纤维细胞合成胶原纤维的增多，伤口强度迅速增大并趋于稳定，肉芽组织变成坚韧的瘢痕组织。

2.创伤愈合类型

（1）一期愈合：组织修复以原来细胞为主，仅含少量纤维组织，创缘对合整齐、愈合快、功能良好。

（2）二期愈合：以纤维组织修复为主，愈合时间长、瘢痕明显、功能欠佳。

3.影响创伤修复的因素　主要有局部和全身两个方面。在局部因素中伤口感染是最常见的原因，其他有局部血循环障碍，局部制动不够，异物存留或失活组织过多等。全身性因素主要有营养不良，尤其是蛋白质、维生素C、铁、锌等元素缺乏，还包括激素、抗炎、抗肿瘤药物的应用，免疫功能低下疾病如糖尿病、尿毒症、肝硬化等。

（四）临床表现

1.局部表现

（1）疼痛：疼痛对伤情判断有意义，因此在诊断明确前应慎用麻醉性止痛药。

（2）肿胀和瘀斑：是局部出血和（或）炎性渗出所致。

（3）功能障碍：组织结构破坏直接造成功能障碍，局部的疼痛也使活动受限。

（4）伤口与出血：见于开放性损伤，伤口内有出血、血块或异物。

2.全身表现　轻伤病人无明显的全身症状，较重者可出现：①发热：并发感染时可出现高热。②生命体征的改变：当发生大出血和休克时，则血压降低、脉搏细速、呼吸加快。

3.并发症　重度创伤病人继发感染或伴有休克时，可诱发多系统器官功能障碍。

（五）检查与诊断

对创伤病人的检查，首先要注意病人的生命体征，其次要检查受伤部位和其他方面的改变。病情严重时，需边检查边治疗，在病人意识障碍、病情不允许搬动或某一部位伤情重而掩盖其他部位的征象等情况下，需凭经验先作出初步诊断，然后仔细检查。创伤的诊断主要是明确损伤的部位、性质、程度、全身变化及并发症。因此需要详细了解受伤史、仔细进行全身检查并借助于辅助检查才能得出全面、正确的诊断。

（六）治疗

1.全身治疗　积极抗休克、保护器官功能、加强营养支持、预防继发性感染等。

2.局部治疗

（1）闭合性损伤：如无内脏合并伤，多不需特殊处理，可自行恢复。如骨折脱位，及时复位固定，逐步进行功能锻炼；如颅内血肿、内脏破裂等，应紧急手术。

（2）开放性损伤：清洁伤口及早清创缝合、应用抗生素，伤后12 h内使用破伤风抗毒素。

清创术又称扩创术，是用手术方法彻底地清理污染伤口，使之变为清洁伤口，以减少感染机会，为组织愈合创造良好条件，常可达到一期愈合。清创术应争取在伤后6～8 h内施行，但对污染较轻、头面部的伤口、早期已应用有效抗生素等情况，清创缝合的时限可延长至伤后12 h。

清创的步骤为：①清洗：先用无菌敷料覆盖伤口，用无菌毛刷和肥皂液清洗伤口周围皮肤；用无菌盐水反复冲洗伤口，冲出异物、血凝块和脱落的组织碎片。②常规消毒铺巾。③清理：由浅至深，清理伤口内的失活组织、血肿、异物、凝血块，修整创缘皮肤。④彻底止血，并再次用生理盐水、3%双氧水反复冲洗伤口。⑤彻底清创后，时间短、污染轻的伤口直接缝合。缝合后，消毒皮肤，包扎固定。

3.伤口拆线时间 缝线的拆线时间，可根据切口部位的张力情况、局部血液供应情况、病人的年龄、营养状态等来决定。一般头、面、颈部在术后 4 ～ 5 天拆线，下腹部、会阴部在术后 6 ～ 7 天拆线，胸部、上腹部、背部、臀部在术后 7 ～ 9 天拆线，四肢手术 10 ～ 12 天拆线，减张缝合切口 14 天拆线。也可根据病人的实际情况采取间断拆线。

二、烧伤

广义的烧伤是指由热力、电流、放射线以及某些化学物质作用于人体所引起的局部或全身损害，其中以热力烧伤最为常见。临床上也将经热液、蒸汽所致的烧伤称之为烫伤，是常见病之一，年发病率为总人口的 0.5% ～ 1%。

（一）病理生理

1.急性体液渗出期（休克期） 较小面积的浅度烧伤，体液渗出主要表现为局部组织水肿，一般对有效循环血量无明显影响。大面积烧伤的热力作用，使毛细血管通透性增加，导致大量血浆外渗至组织间隙及创面，引起有效循环血量锐减，而发生低血容量性休克。体液渗出多自烧伤后 2 ～ 3 h 开始，6 ～ 8 h 最快，至 36 ～ 48 h 达高峰。休克也是烧伤后 48 h 内导致病人死亡的主要原因。

2.急性感染期 创面从渗出逐渐转化为吸收为主，创面及组织中的毒素和坏死组织分解产物吸收入血，引起中毒症状。感染发生的主要原因有皮肤黏膜的受损，机体免疫功能的抑制，抗感染能力的下降和病人的体温成了细菌繁殖良好的培养基。感染一般在 3 ～ 5 天达到高峰。

3.修复期 组织烧伤后，在炎症反应的同时，创面已开始了修复过程。烧伤创面的修复时间与烧伤深度等多种因素有关。

（二）临床表现

1.烧伤面积

（1）中国新九分法：头颈面 333；手臂肱 567；躯干会阴 27；臀为 5 足为 7；小腿大腿 13，21。

（2）手掌法：以病人本人五指并拢的 1 个手掌面积约为 1% 计算，适用于较小面积烧伤的估测或作为九分法的补充。

2.烧伤深度

（1）I 度烧伤：又称红斑性烧伤，烧伤仅伤及表皮浅层，再生能力强。表面红斑状、干燥，烧灼感，3 ～ 7 天脱屑痊愈。

（2）浅 II 度烧伤：又称为水泡性烧伤，烧伤伤及表皮的生发层及真皮乳头层。局部红肿明显，因渗出较多，形成大水泡，内含淡黄色澄清液体，水疱皮如剥脱，创面红润、潮湿，疼痛剧烈。2 周左右愈合，有色素沉着。

（3）深 II 度烧伤：亦为水泡性烧伤，烧伤伤及真皮层，可有小水疱，疱壁较厚、基底苍白与潮红相间、创面湿润，痛觉迟钝，3 ～ 4 周愈合，常有瘢痕增生。

（4）III 度烧伤：又称焦痂性烧伤，烧伤伤及皮肤全层，甚至达到皮下、肌肉及骨骼。痛觉消失，创面无水疱，呈蜡白或焦黄色甚至炭化成焦痂。

3.烧伤严重性程度 我国常用的分度法为：

（1）轻度烧伤：II 度烧伤面积 < 9%。

（2）中度烧伤：II 度烧伤面积 10% ～ 29%，或 III 度烧伤面积 < 10%。

（3）重度烧伤：烧伤总面积 30% ～ 50%，或 III 度烧伤面积 10% ～ 20%，或 II 度、III 度烧伤面积不足上述百分比，但并发休克、呼吸道烧伤或合并较重的复合伤。

（4）特重烧伤：总面积 > 50% 或 III 度烧伤面积 > 20%，或已有严重并发症。

（三）治疗原则

小面积浅表烧伤的治疗原则是及早清创、保护创面，防治感染，促进愈合。

大面积深度烧伤的全身性反应重，其原则是：①早期及时输液，维持呼吸道通畅，积极纠正低血容量休克；②深度烧伤组织应早期切除，自体、异体皮肤移植覆盖；③及时纠正休克，控制感染；④重视形态、功能的恢复。

1. 现场救护

（1）迅速脱离热源：如火焰烧伤应尽快灭火，脱去燃烧衣物，就地翻滚或跳入水池，熄灭火焰。切忌用手扑打火焰、奔跑呼叫，以免增加损伤。热液浸渍的衣裤，可冷水冲淋后剪开取下，以免强力剥脱而撕脱水疱皮。小面积烧伤立即用清水连续冲洗或浸泡，既可止痛，又可带走余热。

（2）抢救生命：是急救的首要原则，首先处理窒息、心跳骤停、大出血、开放性气胸等危急情况。

（3）预防休克：稳定病人情绪、镇静和止痛。伤后应尽早实施补液方案；中度以上烧伤须建立静脉通道，快速静脉输入平衡盐溶液。

（4）保护创面和保温：暴露的体表和创面，应立即用无菌敷料或干净床单覆盖包裹。

（5）尽快转送：大面积烧伤早期应避免长途转运，休克期最好就近抗休克或加作气管切开，待病情平稳后再转运。途中应持续静脉输液，保持呼吸道通畅。

2. 静脉输液

（1）早期补液方案：常用的烧伤补液量计算公式：第一个24 h补液量＝体重（kg）× 烧伤面积(％)×1.5 mL，另加每日生理需水量2 000 mL，即为补液总量。晶体和胶体溶液的比例一般为2：1，特重度烧伤为1：1，即每1%烧伤面积每千克体重补充电解质溶液和胶体溶液各0.75 mL。伤后第二个24 h补液量为第一个24 h计算量的一半，日需量不变。

（2）液体的种类与安排：晶体液首选平衡盐液，其次选用等渗盐水等。胶体液首选血浆，以补充渗出丢失的血浆蛋白。生理日需量常用5％～10％葡萄糖液补充。因为烧伤后第一个8 h内渗液最快，应在首个8 h内输入上述总量的1/2，其余在而后的16 h内输完。补液原则一般是先晶后胶、先盐后糖、先快后慢，胶、晶液体交替输入。

（3）观察指标：①尿量：如肾功能正常，尿量是判断血容量是否充足的简便而可靠的指标。成人每小时尿量大于30 mL，有血红蛋白尿时要维持在50 mL以上。②其他指标：病人安静，成人脉搏在100次/min（小儿140次/min）以下，心音强而有力，肢端温暖，收缩压在90 mmHg以上，中心静脉压0.59～1.18 kPa（6～12 cmH2O），说明血容量已基本补足。

3. 创面处理　创面处理原则是保护创面，减轻损害和疼痛，防止感染和促进愈合。

4. 防治感染　见知识拓展。

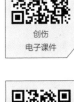

创伤
电子课件

创伤
思维导图

烧伤
思维导图

重点笔记

1. 某病人因车祸被抬入急诊室。CT检查显示颅内有血肿,量约30 mL,合并下颌骨开放性骨折。并有舌后坠,抢救原则首先是(　　)。

    A. 降低颅内压　　　　　B. 下颌骨结扎固定　　　　C. 补充血容量

    D. 保持呼吸道通畅　　　E. 开颅手术

2. 地震现场,一工人左腰及下肢被倒塌之砖墙压住,震后6 h救出,4 h送抵医院。诉口渴,尿少,呈暗红色。检查,脉搏120次/min,血压95/70 mmHg,左下肢明显肿胀,皮肤有散在淤血斑及水疱,足背动脉搏动较健侧弱,趾端凉,无骨折征。诊断首先考虑(　　)。

    A. 感染性休克　　　　　B. 肾挫伤　　　　　　　　C. 左下肢挫伤

    D. 左下肢血栓形成　　　E. 挤压伤综合征

3. 患者,男,20岁,右大腿刀刺伤18 h,刀口处红肿,有渗出液,目前最适当的治疗措施是(　　)。

    A. 清创缝合　　　　　　B. 抗生素治疗　　　　　　C. 理疗

    D. 清理伤口后换药　　　E. 局部固定

4. 清创的原则中,下列错误的是(　　)。

    A. 清除伤口内异物　　　B. 切除失活的组织,彻底止血

    C. 根据情况缝合伤口　　D. 必须放置引流　　　　　E. 留下明显的死腔

5. 污染伤口是指(　　)。

    A. 伤口有细菌存在,已发生感染　　　　　　B. 伤口有细菌污染,但常未构成感染

    C. 需要延迟处理的开放性伤口　　　　　　　D. 伤口分泌物较多,但炎症不明显

    E. 锐器挫伤的伤口

6. 治疗损伤的首要原则是(　　)。

    A. 抗感染　　　　　　　B. 纠正水电解质紊乱　　　C. 补充血容量

    D. 抢救生命　　　　　　E. 抗休克治疗

7. 清创术的主要目的是(　　)。

    A. 使伤口尽量转为清洁伤口,争取一期愈合　　B. 避免应用抗生素

    C. 避免行延期缝合　　　D. 尽可能保存更多组织　　E. 清除异物与坏死组织

8. 患者,男,体重50 kg,躯干部、双臀及双大腿Ⅱ度烧伤,双小腿及双足Ⅲ度烧伤,第一个24 h应补充的胶体量约为(　　)。

    A. 1 500 mL　　　　　　B. 1 800 mL　　　　　　　C. 2 700 mL

    D. 3 200 mL　　　　　　E. 3 600 mL

9. 患者,女,35岁,体重50 kg,汽油火焰烧伤,Ⅱ度烧伤面积73%,第一个24 h补液总量为(　　)。

    A. 5 500 mL　　　　　　B. 6 500 mL　　　　　　　C. 7 500 mL

    D. 8 500 mL　　　　　　E. 9 500 mL

10. 患者,男,40岁,烧伤后3 h入院。疼痛剧烈,感口渴。面色苍白,心率150次/min,BP 85/65 mmHg,头颈部、躯干部布满大小不等水疱,可见潮红创面,两上肢呈焦黄色,无水疱。该病人的烧伤总面积估计为(　　)。

    A. 79%　　　　　　　　B. 69%　　　　　　　　　C. 59%

    D. 49%　　　　　　　　E. 39%

11. 成人双手占体表面积的(　　)。

    A. 3%　　　　　　　　　B. 5%　　　　　　　　　　C. 7%

    D. 9%　　　　　　　　　E. 12%

12. 患者，男，18岁，右足和右小腿被开水烫伤，有水疱伴剧痛。创面基底部肿胀发红，该病人烧伤面积和深度的诊断为（　　）。

    A. 5%浅Ⅱ度　　　　　　　B. 5%深Ⅱ度　　　　　　C. 10%浅Ⅱ度

    D. 10%深Ⅱ度　　　　　　E. 15%浅Ⅱ度

13. 深Ⅱ度烧伤创面处理不正确的是（　　）。

    A. 1：2 000氯己定清洗创面，去除异物　　　　B. 去除水泡皮

    C. 油质纱布包扎创面　　D. 面部创面不包扎　E. 创面使用抗生素预防全身感染

参考答案：1. D；2. E；3. A；4. E；5. B；6. D；7. A；8. B；9. C；10. B；11. B；12. C；13. A

项目5　围手术期处理

1. 掌握手术前准备和手术后的一般护理、观察和处理。

2. 掌握手术后常见并发症的预防和治疗。

▼ 内容精要

（一）手术分类

1. 急症手术　外伤性肠破裂、胸腹腔内大血管破裂等需在最短时间内进行必要的准备，即迅速实施手术。

2. 限期手术　各种恶性肿瘤根除术，手术时间可以选择，但有一定限度。

3. 择期手术　一般的良性肿瘤切除术及腹股沟疝修补术等。

（二）术前准备

1. 能量　术前1周补充蛋白质、维生素、热量；纠正营养不良、低蛋白血症。

2. 呼吸道准备　停止吸烟1～2周；呼吸道急性感染者，择期手术应推迟至治愈后1～2周；慢阻肺患者，应用支气管扩张药；经常哮喘者，口服地塞米松减轻支气管水肿；对痰液稠厚者，应用雾化吸入。

3. 胃肠道准备　成人术前12 h禁食，4 h禁饮；小儿禁食4～8 h，禁水2～3 h；胃肠道手术者，术前1～2天进流质饮食；结、直肠手术者，术前2～3天开始口服肠道制菌药，术前1天及当天清晨做清洁灌肠。

4. 特殊准备　心血管病患者，血压在160/100 mmHg以下，不作特殊准备；急性心肌梗死，6个月内勿施择期手术；心力衰竭病人应在控制3～4周后手术。有肝功能障碍，应少量多次输新鲜血、白蛋白，纠正低蛋白血症；补充维生素K，增加凝血因子；严重肝病者，除非急症抢救，不宜施行择期手术。糖尿病仅以饮食控制病情者，不需特殊准备；长效降糖药术前2～3天停药，改用常规胰岛素；术前控制血糖在5.6～11.2 mmol/L。

（三）术后处理

1. 拔管时间　乳胶片术后1～2天；烟卷引流3天内；T形管14天；胃肠减压管在肛门排气后。

2.拆线时间　头面颈部术后4～5天；下腹部、会阴6～7天；胸部、上腹部、背部、臀部7～9天；四肢10～12天；减张缝合14天。

3.卧位　全身麻醉未清醒取平卧位且头偏向一侧；蛛网膜下腔阻滞平卧或低卧位12 h；颅脑手术取15°～30°头高脚低斜坡卧位；颈、胸手术高半坐卧位；腹部手术低半坐卧位或斜坡卧位；脊柱或臀部手术仰卧或俯卧；腹腔感染病人半坐位或头高脚低位；肥胖病人侧卧位。

4.饮食　胃肠道手术待2～3天肠道蠕动恢复可饮水，7～9天恢复普通饮食；局麻手术术后即可进食；蛛网膜下腔阻滞和硬脊膜外腔阻滞术后3～6 h可进食。

5.切口分类

（1）Ⅰ类：清洁切口，如甲状腺大部切除术。

（2）Ⅱ类：可能污染切口，如胃大部切除术。

（3）Ⅲ类：污染切口，如阑尾穿孔的阑尾切除术、肠梗阻坏死的手术。

6.切口愈合

（1）甲级：愈合优良，无不良反应。

（2）乙级：愈合处有炎症，但未化脓。

（3）丙级：切口已化脓，需切开引流。

（四）术后不适的处理

1.恶心、呕吐　原因为麻醉反应、胃扩张、肠梗阻、颅压增高、糖尿病酸中毒、尿毒症、低钾、低钠。处理：纠正紊乱、镇吐。

2.呃逆　原因为中枢神经或膈肌受刺激。处理：早期镇静、解痉。

3.腹胀　原因为咽下的空气积存在肠腔内过多所致。处理：胃肠减压、放置肛管、灌肠、非胃肠手术者给予新斯的明。

4.尿潴留　原因为麻醉后排尿反射受抑制；切口疼痛引起膀胱和后尿道括约肌反射性痉挛。处理：导尿。

（五）术后并发症

1.术后出血　术中止血不完善，原痉挛小动脉舒张，结扎线脱落，凝血障碍均可致术后出血。

2.术后发热与低体温　感染性因素及广泛组织损伤、术中输血、药物过敏、麻醉剂中毒引起肝中毒等非感染性因素均可引起发热。

3.术后感染　伤口感染、肺不张和肺炎、腹腔脓肿和腹膜炎、尿潴留基础上引起的尿路感染、真菌感染。

4.伤口裂开　略。

围手术期处理
思维导图

重点笔记

项目6 肿瘤

1. 掌握肿瘤的概分类及临床表现。
2. 熟悉肿瘤的分期、辅助检查及治疗。

▼ 内容精要

肿瘤又称新生物。在细胞生物学上认为，肿瘤是各种因素导致细胞异常增生所形成的新生物。在分子生物学上认为，肿瘤是细胞在基因水平上失去了对生长的正常调控所形成的新生物。肿瘤通常以形成肿块为主要临床特征的一种常见、多发病，可发生于任何年龄和身体任何部位。其发生原因乃各种因素（包括化学的、物理的、生物的外部因素和遗传、内分泌、免疫体内因素）综合作用的结果。

（一）分类

按肿瘤细胞形态的特征和肿瘤对人体器官结构和功能的影响不同，一般分为良性肿瘤和恶性肿瘤两大类。良性肿瘤一般称为"瘤"，恶性肿瘤来自上皮组织者称为"癌"，来自间叶组织者称为"肉瘤"。某些恶性肿瘤也可称"瘤"或"病"，如恶性淋巴瘤、精原细胞瘤、白血病、何杰金氏病等。

各种肿瘤可以在"瘤""癌"或"肉瘤"之前冠以部位（器官）或组织（细胞）的名称，例如肺癌、肝癌、胃癌等。同一器官可能有不同的组织细胞肿瘤，如肺癌包括鳞状上皮癌、腺癌和未分化型癌等；肝癌包括肝细胞癌、胆管细胞癌和来自其他器官转移癌等；甲状腺癌包括乳头状癌、滤泡型癌、未分化癌和髓样癌等。

（二）临床表现

1. 局部表现

（1）肿块：为肿瘤细胞不断增殖所形成。常是病人就诊的主要原因，也是诊断肿瘤的重要依据。检查时，可在体表发现或在深部触及新生的肿物，也可发现器官或淋巴结肿大。一般而论，良性肿瘤增长较慢，境界清楚，表面光滑，可活动。恶性肿瘤增长较快，表面凸凹不平，不易推移，边界不清楚。

（2）疼痛：良性肿瘤一般没有疼痛症状，恶性肿瘤晚期，由于肿瘤浸润生长过快，引起所在器官的包膜或骨膜膨胀紧张；或肿瘤造成空腔器官（如胃肠道，泌尿道）梗阻；或肿瘤浸润胸膜、腹膜后内脏神经丛等，均可发生疼痛，开始时多为隐痛、钝痛，常以夜间明显，逐渐加重。

（3）病理性分泌物：发生于口、鼻、鼻咽腔、消化道、呼吸道及泌尿生殖器官的肿瘤，一旦肿瘤向腔内溃破或并发感染时，可有血性，粘液血性或腐臭的分泌物由腔道排出。

（4）溃疡：为恶性肿瘤表面组织坏死所形成。在体表或内窥镜观察下，恶性溃疡呈火山口状或菜花状，边缘可隆起外翻，基底凹凸不平，有较多坏死组织，质韧，易出血，血性分泌物有恶臭。

（5）出血：来自溃疡或肿瘤破裂。体表肿瘤出血可直接发现，体内肿瘤少量出血表现为血痰、粘液血便或血性白带；大量出血表现为呕血、咯血或便血等。肿瘤一旦发生出血常反复不止。

（6）梗阻：良性和恶性肿瘤都可能影响呼吸道、胃肠道、胆道或泌尿道的通畅性，引起呼吸困难、腹胀、呕吐、黄疸或尿潴留等。由恶性肿瘤引起的梗阻症状加重较快。

（7）其他：如肺癌可引起胸水，胃癌和肝癌可引起腹水，骨肿瘤可引起病理性骨折等。

2. 全身改变 大多数恶性肿瘤发展到相当程度都有全身性改变。

（1）乏力或（和）消瘦：原因可能是肿瘤生长较快而消耗较多能量，饮食减少，消化吸收不良，疼痛或精神因素妨碍休息。

（2）发热：一般认为与肿瘤组织坏死后的分解产物被吸收，或并发感染有关。或因肿瘤代谢率增高所致。

（3）贫血：可能与肿瘤出血或造血功能障碍有关。

（4）恶病质：为晚期肿瘤全身衰竭表现。

3.肿瘤转移　恶性肿瘤恶性肿瘤生长较快、发展迅速，具有转移性特征，主要转移途径为：

（1）直接浸润：即肿瘤从原发部位直接侵入周围组织器官，如胃癌侵犯横结肠；直肠癌侵犯膀胱等。

（2）淋巴结转移：肿瘤细胞侵入淋巴管，循淋巴道累及区域淋巴结，形成转移癌，然后再转移到另一淋巴结，最后经胸导管或右淋巴导管进入静脉内。如胃窦部癌先转移至幽门上、下淋巴结，最后到左锁骨上淋巴结入锁骨下静脉。

（3）血行转移：癌细胞直接侵入静脉或间接经淋巴道，再进入血循环。常见转移部位为肺、肝、骨、脑等。

（4）种植性转移：胸、腹腔内器官原发部位肿瘤侵犯浆膜面，当癌细胞脱落后，再粘附于其他处浆膜面上继续生长，形成种植性癌结节，并可产生癌性胸、腹水（多为血性）。如胃癌侵犯浆膜后，癌细胞掉入盆腔，在膀胱（或子宫）直肠窝形成种植性转移癌。

（三）病理分期

1.临床分期法　根据肿瘤是否有转移，邻近器官受累情况和患者全身情况，可将癌（或肉瘤）分为早、中、晚三期。

2.病理分期法　恶性肿瘤的细胞分化不良，根据细胞分化程度分级，以表示肿瘤的恶性程度。通常将癌分为 Ⅰ、Ⅱ、Ⅲ 级，或高分化、中等分化、低分化三级，其恶性程度依次增高。

3.TNM 分期法　TNM 概括表示肿瘤范围，即 T（原发肿瘤），N（区域淋巴结），M（远处转移）。

根据肿瘤大小和局限范围分为 T_1、T_2、T_3、T_4，原位癌为 Tis，未见原发肿瘤为 T_0；根据临床检查所发现淋巴结波及范围为 N_0、N_1、N_2、N_3，无法估计者为 N_X；无远处转移用 M_0 表示，有远处转移为 M_1。

（四）诊断

肿瘤的诊断步骤和方法，与其他疾病基本相似。病史和体格检查为最基本、最重要的诊断手段，通过全面、系统的病史询问，详尽细致地查体，必要的体验检查及其他特殊检查，然后进行综合分析，在不影响肿瘤的发展和对病人不引起危害的情况下，应尽量获得病理的诊断。

（五）治疗

治疗肿瘤有手术、放射线、抗癌药物、免疫及中医治疗等多种方法，应根据肿瘤性质、发展程度和周身状态加以选择。目前普遍认为恶性肿瘤应以综合治疗效果最佳。

1.良性肿瘤　对于生长缓慢、无症状，不影响劳动的良性肿瘤，可定期观察。如肿瘤增大妨碍功能，影响外观，均宜手术切除，且切除后很少复发。

2.恶性肿瘤　根据肿瘤部位、组织来源、临床分期与病理学检查，选择相应有效合理的治疗方法。

3.手术治疗　是治疗恶性肿瘤最重要的手段，尤对早、中期恶性肿瘤应列为首选方法，某些早期肿瘤经手术切除，可完全治愈、长期存活。常用手术种类有以下几种：

（1）根治性手术：适于早、中期癌肿。手术切除范围包括癌肿所在器官大部分或全部，并连同一部分周围组织或区域淋巴结的一次性整块切除。

（2）姑息性手术：对较晚期的癌肿，病变广泛或有远处转移而不能根治切除者，采取旷置或肿瘤部分切除的手术，以达到缓解症状的目的。

4.放射治疗　利用射线对组织细胞中 DNA 促使变化，染色体畸变或断裂，液体电离产生化学自由基，终于会引起细胞或其子代失去活力达到破裂或抑制肿瘤生长。

肿瘤
思维导图

5. 化学治疗　又称抗癌药治疗。主要适用于中、晚期癌肿的综合治疗。抗癌药主要通过影响核酸合成、影响蛋白合成、直接破坏 DNA 或影响体内激素平衡等方式达到治疗作用。按其对细胞增殖周期的影响，可分为周期非特异性药物和周期特异性药物。

6. 免疫治疗　能过机体内部防御系统，经调节功能达到遏制肿瘤生长的目的。可分为主动、被动和过继免疫，并进一步分为特异性和非特异性两类。

7. 中医治疗　目前大多采用辨病与辩证相结合的方法。

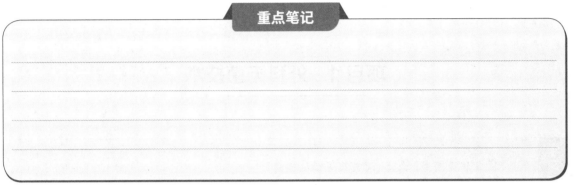

重点笔记

外科总论
知识拓展

外科无菌技术及手术基本操作技术

▶▶▶

项目1　外科无菌技术

1. 掌握无菌术、除菌、消毒及灭菌的概念。
2. 熟悉常用的物理灭菌法和化学消毒法。
3. 掌握手术人员的术前准备及患者手术区域的皮肤准备、消毒及手术室的无菌管理。

患儿,男,4岁,因右侧腹股沟斜疝拟行疝囊高位结扎术。

请思考:该手术区域皮肤的消毒可选用什么消毒剂? 消毒的范围应为多大?

▼ 内容精要

　　微生物普遍存在于人体和周围环境中,可通过空气、接触等多种途径进入伤口或组织,引起感染。无菌术就是针对这些感染途径所采取的系列综合预防措施。它主要通过各种无菌设施、设备,利用除菌、消毒、灭菌技术,根据无菌操作规范及管理制度等环节控制来实现的。无菌术是外科的一项最基本、最重要的操作规范,为实施外科手术的基础,是手术成功的重要条件。

　　灭菌法是指用物理的方法杀灭一切活的微生物,包括具有顽强抵抗力的芽胞。用于灭菌的物理方法有高温、火烧、紫外线和电离辐射等,其中以高温蒸汽灭菌应用最为普遍。消毒主要是通过化学药物杀灭有害的微生物,而不能杀死所有微生物,所以又称抗菌法。用于灭菌的化学药品以碘伏、酒精、碘酒、甲醛、环氧乙烷及戊二醛等为常见,称之为化学灭菌剂。多用于手术野、术者手臂皮肤、不耐高温的器械物品以及手术环境的准备。除菌是指通过刷洗、隔离、滤过的方式减少微生物的散布,为下一步进行消毒和灭菌做准备,是无菌技术的第一步。

　　（一）无菌术的方法及应用

　　1.灭菌法

　　（1）高压蒸气法:高压蒸气灭菌法是最为普遍应用,效果可靠的灭菌方法,适用于耐高温、高压、耐湿的物品,如布类物品、敷料、金属器械、橡胶、乳胶、硅胶、水溶液制剂、玻璃及搪瓷制品等的灭菌。其特点是先抽吸灭菌器内的空气,使其称为真空状态,然后将蒸汽注入,可以保证容器内的蒸汽分布均匀,通过蒸气进入灭菌室内产生高温高压而发挥灭菌作用,同时可缩短灭菌时间,减少物品损害。灭菌器压力104.0 ~ 137.3 kPa、温度达121 ~ 126 ℃、维持30 min,即能杀灭包括具有顽强抵抗力的细菌芽胞在内的一切细菌。不同物品灭菌所需时间略有不同，金属器械所需时间为 10 ～ 15 min，橡胶类、玻璃及搪瓷制品为 15 min，瓶装溶液类为 20 ～ 40 min，敷料类 30 ～ 45 min。

（2）煮沸法：煮沸灭菌法适用于耐热、耐湿物品如金属器械、玻璃、搪瓷及橡胶类制品等的灭菌。待灭菌的物品在水中煮沸至 100 ℃，持续 15 ～ 20 min，能杀灭一般细菌，接触肝炎患者的器械物品应煮沸 30 min，杀灭细菌芽胞需煮沸 1 h 以上。如在水中加碳酸氢钠，使成 2% 碱性溶液，沸点可提高到 105 ℃，灭菌时间可缩短至 10 min，并可防止金属物品生锈。高原地区宜用压力锅来煮沸灭菌。海拔每增高 300 m，灭菌时间延长 2 min。压力锅的蒸气压力一般为 127.5 kPa，温度最高可达 124 ℃ 左右，10 min 可达到灭菌效果。

（3）火烧法：火烧灭菌法是在金属或搪瓷盆中倒入适量 95% 酒精，点火直接燃烧灭菌物品如金属器械，产生灭菌效果。其温度很高，灭菌效果可靠，但其对器械损害较大只应在急需的情况下使用，一般不宜采用。

（4）紫外线法：紫外线灭菌法适用于手术室、换药室和隔离病房等环境的灭菌。通过直接照射杀灭悬浮于空气中和依附于物体表面的微生物如细菌、真菌、支原体和病毒等。

2.消毒法　消毒通常是用化学消毒剂浸泡、擦拭熏蒸蒸来达到减少病原微生物的目的，一般不能杀灭细菌芽孢。常用的化学消毒剂有碘酊、酒精、碘伏、戊二醛、甲醛等。凡不适于物理方法（热力）灭菌而能耐湿的物品，如锐利的刀、剪、缝针等金属器械、光学仪器（胃镜、膀胱镜等）、塑料导管、皮肤黏膜等均可采用此法消毒。化学消毒法可分为浸泡法、擦拭法、熏蒸法三种。

（二）手术人员及患者手术区的准备

1.手术人员的准备　包括一般准备，手、手臂皮肤的准备以及穿无菌手术衣和戴无菌手套等。

（1）一般准备：手术人员进手术室前，在更衣室换穿手术室专用鞋和清洁洗手衣，以免将外部灰尘带入手术室内。取下手上的饰物，修剪指甲，去除甲下积垢。戴好帽子、口罩，口罩必须遮盖住鼻孔与口，帽子应完全遮盖头发。洗手衣下襟扎在裤内，上衣袖口平上臂上 1/3。有上呼吸道感染、手臂皮肤破损及感染者，不宜参加手术。

（2）手臂皮肤的准备：手和手臂皮肤的准备称为洗手法，包括洗手和药液消毒。其目的是清除手和手臂皮肤表面的暂居细菌及部分常驻细菌，防止术后感染。

现将手、手臂皮肤准备常用的几种方法介绍如下：①肥皂刷手法：首先进行一般性洗手，用肥皂搓洗手指、指蹼、手掌、手背及前臂、肘部和上臂下二分之一处的皮肤，用流水将皂沫冲净，然后用清洁小毛巾擦干。再取无菌洗手刷，蘸灭菌肥皂乳刷洗手和手臂，从指尖至肘上 10 cm 处，双手交替自远端到近端上行刷洗。刷洗时适当用力，不得遗漏任何部位，特别是甲缘、甲沟、指蹼，刷手臂时，保持各指屈曲，使皮纹消失，刷约 3 min。刷洗完毕后，用流水冲净手和手臂上的皂沫，冲洗时略屈肘，双手抬起朝上，肘部在下，不得使肘部的水流向手部。再取一把无菌刷蘸灭菌肥皂乳刷洗，方法同上。连续刷洗三遍共约 10 min。取一条无菌小毛巾对折成三角形，将底边放于一手腕部，尖端指向手部，另一手抓住下垂两角，拉紧毛巾旋转，逐渐向上移动至肘上擦干手及手臂。再将小毛巾翻面对折，用同样的方法擦干另一手臂。不得将小毛巾向手部倒退移动，抓巾的手不能接触小毛巾已使用过的部分。最后将手和手臂浸泡在盛有 70% 酒精的泡手桶内 5 min，浸泡范围应超过肘上 6 cm。注意手及手臂不可触及桶边和未经消毒灭菌的物品，否则，应重新洗手。②消毒液外科洗手法：先用肥皂乳彻底清洗双手、前臂至肘上 10 cm，清水冲净后，用消毒液继续刷洗，由指尖、指缝、手掌、手背、手腕、前臂、肘部、上臂的顺序，采取分段刷洗，双臂交替刷洗 2 ～ 3 min 后，清水冲净，无菌巾擦干，最后在双手及手臂上涂抹消毒液，稍干后即可穿手术衣，戴手套。注意双手始终保持拱手位。

（3）穿无菌手术衣、戴无菌手套：①穿无菌手术衣：取出无菌手术衣，站在较宽敞的地方，使手术衣内面对向自己身体，用手提取衣领两角轻轻抖开，勿触碰到其他物品或地面。将手术衣轻轻向前上方抛起，两手顺势伸入衣袖内，向前上伸两臂，双手穿出袖口。巡回护士从术者身后提起两侧衣内领角向后轻拉，协助穿好手术衣。术者两手从身前交叉提起腰带中段向后传递，手不超过腋中线，巡回护士在术者身后将腰带系好。②戴无菌干手套：其原则是没有戴手套的手只能接触手套的内面，戴了手套的手只能接触手套的外面。具体方法是：穿好无菌手术衣后，用少量无菌滑石粉涂擦双手，使之干燥光滑，一次性手套无需涂擦滑石粉。用右手捏住左手套翻折部（手套内面），将左手插入手套内戴好，再用戴好手套的左手插入右手手套的翻折部内（手套外面），戴好右手套。双手分别将手套翻折面拉上盖住手术衣袖口。戴手套时，戴好手套的手不可触及另一手的皮肤。最后用无菌等渗盐水冲净手套外面的滑石粉。

注意事项：①取手术衣时应整件一次性拿起，不能只抓衣领将手术衣拖出无菌区；②穿衣时，双手不能高举过头顶或伸向两侧，碰触到未消毒或灭菌的物体；③未戴手套的手不能触及手术衣的正面，更不能将手插入胸前衣袋里；④传递腰带时，不能与协助穿衣人员的手相接触；⑤等待手术时，双手应拱手置于胸前或放置于胸前的衣袋里，切不可双手下垂或交叉置于腋下；⑥穿好手术衣，戴好手套后，术者腰以上、肩以下、两侧腋前线至胸前区为无菌区，背部、腰以下及肩以上都应视为非无菌区，不能接触。

2.手术区域的准备

（1）手术前的一般准备：手术前给患者备皮，剃净拟作切口周围15 cm范围内的毛发，并用肥皂水洗净皮肤。术前1天患者沐浴更衣。

（2）手术区皮肤的消毒：①常用消毒剂：有2.5% ~ 3%碘酊、1%碘伏或70%酒精等。目前临床多使用刺激性小，灭菌效果好的1%碘伏消毒。黏膜、婴幼儿皮肤、颜面部皮肤、肛门、外生殖器等处，宜采用刺激性小，作用持久的消毒剂，如0.5%碘伏涂擦3遍。②消毒方法：术者洗手消毒后，用卵圆钳夹持消毒剂浸过的棉球或纱布块，自手术区切口区开始由内向外环形涂擦，或从上至下、由清洁区到相对不洁区平行或叠瓦形涂擦，不可来回乱擦。接触污染部位的棉球或纱布，不可再涂擦已消毒的部位。会阴、肛门及感染伤口的手术消毒应自清洁区域开始。消毒后，用过的钳不可放回手术器械台。消毒范围根据不同的手术可有差异，一般包括手术切口周围15 cm以上的区域。

（3）铺无菌巾单：先铺4块小无菌巾，铺巾顺序为先铺相对不洁区（如会阴、下腹部），然后铺对侧、清洁侧，最后铺术者侧。铺巾后，用布巾钳固定无菌巾的四个交叉处。然后根据手术部位的具体情况，再铺中单或大单。铺大布单时，先展开上端盖过麻醉架，再展开下端盖住患者身体两侧及足端，大单两侧和尾部应垂下超过手术床边30 cm。

注意事项：①铺巾前，应先确定手术切口的部位，外露切口皮肤范围不可过大，行探查性手术时还需考虑延长切口。已铺好的皮肤巾不得随意移动，必须移动时，只能由切口处向外移，而不能向内移；②铺巾时，双手只能接触手术单的边角部，手不得低于手术台面，不可接触未经消毒灭菌的物品；③铺切口四周的小无菌巾时，应将其折叠1/3。手术野四周及托盘上的无菌单至少要有4 ~ 6层，手术野周边至少要有2层。无菌单被污染应当即更换；④铺巾后，铺巾者要再次用70%酒精浸泡手臂3 min或用1%碘伏涂擦手臂后再穿无菌手术衣、戴无菌手套。

（三）手术室的无菌管理

手术室的无菌管理与手术的成功与否有着密切关系，也是医疗机构院内感染管理水平高低的标志之一。手术室的布局应符合院内感染管理规范，要配置必要的消毒、灭菌设备与设施，建立健全完善的无菌工作制度，手术室的工作人员及外科医师必须经过严格的无菌培训，具有高度的无菌意识，所有进入手术室的人员必须自觉遵守无菌原则，服从管理。

外科无菌技术
电子课件

无菌术
思维导图

重点笔记

1. 手术区皮肤消毒范围要包括手术切口周围至少（　　）的区域。

　　A. 15 cm　　　　　　　　B. 10 cm　　　　　　　　C. 8 cm

　　D. 12 cm　　　　　　　　E. 30 cm

2. 下列（　　）方法是消毒法。

　　A. 高压蒸汽法　　　　　B. 40% 甲醛蒸汽箱熏蒸法　　C. 煮沸法

　　D. 火烧法　　　　　　　E. 以上均不是

3. 穿无菌衣和戴无菌手套后，必须保持的无菌地带除双上肢外，还需包括（　　）。

　　A. 整个胸、腹、背部　　　　　　　B. 整个颈、胸、腹、背、肩部

　　C. 腰部以上的前胸和后背　　　　　D. 腰部以上的前胸和侧胸

　　E. 腰部以上的前胸和背部

4. 横结肠造瘘术后患者行瘘口关闭术，手术区皮肤消毒涂擦消毒剂的顺序是（　　）。

　　A. 由手术区中心向四周涂擦　　　　B. 由手术区外周向瘘口周围涂擦

　　C. 由手术区的上方向下方涂擦　　　D. 由手术区一侧向另一侧涂擦

　　E. 以上均不对

5. 内窥镜以下列（　　）方法消毒为宜。

　　A. 0.1% 新洁尔灭溶液浸泡　B. 70% 酒精　　　　　　C. 器械溶液

　　D. 甲醛蒸汽熏蒸　　　　　E. 以上均可

参考答案：1. A；2. B；3. D；4. B；5. E

项目 2　手术基本操作技术

学习目标

1. 熟悉常外科常用器械的功能特点并掌握其使用方法。

2. 掌握常用手术基本操作技术。

手术是外科治疗的主要手段，而外科手术基本操作是完成手术的必备条件。外科手术基本功是指消毒、无菌、切开、止血、结扎、缝合、分离、暴露等基本操作。所有的手术都是建立在外科手术基本操作之上的。外科手术操作以熟悉各种手术器械的结构特点和基本性能为根本，其熟练程度则体现在"稳、准、轻、快、细"五个方面。

（一）常用器械及其使用方法

1.手术刀　普通手术刀由刀柄和可拆卸的刀片组成，用于切开和分离组织。刀柄及刀片种类很多，其末端都标有号码。刀片根据刀刃形状分为圆刃、弯刃、球头、三角刀片。装卸刀片时，用持针钳夹持刀片前 1/3 背部，使刀片的窗口对准刀柄前部的刀槽，稍用力向后拉动即可装上，夹持刀片尾端背部，稍用力提取刀片向前推即可卸下。可根据不同的手术要求，选用不同的手术刀。正确的执刀方式有以下四种：

（1）执弓式：是常用的一种执刀方式，姿势如同拉提琴，动作范围广而灵活，用力主要在腕部。适用于切开较长的皮肤切口和组织。

（2）执笔式：姿势如同用笔写字，操作灵活，其力量主要在手指。适用于小切口及精细组织的解剖与显露，如分离血管、神经及切开腹膜等。

（3）握持式：全手握持刀柄，拇指与示指紧捏刀柄刻痕处。此法控刀比较稳定，适用于范围广、坚厚组织的切开。

（4）反挑式：是执笔式的一种转换形式，刀刃向上挑开组织，以免损伤深部组织和器官。

无论哪一种持刀方式，执刀位置要适中，过高控制不稳，过低又妨碍视线。

刀的传递：传递手术刀时，传递者应握住刀柄与刀片衔接处的背部，将刀柄尾端送至术者手里，不可将刀刃指向术者以免造成伤害。

2.手术剪　手术剪有弯、直两种，每种又有尖头、圆头和长柄、短柄之分。弯剪前端薄而尖、刃锐利，用于分离、解剖和剪断组织。直剪头圆而钝、刃较粗，用以于剪断缝线、敷料及引流物等。正确的执剪姿势为拇指和无名指分别扣入剪刀柄的两环，中指放在无名指环的剪刀柄上，食指压在轴节处起稳定和导向作用。使用手术剪时，应保护好剪刀的锋利。

3.血管钳　又称止血钳，主要用来止血、分离、解剖、夹持组织、牵引缝线等。不应使用血管钳夹持皮肤、脏器及脆弱组织，以免损伤。常用的血管钳有直血管钳和弯血管钳，血管钳的握持方法与手术剪相同。开放血管钳时，将拇指和无名指各套入一环口，缓缓张开钳口。

4.手术镊　主要用于夹持或提拉组织、缝针、敷料，或协助其他器械操作。分为有齿镊和无齿镊。有齿镊又称组织镊，持物牢固，但对组织有损伤，适用于提起皮肤、筋膜等坚韧组织。无齿镊（平镊、敷料镊）对组织损伤轻，适用于对肠壁、血管、神经及黏膜等的夹持。正确地持镊姿势是拇指对示指与中指，把持两镊脚的中上部，稳而适度用力地夹持组织。

5.持针钳　又叫持针器，简称针持。用来夹持缝针。持针钳前端的齿槽床短，柄长，咬合面上有交叉齿纹，并有凹槽，利于夹持缝针，保持稳定，不易滑脱。使用时将持针钳的前中 1/3 交界处夹住缝针的中、后 1/3 交界处，缝针穿线后，线对齐 1/3（3 个 1/3）后，将缝线重叠部分放入钳嘴里。常用的执持针钳方法：

（1）指套法：拇指、无名指套入钳环内，以手腕力量控制持针钳。

（2）掌指法：拇指套入钳环内，食指压在钳的前半部做支撑引导，其余三指固定另一钳环于手掌中，拇指行上下开闭活动，控制持针钳的张开与合拢。

（3）掌握法：也称满把抓，用手掌握拿持针钳，钳环紧贴于大鱼际肌上，拇指、中指、无名指及小指分别压在钳柄上，食指压在持针钳中部近轴节处。利用拇指及大鱼肌和掌指关节活动推展、张开持针钳柄环上的齿扣。

6.卵圆钳　又称环钳、海绵钳、持物钳或敷料钳。分为有齿纹、无齿纹两种，有齿纹的用以夹持、传递已消毒的器械、缝线、缝针、敷料、引流管等，及手术野皮肤的消毒。无齿纹的用来夹持脏器，协助显露。钳夹组织时勿过紧，免致脏器损伤。

7.组织钳 又叫鼠齿钳，前端稍宽，有一排细齿似小耙，闭合时互相嵌合，弹性好，对组织的压榨较血管钳为轻，故一般用来夹持软组织，也可用来夹持牵引皮瓣。

8.布巾钳 前端弯而尖，似蟹的大爪，能交叉咬合。主要用来固定铺盖于手术切口周围的消毒巾，以防术中移动或松开。

9.牵引钩 又称拉钩或牵开器，在手术中用以牵开组织，暴露手术野，便于探查和操作。有手持拉钩和自动拉钩之分。手持拉钩可随需要，随时变换牵引的位置、方向和力量。自动拉钩多用于位置较固定，牵引力需很大的手术中，如胸、腹及盆腔手术等。

10.缝针与手术用缝线

（1）缝针：缝针是用于缝合或贯穿结扎各种组织的器械。有直针、弯针及圆针、三角针之分。直针适于缝合宽敞部位如胃肠道黏膜层；弯针应用较广，几乎所有组织和器官均可选用大小、弧度不同的弯针作缝合。三角针的针尖锐利，用于缝合皮肤、韧带、软骨和瘢痕等坚韧组织，但不宜用于颜面皮肤的缝合。圆针用于缝合一般软组织，如胃肠壁、血管、筋膜、腹膜及神经等。

（2）手术缝线：用于缝合组织和结扎血管。缝线要求有一定的张力、组织反应小、无毒、不致敏、无致癌性，易灭菌和保存。分为可吸收和不可吸收两类。可吸收缝线如羊肠线，多用于不宜残留异物的部位，如泌尿系内层黏膜、胆道及子宫肌层等。宜连续缝合，以免线结太多，发生异物反应。使用前应用盐水浸泡，待略软后用，但不可浸泡时间过长，以免肠线肿胀易断。不能钳夹、扭折肠线。结扎时应作三重结，剪线时线头应略留长，以防滑脱。胰腺手术时，不宜使用肠线，以免被胰液消化，引发出血或吻合口破裂。手术多用不吸收线，其组织反应小，质地柔软，打结方便，不易滑脱，抗张力较强，价格低，可经高压蒸气灭菌。但其在组织内成为永久性异物，伤口感染后易形成窦道。缝线常用数字标注型号以表示粗细及张力强度，数字越大表示缝线越粗，张力强度越大。显微外科无损伤缝线多为 0 号以下，最细为 12 - 0 号。

目前已有多种黏合材料替代缝针和缝线应用于临床，具有使用方便、快捷，反应轻、愈合后瘢痕小的优点。

（二）手术基本操作

1.结扎 结扎是手术的基本操作，贯穿于手术的全过程。牢固可靠的结扎有赖于熟练、正确的打结技术。要正确、熟练地掌握外科打结技术，须经过严格的训练。

（1）结的种类：有方结、外科结、三重结、假结和滑结等。后两种很不牢固，张力大时易于滑脱，不应在手术中出现。①方结：是外科手术中最常用的打结方式，由方向相反的两扣组成。结扎后，线圈内张力越大，结扎就越紧，不易松开或滑脱，多用于一般血管和各种缝合后的结扎。②外科结：打第一个线扣时线在圈内绕两次，增加线间的摩擦面及摩擦系数，打第二个线扣时就不易滑脱和松动，牢固可靠。用于大血管或组织张力较大部位的结扎。③滑结：作方结时，由于不熟练，双手用力不均匀形成，极不牢固，应注意避免，特别是在结扎大血管时不得出现滑结。

（2）打结方法：可分为单手打结法、双手打结法及器械打结法。①单手打结法：简单、迅速，两手均可进行，在手术中最常用。打结时，一手持线，另一手打结，主要靠拇、食、中三指配合完成"持线""挑线""勾线"等动作。此法适合于各部位的结扎。②双手打结法：较单手打结法更为可靠，不易滑脱，所需的线较长，便于作外科结。常用于手术野深部或组织张力较大处的结扎。③器械打结法：术中常用血管钳或持针钳打结，适用于深部或手术野狭小处的结扎，缝线过短时也可用此法打结。

（3）注意事项：①第一个结与第二个结的方向必须相反，拉线时应尽量保持两手着力点与结扣三点在一直线上，用力要均匀，避免用力向上提，造成结扎点撕脱。②打第二个结时，第一个线结不能松扣。术野狭窄部位打结时，可用一手指按线结近处，缓慢、均匀用力，徐徐拉紧。避免用力过猛或突然用力，扯断缝线。③打完第一个结后，若组织张力大时，可由助手用血管钳或镊协助固定线结部位，但不可扣紧扣齿，以免伤线，待收紧第二个结扣时，再移去血管钳或镊。结扎较大血管时可在结扎处再缝扎一针加强，以防滑脱。④应尽量在直视下打结。结扎组织不可过多。

2.缝合　缝合是将切开、切断或外伤断裂的组织、器官重新对合或重建，为愈合和功能恢复创造条件。不同部位的组织、器官，用不同的方法缝合。缝合常用工具是持针钳、镊子、缝针及缝线。目前，吻合器、封闭器，医用粘胶，皮肤拉链等使用也比较广泛。

（1）缝合的步骤：①进针：缝合时，左手持镊，提起皮肤边缘，右手持持针器，用腕臂力由外旋进，顺针的弧度刺入皮肤，经皮下从对侧切口皮缘穿出。②夹针：缝针出皮肤后，用镊子夹住缝针并固定。③拔针：用持针器夹住缝针夹断，顺着针的弧度向外拔出。④出针：针完全拔出时，可用手捏住针体，将线带出，由助手打结。

（2）常用缝合方法：①单纯间断缝合：每缝一针单独打结，操作简单，应用最多。常用于皮肤、皮下、肌腱、腱膜等组织的缝合。方法：一手持有齿镊，提起皮肤边缘，另一手执持针钳，距皮缘约0.5 cm处垂直进针，穿过皮肤、皮下组织全层，从对侧切口皮缘0.5 cm处穿出打结。缝合完毕后用有齿镊整理皮肤边缘使之整齐。②单纯连续缝合：第一针缝合后打结，不剪断缝线，连续用该线缝合完整个创口，结束前的一针将重线尾拉长留在对侧，形成双线与重线尾打结。多用于较长伤口的缝合，如腹膜和胃肠道后壁内层吻合。优点是打结少，操作省时，缺点是一旦缝线一针不紧，则整个创口松动，甚至裂开。③"8"字缝合：由两个交叉的间断缝合组成，包括内"8"字缝合和外"8"字缝合。此法操作省时，缝扎牢固，常用于张力较大的筋膜、肌腱、韧带的缝合及较大血管的止血。④连续锁边缝合：亦称毯边缝合，缝合中每针将线交错，常用于胃肠道断端的关闭或整张游离植皮的边缘固定，此法操作省时，止血效果好。⑤间断垂直褥式内翻缝合：又称为伦伯特氏缝合法，简称垂直内翻缝合。常用于胃肠道吻合时缝合浆肌层。⑥间断水平褥式内翻缝合：又称为何尔斯得氏缝合法，多用于胃肠道缝合浆肌层。⑦间断垂直褥式外翻缝合。⑧间断水平褥式外翻缝合。⑨连续皮内缝合：是用可吸收缝线在皮内作间断或连续缝合，此法不需拆线，切口遗留疤痕小。缝合要领：从切口的一端进针，然后交替经过两侧切口边缘的皮内穿过，一直缝到切口的另一端穿出，最后抽紧，两侧可做蝴蝶结或用纱布小球垫。⑩荷包缝合：以创口为中心，连续环形缝合一周，结扎后将之内翻包埋。此法缝合后表面光滑，可减少组织粘连，有利愈合。常用于关闭胃肠道、处理阑尾残端、固定造瘘管等。

（3）缝合的技巧和注意事项：①准确把握进针点，不得反复进针、退针。缝合创面或伤口时对合要良好。应认清组织，按组织的解剖层次由深至浅对位缝合，不卷入或缝入其他组织，不留死腔或空隙。②根据缝合部位不同，缝合时进出针的创缘距及针间距大小要适宜，要整齐美观，均匀一致。③结扎缝线时应松紧适宜，以切口边缘紧密贴合为度，过紧影响血供及切割组织，过松易留有缝隙，影响组织愈合。伤口张力大时宜减张缝合。④选用合适的缝合材料。无菌切口或污染较轻的伤口用丝线，血管、神经的吻合选择相应型号的无损伤针线，颜面部伤口缝合宜选用细针细线。⑤皮肤缝合时应避免皮缘内翻或外翻。吻合肠道及空腔器官浆膜层时须内翻缝合。⑥转针的技巧：首先控制好针，拔针力量要松紧适当，钳齿扣而不闭，以免松脱或转不动，其次要利用针钳间的摩擦力，利用针尾为支点，转针时，注意弯针的弧度，同时需要腕力的配合。

手术基本操作技术
电子课件

手术基本操作技术
思维导图

重点笔记

1. 腹部手术，皮肤切口较大，最常用的执刀方式是（　　）。

    A. 执笔式　　　　　　　　B. 执弓式　　　　　　　C. 握持式

    D. 反挑式　　　　　　　　E. 以上都不是

2. 体内组织丝线打结剪线后，留下线头长度一般为（　　）。

    A. 1～2 mm　　　　　　　B. 3～4 mm　　　　　　C. 4～5 mm

    D. 5～6 mm　　　　　　　E. 6 mm 以上

3. 下列（　　）缝合属于外翻缝合。

    A. 伦勃特氏缝合　　　　　B. 康奈尔氏缝合　　　　C. 荷包缝合

    D. 横褥式缝合　　　　　　E. 以上都不是

4. 缝合伤口拆线剪线部位在（　　）。

    A. 外露线的中间　　　　　B. 外露线近线结端　　　C. 外露线远线结端

    D. 拉起线结在线结下　　　E. 任何部位均可

5. 圆针不适用于缝合下列（　　）组织。

    A. 胃肠壁　　　　　　　　B. 血管　　　　　　　　C. 筋膜

    D. 腹膜　　　　　　　　　E. 软骨

参考答案：1. B；2. A；3. D；4. D；5. E

手术基本操作技术
知识拓展

项目1　颅内压增高与脑疝

1. 掌握颅内压增高的概念、典型临床表现、治疗。
2. 熟悉脑疝的概念、临床特点和急救措施。

　　患者,女,35岁,就诊35 min前自汽车上跌下,左枕部着地,伤后昏迷不醒,枕部头皮挫伤,双瞳孔散大,对光反射弱,四肢强直,双下肢病理征阳性。在急诊室输20%甘露醇250 mL后,左瞳孔缩小。

　　请思考:该病人出现了什么问题?进一步急救措施是什么?

▼　内容精要

　　神经外科疾病包括有颅脑损伤、脑肿瘤、脑出血、脑积水和颅内炎症等许多常见疾病。颅内压增高是各种颅脑疾病中所共有的征象,由颅内压增高导致的脑疝是神经外科疾病引起死亡的最重要原因。

　　由于各种原因使颅腔内容物体积增加或颅腔容积缩小,成人颅内压持续超过2.0 kPa(儿童超过1.0 kPa)以上,从而引起的相应的临床病理综合征,称为颅内压增高。

　　(一)病因

　　颅腔内容物的体积增大、颅内出现占位性病变或先天性畸形等使颅腔的容积相对变小都可引起颅内压增高。

　　1.颅脑损伤　颅脑损伤继发颅内血肿、脑水肿是外伤性颅内压增高最常见原因。

　　2.颅内占位性病变　颅内肿瘤、脑寄生虫病患者一般都会出现颅内压增高症状,其出现症状与占位体积、部位、性质和生长速度等因素有关。

　　3.颅内感染　感染引起的脑脓肿、脑水肿、脑积水均可引起颅内压增高。

　　4.脑血管疾病　多种原因引起的脑出血、高血压脑病等都可造成颅内压增高。

　　5.颅脑先天性疾病　婴幼儿先天性脑积水、颅底凹陷和狭颅症也可以引起颅内压增高。

（二）临床表现

1.头痛　以胀痛和撕裂痛为多见，程度不同，早晨或晚间较重，多在额部及颞部，可从颈枕部向前方放射至眼眶。头痛程度随颅内压的增高而进行性加重，用力、咳嗽、弯腰或低头活动时常使头痛加重。

2.呕吐　当头痛剧烈时，可伴有恶心和呕吐。呕吐呈喷射性，易发生于饭后，有时可导致水、电解质紊乱和体重减轻。

3.视神经乳头水肿　这是颅内压增高的重要客观体征，表现为视神经乳头充血，边缘模糊不清，中央凹消失，视盘隆起，静脉怒张。

以上三者是颅内压增高的典型表现，称之为颅内压增高"三主征"。

4.脑疝形成　当颅内病变所致的颅内压增高达到一定程度时，某分腔的压力大于邻近分腔的压力，脑组织从高压力区向低压力区移位，导致脑组织、血管及颅神经等重要结构受压和移位，被挤入硬脑膜的间隙或孔道中，从而出现一系列严重临床症状和体征，称为脑疝。脑疝常见类型包括小脑幕切迹疝及枕骨大孔疝。

脑疝早期的生命体征变化：脉搏缓慢、呼吸慢而不规则、血压升高，即库欣反应（Cushing 反应）。同时可出现嗜睡，反应迟钝等意识障碍表现，病情加重可出现昏睡、昏迷，伴有瞳孔散大、对光反应消失、脑疝发生，出现去大脑强直。

（三）诊断

通过全面而详细地询问病史和认真地神经系统检查和出现典型的内压增高"三主征"即可作出初步诊断。疾病早期可以及时地做以下辅助检查，发现颅内占位性病变协助诊断：电子计算机 X 线断层扫描（CT）；磁共振成像（MRI）；脑血管造影；头颅 X 线摄片。腰椎穿刺虽然可以直接测定颅内压，但在颅内压增高时腰穿测压有一定的危险性，有时可引发脑疝，故应当慎重进行。

（四）治疗原则

1.一般处理　凡有颅内压增高的病人，应留院密切观察神志、瞳孔、血压、呼吸、脉搏及体温的变化，有条件时可做颅内压监护。意识不清及咳痰困难者要考虑做气管切开术，以保持呼吸道通畅并给予氧气吸入；限制水的摄入，一般每天摄入量控制住 1 500 mL 左右；频繁呕吐者应暂禁食；不能进食的病人应补液以维持电解质及酸碱平衡；对便秘患者用轻泻剂来疏通大便；不可作高位灌肠，以免颅内压骤然增高。

2.病因治疗　颅内占位性病变首先应考虑作病变切除术；若有脑积水可行脑脊液分流术；颅内压增高已引起急性脑疝时，应进行紧急抢救或手术减压处理。

3.降低颅内压治疗　适用于颅内压增高但暂时尚未查明原因或虽已查明原因但仍需要非手术治疗的病例。

（1）脱水疗法：若有意识障碍或颅内压增高症状较重的病例，则宜选用静脉或肌肉注射药物。首选脱水剂为 20% 甘露醇。其他常用的可供注射的制剂有：甘油果糖注射液、呋塞米注射液、20% 人血白蛋白注射液等。

（2）激素应用：地塞米松、氢化可的松、泼尼松可减轻脑水肿，有助于缓解颅内压增高。

（3）冬眠低温疗法或亚低温疗法：有利于降低脑的新陈代谢率，减少脑组织的氧耗量，防止脑水肿的发生与发展，对降低颅内压亦起一定作用。

（4）辅助过度换气：目的是使体内 CO_2 排出。当动脉血的 CO_2 分压每下降 1 mmHg 时，可使脑血流量递减 2%，从而使颅内压相应下降。

4.抗生素治疗　控制颅内感染或预防感染，可根据致病菌药物敏感试验选用适当的抗生素。

5.对症治疗　疼痛者可给予镇痛剂，但应忌用吗啡和哌替啶等类药物，以防止对呼吸中枢的抑制作用，而导致病人死亡。有抽搐发作的病例，应给予抗癫痫药物治疗。烦躁病人给予镇静剂。

颅内压增高
电子课件

颅内压增高
思维导图

▼ 达标练习

1. 颅内压增高的三主征是（　　）。

    A. 血压升高、脉搏细弱、呼吸微弱　　　　B. 头痛、呕吐、视乳头水肿

    C. 意识不清、呕吐、行走不稳　　　　　　D. 头昏、头痛、呕吐

    E. 血压下降、脉搏缓慢、呼吸微弱

2. 急性颅内压增高时病人早期生命体征改变为（　　）。

    A. 血压升高，脉搏变缓，脉压变小　　　　B. 血压升高，脉搏增快，脉压增大

    C. 血压降低，脉搏变缓，脉压变小　　　　D. 血压降低，脉搏增快，脉压变小

    E. 血压升高，脉搏变缓，脉压增大

3. 下列不属枕骨大孔疝的常见症状的是（　　）。

    A. 剧烈头痛、呕吐　　　　B. 颈项强直　　　　C. 早期出现一侧瞳孔散大

    D. 意识障碍　　　　　　　E. 呼吸骤停发生早

4. 小脑幕切迹疝最有意义的临床定位体征是（　　）。

    A. 患侧肢体活动减少或消失　　　　　　　B. 对侧腹壁反射消失

    C. 患侧瞳孔散大　　　D. 对侧肢体腱反射亢进　　　E. 患侧下肢病理反射

5. 患儿5岁，阵发性头痛3个月，因突然剧烈头痛、反复呕吐半天急诊入院，检查：神志清醒，双瞳孔正常，颈项强直，半小时后突然呼吸停止，心跳存在，其诊断是（　　）。

    A. 垂体腺瘤　　　　B. 急性脑水肿　　　　C. 急性脑膜炎

    D. 枕骨大孔疝　　　E. 小脑幕切迹疝

参考答案：1. B；2. E；3. C；4. C；5. D

项目 2　颅脑损伤

1. 熟悉各种颅脑损伤的分类、临床表现。

2. 熟悉颅底骨折、脑损伤的处理原则。

患者，女，30岁，头枕部摔伤后头痛、伤处流血1h，伴呕吐3次入院。患者1h前不慎摔倒，枕部着地，当即昏迷约40min，伤处流血，醒后对伤情记忆不清，伴头痛、呕吐3次。入院查体：生命体征平稳，神清嗜睡，右枕部可见0.5cm×2cm的裂口，余神经系检查阴性。头颅CT示双额极少许混杂密度影，蛛网膜下腔少许高密度影，头颅X线片示右枕骨骨折。

请思考：此人发生了何种颅脑损伤？应立即采取何种抢救措施？用何种药物？目前的治疗措施有哪些？

▼ 内容精要

颅脑损伤多见于交通工矿事故、自然灾害、爆炸、火器伤、坠落、跌倒以及各种锐器钝器对头部的伤害，常伴随身体其他部位的损伤。颅脑损伤可分为头皮损伤，颅骨损伤与脑损伤，其中重要的是脑损伤。

（一）头皮损伤

头皮一般分皮肤、皮下组织、帽状腱膜、帽状腱膜下层、骨膜共五层。头皮血供丰富，伤后失血较多，但愈合能力和抗感染能力较强。

1.头皮血肿　头皮血肿多因钝器伤所致，按头皮血肿的位置可分为皮下血肿、帽状腱膜下血肿和骨膜下血肿。较小头皮血肿可暂观察，较大血肿需抽血，并头部加压包扎。

2.头皮裂伤　头皮裂伤可由锐器或钝器伤所致，创缘整齐或不规则，处理时须着重于检查有无颅骨和脑损伤，由于头皮血管丰富，出血较多，可引起失血性休克，头皮裂伤本身需要压迫止血，其一期清创缝合的时限原则上允许放宽至24～72h。

3.头皮撕脱伤　头皮撕脱伤是最严重的头皮损伤，多因发辫受机械力牵扯，使大块头皮自帽状腱膜下层或连同颅骨骨膜被撕脱所致，创面大，出血多，可导致失血性或疼痛性休克。现场应立即采用有效的方法压迫止血，到医院后在防治休克的前提下行清创术，后根据不同的情况选择原位缝合或行植皮术，术后注意抗休克、抗感染和创面的观察处理。

（二）颅骨损伤

颅骨骨折指颅骨受暴力作用所致颅骨连续性中断。颅骨骨折按骨折部位分为颅盖骨折与颅底骨折；按骨折形态分为线形骨折、凹陷性骨折和粉碎性骨折；按骨折与外界是否相通，分为开放性骨折与闭合性骨折。

1.颅盖骨骨折　颅盖部的线形骨折发生率最高，主要靠颅骨X线摄片或头颅CT确诊。颅盖部的凹陷性骨折好发于额骨及顶骨，成人凹陷性骨折多为粉碎性骨折，婴幼儿可呈"乒乓球"凹陷样骨折。

颅盖骨单纯线形骨折本身不需特殊处理，但应警惕是否合并脑损伤；骨折线通过脑膜血管沟或静脉窦所在部位时，要警惕硬脑膜外血肿的发生，需严密观察或CT检查。

2.颅底骨折　颅底骨折以线性骨折为主，多为颅盖骨折延伸到颅底，也可由间接暴力所致。根据发生部位可分为：

（1）颅前窝骨折：累及眶顶和筛骨，可有鼻出血、眶周广泛淤血斑（"熊猫眼"征）以及广泛球结膜下淤血斑等表现。若脑膜、骨膜均破裂，则合并脑脊液鼻漏。若筛板或视神经管骨折，可合并嗅神经或视神经损伤。

（2）颅中窝骨折：可合并脑脊液鼻漏、耳漏；常合并7～8对颅神经损伤；若骨折伤及颈内动脉海绵窦段，可发生致命性的鼻出血或耳出血。

（3）颅后窝骨折：累及颞骨岩部后外侧时，多在伤后1～2天出现乳突部皮下淤血斑（Battle征）。若累及枕骨基底部，可在伤后数小时出现枕下部肿胀及皮下淤血斑；可合并脑神经（第9～12对脑神经）损伤。

颅底骨折的诊断及定位，主要依靠受伤史及三大临床表现：①脑脊液漏②迟发性的局部瘀血③相应的颅神经损伤症状来确定。CT检查不但对眼眶及视神经管骨折的诊断有帮助，还可了解有无脑损伤。

颅底骨折本身无需特别治疗，着重于观察有无脑损伤及处理脑脊液漏、脑神经损伤等合并症。①合并脑脊液漏时应视为开放性颅脑损伤，须给予抗生素预防颅内感染，不可堵塞或冲洗，不做腰穿，取头高位卧床休息，避免用力咳嗽、打喷嚏。绝大多数漏口会在伤后1～2周内自行愈合。如超过1个月仍未停止漏液，可考虑行手术修补硬脑膜，以封闭瘘口。②对伤后视力减退，疑为碎骨片挫伤或血肿压迫视神经者，应争取在12 h内行视神经探查减压术。

（三）脑损伤

1. 脑震荡　表现为头颅受到外界暴力作用后立即发生的一过性的脑功能障碍，无肉眼可见的神经病理改变，显微镜下可见神经组织结构紊乱。主要症状是受伤当时立即出现短暂的意识障碍，可为神志不清或完全昏迷，常为数秒或数分钟，一般不超过半小时。清醒后大多不能回忆受伤当时乃至伤前一段时间内的情况，称为逆行性遗忘。此后可能出现头痛、头昏、恶心、呕吐等症状，短期内可自行好转。神经系统检查无阳性体征，脑脊液检查无红细胞，CT检查颅内无异常发现。治疗原则：脑震荡无需特殊治疗，应卧床休息1～2周，给予镇静剂等对症处理，病人多在2周内恢复正常。

2. 脑挫裂伤　脑挫伤指暴力作用头部后，脑组织遭受破坏较轻，软脑膜尚完整者；脑裂伤指软脑膜、血管及脑组织同时破裂，伴有外伤性蛛网膜下腔出血。两者常同时存在，故合称为脑挫裂伤。其临床表现包括：

（1）意识障碍：是脑挫裂伤最突出的症状，伤后立即出现昏迷。

（2）局灶症状与体征：脑皮质功能区受损时，伤后立即出现相应的神经功能障碍症状或体征。

（3）头痛、呕吐：与颅内压增高或外伤性蛛网膜下腔出血有关。合并蛛网膜下腔出血时可有脑膜刺激征阳性，脑脊液检查有红细胞。

（4）颅内压增高：与脑疝因继发脑水肿和颅内出血引起颅内压增高。

（5）CT或MRI检查：可显示脑挫裂伤的部位、范围。

脑挫裂伤一般采用保持呼吸道通畅，防治脑水肿，加强支持疗法和对症处理等非手术治疗。当病情恶化出现脑疝征象时，需手术开颅行减压术或局部病灶清除术。

3. 颅内血肿　外伤性颅内血肿是颅脑损伤中最常见最严重的继发性脑损伤，其严重性在于可引起颅内压增高而导致脑疝；早期及时处理，可在很大程度上改善预后。按血肿的来源和部位可分为硬脑膜外血肿、硬脑膜下血肿及脑内血肿等。

（1）硬脑膜外血肿：当颅盖特别是颞部受到直接暴力损伤，出血易积聚于硬脑膜与颅骨内板之间，形成硬脑膜外血肿。血肿绝大多数属急性型，出血来源以脑膜中动脉最常见，可在6～12 h或更短时间内出现症状；颅骨X线摄片发现骨折线跨过脑膜中动脉沟，应高度重视有硬脑膜外血肿可能。

当原发性脑损伤很轻（脑震荡或轻度脑挫裂伤），最初的昏迷时间很短，而血肿的形成又不是太迅速时，则在最初的昏迷与脑疝的昏迷之间有一段意识清楚的"中间清醒期"（即昏迷—清醒—昏迷过程），为典型的硬膜外血肿表现。

CT检查：若发现颅骨内板与脑表面之间有双凸镜形或弓形密度增高影，可有助于确诊。

（2）硬脑膜下血肿：出血积聚于硬脑膜下腔，是颅内血肿中最常见者，常呈多发性或与别种血肿合并发生。由于多数有脑挫裂伤及继发的脑水肿同时存在，故病情一般多较重。如脑挫裂伤较重或血肿形成速度较快，则表现为意识障碍进行性加深，无中间清醒期或意识好转期表现，颅内压增高与脑疝的其他征象也多在1～3天内进行性加重。

CT检查：颅骨内板与脑表面之间出现高密度、等密度或混合密度的新月形或半月形影，可有助于确诊。

（3）脑内血肿：指脑实质内的血肿，临床表现以进行性意识障碍加重为主，与急性硬脑膜下血肿甚相似，其意识障碍过程受原发性脑损伤程度和血肿形成的速度影响。

CT检查：在脑挫裂伤灶附近或脑深部白质内见到圆形或不规则高密度血肿影，同时可见血肿周

颅脑损伤
电子课件

颅脑损伤
思维导图

围的低密度水肿区。

颇内血肿一经确诊原则上手术治疗，手术清除血肿，并彻底止血。同时需行降低颅内压治疗及营养神经、保护脑功能、对症等治疗。

重点笔记

▼ 达标练习

1. 治疗脑脊液鼻漏，以下错误的处理是（　　）。

　　A. 注射抗生素　　　　　B. 鼻腔填塞　　　　　C. 卧床休息

　　D. 抬高头位　　　　　　E. 应用镇静剂

2. 单独作为诊断颅底骨折的依据中，错误的是（　　）。

　　A. 脑脊液漏　　　　　　B. 迟发性乳突部皮下淤血斑

　　C. CT 显示神经管骨折　　D. 单纯鼻出血　　　　E. "熊猫眼" 征

3. 患者，男，25 岁，头外伤昏迷 5 min 后清醒。送医院途中再度陷入昏迷，伴呕吐。体检：浅昏迷，双侧瞳孔等大等圆、光反射迟钝，左侧肢体肌力Ⅸ级，巴宾斯基征阳性。最可能的诊断是（　　）。

　　A. 脑震荡　　　　　　　B. 脑挫裂伤　　　　　C. 硬膜外血肿

　　D. 硬膜下血肿　　　　　E. 脑内血肿

4. 患者，男性，车祸伤及头部，伤后出现左侧鼻唇沟变浅，鼻出血，左耳听力下降，左外耳道流出淡血性液体。诊断首先考虑（　　）。

　　A. 颅前窝骨折　　　　　B. 颅中窝骨折　　　　C. 颅后窝骨折

　　D. 左颞骨骨折　　　　　E. 脑震荡

5. 外伤性颅内血肿的主要致命因素是（　　）。

　　A. 急性脑受压所致脑疝　B. 弥漫性脑水肿　　　C. 昏迷所致肺部感染

　　D. 脑脊液循环受阻　　　E. 蛛网膜下腔出血

参考答案：1. B；2. D；3. C；4. B；5. A

神经外科常见疾病
知识拓展

心胸外科常见疾病

项目 1　肋骨骨折

学习目标

1. 熟悉肋骨骨折的临床表现和治疗方法。
2. 熟悉多根多段肋骨骨折的病理生理和治疗原则。

案例导入

　　患者，男，25岁，既往体健，半小时前从 4 m 高处摔下，左胸疼痛，呼吸困难，急诊入院。神清合作、轻度紫绀，左前胸壁 10 cm×10 cm 皮下淤血，胸壁浮动，可触及骨摩擦，两肺未闻及湿啰音，胸片见左 4、5、6 肋各有两处骨折，肋膈角稍钝。

　　请思考：患者诊断是什么？此时应采取什么急诊处理？

▼ 内容精要

（一）病因

　　暴力直接作用于肋骨，可使肋骨向内弯曲折断，前后挤压暴力使肋骨腋段向外弯曲折断。肋骨骨折在胸部损伤中较为常见。肋骨骨折较多发生在中、老年人，儿童少见，这多与骨质脆性随年龄增长而增加有关。已有恶性肿瘤转移的肋骨，因骨质破坏也容易发生病理性骨折。

　　直接或间接暴力均可引起肋骨骨折。直接暴力引起的骨折多发生在肋骨直接受伤部位，骨折断端向内，易刺破脏层、壁层胸膜或血管而产生气胸、血胸或血气胸。间接暴力使胸廓前后方受挤压，易致肋骨角或肋骨外侧处的骨折。第 1～3 肋骨粗短，有锁骨、肩胛骨保护，不易发生骨折。一旦骨折常表明创伤严重，应注意有无合并锁骨、肩胛骨骨折和颈部、腋部血管神经损伤之可能。第 4～7 肋骨长而薄，且前后固定，暴露广，故最常发生骨折。第 8～10 肋前端肋软骨形成肋弓与胸骨相连，第 11～12 肋前端游离形成浮肋，均不易骨折。多根多处肋骨骨折将使骨折处胸壁失去整体胸廓支撑而致使该处胸壁软化，产生浮动胸壁，出现反常呼吸运动，即吸气时软化区胸壁内陷，呼气时外突，与正常胸壁呼吸运动相反，称之为连枷胸。

（二）临床表现

　　受伤处胸壁疼痛，尤其在深呼吸、咳嗽或转动体位时加重。伤处局部明显压痛，可产生骨擦感，间接挤压前后胸时可引起骨折部位剧痛（胸廓挤压试验阳性）。多根多处肋骨骨折的病人，可有胸廓变形、若有大面积的胸壁软化，可出现气短、紫绀或呼吸困难。连枷胸的反常呼吸运动可使伤侧肺受到塌陷胸壁的压迫，呼吸时两侧胸腔压力不均衡会造成纵隔扑动，影响肺通气，导致体内缺氧和二氧化碳滞留，影响呼吸和循环功能。若伴有广泛肺挫伤、挫伤区域的肺间质或肺泡水肿将导致氧弥散障碍，出现低氧血症。骨折断端向内移位可刺破胸膜、肋间血管和肺组织，产生血胸、气胸、皮下气肿或咯血。

（三）诊断

根据受伤史和临床表现，肋骨骨折的诊断并不困难。胸部 X 线照片是肋骨骨折的重要检查方法，不仅可以明确骨折的诊断，还可以判断有无气胸、血胸等合并伤。胸部 X 片可显示肋骨骨折断裂线和断端错位，但不能显示前胸肋软骨骨折。胸部 CT 扫描对有无并存肺挫伤有诊断价值。动脉血气分析对了解病情的严重程度有帮助。

（四）治疗

处理原则包括镇痛、保持气道通畅、固定浮动胸壁、纠正呼吸循环功能障碍及肺部并发症的防治。镇痛的方法包括镇痛药物的应用、使用病人自控止痛装置、肋间神经阻滞、骨折痛点封闭、胸廓固定等。鼓励病人咳嗽排痰，早期下床活动，减少呼吸系统的并发症。固定胸廓、纠正反常呼吸运动的方法因肋骨骨折的损伤程度与范围不同而异。

1.闭合性单根肋骨骨折　骨折两端端因有上、下完整的肋骨和肋间肌支撑，较少错位和重叠，多能自行愈合。固定胸廓的主要目的是减少肋骨断端活动、减轻疼痛，可采用宽胶布条、多带条胸布或弹性胸带固定胸廓。对于胸壁软化范围小且反常呼吸运动不严重的胸背部、胸侧壁多根多处肋骨骨折的病人，此方法也适用。

2.闭合性多根多处肋骨骨折　出现的连枷胸病人，应充分予以镇痛、维持气道通畅、处理软化胸壁、消除反常呼吸运动、改善呼吸和循环功能。常用的局部处理方法有：

（1）包扎固定法：即在胸壁软化部位用厚辅料覆盖，再用胸带或胶布加压固定。多适用于较小区域的胸壁软化或现场急救。

胸部损伤肋骨骨折
电子课件

（2）牵引固定法：适用于较大区域的胸壁软化、反常呼吸运动明显的连枷胸病人，或包扎固定效果不佳者。于伤侧胸壁放置牵引支架，在体表用巾钳抓持游离段肋骨，固定在牵引支架上，作伤侧胸壁外固定，消除胸壁反常呼吸运动。

（3）内固定：对于肋骨错位严重及大面积胸壁软化的病人，可以开胸或使用电视胸腔镜导入钢丝，固定肋骨两端或软化区肋骨。

肋骨骨折
思维导图

3.开放性肋骨骨折　胸壁伤口需尽早彻底清创，去除骨折碎片，并固定胸廓。如胸膜已穿破，需作胸膜腔引流术。如合并胸内脏器损伤需行剖胸探查术。术后使用抗生素，预防感染。

重点笔记

▼ **达标练习**

1. 闭合性肋骨骨折的治疗要点是（　　）。
   A. 止痛、防治并发症　　B. 胸腔穿刺　　　　C. 胸腔闭式引流
   D. 开胸探查　　　　　　E. 气管插管或气管切开

2. 较常见的肋骨骨折是（　　）。
   A. 第 1 ~ 3 肋　　　　B. 第 4 ~ 7 肋　　　C. 第 8 ~ 10 肋
   D. 第 11 ~ 12 肋　　　E. 第 7 ~ 10 肋

3. 胸部损伤的外科治疗原则首先是（　　）。
   A. 纠正酸碱失衡　　　　B. 维持营养供给　　　C. 头部降温，预防脑水肿
   D. 维持呼吸循环功能稳定 E. 止痛、吸氧、补液

4. 下列（　　）有助于肋骨骨折的诊断。
   A. 胸部叩诊呈鼓音　　　B. 气管明显移位　　　C. 受伤部位明显压痛
   D. 骨擦感　　　　　　　E. 局部肿胀瘀斑

5. 成年病人劳动时不慎砸伤后背，疼痛剧烈，X线胸片示第 5 ~ 6 肋骨骨折，无移位，无气胸、血胸，处理应当是（　　）。
   A. 注射杜冷丁止痛　　　B. 肋间神经封闭止痛、胶布固定
   C. 加压包扎固定胸壁　　D. 手术内固定以防移位　　E. 卧床休息镇咳止痛

6. 患者，男，32 岁，胸部撞伤后 30 min，自觉右胸疼痛。查体：脉搏 80 次 /min，血压 120/80 mmHg，呼吸 16 次 /min，气管居中，左右胸均有压痛，两肺呼吸音存在。其诊断可能性最大为（　　）。
   A. 气胸　　　　　　　　B. 血胸　　　　　　　C. 血气胸
   D. 多根多处肋骨骨折　　E. 单纯性肋骨骨折

参考答案：1. A；2. B；3. C；4. D；5. B；6. E

项目 2　气胸

1. 掌握三种气胸的临床表现、诊断和治疗原则。
2. 掌握胸腔闭式引流的适应证和术后注意事项。

患者，男，25 岁，车祸伤 1 h。查体：脉搏 130 次 /min，血压 86/60 mmHg。烦躁不安，发绀，严重呼吸困难，皮肤湿冷，左颈胸部皮下捻发感，气管右移，左胸饱满，左肺呼吸音消失。胸片示左肺完全萎陷。经急救处理，病情好转后又迅速恶化。

请思考：此时诊断是什么？应立即行什么治疗？

由于肺组织、气管、支气管破裂，空气逸入胸膜腔，或胸壁伤口穿破胸膜，造成胸膜腔内积气称为气胸。气胸可以分为闭合性气胸、开放性气胸和张力性气胸三类。

（一）闭合性气胸

闭合性气胸多为肋骨骨折断端刺破肺表面，空气进入胸膜腔所致。气胸形成后，肺裂口自行封闭，或受积气压迫而闭合，不再继续漏气，称为闭合性气胸。胸腔内压力仍低于大气压。

1. 临床表现与诊断　临床症状与胸膜腔内积气的量和速度有关，轻者可无明显症状，重者有明显呼吸困难。体检可见伤侧胸廓饱满，呼吸活动度降低，气管向健侧移位，叩诊伤侧胸部呈鼓音，听诊呼吸音降低。胸部X线检查显示不同程度的肺萎陷和胸膜腔积气，或伴纵隔移位，有时伴少量胸腔积液。

2. 治疗　闭合性气胸积气量较少的病人，无需特殊处理，积气一般可在1～2周自行吸收。大量气胸需进行胸膜腔穿刺，抽尽积气，或闭式胸腔引流，促使肺尽早膨胀，同时使用抗生素预防胸膜腔内感染。

（二）开放性气胸

创伤暴力造成胸壁部分缺损，使胸膜腔与外界大气相交通，外界空气随呼吸自由进出胸膜腔，形成开放性气胸。空气出入量与伤口大小密切相关，伤口大，空气出入量多，胸腔内压力几乎等于大气压。

1. 病理生理　大量空气进入胸膜腔，伤侧胸膜腔负压消失，伤侧肺受压完全萎陷，丧失呼吸功能。伤侧胸内压显著高于健侧，纵隔向健侧移位，致使健侧肺扩张受限。吸气时大量气体进入患侧，压力明显高于健侧，纵隔向健侧进一步移位；呼气时空气由伤口排出体外，两侧胸膜腔压力差缩小，纵隔向伤侧移回。这种由于两侧胸膜腔内压不均衡出现周期性变化，导致纵隔随呼吸运动而左右移位的现象，称为纵隔扑动。胸膜腔内负压的消失，以及纵隔摆动引起心脏大血管移位（尤其是腔静脉的扭曲），严重影响静脉回心血流，使回心血量减少，引起循环功能障碍。

2. 临床表现与诊断　伤情多较严重，常危及生命。患者多有明显呼吸困难、烦躁不安、口唇发绀、颈静脉怒张等，严重者有休克。伤侧胸壁可闻及气体进出胸腔发出吸吮样声音，称为胸部吸吮伤口。气管向健侧移位，叩诊伤侧胸部呈鼓音，听诊呼吸音消失。胸部X线检查可见伤侧胸腔大量积气或积血，肺受压萎陷，纵隔移向健侧。

3. 治疗　开放性气胸的急救处理原则：将开放性气胸立即变为闭合性气胸，赢得挽救生命的时间，并迅速转送至医院。使用无菌敷料如凡士林纱布、棉垫、清洁衣物、毛巾等在伤员呼气末封闭伤口，并加压包扎，然后穿刺胸膜腔，抽气减压暂时缓解呼吸困难。转送至医院后按闭合性气胸进一步治疗：给氧，补充血容量，纠正休克；清创缝合伤口，并作闭式胸腔引流；给予抗生素，鼓励病人咳嗽排痰，预防感染；如疑有胸腔内脏器损伤或进行性出血，则需行开胸探查术。

（三）张力性气胸

气管、支气管或肺受伤时，伤处形成单向活瓣，致使吸气时空气进入胸膜腔，呼气时活瓣闭合不能排出，形成张力性气胸。气体随每次吸气进入胸膜腔并积累增多，导致胸膜腔压力高于大气压，故又称为高压性气胸。伤侧肺严重萎陷，纵隔显著向健侧移位，健侧肺受压，腔静脉回流障碍，可迅速引起呼吸循环功能紊乱甚至衰竭。若未及时诊断和正确治疗，可很快致死。

1. 临床表现与诊断　张力性气胸病人表现为极度呼吸困难、烦躁、意识障碍、发绀、甚至休克。高压气体经支气管、气管周围疏松结缔组织或壁胸膜裂伤处，进入纵隔或胸壁软组织，可形成纵隔气肿或面、颈、胸部的皮下气肿。体检可见伤侧胸部饱满，肋间隙增宽，呼吸运动减弱，叩诊呈鼓音，听诊呼吸音消失。胸部X线检查显示伤侧胸腔严重积气，肺可完全萎陷、纵隔向健侧移位，可有纵隔和皮下气肿。胸腔穿刺有高压气体外推针筒芯。不少病人有脉细快，血压降低等循环衰竭表现。

2. 治疗　张力性气胸是可迅速致死的危急重症。紧急抢救原则是立即排气，迅速降低胸膜腔内的压力。可使用粗注射器针在伤侧锁骨中线第2肋间刺入胸膜腔排气减压，并在外接上单向活瓣装置（如在针柄部外接剪有小口的橡胶手套、柔软塑料袋、气球等），使胸腔内高压气体易于排出，而外界空气不易进入胸腔。伤员送达医院后需进一步处理，在局部麻醉下于伤侧锁骨中线第2或第3肋间作闭式胸腔引流，并使用抗生素预防感染。待漏气停止24～48h后，经X线检查证实肺已膨胀，可拔除胸腔引流管。持续大量漏气且伤员体征无明显改善，胸部X线显示伤侧肺未能复张，则需考虑开胸探查手术。

（四）胸腔闭式引流术

胸膜腔闭式引流术是胸外科最常采用的手术之一。胸部外伤、胸膜肺部疾病或胸外科手术之后，常常会发生胸膜腔积液、积脓、积气或积血，及时通过胸膜腔引流，可以排出这些积气和积液，促使肺复张，控制胸膜腔感染，预防胸膜粘连；并通过对引流物性质、数量的观察，判断胸内脏器的病理改变和治疗效果。

1. 适应证　各种胸腔手术之后；支气管胸膜瘘、食管—胃吻合口瘘、食管破裂；胸部外伤伴大量胸膜腔积气；血胸；急性化脓性脓胸、结核性脓胸并发感染，经反复胸腔穿刺抽脓效果不佳者。

2. 定位　气胸引流一般在前胸壁锁中线第2肋间隙，血胸则在腋中线与腋后线第6～8肋间隙。局限性脓胸，可以X线、B超定位。

3. 操作方法　病人取半卧位，常规消毒铺巾，用0.5%～1%的普鲁卡因或利多卡因在局部胸壁全层作局部浸润麻醉，切开皮肤，用血管钳钝性分离肌层直达胸膜腔，经肋骨上缘置入带侧孔的胸腔引流管。引流管的侧孔应深入胸腔内2～3cm。用7号丝线缝合切口，并固定引流管，引流管外接封闭式引流装置。

4. 术后注意事项

（1）确保管道系统密封不漏气，严防引流管脱出。

（2）保持引流管通畅，避免引流管受压、折叠、扭曲，定时挤压近端引流管，以防血凝块、纤维素块或脓栓堵塞，保持引流通畅。注意观察水柱高度，以及水柱是否随呼吸而波动。

（3）观察引流物的性质、引流量和速度。一般病人每日记录一次，怀疑胸腔内进行性出血的病人，则每小时记录一次。

（4）观察有无漏气及其程度。

（5）每24h更换引流瓶内液体一次，更换液体时，先用血管钳夹住引流管近端，后拨开瓶塞，以防空气进入胸膜腔。

（6）拔管时间不做硬性规定。不论何种原因作的胸腔闭式引流术，都需体检和X线检查证实胸腔内已无积气、积液，肺已经复张。

胸部损伤气胸
电子课件

气胸
思维导图

重点笔记

▼　**达标练习**

1. 开放性气胸的急救首先是（　　）。

A. 充分给氧　　　　　B. 肋间插管引流　　　　C. 开胸探查

D. 迅速封闭胸壁伤口　　E. 气管插管辅助呼吸

2. 患者，男，30岁，30 min前被刀刺伤右前胸部，咳血痰，呼吸困难。体检：血压 107/78 mmHg，脉搏96次/min，右前胸有轻度皮下气肿，右锁中线4肋间可见3 cm长创口，随呼吸有气体进出伤口响声。该病人纵隔的位置是（　　）。

A. 右偏　　　　　　　B. 左偏　　　　　　　　C. 正中位

D. 在右侧与正中间摆动　E. 在左侧与正中间摆动

3. 诊断张力气胸最充分的依据是（　　）。

A. 呼吸困难并伴有皮下气肿　　　　　B. 伤侧胸部叩诊呈高调鼓音

C. 伤侧呼吸音消失　　　　　　　　　D. X线见纵隔向健侧移位

E. 胸膜腔穿刺有高压气体

4. 闭合性气胸患者，胸片提示肺组织压缩30%，进一步处理是（　　）。

A. 闭式胸膜腔引流　　　　　　　　　B. 闭式胸膜腔引流同时加用抗生素

C. 胸穿抽气后剖腹探查　　　　　　　D. 胸穿抽气后行闭式胸膜腔持续引流

E. 保守治疗，注意随访

5. 刀刺伤左前胸第4～5肋间后出现严重呼吸困难，发绀，烦躁不安，血压下降及高度皮下气肿。除迅速封闭伤口外，正确的急救措施还应包括（　　）。

A. 患侧腋中线第7肋间插管行胸膜腔闭式引流

B. 患侧锁骨中线第2肋间插针排气后行胸膜腔闭式引流

C. 心包穿刺减压后，急送手术室

D. 患侧胸腔穿刺术

E. 紧急剖胸探查术

6. 胸部外伤后迅速出现呼吸困难。体检：神志清楚，口唇发绀，气管左移，右胸叩诊鼓音，听诊右肺呼吸音消失，心率140次/min，血压75/60 mmHg。首选的急救措施是（　　）。

A. 输血补液，维持循环稳定　　　　　B. 胸膜腔穿刺减压

C. 镇静止痛　　　　D. 立即剖胸探查　　　　E. 端坐位，吸氧

参考答案：1. D；2. B；3. E；4. E；5. A；6. B

项目3　血胸

学习目标	1. 掌握血胸的病理生理、临床表现和治疗。 2. 掌握进行性血胸的判定和处理原则。

患者，男，30岁，车祸后 2 h 送至医院，诉咳嗽、胸部疼痛。查体：体温 36.5 ℃，脉搏 130 次 /min，呼吸 30 次 /min，血压 90/60 mmHg，神志清晰，右胸部压痛明显，右肺呼吸音低，右下肢有骨折征。胸片显示：右侧液气胸。

请思考：请给出初步诊断，下一步的处理措施是什么？

▼ 内容精要

胸膜腔积血称为血胸，是胸外伤后常见的并发症，与气胸可同时存在。胸腔积血主要来源于心脏、胸内大血管及其分支、胸壁血管、肺组织裂伤、膈肌或心包血管出血。

（一）病理生理

血胸引起的一系列病理生理改变与胸腔内出血量和速度有关。胸腔少量出血时，由于肺、心包和膈肌运动所起的去纤维蛋白作用，使得血液不凝固，而大量胸腔内出血可引起急性循环血量减少，导致休克。此外，胸腔内积血还可压迫肺组织使其萎陷，减少呼吸面积，纵隔向健侧移位，影响静脉回心血量，导致急性呼吸循环功能紊乱。大量而迅速的胸腔内出血，使肺、心包和膈肌运动所起的去纤维蛋白作用减弱或失效，胸腔内积血可发生凝固，形成凝固性血胸。凝血块机化后形成纤维板，附着于肺脏层胸膜表面，形成纤维胸，限制肺的膨胀而影响呼吸功能。胸腔内积血有利于侵入的细菌在迅速滋生繁殖，导致脓胸的发生。

（二）临床表现与诊断

血胸的临床表现与出血量、出血速度和个人体质有关。根据出血量，血胸可分为：①少量血胸，胸腔积血量 < 0.5 L；②中量血胸，胸腔积血量在 0.5 ~ 1.0 L；③大量血胸，胸腔积血量 > 1.0 L。少量血胸多无明显症状和体征，中量和大量血胸可有不同程度的烦躁不安、面色苍白、脉搏细速、血压下降等低血容量休克表现；并有伤侧呼吸运动减弱、肋间隙饱满、气管向健侧移位、伤侧叩诊浊音和呼吸音减低等胸腔积液的体征。胸部 X 线检查显示肋膈角变钝，气管与纵隔向健侧移位，若合并气胸则显示液平面。胸膜腔穿刺抽出血性液体可明确诊断，但出血量较大时，因血胸凝固，往往抽不出血液。

持续大量出血所致胸膜腔积血称为进行性血胸。以下征象提示进行性血胸：①持续性脉搏加快、血压进行性下降，或虽经积极抗休克和补充血容量血压仍不能维持；②闭式胸腔引流量每小时超过 200 mL，持续 3 h；③实验室检查显示血红蛋白量、红细胞计数和红细胞压积进行性降低；④引流胸腔积血的血红蛋白量和红细胞计数与周围血相接近，且迅速凝固。

（三）治疗

1. 非进行性血胸　根据积血量多少，采用胸腔穿刺或闭式胸腔引流术治疗，及时排出积血，促使肺膨胀，改善呼吸功能，并使用抗生素预防感染。

2. 进行性血胸　在防治低血容量性休克的同时及时行开胸探查术。

3. 凝固性血胸　应待伤员情况稳定后尽早手术，清除血块，剥除胸膜表面血凝块机化而形成的包膜。

4. 感染性血胸　按脓胸处理。及时改善胸腔引流，排尽感染性积血积脓。若效果不佳或肺复张不良，应尽早手术清除感染性积血，剥离脓性纤维膜。

重点笔记

▼　**达标练习**

1. 血胸欲行胸腔闭式引流术的最佳引流位置是（　　）。

    A. 腋前线第 6 ~ 8 肋间   B. 腋前线与腋中线之间第 6 ~ 8 肋间

    C. 腋中线第 6 ~ 8 肋间   D. 腋中线与腋后线之间第 6 ~ 8 肋间

    E. 腋后线第 6 ~ 8 肋间

2. 进行性血胸的诊断依据不包括（　　）。

    A. 脉快血压持续下降   B. 胸腔引流连续 3 个 h 总量 300 mL

    C. Hb、RBC 反复测定呈持续下降   D. 胸膜腔穿刺抽不出血，但 X 线示胸内阴影增大

    E. 经输血补液后血压不回升逐渐下降

3. 右血胸患者，急诊入院。查体：脉搏 120 次 /min，血压 10.7/6.7 kPa，气管左移，输血同时作右胸闭式引流术，第 1 h 引流量 200 mL，第 2 h 为 250 mL，第 3 h 为 180 mL，血压虽经输血不见回升，此时最有效的处置是（　　）。

    A. 继续输血补液   B. 给止血药   C. 剖胸探查止血

    D. 闭式引流加负压吸引   E. 给血管活性药

4. 患者，男，20 岁，右胸刀刺伤 1 h，关于进行性血胸，下列（　　）征象不准确。

    A. 脉搏逐渐增快，血压持续下降

    B. 胸膜腔闭式引流量等于 200 mL/h

    C. 经输血补液后，血压升高后又迅速下降

    D. 血红蛋白、红细胞计数和红细胞压积连续复查，持续降低

    E. 胸膜腔穿刺未抽出血液，但胸片提示胸膜腔阴影进行性增大

5. 血胸继发感染诊断最可靠的依据是（　　）。

    A. 寒战，高热   B. 白细胞计数增高

    C. 胸腔穿刺检查，红细胞与白细胞比例为 300 : 1

    D. 胸腔穿刺液混浊   E. 穿刺液查到细菌，细菌培养阳性

6. 损伤性血胸，胸腔内积血不凝固的原因是（　　）。

    A. 多种凝血因子的减少   B. 胸腔内渗出液稀释   C. 主要是凝血酶原减少

    D. 腔静脉出血   E. 肺、心脏、膈活动去纤维蛋白作用

参考答案：1. D；2. B；3. C；4. B；5. E；6. E

心胸外科常见疾病
知识拓展

项目 1　急性阑尾炎

1. 掌握急性阑尾炎的临床表现、诊断、鉴别诊断和治疗。
2. 熟悉特殊类型急性阑尾炎的临床特点和处理原则。

　　患者,女,26 岁,已婚。因腹痛、腹泻、发热、呕吐 20 h 入院。于入院前 24 h,在路边餐馆吃饭,半天后,出现腹部不适,呈阵发性并伴有恶心,自服 654-2 等对症治疗,未见好转,并出现呕吐胃内容物,发热,体温 37 ~ 38.5 ℃,来我院急诊,查便常规阴性,按"急性胃肠炎"予颠茄、黄连素等治疗,晚间,腹痛加重,伴发热 38.6 ℃,腹痛由胃部移至右下腹部,夜里再来就诊,查血象 WBC $21×10^9$/L,急收入院。既往体健,无肝肾病史,无结核及疫水接触史,无药物过敏史。查体:体温 38.7 ℃,脉搏 120 次 /min,血压 100/70 mmHg,发育营养正常,全身皮肤无黄染,无出血点及皮疹,浅表淋巴结不大,眼睑无浮肿,结膜无苍白,巩膜无黄染,颈软,甲状腺不大,心界大小正常,心率 120 次 /min,律齐未闻及杂音,双肺清,未闻干湿罗音,腹平,肝脾未及,无包块,全腹压痛以右下腹麦氏点周围为著,无明显肌紧张,肠鸣音 10 ~ 15 次 /min。辅助检查:Hb 162 g/L,WBC $24.6×10^9$/L,中性分叶 86%,杆状 8%,尿常规 (-),大便常规:色黄,WBC (-),RBC (-),肝功能正常。

　　请思考:该患者最可能患了什么病? 你诊断的依据是什么? 她该做哪些进一步检查? 该病该如何治疗?

▼　内容精要

　　急性阑尾炎是外科最多见的急腹症,是阑尾的急性化脓性感染。可发生在任何年龄,但以青少年多见,随着外科诊疗技术和抗生素的应用等方面的进步,绝大多数病人可早就医,早确诊,早手术,以达到良好的治疗效果。但仍然有少数患者病情变化复杂,在诊断或手术中遇到困难,引起严重的并发症或因症状不典型而导致误诊误治,因此不可忽视。

　　(一)阑尾的解剖生理概要

　　阑尾是位于右髂窝部、盲肠末端后内侧的一条蚓状盲管,长 5 ~ 10 cm,直径 0.5 ~ 0.7 cm。阑尾起于盲肠的根部，附于盲肠后内侧壁的三条结肠带会合点上。其腹壁体表投影点约在脐与右髂前上棘连线中外 1/3 交界处，通常称为麦氏（Mc Burney）点，此点是选择阑尾手术切口的标记点，但阑尾尖端可因游移而指向多个方位。

（二）病因

1. 阑尾管腔阻塞　是急性阑尾炎发病最常见的原因。管腔阻塞多由淋巴滤泡增生引起，约占60%，其次是粪石、异物、炎性狭窄、肿瘤等病因。阑尾管腔变细，开口变小，阑尾卷曲，而造成阑尾管腔阻塞，腔内黏液积聚，腔内压力增高，从而加重炎症。

2. 细菌入侵　常见致病菌为大肠杆菌和厌氧菌。阑尾管腔阻塞，使细菌繁殖，分泌内毒素和外毒素，损伤黏膜上皮，导致细菌入侵阑尾肌层。阑尾壁间质压力升高，影响其动脉血流，从而造成阑尾缺血，最终造成梗塞，甚至坏疽。

（三）临床病理分型及转归

根据阑尾炎临床过程和病理变化，可将阑尾炎分为四种病理类型：急性单纯性阑尾炎、急性化脓性阑尾炎、坏疽性及穿孔性阑尾炎、阑尾周围脓肿。

（四）临床表现

1. 症状

（1）腹痛：转移性右下腹痛是急性阑尾炎的典型症状。腹痛常开始于脐周或上腹部，呈阵发性，程度较轻。6 ～ 8 h 后逐渐转移并固定于右下腹部，呈持续性且逐渐加重。80% 的患者有典型的转移性右下腹痛，一部分患者发病时即出现右下腹疼痛。阑尾的位置不同，腹痛的部位也有所变化，如盆位阑尾炎腹痛在耻骨上区，肝下区阑尾炎腹痛在右上腹，盲肠后位阑尾炎腹痛在右腰部。

（2）胃肠道症状：病变早期可出现厌食、恶心、呕吐，有的病人可发生腹泻。盆位阑尾炎或盆腔积脓时，炎症刺激直肠和膀胱，可引起排便疼痛、里急后重等。弥漫性腹膜炎可致麻痹性肠梗阻、腹胀、排气排便减少。

（3）全身症状：早期有头痛乏力。病情重时可出现中毒症状、心率增快、低热。阑尾化脓或坏疽时可出现明显的发热和全身中毒症状。如发生门静脉炎时可出现寒战、高热和轻度黄疸。

2. 体征

（1）腹部体征：右下腹固定压痛是急性阑尾炎最常见最重要的体征。压痛点常在麦氏点，因阑尾位置不同而发生改变，但压痛点始终在固定位置上。当炎症扩散到阑尾以外时，压痛范围也扩大，仍以阑尾部位最为明显。有反跳痛、腹肌紧张、肠鸣音减弱或消失，常提示阑尾已化脓、坏疽或穿孔。

3. 辅助检查　实验室检查可见白细胞计数及中性粒细胞增高，一般在（10 ～ 20）×10^9/L。白细胞升高不明显者，多为单纯性阑尾炎或老年病人。如尿中出现少数红细胞，则应考虑炎性阑尾在输尿管或膀胱附近，明显血尿说明有泌尿系统的原发病变。影像学检查如腹部平片可见盲肠扩张和液气平面，偶尔可见钙化的粪石和异物影，可协助诊断；B 超如发现肿大的阑尾或脓肿，有助于急性阑尾炎的诊断和鉴别诊断。

（五）诊断与鉴别诊断

1. 诊断　根据转移性右下腹痛、右下腹固定压痛、体温及白细胞计数升高，多数急性阑尾炎可确诊。

2. 鉴别诊断　有许多急腹症的症状和体征与急性阑尾炎很相似，需要与其鉴别，如急性肠系膜淋巴结炎、急性胃肠炎、右侧输卵管妊娠破裂、黄体破裂出血、急性盆腔炎、溃疡穿孔、右侧输尿管结石、急性胆囊炎等。

（六）治疗

急性阑尾炎早期可行非手术治疗，一经确诊化脓或坏疽，应尽早行阑尾切除术，以免造成感染扩散或转为慢性脓肿。

1. 急性阑尾炎的非手术治疗　适用于急性单纯性阑尾炎、轻症化脓性阑尾炎和阑尾周围脓肿。

阑尾炎
电子课件

急性阑尾炎
思维导图

如急性阑尾炎发病超过72h，阑尾及盲肠组织变脆，网膜与肠管发生粘连，炎症常趋局限化，手术操作困难，并发症多且严重，最好采用非手术治疗。并发腹膜炎、阑尾周围脓肿和化脓性门静脉炎时，估计急诊手术困难，可经非手术治疗炎症消退3个月后再择期手术。

主要措施包括：卧床休息，病情较重时取半卧位；禁食或进流质饮食，根据病情需要行胃肠减压；通过静脉补液，维持营养和体液平衡；选择有效抗生素及加强对症处理。

2.手术治疗　手术方式有以下几种：

（1）阑尾切除术：是阑尾炎手术的主要术式，适于急性单纯性阑尾炎、轻型化脓性阑尾炎和无急性发作的慢性阑尾炎，腹腔污染较轻而局限者。

（2）阑尾切除及腹腔引流术：适于各种类型阑尾炎伴发严重腹膜炎，且可完整切除阑尾的情况。

（3）阑尾周围脓肿切开引流术：适于阑尾炎引起组织坏死，形成局限性脓肿，阑尾无法切除时。

（4）腹腔镜阑尾切除术：适于急性单纯性阑尾炎、未穿孔的急性阑尾炎及非急性发作期的慢性阑尾炎。

（七）并发症

急性阑尾炎的并发症主要包括：阑尾周围脓肿、内外瘘形成、门静脉炎；阑尾炎手术后的并发症有切口感染（是阑尾炎手术最常见的术后并发症）、出血、粘连性肠梗阻、阑尾残株炎、粪瘘等。

（八）特殊类型的阑尾炎

见知识拓展。

重点笔记

▼ 达标练习

1.阑尾解剖位置的体表投影应当是（　　）。
A.通过脐横线与右锁骨中线的交点　　B.右髂前上棘至脐连线中内1/3处
C.右腹股沟中点与脐连线的中外1/3处　　D.右髂前上棘至脐连线的中外1/3处
E.位置不定，经常变异

2.老年急性阑尾炎的临床特点是（　　）。
A.阑尾容易缺血、坏死　B.腹痛、恶心明显　　C.常有寒战、高热
D.右下腹压痛明显　　E.显著腹肌紧张

3.关于小儿急性阑尾炎，错误的是（　　）。
A.病情发展快且重　　B.右下腹体征明显　　C.穿孔率达30%
D.并发症及死亡率较高　E.宜早期手术

4.急性阑尾炎常见的最典型临床表现是（　　）。
A.阵发性右下腹痛　　B.腰大肌试验阳性　　C.发热
D.转移性腹痛　　E.恶心呕吐

5. 患者，女，54岁，诊断为急性坏疽性阑尾炎伴弥漫性腹膜炎入院，行阑尾切除术。术后第 5 天腹胀、腹痛、发热，体温 39 ℃，大便 4～6 次 / 天，呈水样。肛门有下坠感，腹部有轻压痛，未触及肿块。首先应考虑的并发症是（　　）。

　　A. 急性肠炎　　　　　　B. 阑尾残株炎　　　　　　C. 门静脉炎

　　D. 肠间隙脓肿　　　　　E. 盆腔脓肿

参考答案：1. D；2. A；3. B；4. D；5. E

项目 2　肠梗阻

1. 掌握肠梗阻的分类、病理生理、临床表现、诊断及治疗原则。
2. 掌握粘连性肠梗阻、肠扭转、肠套叠的临床表现及治疗。

　　患者，男，40 岁。持续性脐周痛，阵发性加剧，肛门停止排气排便 2 天，伴呕吐，呕吐物为食物。一年前曾行阑尾切除术。查体：一般情况好，体温 37.5℃，脉搏 84 次 /min，血压 120/80 mmHg，腹部轻度膨隆，未见肠型，右下腹手术切口愈合良好，肠鸣音亢进，偶闻气过水声，腹部无明显压痛，未扪及肿块，无腹外疝。腹部立位平片检查：结肠内有气体存在，小肠部分肠袢充气扩张，但不明显。入院后予胃肠减压、输液等治疗，病人曾排便 1 次，排气多次。但病人在入院后第 3 天，突然腹痛加剧，为阵发性绞痛，呕吐剧烈，呕吐物为咖啡色。进一步体检：腹部不胀，但右下腹明显压痛，似可扪及一肠袢，且有压痛。腹腔穿刺抽出血性液体少许。复查腹部平片示空肠、回肠换位。

　　请思考：请作出最可能的诊断并提出诊断依据。应该如何治疗？

▼　内容精要

　　各种原因导致肠内容物不能正常运行、顺利通过肠道时，称为肠梗阻，是外科常见的急腹症之一。肠梗阻不但可引起肠管本身解剖与功能上的改变，还可导致全身性生理上的紊乱，临床病情多变，发展迅速，若处理不及时常危及病人的生命。

　　（一）病因与分类

　　1. 按肠梗阻发生的基本原因分类

　　（1）机械性肠梗阻：最常见。是由于机械因素引起肠腔狭小、肠内容物通过发生障碍所致。主要原因有：肠腔堵塞、肠管受压、肠壁病变等。

　　（2）动力性肠梗阻：肠壁本身无器质性病变，梗阻原因是神经抑制或毒素刺激引起肠壁肌肉功能紊乱，致肠内容物不能正常运行。可分为麻痹性与痉挛性两类。

（3）血运性肠梗阻：由于肠系膜血管受压、栓塞或血栓形成，使肠管血运障碍，继而发生肠麻痹，肠内容物不能正常运行。

2.按肠壁血运有无障碍分类

（1）单纯性肠梗阻：肠内容物通过受阻，而无肠管血运障碍。

（2）绞窄性肠梗阻：因肠系膜血管或肠壁小血管受压、栓塞或血栓形成等出现肠管血运障碍并可引起肠坏死、肠穿孔的肠梗阻。

除上述分类外，还可按梗阻发生的部位分为高位（空肠上段）和低位（回肠末段和结肠）肠梗阻；根据梗阻的程度又可分为完全性和不完全性肠梗阻；按梗阻发展过程的快慢分为急性和慢性肠梗阻。当一段肠袢两端完全阻塞，称为闭袢性肠梗阻，如肠扭转等。

（二）病理生理

1.肠管局部的病理生理变化　其基本过程包括梗阻以上肠段蠕动增强、肠腔扩张、肠腔内积气和积液、肠壁充血水肿，血供受阻时则坏死、穿孔。

2.全身性病理生理改变　主要有水、电解质、酸碱失衡；感染和中毒；休克；呼吸和循环功能障碍。

（三）临床表现

共同的典型临床表现是腹痛、呕吐、腹胀及肛门停止排气排便。

1.症状

（1）腹痛：单纯性机械性肠梗阻由于梗阻部位以上肠管强烈蠕动，表现为阵发性腹部绞痛，疼痛多位于腹中部，也可偏于梗阻部位；疼痛发作时可伴有肠鸣，病人自觉腹内有"气块"窜动，并受阻于某一部位，即梗阻部位，有时可见肠型和肠蠕动波；当肠管平滑肌过度疲劳而呈暂时性弛缓状态，腹部绞痛也随之消失。随着病情的进一步发展，可演变为绞窄性肠梗阻，表现为腹痛间歇期不断缩短或呈持续性剧烈腹痛。麻痹性肠梗阻的腹痛特点为全腹持续性胀痛或不适。肠扭转所致闭袢性肠梗阻多表现为突发性腹部持续性绞痛伴阵发性加剧。

（2）呕吐：根据梗阻部位不同，呕吐出现的时间和性质各异。梗阻部位越高，呕吐出现越早、越频繁。在肠梗阻早期，呕吐多为反射性，呕吐物以胃液及食物为主。高位肠梗阻早期即发生呕吐且频繁，呕吐物主要为胃及十二指肠内容物等，量较少。低位肠梗阻呕吐出现较迟而少，呕吐物可呈粪样，量较大；结肠梗阻时，到晚期才出现呕吐。麻痹性肠梗阻时呕吐呈溢出性，出现亦较迟。绞窄性肠梗阻呕吐物多呈血性或棕褐色液体，是肠管血运障碍的表现。

（3）腹胀：其程度及特点与梗阻部位有关。高位肠梗阻由于呕吐频繁，腹胀较轻；低位肠梗阻腹胀明显。单纯性肠梗阻的病人多为对称性腹部隆起；腹部隆起不均匀对称，是肠扭转等闭袢性肠梗阻的特点；麻痹性肠梗阻则腹胀明显，为均匀性全腹胀。

（4）肛门停止排气排便：完全性肠梗阻者多停止排便排气。但在高位肠梗阻早期，由于梗阻以下肠腔内仍残存粪便和气体，可自行或在灌肠后排出，故不应据此排除肠梗阻的存在。不完全性肠梗阻可有多次少量排便、排气。某些绞窄性肠梗阻如肠套叠、肠系膜血管栓塞或血栓形成，可有血性肛门排出物。

2.体征　单纯性肠梗阻早期多无明显全身性改变，晚期或绞窄性肠梗阻时可有唇干舌燥、眼窝凹陷、皮肤弹性差、尿少或无尿等脱水征；严重时可出现脉搏细速、血压下降、面色苍白、四肢发凉等中毒和休克征象。

（四）辅助检查

1.实验室检查　肠梗阻后期，可因脱水和血液浓缩，血红蛋白值及血细胞比容升高，尿比重增高；绞窄性肠梗阻时，可有明显的白细胞计数及中性粒细胞比例增加。合并电解质酸碱失衡时可有血清钠、钾、氯及血气分析的变化。

2.X线检查　一般在肠梗阻发生 4～6 h 后，立位或侧卧位 X 线透视或摄片可见胀气肠袢及数个阶梯状排列的气液平面。由于肠梗阻的部位不同，X 线表现也各有特点：空肠梗阻时黏膜的环状皱襞可显示"鱼肋骨刺"状改变；回肠扩张的肠袢多，可出现阶梯状的液平面；结肠胀气位于腹部周边，并显示结肠袋形；肠扭转时可见孤立、突出的胀大肠袢。

（五）诊断

在诊断肠梗阻时，需考虑是机械性肠梗阻还是动力性肠梗阻、是单纯性还是绞窄性梗阻、是高位还是低位梗阻、是完全性还是不完全性梗阻，最终明确病因诊断。

（六）治疗

治疗肠梗阻的治疗原则是矫正全身生理紊乱和尽快解除梗阻。

1.基础疗法

（1）禁饮食、胃肠减压：是治疗肠梗阻的重要方法之一，通过胃肠减压吸引出肠腔内的积气、积液，可以减轻腹胀，降低肠腔内压力，改善肠壁血液循环，减少肠腔内的细菌和毒素吸收，有利于改善局部和全身情况。

（2）纠正水、电解质紊乱及酸碱失衡：无论采用手术或非手术治疗，纠正水、电解质紊乱及酸碱失衡是极重要的措施。补液的量与种类取决于病情，包括呕吐情况、皮肤弹性、血液浓缩程度、尿量和尿比重、血清电解质及血气分析结果等。最常用的是静脉输注葡萄糖溶液、平衡盐溶液；根据病情适当补钾，对高位小肠梗阻以及呕吐频繁的病人尤为重要。对单纯性肠梗阻晚期和绞窄性肠梗阻，需补充血浆、全血或血浆代用品，以补偿丧失至肠腔或腹膜腔内的血浆和血液。

（3）防治感染和中毒：根据细菌培养和药敏试验结果合理选择抗生素，对于预防细菌感染有一定积极作用。尤其对单纯性肠梗阻晚期特别是绞窄性肠梗阻以及手术治疗的病人均应使用。

（4）对症支持治疗：禁食期间，应提供病人代谢所需的营养物质，保证热量的供应。腹胀影响呼吸功能者，病人宜吸氧。根据病情给予生长抑素类药物以减少胃肠液的分泌量。此外，还可应用镇静剂、解痉剂等一般对症治疗，止痛剂的应用则应遵循急腹症治疗的原则。

2.解除梗阻　各种类型的绞窄性肠梗阻、肿瘤及先天性肠道畸形引起的肠梗阻，以及非手术治疗无效的病人，适应手术治疗。手术原则和目的是在最短时间内，以最简单的方法解除梗阻或恢复肠腔的通畅。具体手术方法应根据梗阻的病因、性质、部位及病人全身情况而定。

此处主要讲解粘连性肠梗阻、肠扭转和肠套叠。

一、粘连性肠梗阻

（一）临床表现与诊断

急性粘连性肠梗阻主要为小肠机械性肠梗阻的表现。病人多有腹部手术、损伤或感染的病史，以往有慢性肠梗阻症状或多次急性发作史者多为广泛粘连引起的梗阻；若突然出现急性梗阻症状，腹痛较重，并有腹膜刺激征，应警惕绞窄性肠梗阻的可能。加上腹部 X 线检查可见多个阶梯状液平面和扩张肠管，诊断往往即可确立。

（二）预防

粘连的形成本身是机体对损伤的一种炎症反应，是愈合机制的一部分，抑制它的发生也将影响愈合、修复。腹腔内的粘连的产生除了一些不可避免的因素外，还有一些可避免的因素。可通过减少组织损伤，减轻组织炎症反应，预防粘连引起的肠梗阻。

常用的方式有：①清除手套上的滑石粉，不遗留线头、棉花纤维、切除的组织等异物于腹腔内，减少肉芽组织的产生；②减少缺血组织，不作大块组织结扎；③注意无菌操作技术，减少炎性渗出；④保护肠管浆膜面，防止损伤与干燥；⑤清理腹腔积血、积液，必要时放置引流；⑥及时治疗腹腔内炎性病变，防止炎症扩散；⑦术后早期活动和促进肠蠕动及早恢复，均有利于防止粘连的形成。

（三）治疗

因为手术不可避免地造成新的粘连，故粘连性肠梗阻首选非手术治疗。治疗要点是区别单纯性还是绞窄性，是完全性还是不完全性。

1.非手术治疗　适用于单纯性、不完全性肠梗阻。治疗包括禁食、胃肠减压，纠正水、电解质、酸碱平衡失调、营养支持、防治感染和中医中药治疗等。术后早期发生的肠梗阻，多为炎症、纤维素性粘连所引起，在明确无绞窄的情况下，经非手术治疗后可以吸收而症状消失。

2.手术治疗　粘连性肠梗阻频繁发作或经非手术治疗未见好转甚至加重，或怀疑为绞窄性肠梗阻时，须及早手术治疗，以免发生肠坏死。手术方法应按粘连的具体情况而定，包括粘连带切断和分离术、小肠插管内固定排列术、肠吻合术。

二、肠扭转

（一）临床表现

1.小肠扭转　急性小肠扭转多见于青壮年，常有饱餐后剧烈活动史等诱发因素，发生于儿童者常与先天性肠旋转不良等有关。表现为突然发作的剧烈腹部绞痛，多在脐周，呈持续性疼痛伴阵发性加剧；由于肠系膜受牵拉，腹痛可向腰背部放射，病人不能平卧，常取胸膝位或蜷曲侧卧位。呕吐频繁，腹胀不明显或某一部位不对称性腹胀。有时腹部可扪及有压痛的扩张肠袢，易发生休克。腹部X线检查符合绞窄性肠梗阻的表现，如空肠与回肠换位征，或排列成多种形态的小跨度蜷曲肠袢等特有的征象。

2.乙状结肠扭转　多见于男性老年人，有习惯性便秘，或以往有多次腹痛发作经排便排气后缓解的病史。临床表现除有腹部持续性胀痛外，呕吐一般不明显，左侧腹膨胀较明显，可见肠型，腹部压痛及肌紧张不明显。若作低压灌肠，往往灌入不足500 mL。腹部X线平片检查，可见巨大马蹄状的双腔充气肠袢，圆顶向上；钡剂灌肠X线检查时，可见钡剂在结肠扭转部位受阻，钡影尖端呈"鸟嘴"状。

（二）治疗

肠扭转是一种严重的机械性肠梗阻，常可在短时期内发生肠绞窄、坏死，死亡率为10%～40%，死亡的主要原因常为就诊过晚或治疗延误，一般应及时手术治疗。手术方法包括肠扭转复位术、肠切除吻合术。

三、肠套叠

（一）临床表现

肠梗阻
电子课件

肠套叠是小儿肠梗阻的常见病因。其典型症状是腹痛、黏液血便和腹部肿块。临床表现为突然发作剧烈的阵发性腹痛，病儿阵发哭闹不安、面色苍白、出汗，间歇期可安静如常。伴有呕吐和果酱样血便。腹部检查常可在脐的右上方扪及腊肠样肿块，表面光滑、稍可活动、具有一定压痛，而右下腹扪诊有空虚感。随着病程的进展逐步出现腹胀和其他肠梗阻症状。空气或钡剂灌肠X线检查，可见空气或钡剂在结肠受阻，呈"杯口"状或"弹簧"状阴影；小肠套叠钡餐可见肠腔呈线状狭窄，而远端肠腔扩张。

肠梗阻
思维导图

（二）治疗

1.非手术治疗　肠套叠早期可用空气（或氧气）、钡剂灌肠复位，疗效可达90%以上。

2.手术治疗　以下情况应行手术治疗：肠套叠非手术疗法不能复位者；病程已超过48 h者；怀疑有肠坏死者；空气灌肠复位后出现腹膜刺激征及全身情况恶化者。手术方法有手术复位、肠切除吻合术。术前应纠正脱水或休克。

▼ 达标练习

1. 肠梗阻的诊断中最重要的是确定（　　）。

A. 梗阻原因　　　　B. 肠壁血运有无障碍　　　C. 肠梗阻部位高低

D. 梗阻程度　　　　E. 肠梗阻发生速度

2. 在鉴别单纯性肠梗阻与绞窄性肠梗阻时，最有意义的化验检查项目是（　　）。

A. 血气分析　　　　B. 血红蛋白测定　　　　C. 血白细胞计数

D. 尿常规检查　　　E. 呕吐物隐血试验

3. 患者，男，56岁，阵发性腹痛6天，伴恶心腹胀2天入院，无发热，体检：腹膨隆，见肠型。肠鸣音亢进，有气过水声，腹部平片见腹中部扩张小肠呈阶梯状液平，结肠内少量积气，可能的诊断是（　　）。

A. 麻痹性肠梗阻　　B. 低位小肠梗阻　　　　C. 高位小肠梗阻

D. 坏死性小肠炎　　E. 乙状结肠扭转

4. 机械性肠梗阻与动力性肠梗阻的主要区别在于早期（　　）。

A. 有无腹痛、腹胀及肛门停止排便排气　　　B. 有无绞痛、腹胀和肠鸣音变化

C. 呕吐是否剧烈且频繁　　D. 有无休克　　　　E. 有无酸碱失衡、电解质紊乱

5. 患者，男，31岁，有胃溃疡穿孔手术史，3天前出现腹胀、腹痛伴呕吐、肛门停止排便排气，经检查诊断为肠梗阻，现最为重要的是了解梗阻的（　　）。

A. 原因　　　　　　B. 部位　　　　　　　　C. 程度

D. 发生速度　　　　E. 是否绞窄

参考答案：1. B；2. E；3. B；4. B；5. E

项目3　胆石症

1. 熟悉胆石症的成因和分类。

2. 掌握胆囊结石的临床表现和治疗。

3. 熟悉肝内胆管结石和肝外胆管结石的临床表现和治疗。

案例导入

患者，女，50岁，反复发作右上腹痛2年。近2年来在油腻饮食后出现右上腹剧烈疼痛，伴发热，恶心呕吐，在当地医院行输液，抗生素治疗缓解。其后反复发作几次，均与油腻饮食有关。既往体健，无手术史。查体：体温37℃，脉搏80次/min，血压110/80 mmHg。自主体位，皮肤黏膜无黄染，浅表淋巴结不大，心肺（-）。腹平软，未见肠型及蠕动波，肝脾肋下未及，右上腹深压痛，墨菲氏征（-），肠鸣音正常。WBC 8×10⁹/L；B超提示：胆囊6.5×3 cm大小，壁欠光滑，囊内可见多个大小不等强回声光团，后方有声影，胆总管不扩张。

请思考：请给出该患者的初步诊断及诊断依据？为鉴别诊断，下一步的检查措施有哪些？如何治疗？

▼ 内容精要

胆道系统包括肝内和肝外胆管、胆囊及肝胰壶腹括约肌（Oddi括约肌）。胆道可分为肝内和肝外两大系统。肝内胆管起始于肝内毛细胆管，汇集成小叶间胆管、肝段、肝叶胆管和肝内左右肝管。肝外胆管包括肝外左右肝管、肝总管、胆囊、胆囊管和胆总管。胆道系统具有分泌、贮存、浓缩和输送胆汁的功能。

胆石病是胆道系统任何部位发生结石的疾病，包括胆囊和胆管内结石，是胆道系统的常见病、多发病。其临床表现取决于胆石的部位，以及是否造成胆道梗阻和感染等因素。胆石的主要成分为胆固醇、胆红素和钙，尚有少量的脂肪酸、甘油三酯、蛋白质和粘蛋白。此外，尚有黑结石及少见的碳酸钙结石或以多糖或蛋白为主的结石。在欧美发达国家，胆石症以胆囊结石为主，我国胆石症的发病率约为10%，胆囊结石和胆管结石比率大致相当，近年来由于我国老龄人口的增加、饮食结构的改变和卫生条件的改善，胆石病总的发病率亦在增加，而且胆结石已逐渐转变为以胆囊结石为主。胆石病的发病率和结石的性质，有明显的地域性、性别和种族差异，女性发病率高于男性；胆固醇结石多于胆色素结石。

（一）结石成因

胆石症的成因非常复杂。一般而言，胆结石形成包含三个连续步骤：胆汁酸盐过饱和、饱和晶体结晶析出、结石逐渐增大。因而有三个必备条件：成石性胆汁、促核因子增加、胆囊排空障碍。

1.胆汁成分改变　胆汁中胆固醇呈饱和或过饱和状态，易析出、沉淀和结晶，而导致油固醇结石形成及发展。

2.胆囊的作用　胆囊中温度适合，黏液丰富，容易感染；浓缩的胆汁容易产生胆固醇结晶，故为胆固醇结石形成和增长的理想环境。胃大部切除术后、全胃切除术后、迷走神经干切断术后、长期禁食或完全胃肠外营养的病人，因胆囊收缩减少，胆汁排空延迟或淤滞，而增加发生胆石的可能。

3.感染　感染可使胆汁变为酸性，促使胆汁中胆固醇沉淀而形成胆石。细菌、炎性细胞和脱落的上皮可成为结石的核心，使胆汁的固体成分围绕核心沉积下来。感染时大肠杆菌产生的β-葡萄糖醛苷酸酶，使结合胆红素转变为不溶于水的非结合胆红素，与钙结合成胆红素钙，而沉淀下来。

4.寄生虫　虫体或虫卵往往成为结石的核心。寄生虫引起胆道感染和不同程度的梗阻亦促进了胆石的形成。

5.其他　还与胆道梗阻、溶血、饮食、异物、年龄、性别等因素有关。

（二）胆石的分类

按发病部位分为胆囊结石、肝内胆管结石和肝外胆管结石。根据胆石组成成分可分为以下三类。

1.胆固醇结石　占胆石总数的50%。胆固醇含量占80%以上，80%以上位于胆囊内。结石质硬，表面多光滑，呈灰黄色，多面形或卵圆形，大小不等，可有单发或多发，结石截面呈放射状折光纹理，

X 线平片大多不显影。

2.胆色素结石　占胆石总数的 37% 左右。以胆红素为主，多位于胆管内，质软，易碎，呈棕色或棕褐色，多数为多发，部分为泥沙状，剖面层状，X 线平片不显影。

3.混合性结石　占胆石总数的 6% 左右。由胆固醇、胆红素、钙盐等多种成分混合形成，多位于胆囊内，部分位于胆管内。呈多面形颗粒状，光滑，黑绿色或棕褐色，剖面呈层状，由于含钙较多，X 线平片常显影。

下面主要讲解胆囊结石、肝外胆管结石和肝内胆管结石。

一、胆囊结石

胆囊结石是发生在胆囊内的结石，主要为胆固醇结石和以胆固醇为主的混合性结石。主要见于成年人，发病率在 40 岁以后随年龄增长，女性多于男性，且多为肥胖女性患者。

（一）病因

胆囊结石是脂类代谢异常、胆囊的细菌感染和收缩排空功能减退等综合性因素作用的结果。这些因素可引起胆汁的成分和理化性质的变化，使胆汁中的胆固醇呈过饱和状态并沉淀析出、结晶而形成胆石。其他如成核因子、雌激素水平等也与胆囊结石的形成有关。

（二）临床表现

病人出现临床表现与否，与胆石大小、部位、合并感染与否、梗阻及胆囊的功能有关。约 30% 的胆囊结石为终身无临床症状的静止性结石，仅于体检或手术时发现。单纯性胆囊结石、无梗阻和感染者，常无临床表现或仅有轻微的消化系统症状；当胆石嵌顿并合并感染者，则出现明显症状和体征。

1.症状

（1）胆绞痛：常于饱食、进食油腻或睡眠时突发右上腹阵发性剧烈绞痛，并可向右肩背部放射。若继发感染，可表现为右上腹持续性疼痛或持续性疼痛阵发性加剧。

（2）消化道症状：常伴有恶心、呕吐、厌食、腹胀、腹部不适等消化道症状。

2.体征　体征常不明显，右上腹胆囊区可有压痛，有时可扪及肿大的胆囊。当合并感染时，可出现 Murphy 征阳性和右上腹压痛、反跳痛及肌紧张。

（三）辅助检查

B 超检查发现胆囊内有胆石光团和声影，可随体位改变而移动。胆囊积液或合并感染时可发现胆囊增大或胆囊壁增厚。部分病人为填满型胆囊结石，虽无胆囊萎缩和胆囊壁增厚，但胆囊也已失去正常的生理功能。

合并感染时可有白细胞计数和中性粒细胞比例升高，部分病人可有肝功能轻度异常。

（四）诊断

依靠病史和体检发现，B 超检查发现胆囊内有结石光团和声影，并随体位改变而移动则可确诊。术前 B 超检查可以了解胆囊是否合并感染和预测胆结石的种类。

需与胃十二指肠溃疡、胃炎等相鉴别，遇到此种情况，可行纤维胃镜或上消化道钡餐检查。

（五）治疗

1.非手术治疗　对于无症状胆囊结石，病人 60 岁以前行观察保守治疗为宜，而 60 岁以后有轻微症状，即应手术，无论是否急性发作，对于合并有糖尿病者更应手术。

胆囊结石病人往往合并有感染，通常需给予抗感染对症、解痉止痛等治疗后，使病人保持较好的状态进行手术治疗。对年老体弱或有脏器功能障碍而不耐受手术的病人亦可行非手术治疗。包括饮食控制及禁食、维持体液平衡和营养支持、给予 VitK₁、合理使用抗生素和止痛剂、全身对症支持治疗。吗啡等强效镇痛剂可致 Oddi 括约肌痉挛，因此应同时给予阿托品等解痉剂，以免胆道压力增高加重症状或引发并发症。

2.手术治疗　胆囊切除术是胆囊结石治疗的最佳选择。胆囊切除术包括开腹胆囊切除术和腹腔镜胆囊切除术。胆囊结石反复发作、引起临床症状；嵌顿在胆囊颈部或胆囊管处的胆囊结石；慢性萎缩性胆囊炎或瓷样胆囊；胆囊造影时胆囊不显影或胆石直径超过 2 cm；填满型胆囊结石；血糖水平已控制的糖尿病病人及心肺功能尚能耐受手术的老年人均应考虑行胆囊切除术。

二、肝外胆管结石

肝外胆管结石指胆总管结石和肝总管结石。按其来源分为原发性结石和继发性结石。原发性肝外胆管结石多位于胆总管下端，也可为肝内胆管结石下移而来，多为胆红素结石。继发性肝外胆管结石来自胆囊，为胆固醇结石或混合性结石。

（一）病因

胆道感染和胆汁淤滞是肝外胆管结石形成的基本因素。胆道蛔虫、华支睾吸虫感染可致胆道感染和胆道梗阻，且虫卵、虫体残骸可成为胆石核心，促进胆道结石形成，尤其与胆道蛔虫有密切关系。胆道感染致胆汁理化成分与 pH 值变化，易形成胆色素结石。肝外胆管远端梗阻致胆汁淤滞，促进肝外胆管结石。

（二）病理生理

肝外胆管结石致胆管梗阻及胆管内压力增高。胆汁因胆管梗阻及胆管内压力增高出现逆流，可出现黄疸，并可引发胆源性胰腺炎和细菌性肝脓肿。同时胆石局部刺激可引起胆管强烈收缩而发生胆绞痛，并可出现胆管炎症、胆管溃疡和胆道出血。长期严重的胆道梗阻致胆汁淤积性肝硬化，合并严重感染则可能引起急性重症胆管炎（AOSC）和感染性休克。

（三）临床表现

临床表现取决于胆石是否阻塞胆管和继发感染及其程度。

1.症状

（1）慢性型：胆石未阻塞胆管、无胆系感染者，虽然胆管内堆积大量结石，但胆汁可从缝隙中通过，一般无明显症状，或偶有餐后上腹不适、间歇右上腹痛、消化不良、偶发低热等不典型症状。

（2）慢性梗阻型：部分病人胆石嵌顿不重，阻塞的胆管近侧扩张，胆石可漂浮上移，或者小胆石排入十二指肠，而出现间歇性黄疸为主要表现。

（3）急性胆管炎型：胆石阻塞胆管并合并胆系感染者，可出现反复发作急性胆管炎表现。多数首先出现上腹部剧痛或绞痛，呈阵发性刀割样，常向右肩背部放射，伴恶心、呕吐；然后出现寒战高热和黄疸，呈典型的夏柯氏三联征（Charcot 三联征）。

（4）AOSC 型：是患者死亡的主要原因，主要表现为 Reynolds 五联征（Charcot 三联征＋休克或精神症状），出现全身脓毒症、感染性休克和神经精神症状。

（5）并发症型：晚期多见。可并发急性胰腺炎，肝硬化，急性乳头炎或癌变。

2.体征　胆石未阻塞胆管、无胆系感染者一般无明显阳性体征或仅有右上腹深压痛。胆石阻塞胆管并合并胆系感染者可见皮肤和巩膜黄染，腹式呼吸活动受限，右上腹及剑突下可有不同程度的压痛或肌紧张、反跳痛，肝区叩痛明显，有时可触及肿大并有压痛的胆囊。出现 AOSC 者可有脉搏细速、低血压等感染性休克体征。

（四）辅助检查

实验室检查可有血白细胞可增高，大便脱色，尿胆红素阳性，尿胆原可为阴性；血胆红素升高，尤其直接胆红素升高，直接胆红素／总胆红素在 0.4 以上；血清碱性磷酸酶升高，肝功能改变等。

B 超检查是首选方法，可见肝内外胆管扩张，胆囊增大，胆总管内见胆石影像。还可选用 CT 和 MRCP 检查，可显示胆石的部位、大小、数量和梗阻部位、程度，以及有无胆管扩张或狭窄，对胆石的诊断最为可靠。也可考虑 PTC、ERCP 或内镜超声检查。

（五）诊断

根据典型病史、临床表现、实验室及影像学检查，术前诊断多无困难。

肝外胆管结石出现黄疸、无痛性胆总管下段或嵌顿于壶腹部的结石时应与壶腹部癌鉴别，后者无痛，黄疸多呈进行性加深，B超和CT等检查可见胰头或壶腹部肿块影。

（六）治疗

一旦确诊肝外胆管结石就应积极采用外科手术治疗。

治疗原则包括：解除胆道梗阻；取净胆石；畅通引流胆道，预防胆石复发；合理使用抗生素；解痉镇痛，利胆排石。对于反复发作，或术后残余结石，或复发结石应积极手术治疗。症状轻、经抗感染对症治疗短时间内好转者，多选用择期手术。

常用的手术方式有：①胆总管切开取石及T管引流术；②经十二指肠Oddi括约肌切开取石术；③纤维胆道镜取石术；④胆肠内引流术；⑤经内镜乳头括约肌切开取石术（EST）。

三、肝内胆管结石

肝内胆管结石系指左、右肝管汇合部以上的原发性肝胆管结石。肝内胆管结石几乎全部为胆红素结石和混合性结石。左侧肝内胆管结石明显多于右侧，好发部位为左外叶及右后叶胆管。

（一）病因

肝内胆管结石的成因与胆道寄生虫、胆道感染、胆汁淤积、胆管变异、胆汁引流不畅等因素有关。肝内胆管结石常合并肝内胆管狭窄，以左侧肝管最明显，呈节段性分布，狭窄远端胆管扩张，其内存在或充满结石。肝内胆管结石与合并胆管狭窄和扩张，两者互为因果。

（二）病理生理

长期存在的肝内胆管结石，可致使胆管梗阻，并可合并肝内胆管感染及胆汁淤滞，导致胆石存在的肝段（叶）实质萎缩，对侧肝代偿增大，肝的外形改变，肝门向患侧有不同程度的旋转。长期肝内胆管结石刺激可发生癌变。肝内胆管结石也常合并肝外胆管结石。

（三）临床表现

由于肝内胆管结石存在的部位不同，其临床表现也因人而异，其临床表现往往不如肝外胆管结石那样典型和严重。

位于周围胆管的小结石平时可无症状。位于Ⅱ、Ⅲ级胆管的结石平时只有肝区不适或轻微疼痛。结石位于Ⅰ、Ⅱ级胆管或整个肝内胆管充满结石，病人会有肝区胀痛，常无胆绞痛，一般无黄疸。如合并感染时则出现寒战高热、轻度黄疸，甚至休克，出现AOSC。如合并肝外胆管结石，其临床表现可被肝外胆管结石症状掩盖。

慢性期常无特异临床体征，可有肝肿大，肝区叩痛；合并门脉高压者可有脾肿大。急性期合并梗阻或感染者，与急性化脓性胆管炎相同，严重感染者可出现AOSC的表现。

（四）辅助检查

实验室检查可有血白细胞明显升高，肝功能检查见血清转氨酶、γ-GT、ALP和胆红素升高。血细菌培养阳性，以大肠杆菌最多见，厌氧菌感染也属常见。

B超检查可提示胆石存在的部位，有无胆管扩张，有无肝萎缩；同时可提供是否合并肝硬化、脾大、门脉高压及肝外胆管结石等信息。CT、MRI、ERCP、PTC亦可提供相关信息。

（五）诊断

根据典型病史、临床表现、实验室及影像学检查，术前诊断多无困难。肝内胆管结石合并感染可导致休克、脓毒症和肝脓肿；若脓肿破溃至肝动脉支或门静脉支，可出现胆道出血；晚期合并胆汁性肝硬化、门静脉高压症、肝肾功能损害。

（六）治疗

治疗以手术治疗为主；合并肝内胆管炎时，应采用抗生素控制感染；重症感染时应及时手术探查胆道，解除梗阻，取石并引流治疗。肝内胆管结石的治疗难度明显高于肝外胆管结石，关键问题是残余结石率高，再手术率高，肝功能损害致肝功能衰竭。

胆石症
电子课件

胆石症
思维导图

重点笔记

▼ 达标练习

1. 胆总管结石梗阻时，可表现为（　　）。

　　A. 发热　　　　　　　B. 黄疸　　　　　　　C. 上腹饱胀

　　D. 胆囊肿大　　　　　E. 上腹绞痛

2. 胆囊结石临床表现各异，主要取决于（　　）。

　　A. 结石的大小、部位、梗阻与否、有无感染　　　B. 结石的大小及部位、嵌顿与否

　　C. 体位的改变或静卧状态　D. 进油腻食物后　　　E. 结石嵌顿于胆囊颈部

3. 患者，女，47岁，胆囊结石病史4年，曾先后发作性胆绞痛4次，BUS显示胆囊内充满型结石。首选的治疗方法是（　　）。

　　A. 口服排石饮液　　　B. 口服熊去氧胆酸片　　C. 口服利胆素片

　　D. 胆囊切除术　　　　E. 经皮胆镜取石术

4. 患者，女，49岁，近半年数次发作性右上腹疼痛，恶心呕吐，多为夜间睡眠后发作，并向右肩部放射。检查：肥胖体质，Bp 110/80 mmHg，P 90次/min，右上腹轻度压痛，无腹肌紧张。病情进一步加重，并出现黄疸，应首先考虑有（　　）。

　　A. 急性坏死性胰腺炎　　B. 胆囊穿孔性腹膜炎　　C. 亚急性肝坏死

　　D. 胆囊癌侵犯肝总管　　E. 胆囊结石进入胆总管并堵塞远端

5. 肝内胆管大量泥沙样结石宜采用（　　）。

　　A. 胆囊切除术　　　　　B. 胆囊造口术　　　　　C. Oddi括约肌切开成形术

　　D. 胆囊切除加胆管空肠Roux-Y吻合术　　　　　E. 胆囊切除加胆总管探查引流术

参考答案：1. B；2. A；3. D；4. E；5. E

项目4　胆道感染

1. 掌握急性胆囊炎的病因、临床表现、诊断和治疗。

2. 熟悉急性梗阻性化脓性胆管炎的病因、病理生理、临床表现和治疗。

　　患者,女,48岁。油腻饮食后出现间歇性右上腹痛3个月,疼痛向右肩部放射,伴恶心,嗳气,无畏寒、发热,无皮肤、巩膜黄染。曾行胃镜检查示浅表性胃炎。近2天,再次出现右上腹痛,向右肩部放射,伴畏寒、发热。查体:体温38℃,脉搏90次/min,血压14/9 kPa。皮肤及巩膜轻度黄染,上腹肌紧张,剑突下压痛,肝区有叩击痛。血WBC 15×10⁹/L,中性粒细胞83%。

　　请思考:请作出初步诊断并列出诊断依据。如何进行下一步检查? 如何治疗?

▼ 内容精要

　　胆道感染属常见疾病。按发病部位可分为胆囊炎和胆管炎两类;按发病急缓和病程经过分为急性、亚急性和慢性炎症;根据胆囊内有无结石,将胆囊炎分为结石性胆囊炎和非结石性胆囊炎。

一、急性胆囊炎

　　急性胆囊炎是胆囊发生的急性化学性和(或)细菌性炎症。是常见急腹症,女性居多。约95%的病人为急性结石性胆囊炎,5%的病人为非结石性胆囊炎。

　　(一)病因

　　1.胆囊管梗阻　胆石阻塞胆囊管、胆囊管扭转或狭窄引起胆汁排出受阻,高浓度胆汁酸刺激胆囊壁并引起细胞损害,局部释放炎症因子,如溶血卵磷脂、磷脂酶A及前列腺素等,致胆囊黏膜充血、水肿,引发急性炎症。其中80%的梗阻是由胆囊结石引起,尤其小结石易嵌顿在胆囊颈部引起梗阻。

　　2.致病菌侵入　致病菌通过胆道逆行进入胆囊,也可自血循环入侵。致病菌主要为G⁻菌,其中以大肠杆菌最常见,其他如粪链球菌、绿脓杆菌、厌氧菌等。胆汁排出不畅或梗阻时,胆囊的内环境则有利于细菌的繁殖和生长。

　　3.胆囊局部缺血损伤与刺激　在严重创伤、感染、烧伤或手术后等,病人可能发生不同程度和不同时间的组织低血流灌注,胆囊也可受到低血流灌注的损害,导致黏膜糜烂,胆囊壁受损。

　　(二)病理生理

　　急性胆囊炎根据病变发展的程度分为:急性单纯性胆囊炎、急性化脓性胆囊炎和急性坏疽性胆囊炎。急性单纯性胆囊炎时病变累及黏膜层及黏膜下层,黏膜充血水肿,浆膜渗出增多。如果继续发展成为急性化脓性胆囊炎,病变可累及胆囊壁的全层,白细胞弥漫浸润,浆膜有纤维性、脓性渗出物,并可引起胆囊积液。若病变继续发展,胆囊内压进一步增高,囊壁出现缺血损害,引起胆囊壁组织坏疽,即为急性坏疽性胆囊炎。胆囊壁坏死并穿孔可导致胆汁性腹膜炎,穿孔部位常在颈部和底部。亦可因周围组织粘连包裹形成胆囊周围脓肿。

　　(三)临床表现

　　1.症状

　　(1)急性结石性胆囊炎多在进食油腻后或夜间发作,可出现右上腹部的持续性钝痛或胀痛,疼痛常放射至右肩背部,伴恶心呕吐。部分病人可出现阵发性加剧情况。

　　(2)感染严重或化脓性、坏疽性胆囊炎时伴畏寒高热,体温可达40℃。

　　(3)急性胆囊炎病人很少出现黄疸,或有轻度黄疸。

　　(4)"Mirizzi"综合征病人可出现反复发作的胆囊炎、胆管炎及梗阻性黄疸。

　　(5)急性非结石性胆囊炎的临床表现不甚典型,与急性结石性胆囊炎基本相似。

　　2.体征　早期即有右上腹压痛,Murphy征阳性。化脓性或坏疽性胆囊炎时可触及肿大胆囊,压痛明显。感染扩散后可出现右上腹反跳痛和肌紧张。

（四）辅助检查

实验室检查85%的病人有轻度白细胞升高，可达（12～15）×10⁹/L，嗜中性粒细胞比例升高。B超检查为首选诊断方法，可显示胆囊增大，囊壁增厚，并可探及胆囊内结石影像。

（五）处理原则

急性胆囊炎的最终治疗是手术治疗，手术时机及手术方法的选择应根据病人的具体情况而定。

1.非手术疗法　包括禁食，输液，维持水、电解质及酸碱代谢平衡，全身支持疗法；选用对革兰阴性细菌及厌氧菌均有作用的广谱抗生素或联合用药。使用维生素K、解痉止痛等对症处理。

2.手术治疗　对于发病在48～72 h以内，经非手术治疗无效且病情恶化，有胆囊穿孔、弥漫性腹膜炎、急性化脓性胆管炎、急性坏死性胰腺炎等并发症的病人，应及早手术治疗。其他病人，特别是年老体弱的高危病人，应争取在病人情况处于最佳状态时行择期性手术。

手术方法有胆囊切除术和胆囊造口术。如病人的全身情况和胆囊局部及周围组织的病理改变允许，应行胆囊切除手术，以根除病变。但对高危病人，或局部炎症水肿及粘连重，解剖关系不清者，特别是在急症情况下，应选用胆囊造口术进行减压引流。胆囊炎症较轻者可应用腹腔镜胆囊切除术（LC），但急性化脓、坏疽性胆囊炎不宜采用LC，即使在施行过程中如发现胆囊管炎症重、周围组织粘连等，应果断地转为开腹手术，确保安全。

二、急性梗阻性化脓性胆管炎

急性梗阻性化脓性胆管炎（AOSC）是因胆管急性梗阻并继发化脓性感染所致，是胆道感染疾病中的严重类型，亦称为急性重症胆管炎（ACST）。如未予及时有效的治疗，病情不断恶化，将发生急性呼吸衰竭和急性肾功能衰竭.严重者可在短期内死亡。

（一）病因

胆总管结石是最常见的梗阻原因。胆管梗阻所致的胆管内高压的脓性胆汁逆行进入肝血窦是引起AOSC发展和恶化的首要原因。致病菌多为肠源性细菌，其中大肠杆菌最常见，厌氧菌亦多见，也可混合感染。感染产生大量细菌毒素入血，是引起本病严重感染症状、休克及多器官衰竭的重要原因。

（二）病理生理

AOSC的基本病理变化是胆管的梗阻和胆管内化脓性感染。管腔内充满脓性胆汁或脓液，胆管黏膜充血水肿，上皮细胞变性、坏死脱落，管壁各层呈不同程度的中性粒细胞浸润等病理改变。胆管梗阻致管腔内压升高，脓性胆汁可逆行进入肝窦，大量细菌和毒素随同入血可产生严重的脓毒症，发生感染性休克，引起本病严重感染症状、休克及多器官功能不全甚至衰竭。

（三）临床表现

根据病人胆管梗阻的水平不同，梗阻的程度及胆道感染程度的不同，其临床表现也不完全相同。

1.肝外胆管梗阻合并感染者

（1）夏柯氏三联征：主要表现上腹部剧烈疼痛、寒战高热和黄疸，是本病的典型症状，是胆管炎的基本表现和早期症状。

（2）当胆管梗阻和感染进一步加重时，病人可因感染性休克出现血压逐渐降低、脉细速等；同时病人伴有神志淡漠、嗜睡、昏迷等神经精神改变。以上五项统称为雷诺氏五联征（Reynold五联征）。是AOSC的重要诊断依据。

（3）体征：病人体温常高达40℃以上，脉率达120～140次/min。血压降低，呼吸浅快，轻度黄疸。病人上腹部压痛较明显，可触及明显的反跳痛和肌紧张。常有肝胆肿大，肝区可有压痛与叩痛。部分病人尚未出现明显黄疸即已存在感染性休克。

2.左、右肝管汇合以上梗阻合并感染者

（1）夏柯氏三联征表现不典型，腹痛轻微，多无黄疸，以高热寒战为主要表现。重症肝胆管炎时，

胆道感染
电子课件

胆囊炎
思维导图

也可出现感染性休克等症状。

（2）体征：腹部多无明显压痛及腹膜炎体征，可有肝肿大，一侧肝管梗阻时出现不对称性肝肿大，患侧肝区叩痛和压痛。

3.本病可并发多发性肝脓肿，应注意早期发现和及时处理

（四）辅助检查

实验室检查可见血白细胞和中性粒细胞均明显增高，白细胞计数常达 20×10^9/L 以上；尿胆红素阳性，尿胆原可为阴性；血胆红素升高，直接胆红素升高明显；肝功能改变；病人出现代谢性酸中毒；寒战时血培养阳性。

病情允许时可行 B 超、CT、PTC 及 ERCP 等检查。B 超是诊断 AOSC 的主要辅助检查方法，可发现肝内外胆管不同程度的扩张，胆总管或肝内胆管结石，胆管壁增厚，胆囊增大等。PTC 及 ERCP 不仅可了解胆管情况，条件允许时也可行胆管引流。

（五）诊断

有胆道疾病史或胆道手术史的病人，出现夏柯氏三联征，则可确诊为急性化脓性胆管炎。在急性胆管炎的基础上出现感染性休克、急性呼吸窘迫综合征、脑病等器官功能紊乱，则可确诊 AOSC。

（六）治疗

处理原则是紧急手术，切开胆总管减压，取出结石解除梗阻和通畅引流胆道。应及时合理应用抗生素，纠正全身中毒症状，早期手术；手术以简单取石、放置 T 管通畅引流为主。

重点笔记

▼ 达标练习

1. 急性胆囊炎最严重的并发症是（　　）。
   A. 细菌性肝脓肿　　　　B. 胆囊积脓　　　　C. 胆囊坏疽穿孔引起胆汁性腹膜炎
   D. 并发急性胰腺炎　　　E. 胆囊十二指肠内瘘

2. 典型的夏科氏三联征对（　　）的诊断有意义。
   A. 急性胰腺炎　　　　B. 急性十二指肠憩室炎　　C. 急性胆囊炎
   D. 急性胆管炎　　　　E. 急性胃肠炎

3. 急性梗阻性化脓性胆管炎最常见的原因是（　　）。
   A. 胆总管结石　　　　B. 胆总管末端狭窄　　　C. 胆道出血继发感染
   D. 胆总管癌　　　　　E. 先天性胆总管扩张症

4. 胆道感染的最常见致病菌是（　　）。
   A. 金葡菌　　　　　　B. 链球菌　　　　　　C. 大肠杆菌
   D. 结核杆菌　　　　　E. 绿脓杆菌

5. 急性梗阻性化脓性胆管炎，最关键的治疗是（　）。
　　A. 输液、输血维持有效血容量　　　　　　B. 纠正代谢性酸中毒
　　C. 静脉输入大量抗生素　D. 胆道减压引流解除梗阻 E. 急诊行胆囊切除术

参考答案：1. C；2. D；3. A；4. C；5. D

项目5　胃肠肿瘤

1. 掌握胃癌、大肠癌的临床表现、诊断和治疗。
2. 熟悉胃癌、大肠癌的病因及病理。

　　患者，女，50岁，大便变细2个月，带血1周入院。患者近2月来，无明显诱因下出现大便变细伴肛门坠胀感。近1周发现排便带有鲜血，并有头晕，乏力等症。曾给予抗炎补液等对症治疗，未见好转。病程中，患者无畏寒、发热，饮食欠佳，体重下降明显。查体：体温38 ℃，脉搏90次/min，血压13/8 kPa。贫血貌，消瘦，精神欠佳。皮肤无黄染，心肺腹部检查未见明显异常。肛检发现指套血染，距肛门约5 cm处触及一直径为3 cm的结节，质地稍硬，表面不光滑。辅助检查：大便常规：RBC：30～50个/HP。

　　请思考：该患者患有什么病？依据是什么？该做什么检查确定诊断？

▼ 内容精要

一、胃癌

　　胃癌是源自胃黏膜上皮细胞的常见恶性肿瘤，在世界范围内其发病率在男性恶性肿瘤中仅次于肺癌占第二位；在女性恶性肿瘤中居第四位。

　　（一）病因

　　1. 胃幽门螺旋杆菌感染　胃幽门螺旋杆菌（HP）感染阳性者胃癌发生率是阴性者的3～6倍。

　　2. 癌前病变　慢性萎缩性胃炎、胃溃疡、息肉、腺瘤、胃黏膜上皮重度异型增生等都可以逐渐发展成胃癌。

　　3. 饮食、环境、遗传因素　长期食用烟熏、腌制食品，食物中亚硝酸盐含量高，A 型血以及有长期吸烟史的病人胃癌发病危险较高。

　　（二）病理

　　1. 大体类型　分为可以分为早期胃癌和进展期胃癌。

　　2. 组织学类型　最常见为腺癌，其他有鳞状细胞癌，未分化癌，类癌等。

　　3. 癌肿部位　发生于胃窦部占50%左右，其次为贲门部，胃体部较少。

4.转移途径　包括直接浸润、淋巴转移、血行转移、腹膜种植转移等，其中以淋巴转移最为常见，血行转移发生较晚，最常见转移部位是肝脏。

（三）临床表现

1.症状　早期常无明显症状，可出现嗳气、反酸、食欲减退，后期可有上腹不适，常为咬啮性疼痛，无明显规律性，与进食无明确关系或进食后加重。胃窦癌幽门梗阻可恶心、餐后饱胀、呕吐。贲门部癌和高位小弯癌有进食哽噎感。常有因出现呕血和黑便等大出血症状或胃癌穿孔等急腹症而首次就医者。晚期出现贫血、消瘦、乏力、恶病质。

2.体征　早期可无任何体征，偶有上腹深压痛。晚期可扪及上腹部肿块，呈结节状、质硬、有压痛。转移后可出现肝肿大、腹水、锁骨上淋巴结肿大等。

（四）辅助检查

纤维胃镜是诊断早期胃癌的有效方法，通过胃镜检查病理活检可以发现并确诊早期胃癌。

（五）治疗措施

早诊断、早治疗是提高胃癌疗效的关键。手术为首选措施，包括根治性手术、姑息性手术、短路手术等，中晚期病人可予放疗、化疗、免疫治疗、中医药治疗等。

二、大肠癌

大肠癌包括结肠癌和直肠癌，是胃肠道常见的恶性肿瘤，发病率仅次于胃癌。好发于40～60岁。大肠癌的分布，根据癌肿部位不同，有升结肠癌、横结肠癌、降结肠癌、乙状结肠癌和直肠癌。在我国以直肠癌最为多见，乙状结肠癌次之。

（一）病因及病理

大肠癌的确切发病原因目前尚不清楚。根据流行病学调查和临床观察结果，认为大肠癌的发生与多种因素有关，尤其是饮食因素，高脂、高蛋白、低纤维素饮食可能是主要原因，还与个人生活史、既往疾病史及家族遗传史等因素有关。肠管的息肉性病变、慢性炎症、肉芽肿也是重要的癌前病变。

大肠癌的大体病理类型可分为肿块型、溃疡型和浸润型三种，组织病理类型有腺癌、粘液腺癌、腺鳞癌和未分化癌。其中腺癌占大多数。

（二）临床表现

1.结肠癌　由于癌肿病理类型和部位的不同，临床表现也有区别，一般右侧结肠癌以全身中毒症状、贫血、腹部肿块为主要表现；左侧结肠癌则以慢性肠梗阻、便秘、腹泻、血便等症状为显著。

（1）排便习惯和粪便性状改变：最早出现的症状，多表现为排便次数增多、腹泻、便秘、粪便带脓血或黏液等。

（2）腹痛：腹痛也是早期症状之一，常为定位不确切的持续性隐痛或仅为腹部不适或腹胀感。

（3）腹部肿块：腹部可扪及肿块，质地坚硬，呈结节状。肿块固定，且有明显的压痛。

（4）肠梗阻：晚期可发生慢性不全性结肠梗阻。左侧结肠癌有时以急性完全性结肠梗阻为首先表现。

（5）全身症状：病人可出现贫血、消瘦、乏力、低热等，晚期可出现肝大、黄疸、水肿、腹水、直肠前凹肿块、锁骨上淋巴结肿大及恶病质等。

2.直肠癌　早期仅有少量便血或排便习惯改变，易被忽视。

（1）直肠刺激症状：大便习惯改变，如便意频繁及排便习惯改变，肛门坠胀、里急后重、排便不尽感，粪便表面带血及黏液，甚至脓血便等。

（2）直肠狭窄症状：大便形状改变，可出现粪便变形、变细。当造成肠腔部分梗阻后，有腹痛、腹胀、肠鸣音亢进等不全性肠梗阻的表现。

（3）癌肿破溃、感染：大便性状改变，出现大便带血、黏液血便等。

（4）相关症状：癌肿侵犯前列腺、膀胱，可出现尿频、尿痛、血尿等；晚期病人出现肝转移时，可有腹水、肝大、黄疸、贫血、消瘦、水肿、恶病质等表现。

胃肠肿瘤
电子课件

胃肠肿瘤
思维导图

3.转移方式 淋巴转移是直肠癌的主要转移途径。癌细胞可向肠管四周及肠壁深部直接浸润，穿透肠壁后可侵及邻近器官，如膀胱、子宫、输尿管、前列腺等。

（三）辅助检查

1.直肠指检 是诊断直肠癌最简便检查方法，也是最主要的检查。

2.实验室检查

（1）大便潜血试验：粪便隐血检查可作为大规模普查时或对高危人群作为大肠癌的初筛手段，阳性者再做进一步检查。

（2）血液检查：癌胚抗原（CEA）测定对大肠癌的诊断及监测复发有一定价值。

3.影像学检查 可行钡剂灌肠造影检查，确定病变的部位和范围。

4.内镜检查 是诊断大肠癌最有效、可靠的方法。

（四）治疗原则

大肠癌的治疗是以手术切除为主的综合治疗。

1.手术治疗

（1）结肠癌根治性手术：切除范围包括癌肿所在的肠袢及其系膜和区域淋巴结。

（2）直肠癌根治术：切除的范围应包括癌肿、足够的两端肠段、已侵犯的邻近器官的部分或全部、四周可能被浸润的组织及全直肠系膜和淋巴结。常见的手术方式包括腹会阴联合直肠癌切除术（Miles手术），适用于腹膜反折以下的直肠癌；经腹腔直肠癌切除术（Dixon手术），适合于癌肿距肛缘5 cm以上的直肠癌。

（3）姑息性手术：癌肿发生转移或局部浸润无法根治但局部肿瘤尚能切除者，为缓解症状，可行姑息性手术切除。或行造瘘术改善肠梗阻症状。

2.化学治疗 可作为大肠癌根治性手术的辅助治疗，提高5年生存率。常用的化疗药物有奥沙利铂，5-Fu或其衍生物。

3.放射治疗 放射治疗可作为直肠癌手术切除的辅助疗法，有提高疗效的作用。

重点笔记

▼ 达标练习

1. 结肠癌最常见的组织类型是（ ）。
　　A. 鳞癌 　　　　B. 鳞腺癌 　　　　C. 腺癌
　　D. 黏液癌 　　　E. 未分化癌

2. 结肠癌的主要转移途径是（ ）。
　　A. 血行转移 　　B. 种植转移 　　　C. 直接浸润
　　D. 淋巴转移 　　E. 其他

3. 直肠癌最早期的临床表现是（　　）。

 A. 粪便变细　　　　　　B. 便血　　　　　　　C. 肛门部疼痛

 D. 排便习惯改变　　　　E. 腹部隐痛

4. 中上腹不适，诊断考虑为胃癌，此时应考虑先作（　　）检查。

 A. 腹部 CT　　　　　　B. 腹部 B 超　　　　　C. 大便潜血

 D. 纤维胃镜　　　　　　E. 全身体检

5. 胃癌最好发部位是（　　）。

 A. 胃窦部　　　　　　　B. 胃体部　　　　　　C. 贲门部

 D. 幽门部　　　　　　　E. 胃大弯

6. 提高胃癌治愈率的关键在于（　　）。

 A. 早期诊断胃癌　　　　B. 根治性手术　　　　C. 辅以综合治疗

 D. 放射治疗　　　　　　E. 化疗

7. 提高直肠癌的诊断率的首要措施是（　　）。

 A. 大便隐血试验　　　　B. 钡剂灌肠检查　　　C. 乙状结肠镜检

 D. 直肠指检　　　　　　E. CEA 测定

8. 距肛缘 5 cm 的直肠癌最恰当的根治手术方法为（　　）。

 A. Dixons 手术　　　　　B. Miles 手术　　　　C. 改良 Bacon 手术

 D. 结肠造口术　　　　　E. 局部切除术

9. 某患者，腹部隐痛不适 3 个月，伴腹泻、便秘交替。腹部检查左侧腹隐约可扪及 4 cm×5 cm 肿块，质硬，表面高低不平，活动度小，疑为结肠癌。为明确诊断，首选下列（　　）检查。

 A. 钡餐胃肠道检查　　　B. 腹腔动脉选择性造影检查　C. 纤维结肠镜检

 D. 乙状结肠镜检　　　　E. 钡剂灌肠检查

10. 患者，男，45 岁。右下腹隐痛不适半年，最近感食欲欠佳，较前消瘦，近 1 个月来曾有间歇性腹泻，未注意粪便内有无粘血，未治疗自愈。腹部检查：右下腹有压痛，似有一肿块，质软，边界不清楚，大约 4 cm×3 cm，钡剂灌肠检查示升结肠局限性肠腔狭窄，肠壁僵硬，不规则。据此诊断为（　　）。

 A. 肠结核　　　　　　　B. 慢性阑尾炎　　　　C. 升结肠癌

 D. 肠系膜淋巴结结核　　E. 克隆氏病

11. 慢性结肠炎，服药后好转。近 1 个月来感腹部隐痛，伴腹胀，约 2 天排便 1 次。3 天来腹痛加剧，无排便。体检：腹胀明显，左下腹可扪及 1 个 4～5 cm 肿块，质硬，活动度小，肠鸣音亢进。腹部平片示结肠梗阻，最可能的诊断为（　　）。

 A. 慢性结肠炎　　　　　B. 粘连性肠梗阻　　　C. 乙状结肠癌

 D. 慢性便秘　　　　　　E. 结肠息肉

12. 患者，女，68 岁。腹痛、腹胀、恶心 2 天。近 2 月来有时有腹胀，大便经常干结，有时带有粘血，但无血液。查体：体温 36.5 ℃，脉搏 80 次 /min，血压 110/80 mmHg，腹胀明显，未见肠型，腹壁软，左下腹可扪及斜行包块，质韧，压痛。腹部透视见有一个气液平面。血 WBC $9.5×10^9$/L。在作低压灌肠时，灌入钡剂不足 500 mL，便不能再灌入。此病人的诊断是（　　）。

 A. 升结肠癌　　　　　　B. 乙状结肠癌　　　　C. 结肠息肉

 D. 乙状结肠扭转　　　　E. 习惯性便秘

参考答案：1. C；2. D；3. D；4. D；5. A；6. A；7. D；8. A；9. D；10. C；11. C；12. B

项目6 乳腺疾病

学习目标

1. 熟悉急性乳房炎的病因、临床表现和治疗。
2. 熟悉乳腺癌的病因、病理、临床表现和治疗。
3. 了解乳腺疾病的鉴别诊断。

案例导入

　　患者,女,36岁,干部。发现左乳肿物伴经期胀痛半年。患者于半年前扪及左乳头外上方有多个肿块,约核桃大小,以月经前明显,伴经期胀痛感,月经干净后明显缓解,不伴局部红肿、热、痛,无乳头溢液及凹陷。起病以来,精神尚可,食欲欠佳,大小便正常,体重未见明显减轻。既往体健。月经(14)3～5/28天,量中等,白带无异常。孕1产1,有一男孩,体健。查体:体温36.5 ℃,脉搏70次/min,呼吸16次/min,血压110/85 mmHg。神清,双瞳孔等大等圆,D=3 mm。心肺未闻及明显异常。双侧乳房对称,局部皮肤正常,左侧乳房外上象限可触及3个肿块,约2 cm×3 cm、3 cm×3 cm、1 cm×2 cm;质中,轻压痛,移动度好,局部无粘连,腋窝淋巴结未触及肿大。腹平软。余无特殊。

　　请思考:最可能的诊断是什么?诊断依据是什么?需和哪些疾病鉴别?

▼ 内容精要

一、急性乳房炎

　　急性乳腺炎是乳腺的急性化脓性感染,以初产妇多见,发病率约占产妇的10%,多发生于产后的3～4周。

　　（一）病因

　　1.乳汁淤积　是发病的重要原因。

　　2.细菌侵入　是感染的主要途径。

　　3.产后体虚　全身抵抗力下降。

　　（二）临床表现

　　患乳疼痛、局部红肿、发热,多存在压痛性硬块。炎症继续发展,疼痛加重,呈搏动性,拒按。可有寒战、高热、脉搏加快等表现。常有患侧腋窝淋巴结肿大、压痛。如治疗不及时,炎性肿块常在数日内软化形成脓肿。

　　（三）治疗

　　原则消除感染,排除感染。应用足量的敏感抗生素,手术切排脓肿是治疗急性乳腺炎的主要方法。于波动感及压痛最明显处切开脓肿引流,手术切口呈放射状或弧形切口。

　　（四）预防与调护

　　预防本病发生的关键在于避免乳汁淤积,同时防止乳头破损并保持其清洁。

二、乳腺癌

　　乳腺癌是发生于乳腺导管和乳腺小叶上皮组织的女性常见的恶性肿瘤,近年来发病率逐渐增高,发病年龄趋于年轻。在部分地区乳腺癌的发病率已超过宫颈癌，居女性恶性肿瘤发病率的首位，成为危害妇女健康的主要肿瘤。其发病年龄多在 40 ~ 60 岁，尤以 40 ~ 49 岁的更年期妇女多见，男性少见。本病的死亡率也较高。全球每年 120 万妇女患乳腺癌，其中约 50 万妇女死于乳腺癌。我国虽然不是乳腺癌的高发国家，发病率的增长速度却高出高发国家，并以每年 2% ~ 3% 的速度递增。

我国乳腺癌的发病特点表现为：①发病率逐年上升；②发病年龄较轻，30 岁开始呈增加趋势；③发病年龄高峰为 40 ~ 49 岁，比西方妇女早 10 ~ 15 岁；④就诊时病期相对较晚，中国Ⅲ、Ⅳ期为 35%，美国Ⅲ、Ⅳ期为 15%。

（一）病因病理

乳腺癌的发病原因尚不清楚，可能与下列因素相关。

1.内分泌因素　流行病学研究表明，性别、年龄、月经、婚姻、生育、哺乳等状况与乳腺癌的发生密切相关。月经初潮前发生乳腺癌者甚少，20 岁以后发病率逐年升高，至 45 岁后不断上升，绝经后更高。从现象上看，月经初潮年龄早、绝经年龄晚、不孕和未哺乳者更易患乳腺癌，表明内分泌激素的水平及活性在乳腺癌的发生中起重要作用。

2.遗传因素　乳腺癌的发生具有明显的种族差异和家族聚集性趋势，如同一地区白人女性较黑人女性乳腺癌发病率高；一级亲属有乳腺癌病史的人群罹患乳腺癌的危险性是普通人群的 2 ~ 3 倍。

3.其他因素　营养过剩、肥胖和高脂肪饮食可加强或延长雌激素对乳腺上皮细胞的刺激，从而增加发病机会。此外环境行为因素、精神因素、电离辐射及化学制品等亦与乳腺癌的发病有一定关系。

（二）转移途径

乳腺癌转移方式主要有直接浸润、血行转移和淋巴转移，其中以淋巴转移最常见。（详见知识拓展）

（三）临床表现

乳腺癌的临床表现主要在乳腺、乳头、局部皮肤以及淋巴结转移等方面。

1.乳腺肿块　乳腺癌早期的表现是乳房出现无痛性、进行性生长的肿块。一侧乳腺单发肿块为常见，少见双侧或单侧多发肿块。肿块多位于外上象限（45% ~ 50%），其次是乳头、乳晕区（15% ~ 20%）和内上象限（12% ~ 15%）。因多无自觉症状，肿块常在无意中发现。约 10% 以下的患者有患处轻度不适及程度不同的触痛或刺激感。晚期癌肿侵犯神经时则出现疼痛。癌肿多为不规则的实性肿块，可呈球形或扁片状，界限不清，活动度欠佳，与周围组织多有粘连。质较硬，表面不光滑。若向周围组织转移，可形成多个散在的结节，称"卫星"结节。若一旦向深层侵及胸筋膜、胸肌，则癌块固定于胸壁而不易推动。随着肿瘤增大，可出现乳房局部隆起。

2.乳头溢液　乳腺癌伴有乳头溢液占 5% ~ 10%，多为血性或浆液性，常是乳腺导管癌的早期表现。导管癌常仅有乳头溢液而不伴乳腺肿块。

3.皮肤改变　乳房表面皮肤的改变与乳腺癌位置的深浅、侵犯的程度及肿瘤发展密切相关。

（1）酒窝征：肿瘤累及腺体与皮肤之间的 Cooper 韧带时，可使其缩短，牵扯皮肤发生凹陷，形成"酒窝"征。

（2）皮肤浅表静脉曲张：当肿瘤生长较快或肿瘤体积较大时，肿瘤表面的皮肤变得菲薄，常可见到乳房的浅表血管特别是静脉迂曲、扩张。

（3）橘皮样改变：当癌肿浸润乳房中央区或阻塞乳房皮内和皮下淋巴管时，引起局部淋巴回流受阻，出现真皮水肿。由于毛囊处与皮下组织连接紧密，造成皮肤表面毛囊处点状凹陷，外观似橘子皮，即"橘皮样"改变。此种征象往往属乳腺癌晚期典型表现。

（4）皮肤溃疡：有时皮肤可破溃而形成溃疡，有恶臭，易出血，经久不愈，边缘外翻似菜花状。

4.乳头改变　邻近乳头或乳晕的癌肿侵犯乳管使之收缩，可将乳头牵向肿块侧，使乳头出现内陷或回缩。还可出现乳头脱屑、糜烂、固定等表现。

5.淋巴转移　乳腺癌最多见的淋巴转移部位为同侧腋窝淋巴结，少数可出现对侧腋窝淋巴结转移。其次为胸骨旁淋巴结，晚期可扩散至同侧甚至对侧锁骨上淋巴结。淋巴转移表现为淋巴结的肿大，初期数目较少而散在、质硬而无触痛、可被推动；晚期肿大的淋巴结数目增多，并融合成团，甚至与皮肤或深部组织粘连而固定，触诊有"沙粒样"感觉。若腋窝主要淋巴管被癌细胞堵塞，可引起患侧上肢水肿。

6. 全身表现　晚期乳腺癌患者有全身消瘦、乏力、浮肿、贫血等恶病质表现。

7. 特殊类型的乳腺癌

（1）炎性乳癌：临床少见，患者多较年轻，于妊娠期或哺乳期起病。肿块发展很快，局部皮肤呈急性炎症样表现，开始时较局限，很快扩展到乳腺大部分皮肤。皮肤发红、水肿、增厚、粗糙、表面温度升高，常有乳头内缩。腋窝淋巴结转移出现较早，对侧乳腺亦常被累及。恶性程度高，预后甚差。

（2）乳头湿疹样癌：临床较少见，又称 Paget 病。病变多位于一侧乳房的乳头区大乳管内，逐步移行至乳头皮肤。双侧者罕见。初起乳头有瘙痒或烧灼感，继而出现乳头和乳晕皮肤粗糙、糜烂如湿疹样改变。随病情发展，可出现乳头凹陷、溃疡，有时覆盖黄褐色鳞屑样痂皮。部分病例于乳晕区可扪及肿块。本病恶性程度低，发展缓慢，淋巴结转移发生较晚。

（四）治疗

早期癌肿以手术治疗为主，术后采取化疗、放疗、内分泌治疗、免疫治疗、生物治疗及中医药疗法相结合的综合辅助治疗措施。

（1）手术治疗。

手术是乳腺癌的主要治疗手段之一。目前应用的手术方式有乳腺癌根治术、扩大根治术、改良根治术、全乳腺切除术及保留乳腺的乳腺癌切除术等。手术方式的选择应根据病理分型、疾病分期、患者身体状况及辅助治疗而定，要达到局部包块及区域淋巴结最大程度的清除，提高生存率，兼顾外观及功能的目的。

（2）化学药物治疗和内分泌治疗。

（3）放射疗法。

（五）预防

（1）普及防癌知识宣传，推广和普及定期自我检查，提高早期乳癌发现率。

（2）优生优育，提倡母乳喂养婴儿。育龄妇女 5 年之内不得怀孕。

（3）对乳房良性肿块应积极治疗，定期复查。保持心情舒畅，减少精神刺激，配合治疗。

乳腺疾病
电子课件

乳腺疾病
思维导图

重点笔记

▼ 达标练习

1. 乳癌的易常见部位是（　　）。

A. 乳晕　　　　　　　　B. 乳头　　　　　　　　C. 内上象限

D. 外上象限　　　　　　E. 外下象限

2. 乳癌术后应避孕至少（　　）。

    A. 2 年　　　　　　　　B. 3 年　　　　　　　　C. 4 年

    D. 5 年　　　　　　　　E. 6 年

3. 患者，女，50 岁，因无意中发生左乳肿块而来就诊，下列最有助于诊断的是（　　）。

    A. 常规胸部摄片　　　　B. 胸部 CT　　　　　　C. 远红外扫描

    D. 乳房钼靶摄片　　　　E. 穿刺肿块行细胞学检查

4. 患者，女，56 岁，10 月前无意中扪及右乳房内有一肿块，体检右乳外上方见局限性皮肤凹陷，扪及 3 cm×2 cm 大小肿块。考虑为（　　）。

    A. 乳房充血水肿　　　　　　　　　　　B. 癌细胞填塞皮内和皮下淋巴管

    C. 癌肿浸润 Cooper 韧带　　　　　　　D. 癌肿浸润乳管

5. 急性乳房炎最常见于（　　）。

    A. 妊娠期妇女　　　　B. 初产哺乳的妇女　　　　C. 乳头凹陷的青年妇女

    D. 哺乳半年后的妇女　　E. 长期哺乳的妇女

6. 患者，女，48 岁，10 年前左乳外上方发现肿块，切取活检，病理报告：乳腺囊性增生。近 2 个月发现该疤痕下又有肿块，质硬，边界不清，无痛性渐大。可采取下列（　　）处理方法。

    A. 门诊随访　　　　　　B. 中草药治疗　　　　　C. 激素治疗

    D. 手术治疗　　　　　　E. 穿刺活检

参考答案：1. D；2. D；3. E；4. C；5. B；6. A

项目 7　颈部疾病

▼ 内容精要

一、甲状腺腺瘤

（一）临床表现

多见于 30 ～ 50 岁女性，多为单发，质地稍硬，表面光滑，无压痛，随吞咽上下活动；生长缓慢，迅速增大应怀疑囊内出血。与结节性甲状腺肿单发结节的区别腺瘤经数年后仍为单发，而结节性甲状腺肿多演变为多个结节。

（二）治疗

腺瘤有继发甲状腺功能亢进（20%）和恶变（10%）的可能，原则上应早期切除。一般行甲状腺大部切除。

二、甲状腺癌

（一）病理

1.乳头状癌　约占60%、恶性度最低，淋巴结转移。

2.滤泡状腺癌　约占20%，中度恶性，常血行转移。

3.髓样癌　少见，占8.4%。中度恶性。

4.未分化癌　少见，高度恶性。

（二）临床表现

肿块质硬、固定，颈淋巴结肿大。髓样癌可有腹泻、心悸、面色潮红和血钙降低等。诊断可通过以下手段确诊：B超、同位素、外形＋分泌功能、CT和MRI、结节与周围器官的关系、细针穿刺细胞学。

（三）治疗

手术切除：行甲状腺腺叶加峡部切除术、近全切除术或甲状腺全切术。次全/全切除术后应终身服用甲状腺素片。

三、甲状腺功能亢进的外科治疗

临床上，甲状腺功能亢进（简称甲亢）可分为原发性、继发性和高功能腺瘤三类：①原发性甲亢最常见，腺体的肿大和功能亢进同时出现，腺肿多为弥漫性，两侧常对称。患者多有眼球突出。②继发性甲亢较少见，多发于单纯性甲状腺肿的流行地区，由结节性甲状腺肿转变而来。患者多无眼球突出，容易发生心肌损害。③高功能腺瘤少见，腺体内有单个的自主性高功能结节，结节周围的甲状腺组织呈萎缩改变。患者都无眼球突出。

（一）临床表现

女性患者较男性为多，临床表现有甲状腺体积肿大、性情急躁、失眠、容易出汗、食欲增加但消瘦、心慌、心率加速（脉率每分钟常达100次以上）、脉压差增大、房颤、内分泌紊乱，眼球突出等。

（二）诊断

具有典型症状的病例，甲状腺功能测定，易于诊断。测定甲状腺功能状态有三种方法，即基础代谢率、甲状腺摄^{131}I以及测定血清中T3，T4的含量。基础代谢率＝（脉率＋脉压）－111。基础代谢率正常为±10%，20%～30%为轻度甲状腺功能亢进，30%～60%为中度，60%以上为重度。

甲状腺摄I^{131}率：正常24 h摄入30%～40%；如超过50%且高峰提前，可诊断为甲状腺功能亢进。

（三）外科治疗

1.手术指征　继发性甲状腺功能亢进或高功能腺瘤；中度以上原发性甲状腺功能亢进；甲状腺功能亢进伴压迫症状或胸骨后甲状腺瘤；药物或碘治疗复发；妊娠早、中期甲状腺功能亢进。

2.禁忌证　青少年、老年人不能耐受手术者。

3.术前准备

（1）检查：气管软化试验；心电图；喉镜；基础代谢率。

（2）药物：硫氧嘧啶2～4个月；卢戈液每天3次，每次10滴，用2周；普萘洛尔。

（四）术后并发症

1.呼吸困难　常见原因有血肿压迫、喉头水肿、气管塌陷、双侧喉返神经损伤。

2.喉返神经损伤。

3.喉上神经损伤　内支损伤致饮水呛咳；外支损伤可致声带松弛，音调低。

4.甲状旁腺功能减退。

5.甲状腺危象　是甲亢术后的严重并发症，是因术后甲状腺素过量释放入血引起的一种综合症。

颈部疾病
电子课件

甲状腺外科疾病
思维导图

重点笔记

项目8　腹外疝

学习目标

1. 熟悉腹外疝的相关概念。
2. 熟悉腹股沟斜疝与直疝的诊断与鉴别诊断要点。

▼ 内容精要

体内某个脏器或组织离开其正常解剖部位，通过先天或后天形成的薄弱点、缺损或孔隙进入另一部位，即称为疝。多发部位疝最多发生于腹部，腹部疝又以腹外疝为多见。腹外疝是由腹腔内的脏器或组织连同腹膜壁层，经腹壁薄弱点或孔隙，向体表突出所形成。腹壁强度降低和腹内压力增高是腹外疝发病的两个主要原因。典型腹外疝的病理解剖由疝囊、疝内容物和疝外被盖等组成。疝内容物以小肠为最多见，大网膜次之。

腹股沟疝就是指发生在腹股沟区域的腹外疝。分类腹股沟疝可分为斜疝和直疝两种。疝囊经过腹壁下动脉外侧的腹股沟管深环（内环）突出，向内、向下、向前斜行经过腹股沟管，可穿出腹股沟管浅环（皮下环），并可进入阴囊，称为腹股沟斜疝。疝囊经腹壁下动脉内侧的直疝三角区直接由后向前突出，不经过内环，也不进入阴囊，称为腹股沟直疝。

（一）病因

腹股沟斜疝有先天性和后天性之分。先天性解剖异常和后天性腹壁薄弱或缺损是形成腹股沟疝的主要原因。

（二）临床表现

腹股沟疝的重要的临床表现是腹股沟区有一突出的肿块。易复性斜疝除腹股沟区有肿块和偶有胀痛外，并无其他症状；难复性斜疝时疝块不能完全回纳，嵌顿性疝疝块突然增大，并伴有明显疼痛，平卧或用手推送不能使疝块回纳；绞窄性疝可以有剧烈腹痛，严重时可发生脓毒症。

腹股沟直疝主要临床表现是当病人直立时，在腹股沟内侧端、耻骨节上外方出现一半球形肿块，并不伴有疼痛或其他症状。且疝囊颈宽大，疝内容物又直接从后向前顶出，故平卧后疝块多能自行消失，不需用手推送复位。

腹外疝
电子课件

腹外疝
思维导图

（三）诊断

诊断标准：腹股沟区有一突出的肿块，常在站立、行走、咳嗽或劳动时出现，平卧时大多可回纳。

（四）治疗

婴幼儿处理半岁以下可暂不手术，可采用棉线束带或绷带压住腹股沟管深环，防止疝块突出。若无手术禁忌者，可行疝囊高位结扎或疝修补术。手术的基本原则是关闭疝门即内环口，加强或修补腹股沟管管壁。

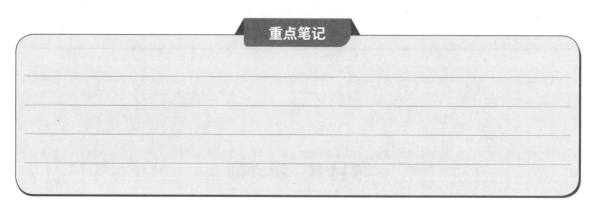

重点笔记

项目 9　腹部损伤

学习目标

1. 掌握腹部损伤的临床表现。
2. 掌握肝破裂和脾破裂的临床表现和早期诊断。
3. 熟悉外伤性肝、脾破裂的处理原则。

▼ 内容精要

一、腹部创伤

（一）病因与分类

腹部损伤根据腹壁有无伤口分为开放性和闭合性两大类。开放性损伤常由利器或火器所致。常见受损内脏在闭合性腹部损伤中依次是脾、肾、小肠、肝、肠系膜等。

（二）临床表现

1. 单纯腹壁损伤　在暴力打击部位的腹壁有局限性肿胀、疼痛和压痛，有时可见皮下瘀斑。开放性腹壁伤有伤口流血。

2. 腹腔内脏器损伤

（1）实质性脏器破裂和血管损伤：肝、脾、肾等实质性脏器和大血管破裂时，主要表现为腹腔内出血，病人精神紧张、面色苍白、出冷汗、脉搏快而细弱、血压下降和尿少等失血性休克表现；腹部压痛、反跳痛和腹肌紧张不剧烈，但肝、肾、胰腺破裂时，因有胆汁、尿液或胰液进入腹腔，可出现明显的腹膜刺激征。

（2）空腔脏器破裂：胃肠道、胆囊、膀胱等空腔脏器破裂后，腹膜受化学性胃肠液、胆汁、尿液的强烈刺激发生腹膜炎，临床上以腹膜炎的表现为主。主要表现为持续性剧烈腹痛和全身中毒症状；重要的体征是明显的腹膜刺激征。

（三）辅助检查

1.实验室检查　实质性脏器破裂出血可有红细胞、血红蛋白、血细胞比容下降，白细胞计数则略见升高；空腔脏器破裂时，白细胞计数可明显上升。血尿是泌尿器官损伤的重要标志。胰腺损伤时多有血/尿淀粉酶值升高。

2.影像学检查　立位腹部平片可观察到膈下游离气体，及某些脏器的大小、形态和位置的改变。

3.诊断性腹腔穿刺及灌洗　诊断性腹腔穿刺对判断腹腔内脏器有无损伤和哪一类脏器损伤有很大帮助。

（四）治疗原则

对疑有内脏损伤者，应严密观察病情变化，以免延误抢救时机。对确认肝脾破裂致腹腔内进行性大出血者，在抗休克的同时紧急剖腹止血。空腔脏器穿破者，休克发生较晚，一般应在纠正休克的前提下进行手术。

二、脾损伤

脾脏是腹腔内脏中最易受损伤的器官，发生率占各种腹部伤的40%～50%。根据损伤的范围，脾破裂可分为中央型破裂（脾实质深部破裂）、被膜下破裂（被膜下脾实质周边部分破裂）和真性破裂（被膜与脾实质同时破裂）三种。外伤是脾破裂的首要原因，占所有脾破裂的85%以上。

（一）临床表现

症状的轻重取决于脾脆损伤的程度，就诊的早晚、出血量的多少以及合并伤的类型。中央型破裂或被膜下破裂的病人，左上腹部疼痛，呼吸时加剧，腹痛在受伤后立即出现。

体征：病人表情痛苦，弯腰曲背，左季肋部皮肤破损、血肿、肋骨骨折等。局部腹肌轻度紧张，随着腹内积血的增多，可出现弥漫性腹膜炎体征。出血量大常有血压下降、脉搏增快、神志淡漠、面色苍白等休克表现。

诊断性腹腔穿刺是临床最常用的方法。B型超声能显示破碎的脾，较大的脾包膜下血肿及腹腔内积血。CT检查能清楚地显示牌的形态，对诊断脾实质裂伤或包膜下血肿的准确性很高。

（二）诊断

创伤性脾破裂的诊断主要依赖以下内容：损伤病史；腹痛、左上腹压痛及腹膜刺激征；临床有内出血的表现；腹腔诊断性穿刺抽得不凝固血液等。

（三）治疗

外伤性脾破裂的治疗原则是"抢救生命第一，保留脾脏第二"。根据损伤的程度和当时的条件，尽可能采用不同的手术方式，全部或部分地保留脾脏。

腹部损伤
电子课件

三、肝外伤

肝外伤占各种腹部损伤的15%～20%，有肝硬化等慢性肝病时发生率较高。可分为肝包膜下裂伤和中央型肝裂伤，肝外伤破裂后临床以内出血征象为主。其难以控制的大出血和继发败血症等严重并发症是导致死亡的主要原因。

（一）临床表现

肝外伤的临床表现主要是腹腔内出血和血液、胆汁引起的腹膜刺激征，按损伤类型和严重程度而有所差异。严重损伤有大量出血而致休克。肝包膜下裂伤临床表现不典型，仅有肝区或右上腹胀痛，右上腹压痛，肝区叩痛，无出血性休克和明显的腹膜刺激征。

腹部损伤
思维导图

（二）诊断

诊断性腹腔穿刺一般抽得不凝固血液可认为有内脏损伤。亦可动态观察血象及行 B 超、CT 等影像学检查。

（三）治疗

50% ～ 80% 的肝外伤确诊时已停止出血，病人的临床表现或复苏后血流动力学稳定是非手术治疗的决定因素。对非手术治疗无效的病人应尽早发现并及时转手术治疗。手术可行单纯缝合法、填塞止血、选择性肝动脉结扎术、肝切除术法等。

重点笔记

项目 10　胃十二指肠溃疡并发症的外科治疗

学习目标

1. 熟悉胃十二指肠溃疡并发症的诊断要点。
2. 熟悉胃大部切除术的手术方式及术后并发症。

▼ 内容精要

一、急性胃十二指肠溃疡穿孔

胃溃疡穿孔多见于近幽门的胃前壁偏小弯侧；十二指肠溃疡穿孔多见于十二指肠球部前壁。

（一）诊断要点

1. 反复发作溃疡病史。

2. 临床表现　典型突发上腹部剧烈疼痛并迅速扩展为全腹疼痛伴腹膜刺激征等上消化道穿孔的特征性的临床表现。

3. 辅助检查　X 线检查腹部发现膈下游离气体，即可确诊。如有怀疑，可行诊断性腹腔穿刺，抽出液含胆汁或食物残渣，可确诊。

（二）治疗

穿孔修补术用于一般情况差、穿孔时间超过 8 ～ 12 h、腹腔内炎症水肿重者。胃大部切除术用于一般情况好、穿孔在 8 ～ 12 h 以内、腹腔内感染和水肿轻者。特别适用于病程长、反复发作、并发症多、疑有癌变者，可同时解决穿孔和溃疡两个问题。

二、胃十二指肠溃疡大出血

（一）诊断要点

1.反复发作溃疡病史。

2.临床表现 大量呕血、柏油样黑粪，引起红细胞、血红蛋白和血细胞比容明显下降，脉率加快，血压下降，出现休克前期症状或休克状态。

3.辅助检查 纤维胃镜可用于诊断及判断出血部位；选择性动脉血管造影，可用于明确出血动脉及栓塞治疗。

（二）治疗

治疗原则为止血、补充血容量以防治休克、防止复发。

1.非手术治疗 补充血容量、灌注去甲肾上腺素、经静脉给予抑酸药和生长抑素、用胃镜等。

2.手术治疗 休克、内科治疗6～8 h不见好转、近期大出血、年龄＞60岁伴动脉硬化、合并瘢痕性幽门溃疡或急性穿孔等，可行胃大部切除术。

三、胃十二指肠溃疡瘢痕性幽门梗阻

胃、十二指肠溃疡病人因幽门管、幽门溃疡或十二指肠球部溃疡反复发作形成瘢痕狭窄，合并幽门痉挛水肿可以造成幽门梗阻。手术治疗的溃疡病病人中，瘢痕性幽门梗阻占5%～20%。

（一）诊断要点

1.反复发作溃疡病史。

2.临床表现 ①腹痛与反复发作的呕吐，呕吐物为隔夜宿食；②有脱水、营养不良等慢性消耗表现；③上腹隆起可见胃型，胃蠕动波及上腹部可闻及振水音。

3.辅助检查 上消化道造影示骨扩张、张力减低、排空延迟。

（二）治疗

瘢痕性幽门梗阻是外科手术治疗的绝对适应证。可行胃大部切除术。

四、胃大部切除术

（一）基本原理

1.胃大部切除术的切除范围 远侧胃的2/3～3/4和部分十二指肠壶腹部。

2.理论基础 切除胃窦，消除G细胞分泌胃泌素引起的体液性胃酸分泌；切除大部分胃体，壁细胞数量减少使神经性胃酸分泌降低；切除溃疡好发部位，即十二指肠球部和胃窦部；切除溃疡（前三条最为重要）。

（二）手术方式

1.Billroth I式吻合 残胃与十二指肠直接吻合，多用于胃溃疡病人。优点：简单、符合生理；减少胆汁、胰液反流，减少残胃癌；刺激胆囊收缩素分泌，减少胆石症。

2.Billroth II式吻合 残胃与近端空肠吻合，十二指肠残端关闭。优点：吻合口张力低，吻合口溃疡少；对难以切除的十二指肠溃疡可行Bancroft溃疡旷置术。缺点：胆汁、胰液反流多。

（三）术后并发症

胃大部切除术后并发症常见有：术后出血；十二指肠残端破裂；吻合口破裂或瘘；术后梗阻：输入袢梗阻、吻合口梗阻、输出袢梗阻；倾倒综合征；低血糖综合征；碱性反流性胃炎；吻合口溃疡；残胃癌；营养合并症。

胃十二指肠溃疡外科治疗电子课件

胃十二指肠溃疡并发症思维导图

普外科常见疾病知识拓展

项目1 泌尿系损伤

1. 掌握尿道损伤的病因、临床表现、治疗。
2. 了解肾损伤、膀胱损伤的临床表现和治疗。

患者,男,30岁,半小时前因车祸被汽车压过骨盆,急诊入院。诉腹痛,想排尿,但无尿液排出。查体:神清,面色苍白,血压115/80 mmHg,脉率120次/min,全腹肌紧张,压痛、反跳痛,以下腹正中尤甚,移动性浊音阳性。

请思考:患者最可能的诊断是什么?下一步应作怎样的处理?

▼ 内容精要

一、肾损伤

（一）病因

1. 开放性损伤　因枪弹、刀刃等锐器所致损伤。

2. 闭合性损伤　直接暴力时由于腹部或背腰部受到外力冲撞或挤压是肾损伤最常见的原因。根据损伤程度分为肾挫伤、肾部分裂伤、肾全层裂伤和肾蒂损伤。

（二）临床表现

1. 血尿　是肾损伤的常见症状,轻微肾损伤仅见镜下血尿,如肾挫伤;严重肾裂伤则呈大量肉眼血尿。

2. 疼痛　由于肾实质损伤及肾包膜张力增加所致。

3. 腰腹部肿块　肾周围血肿和尿外渗使局部形成肿块。

4. 发热　尿外渗易继发感染并形成肾周脓肿,出现全身中毒症状。

5. 休克　肾有裂伤时,休克为进行性。肾蒂裂伤或合并其他脏器损伤时,因创伤和失血常发生休克,甚至危及生命。

（三）辅助检查

1. 实验室检查　血尿是诊断肾损伤的重要依据。

2.B超 能提示肾损伤的部位和程度，对肾周血肿、尿外渗有诊断意义。

3.排泄性尿路造影 明确肾损伤的程度与范围。

4.CT 可清晰显示肾皮质裂伤，尿外渗和血肿范围。

（四）治疗原则

若无合并其他脏器损伤，多数肾挫裂伤可经非手术治疗而治愈，仅少数需要手术治疗。

1.紧急处理 伴休克者，应迅速给予输血、输液。

2.非手术治疗 绝对卧床休息，一般休息2～4周，过早下地活动可能再度出血。密切观察生命体征、血尿颜色和腰腹部肿块的变化。

3.手术治疗 包括肾修补、肾部分切除或肾切除术；血或尿外渗引起肾周脓肿时则行肾周引流术。

二、膀胱损伤

膀胱损伤是指膀胱壁在受到外力的作用时发生膀胱浆膜层、肌层、黏膜层的破裂、引起膀胱腔完整性破坏、血尿外渗。

（一）病因

1.闭合性腹部损伤 可由直接或间接暴力所致，可合并腹部其他器官损伤或尿道损伤。大多数闭合性膀胱破裂是由于骨盆骨折所致。

2.开放性腹部损伤 大多数为火器、利刃损伤，多见于战时。

（二）临床表现

1.休克 骨盆骨折合并大出血，膀胱破裂致尿外渗或腹膜炎，常发生休克。

2.腹痛和腹膜刺激症状 腹膜内破裂时，尿液流入腹腔引起全腹压痛、反跳痛及肌紧张，并有移动性浊音。腹膜外破裂时，下腹部疼痛，压痛及肌紧张。膀胱壁轻度挫伤仅有下腹部疼痛和少量终末血尿。

3.血尿和排尿困难 有尿意，但不能排尿或仅排出少量血尿。其原因是尿液流入腹腔或膀胱周围。

4.尿瘘 膀胱破裂与体表、直肠或阴道相通时，引起伤口漏尿、膀胱直肠瘘或膀胱阴道瘘。

（三）辅助检查

1.膀胱造影 是确诊膀胱破裂的主要手段。可显示膀胱周围造影剂外溢或造影剂进入腹腔，从而可确切地判断有无膀胱破裂。

2.X线检查 腹部平片还可显示骨盆的骨折。

3.导尿检查 怀疑膀胱破裂的病人可进行导尿，膀胱破裂时导尿管可顺利插入膀胱（尿道损伤不易插入），但仅流出少量血尿或无尿流出。

4.膀胱注水试验 从导尿管注入灭菌生理盐水200 mL，片刻后吸出。若液体进出量差异很大，提示膀胱破裂。

（四）治疗原则

1.紧急处理 对严重损伤、出血导致休克者，积极抗休克治疗。

2.非手术治疗 膀胱挫伤或早期较小的膀胱破裂，留置导尿管持续通畅引流尿液7～10天。

3.手术治疗 较重的膀胱破裂，须尽早手术。

三、尿道损伤

尿道损伤多见于男性。男性尿道损伤以尿生殖隔为界，分为前、后两段。前尿道包括球部和阴茎体部，损伤以球部多见；后尿道包括前列腺部和膜部，损伤以膜部多见。尿道损伤有三种病理类型：尿道挫伤、尿道裂伤、尿道断裂。

（一）病因

1.开放性损伤 因弹片、锐器伤所致。

2.闭合性损伤 常因外来暴力所致，多为挫伤或撕裂伤。会阴部骑跨伤可引起尿道球部损伤，

泌尿系损伤
电子课件

泌尿系损伤
思维导图

是最多见的尿道损伤。骨盆骨折引起膜部尿道撕裂或撕断，是后尿道损伤最常见的原因。经尿道器械操作不当可引起球膜部交界处尿道损伤。

（二）临床表现

尿道损伤最主要的临床表现是尿道出血、排尿困难及尿潴留。常发生休克，特别是骨盆骨折后尿道损伤或合并其他内脏损伤者。

1.休克　骨盆骨折所致后尿道损伤，可引起损伤性或失血性休克。

2.疼痛　尿道球部损伤时会阴部肿胀、疼痛，排尿时加重。后尿道损伤表现为下腹部疼痛，局部肌紧张、压痛。

3.尿道出血　前尿道破裂时可见尿道外口流血,后尿道破裂时可无尿道口流血或仅少量血液流出。

4.排尿困难　尿道挫裂伤后因局部水肿或疼痛性括约肌痉挛，发生排尿困难。尿道断裂时，则可发生尿潴留。

5.血肿及尿外渗　尿道骑跨伤或后尿道损伤引起尿生殖隔撕裂时，会阴、阴囊部出现血肿及尿外渗。

（三）辅助检查

1.导尿　在严格无菌操作下，如能顺利插入导尿管，则说明尿道连续而完整。一旦插入导尿管，应留置导尿以引流尿液并支撑尿道。

2.逆行尿道造影　是确定尿道损伤程度的主要方法，可确定尿道损伤的部位，尿道断裂可有造影剂外渗，尿道损伤则无外渗征象。

（四）治疗原则

1.紧急处理　合并休克者首先应抗休克治疗。骨盆骨折病人须平卧，勿随意搬动，以免加重损伤。尿潴留不宜导尿或未能立即手术者，可行耻骨上膀胱穿刺。

2.非手术治疗　闭合性损伤应首先在严格无菌条件下试插导尿管，如试插成功，应留置导尿管7～14天作为支架，以利于尿道的愈合。

3.手术治疗　试插导尿管不成功者可考虑手术治疗。

重点笔记

▼ 达标练习

1. 骑跨式外伤最易损伤尿道是（　　）。

　　A. 阴茎部　　　　　　　B. 球部　　　　　　　C. 膜部

　　D. 前列腺部　　　　　　E. 膜上部

2. 患者，男，30岁，建筑工人，不慎从约3m高处跌下，骑跨于铁栏杆上，伤后尿道流血，会阴皮肤青紫肿痛，此伤员最大的可能是（　　）。

　　A. 膀胱破裂　　　　　　B. 前列腺尿道损伤　　　C. 膜尿道损伤

　　D. 球尿道损伤　　　　　E. 阴茎部尿道损伤

3. 男，25岁，发生左侧腹部及左下胸部撞击伤 3 h。检查：神志清晰，体温 37 ℃，血压 80/60 mmHg，脉率 120 次 /min。左侧腹压痛，有轻度反跳痛及肌紧张，血白细胞 20×10^9/L。尿镜检红细胞 20/HP，正确的急救处理是（　　）。

  A. 大剂量抗菌药物治疗 B. 输血、输液   C. 密切观察

  D. 纠正休克的同时，考虑立即剖腹探查

  E. 应用 25% 甘露醇静注，密切观察尿液的改变

4. 青年男性，自高处跌下，致骨盆骨折，发生排尿困难，尿潴留，会阴部肿胀，导尿管不能插入膀胱损伤的部位应是（　　）。

  A. 膀胱   B. 肛门直肠   C. 后尿道

  D. 尿道球部   E. 阴茎部尿道

5. 患者，男，32岁，3 h 前从 5 m 高处跌下，左腰部撞到石块上，当时无昏迷，现血压正常，感左腰部疼痛伴轻压痛，尿常规 RBC+HP。最可能的诊断是（　　）。

  A. 肾挫伤   B. 肾部分裂伤   C. 肾全层裂伤

  D. 肾蒂断裂   E. 肾蒂伤伴输尿管损伤

6. 最常见的肾损伤是（　　）。

  A. 肾部分裂伤   B. 肾全层裂伤   C. 肾实质受损

  D. 肾蒂损伤   E. 肾挫伤

7. 诊断肾损伤的重要依据是（　　）。

  A. 血尿   B. 腹痛   C. 发热

  D. 肾绞痛   E. 腰部肿块

参考答案：1.B；2.D；3.D；4.C；5.A；6.E；7.A

项目 2　尿石症

学习目标

1. 掌握上尿路结石临床表现、诊断、治疗。

2. 熟悉膀胱结石、尿道结石的临床表现和治疗。

3. 了解尿路结石成分及性质和病理生理。

案例导入

  患者，男，36 岁，因右下腹疼痛伴会阴部放射痛 1 天入院。患者无明显诱因下突发右下腹疼痛不适。既往有肾结石病史。疼痛呈持续性绞痛，阵发性加剧，并向会阴和阴囊放射，无恶心呕吐，无腹泻便秘等，小便未见明显肉眼血尿。入院体检：生命体征平稳，心肺听诊阴性，右下腹腹肌稍紧，压痛明显，反跳痛（-），腰背肾区叩击痛阳性。尿常规示：RBC（+）；腹部 X 片示：右下腹可见一 2 cm×1 cm 不显影阴影。

  请思考：该病人患有什么病？如何治疗？

尿石症是指发生在肾、输尿管、膀胱及尿道的结石性疾病，是泌尿外科最常见的疾病之一。近40年来，上尿路结石（肾、输尿管结石）发病率明显增高，下尿路结石（膀胱及尿道结石）日趋少见。尿石症病因复杂，形成机制尚未完全阐明，多数结石的预防措施不理想而使尿石症复发率很高。近年来90%以上的尿路结石可以非手术或微创手术达到治疗目的。

（一）病因

1.环境因素　生活环境可直接或间接影响机体代谢。在气温较高的地区，尿石症发病率明显较高。另外活动少，饮水少，容易使尿液浓缩、结晶，形成结石。

2.全身性因素　新陈代谢异常的甲状旁腺功能亢进，钙磷代谢异常可致高尿钙；维生素D摄入过量，纤维素过少易发生上尿路结石；痛风时尿酸排泄增多，易形成尿酸结石；饮食结构改变，儿童缺乏动物蛋白易发生膀胱结石；胱氨酸代谢异常可致胱氨酸结石。

3.尿液的因素

（1）形成尿路结石的物质排出过多：如钙、草酸、尿酸等均可导致结石形成。骨折病人及老年人长期卧床使骨脱钙、特发性高尿钙症等均可使尿钙增加；草酸摄入过多使尿草酸排泄增多，易形成尿酸盐结石；痛风病人尿酸浓度高。

（2）尿pH值改变：尿液过酸易产生尿酸盐结石或胱氨酸结石，而磷酸镁铵及磷酸钙结石易在碱性尿液中形成。

（3）尿中抑制晶体形成和聚焦物质含量减少，如枸橼酸、焦磷酸盐、酸性黏多糖、镁离子、蛋白多糖、RNA减少易产生结石。

4.局部因素

（1）梗阻：梗阻容易产生结石。常见原因有肾盂输尿管交界处狭窄，前列腺增生等。

（2）尿路感染：梗阻易继发感染，感染可加重梗阻。感染的脓块，细菌残核可以形成结石核心。

（3）异物：进入尿路的植物性、金属性、矿物性等异物都可诱发结石。最常见的如长期留置尿管、不吸收缝线等，先被黏蛋白附着，然后结石盐沉积。异物还易继发感染而诱发结石。

（二）尿石的成分

通常尿结石以多种盐类混合而成。以草酸盐结石最常见，其质硬、粗糙、不规则，多呈桑葚状，棕褐色，X线片显影。磷酸钙、磷酸镁铵结石易碎，粗糙，灰白色、黄色或棕色，X线片上呈层影，多形成鹿角状结石。尿酸结石及胱氨酸结石表面光滑，质硬，X线片不显影。

下面主要介绍上尿路结石和下尿路结石。

一、上尿路结石（肾及输尿管结石）

肾及输尿管结石亦称上尿路结石，多见于青壮年，男性多于女性。结石主要在肾盂内形成，输尿管结石大多来源于肾结石，且多为单侧，双侧仅占10%。

（一）临床表现

主要表现为疼痛和血尿，与结石的大小、部位、活动与否及有无感染、梗阻程度有关。

1.疼痛　结石引起输尿管梗阻时出现肾绞痛，呈阵发性腰肋部剧痛，可沿输尿管走行方向放射至下腹部、外阴及同侧大腿内侧，病人辗转不安，难以忍受，出现恶心呕吐。可持续数小时，亦可自动缓解。间歇期可无任何症状。输尿管口结石嵌顿时，除肾绞痛外，有膀胱刺激症状和里急后重。肾盂肾盏结石、鹿角形结石因移动不大，多引起间歇性腰部钝痛或隐痛，活动或劳动可使疼痛发作或加重。

2.血尿　血尿多为疼痛后血尿，往往为肉眼或镜下血尿，以后者居多，体力活动后血尿加重。有时活动后镜下血尿是上尿路结石的唯一临床表现。血尿的多少与结石对尿路黏膜损伤程度有关。

3.膀胱刺激征　结石合并感染或输尿管膀胱壁段结石时可有尿频、尿急、尿痛。

4.并发症表现　上尿路结石可引起梗阻、肾积水，致肾功能受损，尤其是双侧上尿路结石引起双肾积水，可导致无尿，造成急性肾功能不全。继发肾积脓、急性肾盂肾炎时可有畏寒、发热，尿中有较多的白细胞或红细胞。

（二）治疗

结石治疗的目的不仅是解除病痛，保护肾功能，而且应尽可能找到并解除病因，防止结石复发。根据病人的全身情况、结石大小、数目、位置、成分、有无梗阻、感染、积水、肾实质损害程度综合考虑治疗方案。

1.保守治疗　适用于结石直径小于 0.6 cm，表面光滑、无尿路梗阻和感染者。

（1）肾绞痛治疗：解痉镇痛为主，可用阿托品、哌替啶等。轻者可给予 654-2 10 mg 肌注或双氯芬酸钠栓剂 25 mg 塞肛，均能缓解肾绞痛。

（2）大量饮水：增加尿量，减少晶体物质聚合沉淀，促进结石排出。保持每天尿量在 2 500 mL 以上，尤其是睡前饮水 1 000 mL，保持夜间尿液呈稀释状态。

（3）调节尿液 pH 值：尿酸及胱氨酸结石可服用碱化尿液的药物，如枸橼酸钾、碳酸氢钠；口服氯化铵酸化尿液，有利于防止感染性结石生长。

（4）控制感染：可根据尿细菌培养及药物敏感试验结果选用有效的抗生素药物。

（5）中西医结合治疗：中药可清热解毒，利尿通淋，疏中理气；西药解痉止痛利尿，针灸止痛。

2.体外冲击波碎石（ESWL）　是目前临床治疗尿石症的首选。其原理是应用高频冲击波通过水介质进入人体，将体内经 X 线或 B 超定位的结石击碎后随尿液排出而人体软组织不受损伤。适用于直径 ≤ 2 cm 的肾结石及输尿管结石。禁忌证包括结石远端有尿路狭窄，结石诱发癌变，严重心血管疾患、肾功能不全，全身出血性疾病。

3.手术治疗

（1）非开放手术治疗：①输尿管镜取石与碎石术：适用于输尿管中下段结石，可经输尿管镜直视下取出或经超声、激光、弹道等碎石后取出。②经皮肾镜取石或碎石术：先行肾穿刺造瘘，反复扩张皮肤至肾内通道，插入肾镜或输尿管镜，直视下取出肾及输尿管上段结石，结石较大者可先行碎石后取出。

（2）开放手术：适用于结石大于 1 cm，非手术治疗无效，有梗阻和感染甚至癌变者。双侧肾及输尿管结石的治疗原则：①双侧输尿管结石：先处理梗阻严重或发生急性梗阻一侧，若病人一般情况好，可一次手术取出。②一侧肾结石对侧输尿管结石：先处理输尿管结石。③双侧肾结石：先处理安全易取出一侧；若梗阻严重，手术难度大，全身情况差可以先行肾造瘘。

（三）预防

1.饮水防石　常规每天需饮水 3 000 mL 以上，并且要平均分于全天，尤其是睡前及半夜饮水效果更好。为预防结石的复发，每天尿量应维持在 2 000 ~ 3 000 mL。

2.饮食指导　根据结石成分调节饮食。

3.药物预防　根据结石成分，血、尿钙磷、尿酸、胱氨酸和尿 pH 值，采用药物降低有害成分、碱化或酸化尿液，预防结石复发。

4.体外冲击波碎石的病人，要注意过滤尿液中的结石。

5.预防骨脱钙　伴甲状旁腺功能亢进者，必须摘除腺瘤或增生组织。鼓励长期卧床者功能锻炼，防止骨脱钙，减少尿钙排出。

二、下尿路结石（膀胱结石及尿道结石）

膀胱结石有原发和继发两种。原发性膀胱结石多见于儿童，营养不良，尤其是缺乏动物性蛋白的摄入，是膀胱结石形成的主要原因。

膀胱结石在排尿过程中因结石阻塞膀胱出口而突然产生尿流中断，此时突发剧痛，向阴茎头和会阴部放射，改变体位后可继续排尿，此时可出现血尿。结石嵌于膀胱颈口出现排尿困难。膀胱结

尿石症
电子课件

尿石症
思维导图

石合并感染时出现膀胱刺激症状、血尿、脓尿。尿道结石的主要症状为排尿困难，排尿时出现尿流中断及尿潴留。排尿时疼痛明显，向阴茎头放射，后尿道结石可有会阴疼痛。

膀胱结石的治疗必须遵循两个原则，取出结石并纠正结石形成的原因。有条件的可经尿道行膀胱镜取石或用超声、机械碎石，也可行俯卧位体外冲击波碎石。较大结石或上述方法失败者，行耻骨上膀胱切开取石术。尿道结石根据结石的大小、形状、位置和尿道状态而定。小结石可自行排出或注入石蜡油后挤出。前尿道结石可用手推向尿道外口，再钳夹取出。后尿道结石可用尿道探子推入膀胱，再按膀胱结石处理。有条件的可直接行内腔镜下碎石。

重点笔记

▼ 达标练习

1. 诊断尿路结石首选的 X 线检查是（　　）。
   A. 逆行肾盂造影　　　　　B. 静脉尿路造影　　　　　C. 肾动脉造影
   D. CT　　　　　　　　　　E. 腹部平片 + 静脉尿路造影

2. 肾盂结石，1.2 cm，IVP 右肾功能正常，轻度积水，输尿管通畅，首选的治疗方法是（　　）。
   A. 中药排石　　　　　　　B. 消炎止痛　　　　　　　C. 手术取石
   D. 体外震波碎石　　　　　E. 大量饮水

3. 患者，男孩，10 岁，1 年来时有尿频、尿急、尿痛和排尿困难、尿流中断，改变体位后又能继续排尿，首先应考虑（　　）。
   A. 急性膀胱炎　　　　　　B. 前列腺炎　　　　　　　C. 尿道狭窄
   D. 膀胱结石　　　　　　　E. 输尿管结石

4. 男，30 岁，突发左腰部绞痛伴镜下血尿，左腰部轻度压痛和叩击痛，无肌紧张，应考虑（　　）。
   A. 肾肿瘤　　　　　　　　B. 肾结核　　　　　　　　C. 急性肾盂肾炎
   D. 肾输尿管结石　　　　　E. 肾积水

5. 与活动有关的血尿和腰腹疼痛，首先应考虑的是（　　）。
   A. 急性阑尾炎　　　　　　B. 急性肾盂肾炎　　　　　C. 上尿路结石
   D. 卵巢囊肿扭转　　　　　E. 膀胱癌

参考答案： 1. E；2. D；3. D；4. D；5. C

泌尿外科常见疾病
知识拓展

骨外科常见疾病

项目1 骨折概述

学习目标

1.掌握骨折的定义、临床表现、诊断及治疗原则。
2.掌握骨折的愈合过程、临床愈合标准。
3.熟悉影响骨折愈合的因素、骨折的并发症。
4.熟悉骨折的急救和处理原则。

案例导入

　　患儿，女，8岁。1 h前跳绳时绊倒绳索，向前跌倒，手掌着地后，患儿哭闹。诉右肘部痛，不敢活动右上肢。遂来急诊就医。体检：尚能合作，托举患肢，右肘向后突出处于半屈曲位。肘部肿胀，有皮下瘀斑。局部压痛明显，有轴心挤压痛。肘前方可及骨折近端，肘后三角关系正常。右桡动脉搏动稍弱。右手感觉运动正常。

　　请思考：该患儿的诊断是什么？为明确诊断，进一步的检查措施是什么？该如何治疗？

▼ 内容精要

一、病因及分类

（一）病因

　　骨或骨小梁的连续性和完整性中断称骨折。骨折多由外力作用于正常骨骼所引起，称为创伤性骨折。

　　1.直接暴力　骨折发生在暴力直接作用的部位。多为开放性骨折，骨折形态多为粉碎性，软组织损伤常较重。

　　2.间接暴力　暴力通过传导、杠杆或旋转作用，由于骨折部位距暴力接触点较远，大多为闭合骨折，软组织损伤较轻。例如走路不慎滑倒时，以手掌撑地，可发生桡骨远端骨折。

　　3.积累性劳损　长期、反复的直接或间接暴力（如长途行走或劳损），可集中在骨骼的某一点上发生骨折，也称为疲劳性骨折，骨折一般无移位，但愈合慢。

　　4.骨骼疾病　全身及局部的疾病（如骨髓炎、骨囊肿、骨肿瘤等），可使骨结构变脆弱，较小的外力即可诱发骨折，称为病理性骨折。

（二）分类

骨折分类的目的，在于明确骨折的部位和性质，选择合适的治疗方法。

1.依据骨折处是否和外界相通分类

（1）开放性骨折：骨折附近的皮肤和黏膜破裂，骨折处与外界相通，此类骨折处易受到污染。

（2）闭合性骨折：骨折处皮肤或黏膜完整，不与外界相通。

2.依据骨折的程度分类

（1）完全性骨折：骨的连续性和完整性全部中断，管状骨骨折后形成远、近两个或两个以上的骨折段。横形、斜形、螺旋形及粉碎性骨折均属完全性骨折。

（2）不完全性骨折：骨的连续性和完整性部分中断，如颅骨、肩胛骨及长骨的裂缝骨折，儿童的青枝骨折等均属不完全性骨折。

3.依据骨折的形态分类

（1）横形、斜形及螺旋形骨折：多发生在骨干部。

（2）粉碎性骨折：骨碎裂成两块以上，称粉碎性骨折。

（3）压缩骨折：松质骨因压缩而变形，如椎体和跟骨。

（4）凹陷骨折：如颅骨因外力使之发生部分凹陷。

（5）嵌入骨折：发生在长管骨干骺端皮质骨和松质骨交界处。骨折后，骨皮质嵌插入松质骨内，可发生在股骨颈和肱骨外科颈等处。

（6）裂缝骨折：如长骨干或颅骨伤后可有骨折线，但未通过全部骨质。

（7）青枝骨折：多发生在小儿，骨质部分断裂，骨膜及部分骨质未断。

（8）骨骺分离：通过骨骺的骨折，骨骺的断面可带有数量不等的骨组织，是骨折的一种。

4.依据骨折稳定程度分类

（1）稳定性骨折：骨折复位后经适当的外固定不易发生再移位者称稳定性骨折。如裂缝骨折、青枝骨折、嵌插骨折、长骨横形骨折等。

（2）不稳定性骨折：骨折复位后易于发生再移位者称不稳定骨性骨折，如斜形骨折，螺旋骨折，粉碎性骨折。

（三）移位

骨折时由于暴力的大小、作用方向和性质，肢体远侧段的重量，肌肉牵拉力，搬运及治疗不当均可造成骨折段移位。临床上几种移位常合并存在。

1.侧方移位　远侧骨折端移向侧方。一般以近端为基准，以远端的移位方向称为向前、向后、向内或向外侧方移位。

2.成角移位　两骨折段之轴线交叉成角，以角顶的方向称为向前、向后、向内或向外成角。

3.旋转移位　骨折段围绕骨的纵轴而旋转。

4.分离移位　骨折段在同一纵轴上互相分离。

5.缩短移位　骨折段互相重叠或嵌插，骨长度因而缩短。

（四）骨折的临床表现及诊断

1.症状和体征

（1）全身表现：①休克：常有出血引起，多见于多发性骨折、股骨骨折、骨盆骨折、脊柱骨折和严重的开放性骨折，出血量可达2 000 mL以上。同时病人也可因广泛的软组织损伤、剧烈疼痛或并发内脏损伤等引起休克。②发热：一般骨折后体温正常，只有在严重损伤如股骨骨折、骨盆骨折有大量内出血，血肿吸收时，体温略有升高，通常不超过38 ℃。开放性骨折伤员体温升高时，应考虑感染。

（2）局部表现：①骨折的专有体征：a.畸形：长骨骨折，骨折段移位后，受伤部位的形状改变，并可出现特有畸形，如Colles骨折的"餐叉"和"枪刺刀"畸形。b.反常活动：在肢体非关节部位，骨折后出现不正常的活动。c.骨擦音或骨擦感　骨折端接触及互相摩擦时，可听到骨擦音或摸到骨擦感。

以上三种体征只有发现其中之一，即可确诊。

②骨折的其他体征：a.疼痛与压痛：骨折处均感疼痛，在移动肢体时疼痛加剧，骨折处有压痛及叩击痛。b.肿胀及瘀斑：因骨折发生后局部有出血，创伤性炎症和水肿改变，受伤 1 ~ 2 天后更有明显的肿胀，皮肤可发亮，产生张力性水疱。浅表的骨折及骨盆骨折皮下可见瘀血。c.功能障碍：由于骨折失去了骨骼的支架和杠杆作用，活动时引起骨折部位的疼痛，使肢体活动受限。

以上三项可见于新鲜骨折，也可见于脱位、软组织损伤和炎症。

2.诊断　诊断骨折可用 X 线照片或透视来确定骨折类型和移位情况，为骨折诊断提供依据。对于骨折一般要求是拍正、侧位片，同时包括一个临近的关节，有些骨折还需加拍特殊的投照位置或健侧对比。

（五）并发症

1.早期并发症　对伤员要进行全面的检查，及时发现和处理影响生命的多发伤及合并症，如休克、颅脑损伤、胸、腹部脏器伤及出血等。

（1）休克：严重创伤，以及骨折引起的大出血或重要器官损伤所致。

（2）重要器官损伤：严重暴力可导致心、肺、肝、脾等脏器的损伤。

（3）血管损伤：邻近骨折的大血管可被刺破或压迫，引起肢体循环障碍，如肱骨髁上骨折可损伤肱动脉；

（4）神经损伤：对骨折伤员，都应检查患肢的运动和感觉，判断有无神经损伤。

（5）脂肪栓塞：少见，一般认为骨折和手法复位后骨髓腔内脂肪滴进入破裂的血管内，可引起肺或脑血管脂肪栓塞。

（6）骨筋膜室综合征：多见于前臂和小腿，常因骨折血肿和组织水肿导致骨筋膜室内容物体积增加或包扎过紧致容积过小，而引起骨筋膜室压力增高，常有 5P 征出现，立即切开减压是唯一有效的治疗手段。

2.中晚期并发症

（1）缺血性肌挛缩：由于肢体严重缺血，造成肌肉坏死或挛缩，因神经缺血和瘢痕压迫，常有部分瘫痪，使肢体严重残废。

（2）感染：开放性骨折易发生感染，如化脓性骨髓炎，蜂窝组织炎，脓毒症，破伤风与气性坏疽。

（3）创伤性关节炎：关节内骨折，可引起关节内出血，关节面破坏，可形成关节内粘连和机械障碍，使关节运动减少或形成创伤性关节炎等。

（4）坠积性肺炎：年老体弱的病员，翻身困难，尤其是用大型石膏固定，不能翻身，易发生坠积性肺炎。

（5）肾结石：长期卧床可引起全身骨骼废用性脱钙，尿中排钙量增加，可引起肾结石及泌尿系感染。

（6）关节僵硬与骨质脱钙：长期固定可引起关节僵硬，骨质脱钙和肌肉萎缩，造成肢体功能严重障碍。

（7）骨化性肌炎：骨折后骨膜被剥离移位，其下有血肿形成，机化成肉芽组织，然后骨化，并非因肌肉创伤形成骨质。因此又称损伤性骨化。

（8）骨缺血性坏死：即骨折后因循环不足引起骨质坏死，如腕舟状骨骨折后舟状骨坏死，股骨颈骨折后股骨头坏死及距骨骨折后距骨体坏死等。

（六）愈合过程及愈合标准

1.愈合过程　骨折的愈合是一个逐渐演进的过程，是一面破坏清除，一面新生修复的过程，新生修复的过程是由膜内骨化与软骨骨化共同完成。一般将骨折愈合分为血肿机化期（需 1 ~ 2 周）、原始骨痂形成期（需 4 ~ 10 周）、骨痂改造塑形期（需 1 ~ 4 年）三个阶段。

影响骨折愈合的因素包括年龄、全身健康情况、骨折部的血运情况、软组织损伤的程度、感染、软组织的嵌入、治疗方法不当等。

2.临床愈合标准

（1）骨折部无压痛及沿肢体纵轴无叩击痛。

（2）骨折处无反常活动。

（3）X线片显示骨折线模糊，有连续性骨痂通过骨折线。

（4）外固定解除后伤肢能满足以下要求：上肢能向前平举1 kg重量达1 min；下肢能不扶拐在平地连续步行3 min，并不少于30步。

（5）连续观察两周不变形：其中2、4两项的测定必须慎重，可先练习数日，然后测定，以不损伤骨痂、发生再骨折为原则。

（七）治疗

1.骨折的急救　目的在于用简单而有效的方法抢救生命，保护肢体，预防感染和防止继发损伤，安全而迅速地转送伤员，以便进行有效的治疗。

（1）抢救生命：首先应判断伤员有无紧急情况，如心脏骤停、窒息、大出血、休克及开放性气胸等，应有针对性地进行急救，伤员情况平稳后再进行骨折的处理。

（2）伤口处理：一般用较厚的无菌大纱垫加压包扎止血，对大血管出血和加压包扎不能止血者，可用充气止血带止血，并记录所用压力和时间。如骨折端戳出伤口并已污染，又未压迫重要血管、神经者，不应将其复位，以免污染伤口深处，待送至医院再进行处理。

（3）妥善固定：将伤肢固定，有减少疼痛，保护骨折位置及防止骨端损伤血管及神经的作用。固定肢体时应做到固定牢靠，松紧适当，如无固定器材，应就地取材，如木板、树枝、上肢可贴胸固定，下肢可采用健侧下肢固定患侧下肢等。

（4）迅速转运：骨折病人经处理后，应尽快就近转送到医院进行治疗。

（八）治疗原则

骨折的三大治疗原则是复位、固定和功能锻炼。

1.复位　是将移位的骨折段恢复正常或接近正常的解剖关系，重建骨骼的支架作用。复位的方法主要有三种：手法复位、牵引复位、手术复位。可根据不同的骨折选用合适的治疗方法。复位的标准有：

（1）解剖复位：骨折段通过复位，恢复了正常的解剖关系，对位对线完全良好，称解剖复位，这种复位最有利于功能恢复。

（2）功能复位：由于各种原因，未能达到解剖复位，但骨折愈合后对肢体功能无明显影响，称功能复位。

2.固定　整复骨折使骨折对位接触，是愈合的开始，固定是维持已整复的位置，是骨折愈合的必要条件。常用固定方法有外固定和内固定两种，治疗骨折的目的是恢复肢体的功能，因此固定骨折时，如果不影响骨折的对位，都应将有关的关节固定在功能位置上。所谓功能位就是保持肢体功能最好的位置。

3.功能锻炼　是骨折治疗的重要组成部分，是促进骨折愈合、防止并发症和恢复肢体功能的重要条件。其目的是在不影响固定和愈合的前提下，尽快恢复患肢肌肉、肌腱、韧带、关节囊的舒缩活动，防止发生肌肉萎缩、骨质疏松、肌腱挛缩、关节僵硬等并发症。

骨折概述
电子课件

骨折
思维导图

重点笔记

▼ 达标练习

1. 右下肢被机动车压伤，具备下列（   ）可诊断为骨折。
   A. 局部高度肿胀　　　　B. 压痛明显　　　　C. 下肢不能自主活动
   D. 骨摩擦音　　　　　　E. 明显跛行

2. 根据骨折是否与外界相通，可把骨折分为（   ）。
   A. 外伤性骨折和不稳定性骨折　　　　　　B. 压缩性骨折和横行骨折
   C. 稳定性骨折和不稳定性骨折　　　　　　D. 完全性骨折和不完全性骨折
   E. 开放性骨折和闭合性骨折

3. 压缩性骨折，最常发生于（   ）。
   A. 肱骨头　　　　　　　B. 股骨头　　　　　C. 椎体
   D. 腕舟状骨　　　　　　E. 足舟状骨

4. 骨筋膜室综合征，最主要的治疗措施是（   ）。
   A. 给予血管舒张剂，消除血管痉挛　　　　B. 抬高患肢，以利消肿
   C. 被动按摩，以利消肿　　　　　　　　　D. 做臂丛麻醉，解除血管痉挛
   E. 解除包扎固定物，经观察不见好转，切开筋膜减压

5. 骨折后最易发生骨缺血性坏死的部位是（   ）。
   A. 股骨头　　　　　　　B. 肱骨头　　　　　C. 桡骨远端
   D. 锁骨远端　　　　　　E. 胫骨内髁

6. 骨折愈合过程中，血肿机化演进需要（   ）方能初步完成。
   A. 5 周　　　　　　　　B. 3 周　　　　　　C. 1 周
   D. 1 ～ 2 周　　　　　　E. 3 周以上

7. 下列（   ）容易发生骨折移位。
   A. 裂纹骨折　　　　　　B. 青枝骨折　　　　C. 嵌插骨折
   D. 不完全骨折　　　　　E. 螺旋型骨折

参考答案：1. D；2. E；3. C；4. E；5. A；6. D；7. E

项目2　常见骨折与关节脱位

学习目标

1. 熟悉桡骨远端骨折、股骨颈骨折的临床表现和治疗。
2. 熟悉肩关节脱位和肘关节脱位的临床表现和治疗。
3. 了解其他常见上下肢骨折的临床表现。

案例导入

　　患者，女，65岁，跌倒后右手掌着地，腕部疼痛，肿胀，压痛，无反常活动，右手掌向背侧移位，呈"餐叉状"畸形改变。
　　请思考：该患最可能的诊断是什么？

▼ **内容精要**

一、桡骨远端骨折

桡骨远端骨折极为常见，约占平时骨折10%。多发生老年妇女、儿童及青年。骨折发生在桡骨远端3 cm内，多为闭合骨折。

（一）病因及分类

1. 伸直型骨折（Colles 骨折）　最常见　多为间接暴力致伤。跌倒时腕背屈掌心触地，前臂旋前肘屈曲。骨折线多为横形。儿童可为骨骺分离，老年常为粉碎骨折。骨折远端向背侧，桡侧移位，近段向掌侧移位，可影响掌侧肌腱活动。

2. 屈曲型骨折（Smith 骨折）　较少见　骨折发生原因与伸直型相反，故又称"反科雷氏"骨折。跌倒时腕掌屈，手背触地发生桡骨下端骨折。桡骨下端向掌侧移位，骨折近端向背侧移位。

（二）临床表现及诊断

伤后腕部肿胀明显，疼痛，活动受限。伸直型骨折移位明显时，可见餐叉状及枪刺样畸形。X线可明确显示骨折类型。见图15-1。

（三）治疗

桡骨下端骨折一般采用非手术治疗，新鲜有移位桡骨下端骨折，应尽早整复、小夹板或石膏固定。青壮年骨折畸形愈合，有神经症状或肌腱功能障碍，或者前臂旋转受限，应早期采用手术治疗。

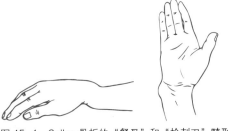

图 15-1　Colles 骨折的"餐叉"和"枪刺刀"畸形

二、股骨颈骨折

由股骨头下至股骨颈基底部之间的骨折称股骨颈骨折，是老年常见的骨折之一。尤以老年女性较多。

（一）病因

由于老年人股骨颈骨质疏松脆弱，且承受应力较大，所以只需很小的旋转外力，就能引起骨折。老年人的股骨颈骨折几乎全由间接暴力引起，主要为外旋暴力，如平地跌倒、下肢突然扭转等皆可引起骨折。少数青壮年的股骨颈骨折，则由强大的直接暴力致伤，如车辆撞击或高处坠落造成骨折，甚至同时有多发性损伤。

（二）临床表现及诊断

1. 诊断　老年人跌倒后诉髋部疼痛，不敢站立和走路，应首先考虑股骨颈骨折的可能。

2. 体征

（1）畸形：患肢多有轻度屈髋屈膝、患肢缩短及外旋畸形。

（2）疼痛：髋部除有自发疼痛外，活动患肢时疼痛较明显。在患肢足跟部或大粗隆叩打时，髋部也感疼痛。在腹股沟韧带中点的下方常有压痛。

（3）肿胀：股骨颈骨折多系囊内骨折，骨折后出血不多，又有关节囊和丰厚肌群的包围，因此，外观上局部不易看到肿胀。

（4）功能障碍：移位骨折病人在伤后就不能坐起或站立。但也有一些无移位的线状骨折或嵌插骨折病人，在伤后仍能走路或骑自行车。对这些病人要特别注意，不要因遗漏诊断而使无移位的稳定骨折变为移位的不稳定骨折。

（5）其他检查方法：患侧大转子升高，顶端在髂坐联线之上，Bryant三角底边缩短。

（6）X线片能明确诊断。特别是髋关节正、侧位片，可确定骨折类型、部位、移位情况。

（三）治疗

在选择治疗方法以前，首先要了解伤者的全身情况，特别是老年人要注意全面检查，血压、心、肺、肝、肾等主要脏器功能，结合骨折全面考虑。

1.非手术疗法 适用于无明显移位的外展型骨折或严重心肺功能障碍者，一般多采用持续皮牵引或"丁"字鞋，防止患肢外旋和内收，需3～4个月愈合，极少发生不愈合或股骨头坏死。

2.手术疗法 适应范围广，对绝大部分内收型骨折均适用。一般需4～6个月愈合，骨折愈合后仍应继续观察，直至术后5年，便于早期发现股骨头缺血性坏死。目前多采用在电视X光机的配合下，先行手法复位，证实骨折断端解剖复位后再行内固定术。内固定的形式很多，约有三种类型：三刃钉内固定、加压螺丝钉内固定、多针（或钉）内固定。

3.人工关节置换术 适应于老年人的头下型股骨颈骨折，陈旧性股骨颈骨折伴骨折不愈合，或股骨头缺血性坏死，如病变局限在头或颈部，可行股骨头置换术，如病变已损坏髋臼，需行全髋置换术。

三、肩关节脱位

肩关节脱位最常见，约占全身关节脱位的50%，这与肩关节的解剖和生理特点有关，如肱骨头大，关节盂浅而小，关节囊松弛，其前下方组织薄弱，关节活动范围大，遭受外力的机会多等。肩关节脱位多发生在青壮年，男性较多。

（一）病因及分类

肩关节脱位按肱骨头的位置分为前脱位和后脱位。肩关节前脱位者很多见，常因间接暴力所致，如跌倒时上肢外展外旋，手掌或肘部着地，外力沿肱骨纵轴向上冲击，肱骨头自肩胛下肌和大圆肌之间薄弱部撕脱关节囊，向前下脱出，形成前脱位。肱骨头被推至肩胛骨喙突下，形成喙突下脱位，如暴力较大，肱骨头再向前移至锁骨下，形成锁骨下脱位。后脱位很少见，多由于肩关节受到由前向后的暴力作用或在肩关节内收内旋位跌倒时手部着地引起。肩关节脱位如在初期治疗不当，可发生习惯性脱位。

（二）临床表现及诊断

外伤性肩关节前脱位均有明显的外伤史，肩部疼痛、肿胀和功能障碍，伤肢呈弹性固定于轻度外展内旋位，肘屈曲，用健侧手托住患侧前臂。外观呈"方肩"畸形，肩峰明显突出，肩峰下空虚。在腋下、喙突下或锁骨下可摸到肱骨头。伤肢轻度外展，手掌搭在对侧肩部时，肘部不能贴近胸壁；或肘部贴于胸前时，手掌不能接触对侧肩部，即搭肩试验阳性（Dugas征）。X线检查可明确脱位类型和确定有无骨折情况。

（三）治疗

1.手法复位 脱位后应尽快复位，选择适当麻醉，使肌肉松弛并使复位在无痛下进行，习惯性脱位可不用麻醉。复位手法要轻柔，禁用粗暴手法以免发生骨折或损伤神经等附加损伤。目前常用复位手法为足蹬法。

复位后肩部即恢复圆钝丰满的正常外形，腋窝、喙突下或锁骨不能触及脱位的肱骨头，搭肩试验变为阴性，X线检查肱骨头在正常位置上。如合并肱骨大结节撕脱骨折，因骨折片与肱骨干间多有骨膜相连，在多数情况下，肩关节脱位复位后撕脱的大结节骨片也随之复位。

2.固定 肩关节前脱位复位后应将患肢保持在内收内旋位置，腋部放棉垫，再用三角巾，绷带或石膏托固定于胸前，3周后开始逐渐作肩部摆动和旋转活动，但要防止过度外展、外旋，以防再脱位。后脱位复位后则固定于相反的位置（即外展、外旋和后伸拉）。

3.功能锻炼 固定期间须活动手指及腕部，解除固定后可配合理疗主动锻炼肩关节。

四、肘关节脱位

正常肘关节由肱尺、肱桡和尺桡近侧关节组成，主要是肱尺关节进行屈伸活动。肘关节后部关节囊及韧带较薄弱，易发生后脱位。

（一）病因及分类

肘关节后脱位最为常见，大多发生于青壮年。跌倒时用手撑地，关节在半伸直位，作用力沿尺、桡骨长轴向上传导，使尺、桡骨上端向近侧冲击，并向上后方移位。当传达暴力使肘关节过度后伸时，尺骨鹰嘴冲击肱骨下端的鹰嘴窝，产生一种有力的杠杆作用，使止于喙突上的肱前肌和肘关节囊前壁撕裂。肱骨下端继续前移，尺骨鹰嘴向后移，形成肘关节后脱位。由于暴力方向不同，尺骨鹰嘴除向后移位外，有时还可向内侧或外侧移位，有些病例可合并喙突骨折。肘关节脱位可合并肱骨内上髁骨折，有时骨折片嵌在关节内阻碍复位，可有尺神经损伤。肘关节前脱位很少见，多为直接暴力所致，发生时多在伸肘位，肘后暴力造成鹰嘴骨折后向前脱位。

（二）临床表现及诊断

1.肘关节受伤史及局部疼痛及肿胀症状。

2.脱位的特殊表现　肘部明显畸形，肘窝部饱满，前臂外观变短，尺骨鹰嘴后突，肘后部空虚凹陷。关节弹性固定于120°～140°，只有微小的被动活动度。肘后骨性标志关系改变，在正常情况下肘伸直位时，尺骨鹰嘴和肱骨内、外上髁三点呈一直线；屈肘时则呈一等腰三角形。脱位时上述关系被破坏，肱骨髁上骨折时三角关系保持正常，此征是鉴别二者的要点。

3.肘关节脱位的合并症　后脱位有时合并尺神经伤及其他神经伤、尺骨喙突骨折，前脱位时多伴有尺骨鹰嘴骨折等。

4.X线检查　肘关节正侧位片可显示脱位类型、合并骨折情况，并与髁上骨折相区别。

（三）治疗

1.手法复位　多用牵引复位法：在局部麻醉或臂丛麻醉下，多采用一人复位法，术者站在病人的前面，将病人的患肢提起，环抱术者的腰部，使肘关节处于半屈曲位置，以一手握住患肢前臂腕部，然后沿前臂纵轴进行牵引，另一手拇指压住尺骨鹰嘴，也向前臂纵轴方向作持续推挤，持续一段时间可听到响声，如已复位，关节活动和骨性标志即恢复正常。肘关节脱位合并肱骨内上髁骨折或桡骨小头骨折，手法复位失败者或陈旧性脱位，可行手术复位。

2.固定　复位后，用石膏托或夹板将肘固定于屈曲90°，再用三角巾悬吊3～4周。

3.功能锻炼　固定期间须活动手指及腕部，去除固定后，逐渐练习关节主动活动，要防止被动牵拉，以免引起肘关节周围软组织损伤。

常见骨折与关节脱位
电子课件

骨外科疾病
思维导图

重点笔记

▼ 达标练习

1.肘关节脱位与骨折的临床鉴别要点是（　）。

　A.有外伤史，跌倒手掌撑地　　　　　B.局部肿痛，功能障碍

　C.肘部畸形　　　　D.反常活动　　　　E.肘部三点关系改变

2.Colles骨折远端的典型移位是（　）。

　A.远侧端向尺侧移位　　B.近侧端向背侧移位　　C.远侧端向背侧移位

　D.近侧端向尺侧移位　　E.远侧端向桡侧移位

3. 患者，女，60岁，1年前因股骨颈骨折，行三刃钉固定术，髋活动仍有疼痛，X线片示股骨头密度增高，纹理不清，应考虑为（　）。

A 化脓性关节炎　　　　　B 创伤性关节炎　　　　C 股骨头缺血发生坏死

D 老年性退行性关节　　　E 关节结核

4. 股骨头血液供给的主要来源（见知识拓展），是（　）。

A. 股骨干的滋养动脉升支　　　　　　　B. 股骨头圆韧带的小凹动脉

C. 旋股内，外侧动脉的分支　　　　　　D. 腹壁下动脉的分支

E. 腹壁浅动脉的分支

5. 患者，男，70岁。下楼时不慎摔伤右髋部，查体右下肢短缩。外旋50°畸形，右髋肿胀不明显，但有叩痛。该患最可能的诊断是（　）。

A. 右髋后脱位　　　　　B. 右髋前脱位　　　　　C. 右股骨颈骨折

D. 右粗隆间骨折　　　　E. 右髋软组织损伤

6. 关节脱位的特有体征是（　）。

A. 疼痛与压痛　　　　　B. 反常活动　　　　　　C. 运动消失

D. 关节面外露　　　　　E. 弹性固定

7. 肩关节脱位最多见的类型是（　）。

A. 前脱位　　　　　　　B. 后脱位　　　　　　　C. 下脱位

D. 盂上脱位　　　　　　E. 中心型脱型

8. 病人因跌倒，手掌撑地，肩外展外旋，出现肩痛，肿胀，活动受限，查体Dugas征阳性。该病人肩部的畸形是（　）。

A. 屈曲外展，外旋　　　B. 屈曲内收，内旋　　　C. 方肩

D. 肩过度后伸　　　　　E. 肩过度膨隆

参考答案：1. E；2. C；3. C；4. C；5. C；6. E；7. A；8. C

项目1 常见急症的急救

案例导入

　　患者,女,20岁,就诊1h前洗澡后出现头昏、头痛伴呕吐2次。既往体健,无特殊病史。1小时前在封闭的浴室内用燃气热水器洗澡出现上述症状。查体:体温36.5°C,脉搏100次/min,呼吸22次/min,血压110/70 mmHg。口唇樱桃红色,口角不歪,伸舌居中。颈软,心肺听诊无异常。腹软,无压痛及反跳痛。四肢肌张力、肌力正常。未引出病理征。

　　请思考:该病人的诊断是什么? 为明确诊断,进一步的检查是什么? 其治疗原则是什么?

▼ 内容精要

一、一氧化碳中毒

（一）病因

一氧化碳经呼吸道进入血液,与红细胞内血红蛋白结合形成稳定的碳氧血红蛋白（COHb）,从而造成碳氧血红蛋白在体内的蓄积。COHb不能携氧,而且还影响氧合血红蛋白正常解离,即氧不易释放到组织,从而导致组织和细胞的缺氧。CO中毒时,脑、心对缺氧最敏感,常最先受损。

（二）临床表现

1.轻度中毒　病人感头痛、头晕、四肢无力、胸闷、耳鸣、眼花、恶心、呕吐、心悸、嗜睡或意识模糊。

2.中度中毒　除上述症状加重外,病人常出现浅昏迷、脉快、皮肤多汗、面色潮红、口唇呈樱桃红色。

3.重度中毒　病人进入深昏迷、抽搐、呼吸困难、呼吸浅而快、面色苍白、四肢湿冷、周身大汗,可有大小便失禁、血压下降。

4.迟发性脑病（神经精神后发症）　重度中毒病人抢救清醒后,经过2～60天的"假愈期",可出现迟发性脑病的症状,如精神意识障碍等症状、去大脑皮质状态、帕金森综合征、肢体瘫痪、癫痫、周围神经病变。多在急性中毒后1～2周内发生。昏迷时间超过48h者,迟发性脑病发生率较高。

（三）辅助检查

1.血液碳氧血红蛋白测定　轻度中毒时血液碳氧血红蛋白浓度为 10% ~ 20%，中度中毒时血液碳氧血红蛋白浓度为 30% ~ 40%，重度中毒时为 50% 以上。

2.脑电图检查　根据一氧化碳接触史、急性中毒的症状和体征及血液碳氧血红蛋白试验阳性，可以诊断为一氧化碳中毒。血液碳氧血红蛋白测定是对确诊有价值的指标。

（四）治疗原则

1.通风　立即将病人转移到空气新鲜处，松解衣服，注意保暖，保持呼吸道通畅。

2.氧疗　纠正缺氧轻、中度中毒病人可用面罩或鼻导管高流量吸氧，8 ~ 10 L/min；严重中毒病人给予高压氧治疗，可加速碳氧血红蛋白解离，促进一氧化碳排出。

3.对症治疗

（1）控制高热：采用物理降温，体表用冰袋，头部用冰帽。

（2）防治脑水肿：应及时使用脱水治疗，最常用 20% 甘露醇 250 mL 静脉快速滴注，每日 2 次，降低颅内压，减轻脑水肿。

（3）促进脑细胞功能恢复：补充促进脑细胞功能恢复的药物。

（4）防治并发症及迟发性脑病：昏迷期间保持呼吸道通畅，定时翻身以防发生褥疮和肺炎。急性一氧化碳中毒病人苏醒后，应该休息观察 2 周，以防迟发性脑病和心脏后发症的发生。

二、急性酒精中毒

当一次饮入过量的酒精或酒类饮料，引起的中枢神经系统由兴奋转为抑制的状态，称为酒精中毒。

（一）病因

酒中有效成分是乙醇，能与水和大多数有机溶剂混溶，更易溶于水。

（二）临床表现

（1）兴奋期：血乙醇浓度达到 1.1 mmol/L（50 mg/dL）即感头痛、欣快、兴奋。血乙醇浓度超过 1.6 mmol/L（75 mg/dL），健谈、饶舌、情绪不稳定、自负、易激怒、可有粗鲁行为或攻击行动，也可能沉默、孤僻。浓度达到 22 mmol/L（100 mg/dL）时，驾车易发生车祸。

（2）共济失调期：血乙醇浓度达到 33 mmol/L（150 mg/dL），肌肉运动不协调，行动笨拙，言语含糊不清，眼球震颤，视力模糊，复视，步态不稳，出现明显共济失调。浓度达到 43 mmol/L（200 mg/dL），出现恶心、呕吐、困倦。

（3）昏迷期：血乙醇浓度升至 54 mmol/L（250 mg/dL），病人进入昏迷期，表现昏睡、瞳孔散大、体温降低。血乙醇超过 87 mmol/L（400 mg/dL），病人陷入深昏迷，心率快、血压下降，呼吸慢而有鼾音，可出现呼吸、循环麻痹而危及生命。

（三）辅助检查

1.血清乙醇浓度　急性酒精中毒时呼出气中乙醇浓度与血清乙醇浓度相当。

2.动脉血气分析　急性酒精中毒时可见轻度代谢性酸中毒。

3.血清电解质浓度　急慢性酒精中毒时可见低血钾、低血镁和低血钙。

4.血清葡萄糖浓度　急性酒精中毒时可见低血糖症。

5.肝功能检查　慢性酒精中毒性肝病时可有明显肝功能异常。

（四）治疗原则

（1）轻症病人无需治疗，兴奋躁动的病人必要时加以约束。

（2）共济失调病人应休息，避免活动以免发生外伤。

（3）昏迷病人应注意是否同时服用其他药物。

重点是维持生命脏器的功能：①维持气道通畅供氧充足，必要时气管插管。②维持循环功能注意血压、脉搏，静脉输入 5% 葡萄糖盐水溶液。③心电图监测心律失常和心肌损害。④保暖维持正常体温。⑤维持水、电解质、酸碱平衡，血镁低时补镁。治疗 Wernicke 脑病，可肌注维生素 B_1 100 mg。

⑥保护大脑功能，应用纳洛酮 0.4 ~ 0.8 mg 缓慢静脉注射。

（4）严重急性中毒时可用血液透析促使体内乙醇排出。透析指征有：血乙醇含量 > 108 mmol/L（500 mg/dL），伴酸中毒或同时服用甲醇，或可疑药物时。静脉注射 50% 葡萄糖 100 mL，肌注维生素 B₁、维生素 B₆ 各 100 mg，以加速乙醇在体内氧化。

三、淹溺

淹溺又称溺水，是人淹没于水中，由于水、泥沙、杂草等物堵塞呼吸道，或发生反射性喉痉挛引起缺氧、窒息。

（一）病因与发病机制

淹溺可分为干性淹溺和湿性淹溺两大类。干性淹溺是指人入水后，因惊慌、恐惧、骤然寒冷等强烈刺激，引起喉头痉挛导致窒息。呼吸道和肺泡很少或无水吸入。湿性淹溺是指人淹没于水中，由于缺氧不能坚持屏气而被迫深呼吸，使大量水进入呼吸道和肺泡，堵塞呼吸道和肺泡发生窒息，心脏因缺氧而发生心跳骤停。

（二）临床表现

病人被救出水后往往已处于昏迷状态，皮肤黏膜苍白和发绀、四肢厥冷、呼吸和心跳微弱或停止，口、鼻充满泡沫或污泥、杂草，腹部常隆起伴胃扩张。复苏过程中可出现各种心律失常，甚至心室颤动，并伴有心力衰竭和肺水肿，可有不同程度的精神症状。24 ~ 48 h 后出现脑水肿、急性呼吸窘迫综合征、溶血性贫血、急性肾衰竭或 DIC 的各种临床表现，合并肺部感染较为常见。因此，应特别警惕迟发性肺水肿的发生。

（三）救护原则与现场救护

救护原则是迅速将病人救离出水，立即恢复有效通气，施行心肺脑复苏，根据病情对症处理。

（1）迅速将病人救离出水。

（2）保持呼吸道通畅：立即清除口鼻腔内淤泥、杂草及呕吐物，有义齿者取下义齿，确保呼吸道通畅。

（3）倒水处理：采用头低脚高的体位将肺内及胃内积水排出。

（4）心肺复苏：对呼吸和心跳停止的病人应立即进行心肺复苏术。

四、中暑

中暑是指在高温环境下或受到烈日暴晒引起体温调节功能紊乱、汗腺功能衰竭和水、电解质过度丧失所致的疾病。

（一）病因

正常人的体温一般恒定在 37 ℃左右，是通过下丘脑体温调节中枢的作用，使产热和散热处于动态平衡的结果。当环境温度较高，潮湿及空气流通不畅，热传导、对流、辐射等散热方式均发生障碍时，热量在体内聚集而致中暑。

（二）临床表现

重度中暑有四种类型，分别是热衰竭、热射病、热痉挛和日射病。热衰竭是大量失水、失钠导致血容量不足而发生周围循环衰竭；热痉挛是大量出汗后补充大量水分，未补充盐分导致血液低渗而出现肌肉痉挛；日射病是由于头部暴晒引起头部血管扩张，头部充血、水肿而出现头痛、头晕、眼花；热射病是由于体温中枢功能障碍导致散热不足、热蓄积而出现高热。

1.热衰竭（又称中暑衰竭）　为最常见的一种。多由于大量出汗导致失水、失钠，血容量不足而引起周围循环衰竭。主要表现为头痛、头晕、口渴、皮肤苍白、出冷汗、脉搏细速、血压下降、昏厥或意识模糊，体温基本正常。

2.热痉挛（又称中暑痉挛）　大量出汗后口渴而饮水过多，盐分补充不足，使血液中钠、氯浓度降低而引起肌肉痉挛。以腓肠肌痉挛最为多见，体温多正常。

常见急症处理
电子课件

常见急症处理
思维导图

3.日射病　由于烈日暴晒或强烈热辐射作用头部，引起脑组织充血、水肿，出现剧烈头痛、头晕、眼花、耳鸣、呕吐、烦躁不安。头部温度高，而体温多不升高。

4.热射病（又称中暑高热）　以高热、无汗、意识障碍"三联征"为典型表现。早期表现头痛、头昏、全身乏力、多汗，继而体温迅速升高，可达 40 ℃以上，出现皮肤干热，无汗、谵妄和昏迷。

（三）治疗原则

1.热衰竭　纠正血容量不足，静脉补充生理盐水及葡萄糖液、氯化钾。

2.热痉挛　给予含盐饮料。

3.日射病　头部用冰袋或冷水湿敷。

4.热射病　迅速采取各种降温措施。

（1）物理降温：用冰袋或酒精擦浴；头部戴冰帽，颈、腋下、腹股沟等处放置冰袋。肛温降至 38 ℃时应暂停降温。

（2）药物降温：可与物理降温并用，降温效果会更佳。常用药物为氯丙嗪。

（3）对症治疗：抽搐时可肌内注射地西泮 10 mg 或用 10% 水合氯醛 10 ～ 20 mL 保留灌肠。昏迷者应保持呼吸道通畅并给氧。脱水、酸中毒者应补液纠正酸中毒。中暑高热伴休克时最适宜的降温措施是动脉快速推注 4 ℃ 5% 葡萄糖盐水。

重点笔记

▼ 达标练习

1.患者，男，26 岁。参加朋友聚会大量饮酒后被送入医院。查体见瞳孔散大，血乙醇浓度为 54 mmol/L（250 mg/dL），此时患者处于急性酒精中毒的（　　）。

    A.嗜睡　　　　　　　　B.戒断综合征　　　　　　C.共济失调期

    D.昏迷期　　　　　　　E.兴奋期

2.患者，女，46 岁，在烈日下作业 4 h 后出现头痛、头痛、出冷汗、口渴、皮肤苍白。入院后查体：体温 37.6 ℃，脉搏 110 次/min，血压 90/50 mmHg。应考虑为（　　）。

    A.热射病　　　　　　　B.日射病　　　　　　　　C.热痉挛

    D.热衰竭　　　　　　　E.以上皆不是

3.在高温环境下劳动的工人，为预防中暑宜饮（　　）。

    A.含糖饮料　　　　　　B.含盐饮料　　　　　　　C.冷开水

    D.矿泉水　　　　　　　E.含维生素 C 饮料

4.急救溺水患者时首先应（　　）。

    A.胸外心脏按压　　　　B.倒水处理　　　　　　　C.口对口人工呼吸

    D.保持呼吸道通畅　　　E.给强心利尿药

5.患者，女，60 岁。冬天生煤火取暖，晨起感到头痛、头晕、视物不清而摔倒，被他人发现后送至医院。急查血液碳氧血红蛋白试验呈阳性，首要的治疗原则是（　　）。

    A. 纠正缺氧　　　　　　B. 注意保暖　　　　　　C. 保持呼吸道通畅

    D. 静脉输液　　　　　　E. 降颅内压

6. CO中毒患者首要的处理措施是（　　）。

    A. 将病人转移到空气新鲜处　　　　　　B. 高流量吸氧

    C. 控制高热　　　　　　D. 防治脑水肿　　　　　　E. 促进脑细胞功能恢复

7. 患者，男，50岁，因煤气中毒6 h后入院，深昏迷，休克，尿少，血COHb 60%，血压：80/50 mmHg。诊断为急性一氧化碳中毒。该患者的中毒类型为（　　）。

    A. 轻度中毒　　　　　　B. 中度中毒　　　　　　C. 重度中毒

    D. 慢性中毒　　　　　　E. 极重度中毒

参考答案：1. D；2. D；3. B；4. B；5. A；6. A；7. C

项目2　心肺复苏

学习目标

1. 掌握心脏骤停的概念、类型及临床表现。
2. 掌握心肺复苏的步骤及注意事项。

案例导入

    2019医学生姚某在乘车回家途中，突然听到广播求助的消息：列车上有一名乘客患病昏倒了。姚某连包都顾不上拿，一路飞奔穿过3节车厢，赶到患者身边。患者是一名年约40岁的女性，已经昏迷不醒。姚某见状，立即要求家属将患者平躺在地上。她一边向家属询问患者病史及用药史，一边检查患者的生命体征。原来，患者已经一天未进食了，还恶心呕吐过，此时脉搏和颈动脉都已经停止了跳动。见病人的情况十分危急，立即对患者进行心肺复苏，5 min后，患者逐渐恢复知觉，手脚可以活动了。列车到达孝感车站，她陪同患者下了火车，并与等候在此的急救人员对接。急救医生在听到她采取的措施后，对她的行为十分赞赏。

    请思考：患者出现心脏骤停的可能原因是什么？进行心肺复苏的步骤和注意事项有哪些？

▼ 内容精要

    心肺复苏（CPR）是针对呼吸、心跳骤停所采取的抢救措施，以有效的人工呼吸代替患者的自主呼吸，以心脏按压形成暂时的血液循环，从而促使自主呼吸和循环功能的恢复。

一、心脏骤停

心跳骤停特指原来并无严重器质性病变的心脏因一过性的突发急性原因而停止搏血，导致循环和呼吸停顿的临床死亡状态。心跳停止意味着死亡来临或"临床死亡"的开始。近代医学认为，因急性原因所致的临床死亡在一定条件下是可逆的。

（一）病因

1. 原发性　冠状动脉缺血、药物不良反应、触电（低压交流电）或心导管刺激应激性增高的心内膜所引起室颤或麻醉药物过量、牵拉内脏引起的迷走神经反射，急性高钾血症导致心搏停止或电机械分离。

2. 继发性　因肺泡缺氧、急性气道梗阻或呼吸停顿及快速大量失血所致的心跳骤停发生较快，而因迁延的低氧血症、低血容量休克而引发的心跳骤停发生较慢，但却是原发病发展到不可逆阶段的必然结果。

（二）类型

1. 心搏停止或称心室停搏　心脏大多处于舒张状态，心肌张力低，无任何动作，心电图呈一平线。

2. 心室纤颤　心室不规则蠕动，分为细颤或粗颤。细颤：张力低、蠕动幅度小，心电图呈不规则的锯齿状小波。粗颤：张力强、幅度大，有的把摸不到大动脉搏动的室性心动过速也归入。

3. 电机械分离　心电图仍有低幅的心室复合波，但心脏无有效收缩。

（三）临床表现

临床表现有：患者的意识突然丧失；大动脉（颈、股动脉）搏动消失；胸部无呼吸运动；瞳孔散大，对光反射消失；听不到心音，测不到血压；有手术创面的血色变紫，渗血或出血停止。

二、心肺脑复苏

完整的心肺脑复苏包括初级生命支持、高级生命支持和复苏后的治疗三个阶段。

（一）初级生命支持

初期复苏是呼吸、心跳骤停时的现场急救措施，又称基础生命支持（BLS）。其主要步骤是CAB三步，即迅速建立有效的人工循环，保持呼吸道的通畅和进行有效的人工呼吸。有条件尽早实施电击除颤，见图16-1。

1. 识别与判断　强调重呼轻拍，医务人员在检查患者反应时，同时快速检查呼吸，如果没有或不能正常呼吸（即无呼吸或仅仅是喘息）则施救者应怀疑发生心脏骤停。心脏骤停后早期濒死喘息常见，会与正常呼吸混淆。而且即使是受过培训的施救者单独检查脉搏也常不可靠，而且需要额外的时间。因此假如成年患者无反应、没有呼吸或呼吸不正常，施救者应立即CPR，不再推荐"看，听，感觉"呼吸的识别办法。同时启动急救系统（EMS），拨打急救电话并告知地点、事件、人数、伤员情况、正在进行的急救措施等。医务人员要求检查脉搏，即触摸颈动脉搏动。颈动脉位置位于气管与颈部胸锁乳突肌之间的沟内。触摸方法：一手食指和中指并拢，置于患者气管正中部位，男性可先触及喉结然后向一旁滑移2～3cm，至胸锁乳突肌内侧缘凹陷处。

2. 胸外心脏按压　施行胸外按压时，病人必须平卧，背部垫一木板或平卧于地板上，操作者立于或跪于病人一侧。

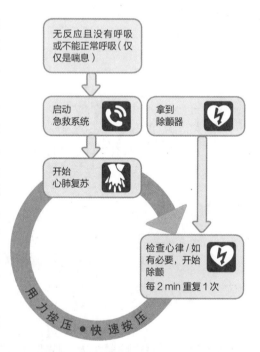

图16-1　成人初级生命支持简化流程

（1）按压部位：胸骨下1/3交界处或双乳头与前正中线交界处。定位：用手指触到靠近施救者一侧的胸廓肋缘，手指向中线滑动到剑突部位，取剑突上两横指，另一手掌跟置于两横指上方，置胸骨正中，另一只手叠加之上，手指锁住，交叉抬起，以手掌根部有力迅速按压。

（2）按压方法：按压时上半身前倾，腕、肘、肩关节伸直，以髋关节为支点，垂直向下用力，借助上半身的重力进行按压。

（3）按压频率：100~120次/min。

（4）按压幅度：胸骨下陷至少5cm，但不超过6cm，压下后应让胸廓完全回弹，压下与松开的时间基本相等。

（5）按压—通气比值：30∶2（成人、婴儿和儿童）。

（6）为确保有效按压：①患者应该以仰卧位躺在硬质平面上。②肘关节伸直，上肢呈一直线，双肩正对双手，按压的方向与胸骨垂直。③对正常体型的患者，按压幅度至少5cm，但不超过6cm。④每次按压后，双手放松使胸骨恢复到按压前的位置。保持双手位置固定。⑤在一次按压周期内，按压与放松时间各为50%。⑥每2min更换按压者，每次更换尽量在5s内完成。⑦CPR过程中不应搬动患者并尽量减少中断。

3.开放气道　维持呼吸道通畅是进行人工呼吸的先决条件。一般用3~5s的时间，将患者衣领口、领带、围巾、裤带等解开，戴上手套迅速清除患者口鼻内的污泥、土块、痰、呕吐物等异物，以利于呼吸通道畅通，然后再将气道打开。造成昏迷患者呼吸道梗阻的原因，主要是舌肌松弛，舌根后坠，为了解除该梗阻，开放气道常用的方法有仰面抬颈法、仰面提颏法和仰头托颌法，在患者头颈部有损害时应先考虑采用"仰头拉颌法"，以避免脊髓的可能损伤。若不成功，再采用"仰头抬颈法"，从而保证能有效地开放气道，挽救患者的生命。若无颈部损伤，成人（大于8岁均归入）均是将头部后仰至下颌角与耳垂连线和地面垂直，使呼吸道敞开。而口腔异物的存在是呼吸道梗阻的另一原因，如呕吐物或误入的其他异物，在无意识患者的气道中见到有液体、固体物阻塞时，可采用手指清除法，但应该用指套或纱布保护手指。清除固体物时可用另外一只手分开舌和下颏，避免损伤气道或使急救者手指受伤。

4.人工呼吸　人工呼吸对于因窒息导致的心脏骤停，如儿童、溺水者，和心脏按压同等重要。口对口（鼻）人工呼吸是徒手进行人工呼吸最为简便、及时有效的方法。操作时注意：

（1）将患者头部后仰，一手按压患者前额，另手托颈部；倘若患者口唇闭合，下颌松垂，可将托颈的手改托下颌使口轻度张开并保持上呼吸道畅通。

（2）吸气后，以口唇包紧患者的口部（在儿童，则口、鼻都包在内），将呼出气吹入。在成人吹气用力宜稍大，儿童宜轻吹（在婴幼儿只需用面颊吹气）。

（3）为免吹气经鼻腔漏出，可用按前额的手捏住患者鼻孔或在吹气时用面颊紧贴患者鼻孔。

（4）对于所有的受害者（婴儿、儿童、成人），现场救助者均使用30∶2的按压呼吸比。医护人员若是一个现场救助者和成人CPR也使用30∶2的按压呼吸比，对于婴儿和儿童及两个现场救助者的CPR可使用15∶2的按压呼吸比。吹气保持2s以上/次，700~1000mL/次。有效吹气要保证每次胸部抬起，才可停止吹气，放松口鼻，任胸廓自然回缩呼气。避免吹气量过大、气流过快及气管承受的压力超过食管口开放压等原因导致胃扩张。其频率为：成人10~12次/min，儿童及婴儿12~20次/min，在无特殊的情况下不要放弃口对口人工呼吸。对婴儿和儿童更要提供有效的呼吸，因为窒息猝死在婴儿和儿童比突发心脏骤停更常见。

（5）待患者呼气完毕，即可按上述要求重复前述步骤。

（6）若经口吹气受阻（如牙关紧闭或抽搐时），可以托颈之手的大拇指按住患者口唇，经鼻吹气做对鼻人工呼吸。

（7）双人CPR时，可向颈椎方向压环状软骨以闭阻食管腔，防止气体入胃和胃内容物反流。初始通气不成功，重新开放气道仍无效，应进行气道梗阻解除。

5.心脏电除颤/电复律　电击除颤是以一定能量的电流冲击心脏使室颤终止的方法，以直流电除

颤最为广泛应用。在心脏停搏中以心室纤颤发生率最高，在医院外85%以上的心脏停搏者开始均有心动过速，继之转为室颤。室颤后4 min内、CPR 8 min内除颤可明显改善预后。如果延迟，除颤的成功率明显降低。发生室颤后几分钟内即可发展为心室停顿，复苏会更加困难。因此，凡具备条件者，应尽快施行电除颤。除颤时机为发现室颤或心跳骤停2 min内可立即除颤；心跳骤停未及时发现者，在基础生命支持2 min后再行除颤。室颤分为粗颤和细颤。前者心电图呈现较高电压的室颤波，波幅较宽大，开胸时肉眼可见心肌有粗大的蠕动；后者则心电图波形比较细微，心肌蠕动无力。任何情况下，如不能将细颤变为粗颤，则除颤无效。

心脏电除颤是复苏成功最关键的措施。在心跳骤停的三类心电图变化中，心室颤动最为多见，故电击除颤应尽早实施。胸外除颤时将一电极板放在靠近胸骨右缘的第2肋间，另一电极板置于左胸壁心尖部。电极下应垫以盐水纱布或导电糊并紧压于胸壁，以免局部烧伤和降低除颤效果。如果使用单向波除颤仪，则所有电击均应选择360J，采用双向方形波首次电击时可选择150 J～200 J。如果除颤不成功（一次），应继续作胸外心脏按压和人工呼吸。若室颤为细颤，应立即静注0.1%肾上腺素1～2 mL，使细颤变成粗颤，再电击才能奏效。在开胸手术或胸内心脏按压时，可作胸内直流电除颤，将电极板直接接触心脏前、后壁。首次电击除颤尽可能采取小能量，以免损伤心肌。

6.心肺复苏有效和终止的指标

（1）有效指标：瞳孔由大变小、面色由苍白转为红润、颈动脉搏动恢复、神志意识恢复。

（2）终止指标：自主呼吸及心跳已有良好恢复；确定患者已死亡（脑死亡、无心跳、脉搏、CPR 30 min以上）。

（二）高级生命支持

心肺后续复苏是初期复苏的延续，又称进一步生命支持（Advanced Life Support，ALS）。需使用药物、除颤或电复律，恢复患者自主心律。同时，借助先进的器械设备和技术，建立更有效的气体交换。并作心电监测，静脉输液调整水、电解质和酸碱平衡来维持呼吸和循环功能。

1.呼吸支持（采取气管插管和机械通气）　为保持呼吸道通畅，获得最佳的肺泡通气和供氧，可采用无创机械通气，如简易呼吸器；或实施气管插管（必要时气管切开）使用麻醉机和自动呼吸机的有创机械通气。

2.恢复和维持自主循环（建立静脉通道，应用复苏药物）　最好建立两条以上的静脉通道，以利抢救药物、水电解质和营养物质的输入。复苏时用药的目的是激发心脏复跳、增强心肌收缩力；提高外周血管阻力，增加心肌供血和脑供血；降低除颤阈值，防治心律失常；纠正酸中毒和水电解质紊乱。给药途径：首选静脉（外周或中心静脉）给药，次选气管内给药（已行气管插管者），在没有建立通畅的静脉输液途径和气管插管者，可慎用心内注射给药。常用药物如下：

（1）肾上腺素：是心脏复苏首选药物。每次静脉用量0.5～1.0 mg，或0.01～0.02 mg/kg，成人首次量1 mg，必要时每5 min可重复一次。

（2）阿托品：能降低心肌迷走神经的张力，提高窦房结的兴奋性，促进房室传导。适用于有严重窦性心动过缓伴低血压、低灌注或合并频发室性早搏者。心脏停搏时阿托品用量1.0 mg静注，心动过缓时首量0.5 mg，间隔5 min可重复，直至心率达60次/min以上。

（3）利多卡因：是治疗室性早搏或阵发性室性心动过速的有效药物。常用1～1.5 mg/kg缓慢静脉注射，必要时重复。也可以2～4 mg/min的速度静脉输注。

（4）其他：如氯化钙、碳酸氢钠、多巴胺、去甲肾上腺素等。

3.心电及血氧饱和度监测　为明确心脏停搏类型是心室纤颤、心室停搏还是机—电分离，应尽早进行心电监测，并为下一步治疗提供重要依据，同时监测复苏过程中是否有新的心律失常产生。有条件还要尽早监测血氧饱和度。

重点笔记

▼ 达标练习

1. 心肺复苏中的首选药物为（　　）。

    A. 阿托品　　　　　　　　B. 利多卡因　　　　　　C. 肾上腺素

    D. 碳酸氢钠　　　　　　　E. 异丙肾上腺素

2. 胸外心脏按压的部位为（　　）。

    A. 胸骨下 1/3 处　　　　　B. 胸骨中 1/3 处　　　　C. 胸骨中、下 1/3 交界处

    D. 胸骨中、上 1/3 交界处　　　　　　　　　　　E. 心前区

3. 判断胸外心脏按压操作效果，下列（　　）是不正确的。

    A. 面色转红　　　　　　　B. 大动脉搏动消失　　　C. 指甲颜色转红

    D. 瞳孔开始缩小　　　　　E. 心电图 QRS 波恢复正常

4. 心肺复苏时最紧急的处理措施是（　　）。

    A. 头部降温　　　　　　　B. 口对口人工呼吸　　　C. 胸外心脏按压

    D. 胸内心脏按压　　　　　E. 保持呼吸通畅

5. 成人胸外心脏按压的操作，下列（　　）是错误的。

    A. 病人仰卧背部垫板　　　B. 急救者用手掌根部按压

    C. 按压部位在病人心尖　　D. 使胸骨下半段及其相邻的软骨下降至少 5 cm

    E. 按压要有节律，每分钟至少 100 次

参考答案：1.C；2.C；3.B；4.E；5.C

常见急症的急救与
心肺复苏知识拓展

模块三

妇产科学

主要内容	理论学时	实习实践
单元十七　女性生殖系统解剖与生理	2	2
单元十八　妊娠病理	6	
单元十九　正常分娩		6
单元二十　妇科常见疾病	10	
单元二十一　计划生育		4

单元	主要内容	理论学时	实习实践	备注
单元十七 女性生殖系统 解剖与生理	项目1 女性生殖系统解剖		2	
	项目2 女性生殖系统生理	2		必修
单元十八 妊娠病理	项目1 自然流产	2		必修
	项目2 异位妊娠	2		必修
	项目3 妊娠期高血压疾病	2		必修
单元十九 正常分娩	项目1 影响分娩的因素及分娩机制		2	必修
	项目2 先兆临产与临产的诊断		2	必修
	项目3 分娩的临床经过及处理		2	必修
单元二十 妇科常见疾病	项目1 阴道炎	2		必修
	项目2 子宫颈炎症	2		必修
	项目3 子宫肌瘤	2		必修
	项目4 子宫颈癌	2		必修
	项目5 异常子宫出血	2		必修
单元二十一 计划生育	项目1 避孕		2	必修
	项目2 避孕失败的补救措施		2	必修

女性生殖系统解剖与生理

项目1　女性生殖系统解剖

1. 掌握女性内、外生殖器官及骨盆的结构、形态及功能。
2. 熟悉女性内生殖器官的邻近器官。
3. 了解女性生殖器官的血管分布、淋巴回流与神经支配。

　　患者，女，45岁，已婚，近2年来，月经量增多、经期延长。现月经来潮已第6天，仍出血不止，晨起上卫生间时晕倒在地，急送医院。查体：患者面色苍白，血压90/60 mmHg，脉搏100次/min。妇科检查：外阴阴道已产式，宫颈光滑、正常大，子宫如儿头大、质硬、表面有结节状突起，双侧附件未触及。结合相关辅助检查，确诊为多发性子宫肌瘤，拟择日行全子宫切除术。

　　请思考：切除子宫主韧带时，注意要避免损伤的邻近器官是？

▼　内容精要

（一）外生殖器

　　女性外生殖器又称外阴，是指女性生殖器官的外露部分，包括两股内侧从耻骨联合到会阴之间的组织，如图17-1所示。

　　1.阴阜　阴阜即耻骨联合前面隆起的脂肪垫。青春期该部皮肤开始生长阴毛，分布呈尖端向下的三角形，为女性第二性征之一。

　　2.大阴唇　为两股内侧一对隆起的纵行皮肤皱襞，起自阴阜，止于会阴。两侧大阴唇前端为子宫圆韧带终点，后端在会阴体前相融合，分别形成阴唇的前、后联合。大阴唇外侧面与皮肤相同，内有皮脂腺和汗腺，青春期长出阴毛；其内侧面皮肤湿润似黏膜。大阴唇皮下脂肪层含丰富血管、淋巴管和神经，受伤

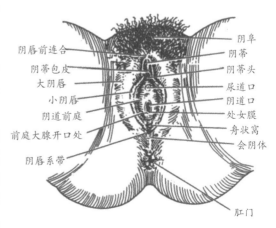

阴唇前连合
阴蒂包皮
大阴唇
小阴唇
阴道前庭
前庭大腺开口处
阴唇系带

阴阜
阴蒂
阴蒂头
尿道口
阴道口
处女膜
舟状窝
会阴体

肛门

图17-1　女性外生殖器

后易致血肿。未婚女性两侧大阴唇自然合拢，分娩后向两侧分开，绝经后呈萎缩状，阴毛稀少。

3. 小阴唇 小阴唇是位于大阴唇内侧的一对薄皱襞。表面湿润，色褐，无毛，富含神经末梢，故十分敏感。两侧小阴唇前端相互融合，并分为前后两叶包绕阴蒂，前叶形成阴蒂包皮，后叶形成阴蒂系带。小阴唇后端与大阴唇后端相会合，在正中线形成阴唇系带。

4. 阴蒂 阴蒂位于两小阴唇顶端的联合处，是与男性阴茎相似的海绵体组织，具有勃起性。它分为三部分，前端为阴蒂头，富含神经末梢，极敏感；中为阴蒂体；后为两个阴蒂脚。

5. 阴道前庭 阴道前庭为两小阴唇之间的菱形区域。其前为阴蒂，后为阴唇系带。在此区域内有前庭球、前庭大腺、尿道口、阴道口及处女膜。

（二）内生殖器

包括阴道、子宫、输卵管及卵巢。后两者合称为子宫附件，如图 17-2 所示。

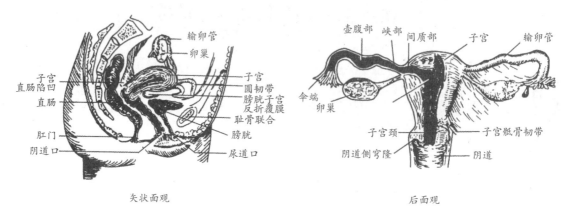

矢状面观　　　　　　　　　　　　　　　后面观

图 17-2　女性内生殖器

1. 阴道 为性交器官，是月经血排出及胎儿娩出的通道。位于真骨盆下部中央，呈上宽下窄的扁圆柱形，前壁与膀胱和尿道相邻；后壁与直肠相邻。阴道上端包绕宫颈，下端开口于阴道前庭。阴道顶端环绕宫颈形成前、后、左、右 4 个阴道穹隆，其中后穹隆与直肠子宫陷凹紧密相邻，具有重要的临床意义。

2. 子宫

（1）形态和位置：子宫是有腔的肌性器官，位于盆腔中央，介于膀胱和直肠之间，下端接阴道，两侧有输卵管和卵巢。成年女性子宫的正常位置呈轻度前倾前屈。正常情况下宫颈下端位于坐骨棘水平稍上方。

子宫如倒置梨形，前后扁平。未孕成年女性子宫重约 50 g，长 7～8 cm，宽 4～5 cm，厚 2～3 cm，容量约 5 mL。上部较宽称宫体，其上端隆突部分称宫底，两侧为宫角，与输卵管相通。子宫下部较窄呈圆柱形为宫颈。宫体和宫颈的比例因年龄而异，婴儿期为 1∶2，成年妇女为 2∶1，老年人为 1∶1。

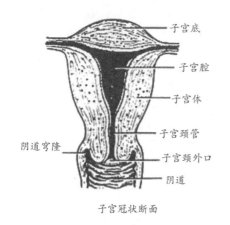

子宫冠状断面　　　　　　　　　　　子宫矢状断面

图 17-3　子宫各部图

子宫腔上宽下窄，尖端朝下与子宫颈管相通。宫体和宫颈之间最狭窄的部分称子宫峡部，在非孕期长约1cm，其上端为解剖学内口，下端为组织学内口。妊娠末期子宫峡部可伸展达7~10cm，形成子宫下段。子宫颈内腔呈菱形称宫颈管，成年妇女宫颈管长2.5~3cm，下端为宫颈外口。宫颈下端伸入阴道内的部分称子宫颈阴道部，阴道以上的部分称子宫颈阴道上部（图17-3）。未产妇宫颈外口呈圆形，已产妇受分娩影响变成"一"字形。

（2）组织结构：宫体和宫颈的结构不同。①宫体：由3层组织构成，从内向外可分为内膜层、肌层、浆膜层。②宫颈：主要由结缔组织构成，含少量平滑肌纤维、血管及弹力纤维。宫颈管黏膜为单层高柱状上皮，黏膜内腺体能分泌碱性黏液，并形成黏液栓堵塞宫颈管。宫颈阴道部为复层鳞状上皮覆盖，表面光滑。宫颈管黏膜也受性激素影响发生周期性变化。宫颈外口柱状上皮与鳞状上皮交界处是宫颈癌的好发部位。

（3）子宫韧带：子宫韧带共有4对，如图17-4、表17-1所示，若韧带、骨盆底肌和筋膜薄弱或受损伤，可导致子宫脱垂。

表 17-1 子宫韧带及作用

子宫韧带	作　用
圆韧带	维持子宫呈前倾位置
阔韧带	限制子宫向两侧倾倒。内有丰富的血管、神经、淋巴管及大量疏松结缔组织称宫旁组织。子宫动静脉和输尿管均从阔韧带基底部穿过
主韧带	又称宫颈横韧带。固定宫颈位置，保持子宫不致下垂
宫骶韧带	维持子宫处于前倾位置

3.输卵管　输卵管是拾卵的工具、受精的场所、运送孕卵的管道。为一对细长而弯曲的肌性管道，位于子宫阔韧带的上缘内，内侧与宫角相连通，外端游离，与卵巢接近。全长8~14cm。根据输卵管的形态由内向外可分为4部分，即间质部、峡部、壶腹部和伞部。输卵管壁由三层组织构成：外层为浆膜层，系腹膜的一部分；中层为平滑肌层，常有节律性地收缩；内层为黏膜层，由单层高柱状上皮覆盖。

4.卵巢　卵巢是一对扁椭圆形的性腺，具有生殖和内分泌功能。成年妇女的卵巢约4cm×3cm×1cm，重5~6g，灰白色，位于输卵管的后下方。卵巢系膜连接于阔韧带后叶的部位有血管与神经出入卵巢称卵巢门。卵巢外侧以骨盆漏斗韧带与骨盆壁相连，内侧以卵巢固有韧带与子宫连接。

卵巢表面无腹膜，由单层立方上皮覆盖称为生发上皮。上皮的深面有一层致密纤维组织称卵巢白膜。再往内为卵巢实质，分皮质与髓质。皮质居外，是卵巢的主要部分，含有数以万计的始基卵泡和致密结缔组织；髓质居内，不含卵泡，含疏松结缔组织、丰富血管、神经、淋巴管及少量平滑肌纤维，如图17-5所示。

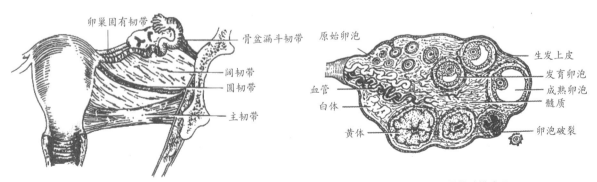

图 17-4 子宫韧带（前面观）　　　　　　图 17-5 卵巢构造模式图

（三）生殖系统血管分布、淋巴引流和神经支配

1. 血管分布　女性内、外生殖器官的血液供应主要来自卵巢动脉、子宫动脉、阴道动脉及阴部内动脉。静脉均与同名动脉伴行，并在相应器官及其周围形成静脉丛，互相吻合，故盆腔静脉感染容易蔓延。如图17-6、图17-7，表17-2所示。

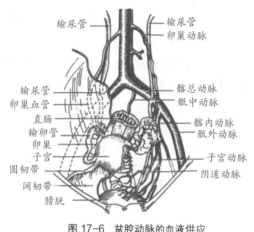

图17-6　盆腔动脉的血液供应

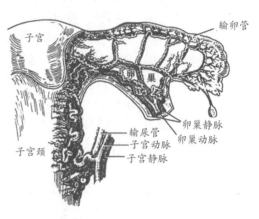

图17-7　子宫、卵巢动静脉

表17-2　女性生殖系统动脉来源及供血

供血动脉	血管来源	分支与供血
卵巢动脉	自腹主动脉分出	在输卵管系膜内进入卵巢门前分出若干支供应输卵管，其末梢在子宫角附近与子宫动脉上行的卵巢支相吻合
子宫动脉	髂内动脉前干分支	在子宫颈外侧约2cm处横跨输尿管至子宫侧缘后分为上下两支：上支较粗分为宫体支、宫底支、卵巢支及输卵管支；下支较细，分布于宫颈及阴道上段称宫颈-阴道支，供应阴道上段
阴道动脉	髂内动脉前干分支	供应阴道中段
阴部内动脉	髂内动脉前干终支	分出4支：痔下动脉、会阴动脉、阴唇动脉、阴蒂动脉；阴部内动脉和痔中动脉共同供应阴部下段

2. 淋巴　女性生殖器官和盆腔具有丰富的淋巴系统。淋巴结一般沿相应的血管排列。分为外生殖器淋巴与盆腔淋巴两组。外生殖器淋巴分为腹股沟浅淋巴结、腹股沟深淋巴结两部分。盆腔淋巴分为髂淋巴组、骶前淋巴组、腰淋巴组（图17-8）。

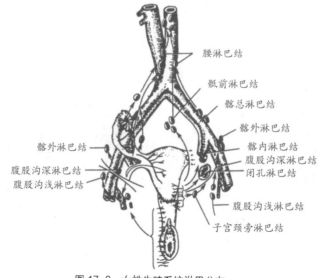

图17-8　女性生殖系统淋巴分布

3.神经支配 外阴部主要由阴部神经支配。内生殖器主要由交感神经与副交感神经所支配。因子宫平滑肌能自律活动，完全切除其神经后仍能有节律收缩，还能完成分娩活动。如临床上可见下半身截瘫的产妇仍能自然分娩。

（四）骨盆的组成、分界和类型

女性骨盆既是支持躯干和保护盆腔脏器的重要器官，又是胎儿娩出的骨性产道，其大小、形状对分娩有直接影响。

1.骨盆的组成

（1）骨盆的骨骼：骨盆由骶骨、尾骨及左右两块髋骨组成。每块髋骨又由髂骨、坐骨及耻骨融合而成。骶骨由 5～6 块骶椎融合而成，其前面呈凹形，第 1 骶椎上缘明显向前突出形成骶岬，骶岬为骨盆内测量的重要标志。尾骨由 4～5 块尾椎融合而成（图 17-9）。

（2）骨盆的关节：包括耻骨联合、骶髂关节和骶尾关节。在骨盆的前方两耻骨之间由纤维软骨连接，称耻骨联合。骶髂关节位于骶骨和髂骨之间，在骨盆后方。骶尾关节为骶骨与尾骨的联合处，有一定活动度。

（3）骨盆的韧带：①骶结节韧带：骶骨、尾骨与坐骨结节之间的韧带。②骶棘韧带：骶骨、尾骨与坐骨棘之间的韧带。骶棘韧带宽度即坐骨切迹宽度，为判断中骨盆是否狭窄的重要标志。

妊娠期受性激素影响，韧带较松弛，各关节活动性略增加，有利于分娩时胎儿通过骨产道（图17-10）。

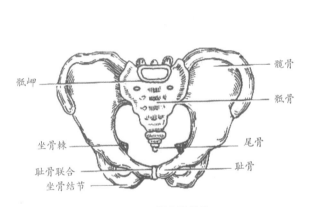

图 17-9　正常女性骨盆

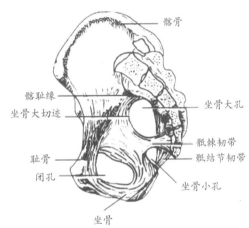

图 17-10　骨盆的分界及韧带（侧面观）

2.骨盆的分界 以耻骨联合上缘、髂耻缘及骶岬上缘的连线为分界线，将骨盆分为假骨盆和真骨盆两部分。假骨盆又称大骨盆，位于分界线之上，是腹腔的一部分。假骨盆与产道无直接关系，但其径线的长短关系到真骨盆的大小，测量假骨盆的径线可间接了解真骨盆的大小。真骨盆又称小骨盆，位于分界线之下，是胎儿娩出的骨产道，呈前浅后深形态。

3.骨盆的平面及径线 为了便于理解分娩时胎儿通过骨产道的全过程，将骨盆分为三个假想平面，分别是骨盆入口平面、中骨盆平面和骨盆出口平面。如图 17-11—图 17-13 所示。

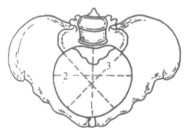

1—前后径 11 cm；2—横径 13 cm；
3—斜径 12.75 cm

图 17-11　骨盆入口平面及其径线图

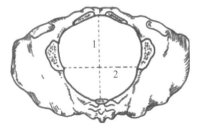

1—前后径 11.5 cm；2—横径 10 cm

图 17-12　中骨盆平面及其径线

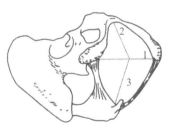

1—出口横径；2—出口前矢状径；
3—出口后矢状径

图 17-13　骨盆出口平面及其径线

4.骨盆轴及骨盆的倾斜度

（1）骨盆轴：指连接骨盆各个假想平面中心的曲线。直立时，该轴上段向下向后，中段向下，下段向下向前。分娩时胎儿沿此轴娩出，故又称产轴（图17-14）。

（2）骨盆的倾斜度：妇女直立时，骨盆入口平面与地平面所形成的角度，正常值为60°左右（图17-15）。此角过大不利于胎头的衔接。

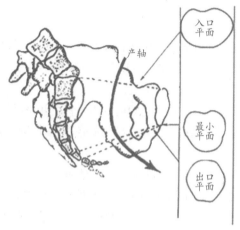

图17-14 骨盆各平面及产轴图

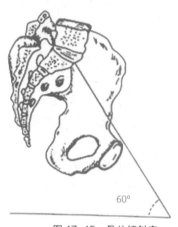

图17-15 骨盆倾斜度

5.骨盆的类型 女性骨盆类型有女型、男型、类人猿型和扁平型（图17-16），这四种基本类型仅为理论上归类，实际临床上多为混合型骨盆。

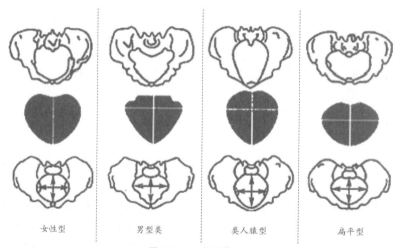

图17-16 骨盆类型

（五）骨盆底的组成及会阴解剖

1.骨盆底的组成 骨盆底主要由3层肌肉和筋膜所组成，封闭骨盆出口、承托盆腔脏器（图17-17—图17-19）。如其结构和功能发生异常，可影响盆腔脏器的位置与功能，甚至导致分娩障碍；如分娩处理不当，也可损伤骨盆底。

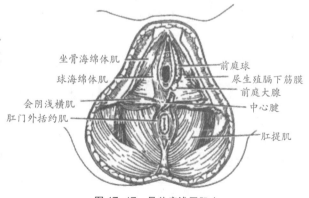

图17-17 骨盆底浅层肌肉

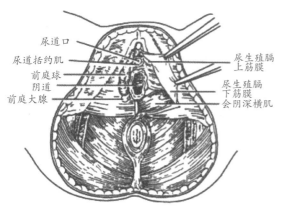

图 17-18 骨盆底中层肌肉及筋膜图

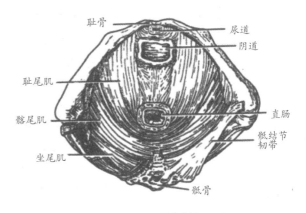

图 17-19 骨盆底深层肌肉

2.会阴解剖 广义的会阴是指封闭骨盆出口的所有软组织。狭义的会阴是指阴道口与肛门之间的软组织，厚3～4cm，由外向内逐渐变窄呈楔状，表面为皮肤和皮下脂肪，内层为会阴中心腱，又称会阴体。妊娠期会阴组织变软有利于分娩。分娩时要保护此区防止裂伤。

（六）内生殖器与邻近器官的关系

女性生殖器官与骨盆腔其他器官互相邻接，其血管、淋巴及神经有密切联系。女性生殖器官邻近器官包括尿道、膀胱、输尿管、直肠和阑尾，当某一器官有病变时，如创伤、感染、肿瘤等，易累及邻近器官。

重点笔记

▼ 达标练习

1. 关于非孕期成人正常子宫，下列说法错误的是（ ）。

A. 子宫长7～8 cm　　B. 子宫体位于骨盆腔中央，坐骨棘水平以下

C. 子宫容积约5 mL　　D. 宫颈、宫体相连处称为峡部　　E. 子宫峡部长约1 cm

2. 外阴挫伤最容易引起血肿的部位为（ ）。

A. 阴蒂　　　B. 阴道前庭　　　C. 小阴唇

D. 大阴唇　　E. 阴道口

3. 有关卵巢的叙述，正确的是（ ）。

A. 正常卵巢重约50 g　　B. 是产生卵子，分泌性激素的器官

C. 表面有腹膜覆盖　　　D. 分为两部分，内为皮质，外为髓质

E. 卵巢内侧以骨盆漏斗韧带与骨盆壁相连

单元十七　女性生殖系统解剖与生理

4. 关于骨盆的组成，下列说法正确的是（　　）。

    A. 两块耻骨，一块尾骨，一块骶骨   B. 两块坐骨，一块尾骨，一块骶骨

    C. 两块髋骨，一块尾骨，一块骶骨   D. 两块髂骨，一块尾骨，一块骶骨

    E. 两块耻骨，两块坐骨，一块尾骨

5. 与加强盆底肌肉托力无关的是（　　）。

    A. 球海绵体肌   B. 会阴浅横肌   C. 会阴深横肌

    D. 坐骨海绵体肌   E. 臀大肌

参考答案：1. B；2. D；3. B；4. C；5. E

项目 2　女性生殖系统生理

学习目标

1. 掌握卵巢的周期性变化和性激素的分泌。

2. 掌握子宫内膜的周期性变化，熟悉生殖器官其他部位的周期。

3. 熟悉女性一生各阶段生理特点及月经期的临床表现，了解月经周期的调节。

案例导入

    患者，女，46岁，以往月经规律，周期28～30天，经期5～6天，经血呈暗红色，经量中等。近一年来，患者月经周期紊乱，经期延长为10～15天，月经量增多，有血块，并伴下腹坠胀、疼痛等不适。近一月来，患者感头晕、乏力。经检查，患者血红蛋白60 g/L，其全身及内外生殖器官均未见明显器质性病变存在。医生明确月经异常的原因是月经周期的内分泌调节功能失常。

    请思考：什么是月经？月经血有何特征？月经周期的主要调节机制是什么？

▼ 内容精要

（一）女性一生各阶段的生理特点

女性一生根据其生理特点共分为七个阶段，各阶段间并无截然界限（表17-3）。

表 17-3　女性一生各时期的卵巢改变及生理特点

分　期	年　龄	生理特点
胎儿期	出生前	胚胎6周后原始性腺开始分化
新生儿期	出生～4周	子宫、卵巢及乳房可有一定程度的发育。出生后性激素浓度骤减可引起少量阴道出血
儿童期	4周～12岁	阴道细胞内缺乏糖原、酸度低、抗感染力弱

分　期	年　龄	生理特点
青春期	13 ~ 18 岁	月经来潮；生殖器官发育；第二性征
性成熟期	18 ~ 45 岁	周期性地排卵及行经，并具有生育能力
绝经过渡期	45 ~ 55 岁	围绝经期综合征
绝经后期	> 55 岁	易感染发生老年性阴道炎

（二）卵巢功能及周期性变化

1.卵巢的功能　卵巢是女性的性腺，其主要功能为产生卵子并排卵和分泌女性激素，分别称为卵巢的生殖功能和内分泌功能。

2.卵巢的周期性变化　卵泡自胚胎形成后即进入自主发育和闭锁的轨道，此过程不依赖于促性腺激素，其机制尚不清楚。胎儿期的卵泡不断闭锁，出生时约剩 200 万个，儿童期多数卵泡退化，至青春期只剩下约 30 万个。从青春期开始至绝经前，卵巢在形态和功能上发生周期性变化，称为卵巢周期。

（1）卵泡的发育和成熟：进入青春期后，卵泡由自主发育推进至发育成熟的过程依赖于促性腺激素的刺激。性成熟期每月发育一批卵泡，其中一般只有一个优势卵泡可以发育成熟并排卵。其余卵泡发育至一定程度后自行退化，称为卵泡闭锁。妇女一生中一般只有 400 ~ 500 个卵泡发育成熟并排卵。卵泡的生长过程分为以下几个阶段：始基卵泡、窦前卵泡、窦状卵泡、排卵前卵泡。成熟卵泡的结构从外向内依次为：卵泡外膜、卵泡内膜、颗粒细胞、卵泡腔、卵丘、放射冠、透明带、卵细胞，如图 17-20 所示。

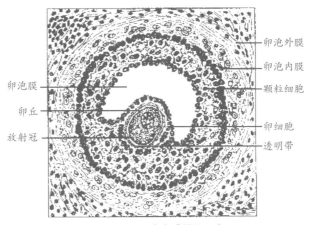

图 17-20　发育成熟的卵泡

（2）排卵：卵细胞和它周围的卵丘颗粒细胞一起被排出的过程称为排卵。排卵前，循环中雌二醇达到峰值，对下丘脑进行正反馈调节，促使 GnRH 大量释放，继而调节垂体，出现 LH/FSH 峰，LH 峰是即将排卵的可靠指标。在 LH 峰作用下排卵前卵泡黄素化，产生少量孕酮。LH/FSH 峰与孕酮协同，并在排卵前卵泡液中前列腺素的协助下，排卵发生。排卵时间一般在下次月经来潮前 14 天左右，两侧卵巢交替排卵或一侧卵巢持续排卵。卵子排出后被输卵管伞部拾起，并通过输卵管运送到输卵管壶腹部等待受精。

（3）黄体形成与退化：排卵后卵泡壁塌陷，形成许多皱襞，卵泡壁的卵泡颗粒细胞和卵泡内膜细胞向内侵入，周围由结缔组织的卵泡外膜包围，形成黄体。至排卵后 7 ~ 8 天，黄体体积和功能达到高峰，直径 1 ~ 2 cm，外观黄色，分泌大量雌激素和孕激素。若卵子未受精，黄体于排卵后 9 ~ 10 天开始退化，逐渐被结缔组织替代，外观白色，称白体。黄体寿命一般为 14 天。黄体功能退化后月经来潮，卵巢中又有新的一批卵泡发育，开始新的周期。若卵子受精，黄体则转变为妊娠黄体，至妊娠 3 个月末才退化。

3.卵巢性激素分泌的周期性变化　卵巢能合成及分泌性激素，主要有雌激素、孕激素和少量雄激素，均为甾体激素。此外，卵巢还分泌一些多肽激素、细胞因子和生长因子。

（1）雌激素：在卵泡逐渐发育成熟的过程中，由卵泡的颗粒细胞与卵泡内膜细胞分泌雌激素，且随卵泡发育成熟分泌逐渐增加，于排卵前形成第一个高峰。排卵后由于卵泡液中雌激素释放至腹腔使循环中雌激素暂时下降，排卵后 1 ~ 2 天，由黄体分泌的雌激素又逐渐增加，在排卵后 7 ~ 8

天黄体成熟时，循环中雌激素出现第二个高峰，峰值低于第一高峰。随着黄体退化，雌激素水平急剧下降，至月经前达最低。

（2）孕激素：卵泡期卵泡不分泌孕酮，排卵前成熟卵泡的颗粒细胞在LH排卵峰的作用下黄素化，开始分泌少量孕酮，排卵后随黄体发育成熟，黄体分泌的孕酮逐渐增加，在排卵后7~8天黄体成熟时达高峰，以后逐渐下降，至月经来潮时回复至卵泡期水平。

（3）雄激素：女性雄激素主要来自肾上腺，也可由卵泡膜细胞、卵巢间质细胞和门细胞分泌少量。排卵前血中雄激素增高，一方面可促进非优势卵泡闭锁，另一方面可提高性欲。

4. 卵巢性激素的生理作用

（1）雌激素与孕激素的生理作用：孕激素与雌激素存在协同和拮抗作用（表17-4）。

表17-4　雌激素与孕激素的生理作用

作用部位	雌激素	孕激素
子宫肌层	促进子宫肌细胞增生和肥大发育，使肌层增厚；增进血运，促使和维持子宫发育；增加子宫平滑肌对缩宫素的敏感性	降低子宫平滑肌兴奋性及其对缩宫素的敏感性，抑制子宫收缩，有利于胚胎及胎儿宫内生长发育
子宫内膜	促使子宫内膜腺体和间质增生、修复	使增生期子宫内膜转化为分泌期内膜
宫颈	使宫颈口松弛、扩张，宫颈黏液分泌增加，性状变稀薄，富有弹性，易拉成丝状	使宫口闭合；黏液分泌减少，性状变黏稠
输卵管	促进输卵管肌层发育及上皮的分泌，加强输卵管肌节律性收缩的振幅	抑制输卵管肌节律性收缩振幅
阴道上皮	促进上皮细胞增生、角化及黏膜变厚；增加细胞内糖原含量，使阴道维持酸性环境	加快上皮细胞脱落
乳腺	使乳腺管增生，乳头、乳晕着色，促进其他第二性征发育	促进乳腺腺泡发育
下丘脑、垂体	通过对下丘脑和垂体的正、负反馈调节，控制促性腺激素的分泌	在月经中期可增强雌激素对垂体LH排卵峰释放的正反馈作用；在黄体期对下丘脑和垂体有负反馈作用
代谢作用	促进水、钠潴留；促进肝脏高密度脂蛋白合成，抑制低密度脂蛋白合成，降低循环中胆固醇水平；维持和促进骨基质代谢	促进水钠排泄
其他	协同FSH促进卵泡发育	兴奋下丘脑体温调节中枢，使基础体温在排卵后升高0.3~0.5℃

（2）雄激素生理作用：雄激素是合成雌激素的前身物质，能维持女性正常生殖功能和第二性征；促进蛋白合成、肌肉生长及骨骼发育，刺激骨髓中红细胞增生。雄性激素过多会对雌激素产生拮抗作用。长期使用雄激素，可出现男性化的表现。

（三）子宫内膜的周期性变化与月经

1. 子宫内膜的周期性变化　子宫内膜从形态上可分为功能层和基底层。功能层是胚胎植入的部位，受卵巢激素变化的调节，发生周期性增生、分泌和脱落变化。基底层在月经后再生修复创面，重新形成功能层。以一个正常月经周期28天为例，根据组织学变化将月经周期分为增殖期、分泌期、月经期3个阶段（表17-5）。

表 17-5　子宫内膜的周期性变化

分　期	对应月经周期	周期性变化
增生期	第 5 ～ 14 天	在雌激素作用下，子宫内膜上皮与间质细胞呈增生状态
分泌期	第 15 ～ 28 天	排卵后，卵巢内形成黄体，分泌雌激素与孕激素，使子宫内膜呈分泌反应
月经期	第 1 ～ 4 天	子宫内膜功能层坏死脱落

2.月经及月经期的临床表现

（1）月经：月经是指伴随卵巢周期性变化而出现的子宫内膜周期性脱落及出血。月经第一次来潮称为月经初潮。初潮年龄多在 13 ～ 14 岁，超过 15 岁月经尚未来潮者应当引起临床重视。初潮年龄主要受遗传因素控制，也可受营养、体重等因素的影响。近年来，月经初潮年龄有提前趋势。

（2）月经血的特征：月经血呈暗红色，主要成分为血液、子宫内膜碎片、宫颈黏液及脱落的阴道上皮细胞。因经血中含大量纤维蛋白溶酶，故不凝固，但出血多时可出现血凝块。

（3）正常月经的临床表现：正常月经具有周期性，出血第 1 天为月经周期的开始，两次月经第 1 天的间隔时间称为一个月经周期，一般为 21 ～ 35 天，平均 28 天。每次月经持续时间称为经期，一般为 2 ～ 8 天，平均 4 ～ 6 天。一次月经的总失血量为经量，一般为 20 ～ 60 mL，超过 80 mL 称为月经过多。多数妇女月经期无特殊症状，部分妇女出现下腹及腰骶部下坠不适或子宫收缩痛，并可出现腹泻等胃肠功能紊乱症状。少数妇女可有头痛及轻度神经系统不稳定症状。

（四）生殖器官其他部位的周期性变化

在卵巢性激素的周期性作用下，阴道黏膜、宫颈黏液、输卵管以及乳房组织也发生相应变化。

（五）月经周期的调节

月经周期的调节过程非常复杂，主要通过下丘脑—垂体—卵巢轴来实现。下丘脑分泌的 GnRH 通过调节垂体促性腺激素的分泌，调控卵巢功能。卵巢分泌的雌、孕激素对下丘脑、垂体又有反馈调节作用。下丘脑、垂体及卵巢之间相互调节与影响形成一个完整而协调的神经内分泌系统，称为下丘脑—垂体—卵巢轴（hypothalamic-pituitary-ovarian axis, HPOA）（图 17-21）。HPOA 轴的神经内分泌活动受到大脑高级中枢的影响，其他内分泌腺与月经也有关系。

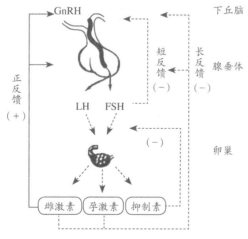

图 17-21　下丘脑—垂体—卵巢轴之间相互关系

女性生殖系统生理
电子课件

女性生殖系统生理
思维导图

正常月经周期的调节依赖于 HPOA 的神经内分泌调控，同时也受抑制素—激活素—卵泡抑制素系统的调节，HPOA 之外的内分泌腺功能也对月经有影响，如甲状腺、肾上腺、胰腺等功能异常可导致月经失调。HPOA 的生理活动受到大脑皮层神经中枢的影响，如外界环境、精神因素等均可影响月经周期。大脑皮质、下丘脑、垂体和卵巢之间如果任一个环节发生障碍，都会引起卵巢功能紊乱，导致月经失调。

▼ **达标练习**

1. 关于妇女各阶段的生理特点错误的是（　　）。
   A. 新生儿期为出生后8周　　　　　　　B. 幼儿期卵泡发育开始但不排卵
   C. 性成熟期也称生育期　　　　　　　　D. 绝经过渡期始于40～45岁
   E. 青春期的开始以初次月经来潮为标志

2. 关于排卵，下列说法正确的是（　　）。
   A. 月经来潮后，黄体萎缩　　　　　　　B. 受精后，黄体转变为白体
   C. 每个月经周期中同时有多个生长卵泡成熟
   D. 排卵多发生在下次月经来潮前14天左右
   E. 卵巢排出的卵子直接进入输卵管

3. 雌、孕激素的周期性变化，正确的是（　　）。
   A. 雌激素在周期中有一个分泌高峰　　　B. 孕激素在周期中有两个分泌高峰
   C. 雌激素于排卵后7～8天出现高峰　　　D. 月经来潮时孕激素水平开始下降
   E. 雌、孕激素出现高峰的时间并不吻合

4. 下列（　　）是孕激素的生理作用。
   A. 增强子宫收缩力，增强子宫平滑肌对缩宫素的敏感性
   B. 使宫颈口闭合、黏液减少，变稠，拉丝度减少
   C. 使阴道上皮增生和角化　　　　　　　D. 使乳腺管增生，乳头、乳晕着色
   E. 加强输卵管节律性收缩的振幅

5. 月经后子宫内膜的修复开始于（　　）。
   A. 致密层　　　　　　B. 基底层　　　　　　C. 海绵层
   D. 功能层　　　　　　E. 以上都不是

参考答案：1.A；2.D；3.C；4.B；5.D

女性生殖系统解剖
与生理知识拓展

项目1 自然流产

1. 掌握流产的定义,临床表现及诊断。
2. 熟悉流产的临床类型及其治疗原则。
3. 了解流产的病因及病理表现。

患者,女,28岁,停经10周,阴道少量出血1周,大量出血伴下腹胀痛半天,就诊前日起畏寒、发热。查体:血压11.4/8 kPa,脉搏110次/min,体温38.5 ℃,神清,面色苍白。妇检:外阴有活动性流血。子宫孕50天大小,压痛明显。宫口检查可容一指,有组织堵塞。双侧附件(-)。化验:HB 88 g/L,WBC 18×10⁹/L,N 0.85。

请思考:最可能的诊断是?有何依据?为确诊,进一步应做哪些检查?如何处理?

▼ 内容精要

妊娠不足28周、胎儿体重不足1 000 g而终止者称流产(abortion)。发生于妊娠12周前者称早期流产,发生在妊娠12周至不足28周者称晚期流产。流产又分为自然流产和人工流产,本节内容仅限于自然流产。自然流产的发生率占全部妊娠的10% ~ 15%,早期流产占绝大多数。

(一)病因

导致流产的原因较多,主要有胚胎因素、母体因素、父亲因素及环境因素。

(二)病理

流产发生的时间不同,病理过程也不同。

1.早期流产　胚胎多在排出前已死亡,随后底蜕膜出血,胚胎绒毛与蜕膜层分离,分离的胚胎组织如同异物,引起子宫收缩被排出。妊娠物多数能完全排出,少数排出不全或完全无法排出。

2.晚期流产　多数胎儿排出前尚存胎心,流产时先出现腹痛,然后排出胎儿、胎盘,其过程与足月分娩相似;或在没有明显产兆情况下宫口扩张、胎儿排出。少数胎儿在排出前已无胎心,随后胎儿自行排出;有时不能自行排出形成肉样胎块、纸样胎儿或石胎。

(三)临床表现

主要是停经后阴道流血和腹痛。

1.早期流产　胚胎排出前多已死亡。首先，绒毛与蜕膜剥离，血窦开放，阴道流血，剥离的胚胎和血液刺激子宫收缩从而被排出，产生阵发性下腹痛。妊娠物完全排出后，子宫收缩，血窦闭合，出血停止。

2.晚期流产　临床过程多类似早产。往往先有腹痛，胎儿娩出后胎盘娩出，出血不多。

（四）临床类型

1.按发展阶段分类　按自然流产发展的不同阶段，分以下临床类型。

（1）先兆流产：妊娠28周前先出现少量阴道流血，常为暗红色或血性白带，随后有（或无）阵发性下腹痛或腰背痛。妇科检查宫颈口未开，胎膜未破，妊娠产物未排出，子宫大小与停经周数相符。经休息及治疗后，若症状消失可继续妊娠；若流血量增多或下腹痛加剧，可发展为难免流产。

（2）难免流产：指流产不可避免，在先兆流产基础上，阴道流血量增多，下腹痛加重，或出现阴道流液。妇科检查宫颈口已扩张，有时可见胚胎组织或羊膜囊堵塞于宫颈口，子宫大小与停经周数基本相符或略小。

（3）不完全流产：往往由难免流产发展而来，妊娠产物部分排出体外，部分残留于宫腔内或嵌顿于宫颈口。由于宫腔内妊娠产物残留，影响子宫收缩，使子宫出血不止，甚至休克。妇科检查宫颈口已扩张，宫颈口可见持续性血液流出及妊娠物堵塞，子宫一般小于停经周数。

（4）完全流产：妊娠物已全部排出，阴道流血逐渐停止，腹痛逐渐消失。妇科检查宫颈口已关闭，子宫接近正常大小。

自然流产的临床过程简示如图18-1所示。

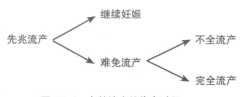

图18-1　自然流产的临床过程

2.特殊类型　流产3种特殊类型。

（1）稽留流产：又称过期流产。指胚胎或胎儿已死亡，滞留宫腔内尚未及时自然排出者。表现为早孕反应消失，子宫不再增大反而缩小。若已至中期妊娠，孕妇腹部不见增大，胎动消失。妇科检查宫颈口未开，子宫小于停经周数，质地不软。未闻及胎心。多数患者孕早期曾有先兆流产史。

（2）复发性流产：指与同一性伴侣连续发生3次及3次以上的自然流产。大多数为早期流产，少数为晚期流产。早期复发性流产的原因常为胚胎染色体异常、免疫功能异常、黄体功能不全、甲状腺功能低下等；晚期复发性流产常见原因为子宫解剖异常（宫颈内口松弛、子宫畸形、子宫肌瘤）、自身免疫异常、血栓前状态等。

（3）流产感染：流产过程中，若阴道流血时间过长、有组织残留于宫腔内或非法堕胎等，可能引起宫腔内感染，严重时感染可扩展至盆腔、腹腔乃至全身，并发盆腔炎、腹膜炎、败血症及感染性休克。

（五）诊断

根据病史及临床表现多能确诊，少数需结合辅助检查方能确诊。确诊流产后，还应确定流产的临床类型，决定处理方法。

1.病史　询问患者有无停经史及反复流产史；有无早孕反应及早孕反应出现的时间；有无阴道流血，阴道流血量及持续时间；有无阴道排液及妊娠物排出；有无腹痛，腹痛的部位、性质及程度；有无发热，阴道分泌物性状及有无臭味。

2.体格检查　观察患者生命体征，判断有无贫血及感染征象。消毒外阴后行妇科检查了解宫颈口是否扩张，羊膜囊是否膨出，有无妊娠物堵塞宫颈口；子宫大小与停经周数是否相符，有无压痛；双侧附件有无包块、增厚及压痛等。动作应轻柔。

3. 辅助检查

（1）超声检查：可明确妊娠囊的位置、形态、有无胎心搏动，确定妊娠部位和胚胎是否存活，以指导正确的治疗方法。妊娠8周前经阴道超声检查更准确。

（2）妊娠试验：采用hCG试纸检测尿液，可快速明确是否妊娠。为进一步判断流产的预后，多选用动态监测血hCG水平，若48 h增长速度＜66%，提示妊娠预后不良。

（3）孕酮测定：血孕酮的测定值波动很大，对临床的指导意义不大。

（六）鉴别诊断

首先，应辨别流产的类型，要点见表18-1。此外早期流产应与异位妊娠、葡萄胎及子宫肌瘤等鉴别。

表 18-1 流产的临床类型和特点

流产类型	出血量	下腹痛	组织排出物	宫颈情况	子宫大小	处 理
先兆流产	少	轻或无	无	闭	与孕周符	保胎
难免流产	渐多	加剧	无	开	与孕周符或略小	清宫术
不全流产	少量持续或大量	减轻	部分排出	松弛扩张或有组织堵塞	略小于孕周	清宫术，预防感染
完全流产	少或无	消失	完全排出	闭	正常或略大于孕周	一般不处理
稽留流产	少，色暗	轻或无	无	闭	小于孕周	人工流产

（七）处理

1. 常见类型自然流产的处理

（1）先兆流产：适当休息，禁性生活。阴道检查操作应轻柔，必要时给予对胎儿危害小的镇静剂，也可口服维生素E保胎治疗。对黄体功能不全的患者应每日肌肉注射黄体酮20 mg，或口服孕激素制剂；甲状腺功能低下患者可服用小剂量甲状腺素片。此外，应注意心理治疗，使其情绪安定，增强信心。经治疗，若阴道流血停止，超声检查提示胚胎存活，可继续妊娠。如症状加重，超声检查提示胚胎发育不良，血hCG持续不升或下降，表明流产不可避免，应终止妊娠。

（2）难免流产：一旦确诊，应尽早使妊娠组织完全排出。早期流产应及时行清宫术，仔细检查妊娠物并送病理检查，有条件行绒毛染色体核型分析。晚期流产，因子宫较大，出血较多，可静脉滴注缩宫素，促使子宫收缩，妊娠物排出后需检查是否完全，必要时刮宫以清除宫腔内残留的妊娠物。术后给予抗生素预防感染。

（3）不全流产：一经确诊，应尽快行刮宫术或钳刮术，清除宫腔内残留组织。流血多伴休克者，应同时输血输液，并给予抗生素预防感染。

（4）完全流产：如无感染征象，不需特殊处理。

2. 特殊类型自然流产的处理　见知识拓展。

自然流产
电子课件

自然流产
思维导图

重点笔记

1. 妊娠早期流产的主要原因是（　）。

    A. 生殖器官异常　　　　B. 母体全身疾病　　　　C. 遗传基因缺陷

    D. 外界不良因素　　　　E. 免疫因素

2. 先兆流产的特点是（　）。

    A. 阴道流血较多，腹痛剧烈　　　　B. 宫颈口扩张，胚胎组织堵塞于宫颈口内

    C. 妊娠已部分排出体外　　　　D. 宫颈口未开，阴道少量流血

    E. 阴道流血，子宫小于停经月份

3. 关于难免流产，下列不恰当的是（　）。

    A. 宫口扩张　　　　B. 由先兆流产发展而来　　　　C. 仅有部分可能继续妊娠

    D. 子宫大小可与停经周数相符　　　　E. 一旦确诊应尽早使胚胎组织排出

4. 患者，女，30岁，孕8周，近感小腹痛和阴道流血越来越严重，至今出血已10天，为决定妊娠是否再继续，下列首先的辅助诊断是（　）。

    A. 基础体温测定　　　　B. 尿或血 hCG 测定　　　　C. B 超检查

    D. 甲胎蛋白测定　　　　E. 血 PRL 测定

5. 妊娠10周时出现阵发性下腹痛、多量阴道出血伴小块组织物排出，并引起失血性休克。应首先考虑（　）。

    A. 先兆流产　　　　B. 不可避免流产　　　　C. 完全流产

    D. 不全流产　　　　E. 稽留流产

6. 关于稽留流产的处理，下列（　）是错误的。

    A. 刮宫前先做凝血功能检查，防止术时因血凝障碍而大出血

    B. 刮宫前先用雌激素以提高子宫肌对催产素的敏感性

    C. 刮宫前作好备血、输液准备

    D. 力争做到一次刮净，以防因不全流产而出血

    E. 过期流产胎盘机化，刮宫术中谨防穿孔

参考答案：1. C；2. D；3. C；4. C；5. D；6. D

项目2　异位妊娠

1. 掌握输卵管异位妊娠的临床表现及处理原则。

2. 熟悉输卵管异位妊娠的病因、诊断及鉴别诊断。

3. 了解输卵管异位妊娠的病理。

　　患者,女,28岁,现停经60天,因阴道少量流血1天,突然左下腹撕裂样剧痛2小时,伴恶心、呕吐,肛门坠胀感。查体:体温36.5 ℃,脉搏108次/min,血压80/50 mmHg。一般情况差,面色苍白,腹肌紧张,压痛明显。妇检:阴道少量流血,子宫前位,宫颈举痛,后穹窿饱满,左侧附件处可以触及肿块,有压痛,右侧附件未触及异常,尿妊娠试验(+)。

　　请思考:该患者最可能的诊断是什么?有何依据?该如何处理?

▼ 内容精要

　　受精卵在子宫体腔以外着床称异位妊娠,习称宫外孕。异位妊娠是妇产科常见的急腹症,发病率2%~3%,是早期妊娠孕妇死亡的主要原因。异位妊娠包括输卵管妊娠、卵巢妊娠、腹腔妊娠、阔韧带妊娠及宫颈妊娠等(图18-2),以输卵管妊娠最常见,占95%,以壶腹部最多,其次为峡部,伞部及间质部妊娠少见。本节主要阐述输卵管异位妊娠。

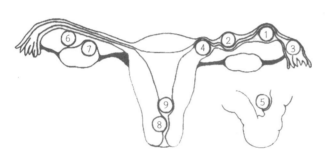

1—输卵管壶腹部妊娠;
2—输卵管峡部妊娠;
3—输卵管伞部妊娠;
4—输卵管间质部妊娠;
5—腹腔妊娠;
6—阔韧带妊娠;
7—卵巢妊娠;
8—宫颈妊娠;
9—剖宫产切口处妊娠

图18-2　异位妊娠的发生部位

（一）病因

　　1.输卵管炎症　　炎症是主要原因。输卵管黏膜炎使管腔变窄,使受精卵受阻而着床于此。输卵管周围炎常导致输卵管周围粘连,输卵管扭曲,管腔狭窄,蠕动减弱,影响受精卵运行。

　　2.输卵管妊娠史或手术史　　曾患输卵管妊娠,经保守治疗后自然吸收或接受保守性手术后,再次发生异位妊娠的概率约10%。输卵管绝育史及手术史者,输卵管妊娠的发生率为10%~20%。

　　3.输卵管发育不良或功能异常　　输卵管过长过细、肌层发育差、黏膜纤毛缺乏等,均可导致输卵管妊娠。雌、孕激素调节输卵管功能作用失调,也可引起输卵管妊娠。

　　4.辅助生殖技术　　近年来,辅助生殖技术的应用使异位妊娠的发生率增加。

　　5.避孕失败　　使用宫内节育器或口服紧急避孕药避孕失败,发生异位妊娠机会较大。

　　6.其他　　子宫肌瘤或卵巢肿瘤压迫输卵管、输卵管子宫内膜异位症。

（二）病理

　　输卵管管腔狭小、管壁薄且缺乏黏膜下组织,其肌层远不如子宫肌壁厚与坚韧,妊娠时蜕膜发育不良,不能适应胚胎的生长发育,因此,当输卵管妊娠发展到一定程度时,可发生输卵管妊娠破裂(图18-3)、输卵管妊娠流产(图18-4)、陈旧性宫外孕及继发性腹腔妊娠等结局。输卵管妊娠和正常妊娠一样,子宫增大变软,子宫内膜出现蜕膜反应。若胚胎受损或死亡,蜕膜自宫壁剥离而发生阴道出血。排出的组织无绒毛,hCG下降。子宫内膜的形态学改变呈多样性,若胚胎死亡已久,内膜可呈增殖期改变,有时可见 Arias-Slella（A-S）反应（子宫内膜过度增生和分泌反应）,可能与甾体激素过度刺激有关。

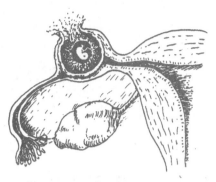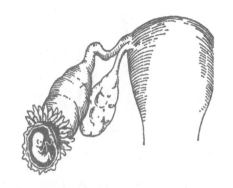

| 图 18-3 输卵管妊娠破裂 | 图 18-4 输卵管妊娠流产 |

（三）临床表现

1.症状　典型症状为停经、腹痛与阴道流血，即异位妊娠三联征。

（1）停经：多有6～8周停经史，输卵管间质部妊娠停经时间较长。也有患者将异位妊娠出现的不规则阴道流血误认为是月经，或因月经过期仅数日而不认为是停经。

（2）腹痛：为主要症状，占95%，是患者就诊主要原因。输卵管妊娠未发生流产或破裂时，常表现为一侧下腹部隐痛或酸胀感。当输卵管妊娠流产或破裂时，患者突感一侧下腹部撕裂样疼痛，常伴恶心、呕吐。若血液积聚在直肠子宫陷凹，可出现肛门坠胀感。随着血液流向全腹，疼痛可由下腹部向全腹扩散，血液刺激膈肌，引起肩胛部放射性疼痛及胸痛。

（3）阴道流血：胚胎死亡后，常有不规则阴道流血，色暗红或深褐，量少，呈点滴状，一般不超过月经量，少数患者量较多，似月经。阴道流血可伴有蜕膜管型或碎片排出。通常病灶除去后阴道流血方可停止。

（4）晕厥与休克：由于腹腔急性内出血及剧烈腹痛，轻者晕厥，重者失血性休克。出血量与阴道流血量不成正比。

（5）腹部包块：形成的血肿时间较长者，血液凝固并与周围组织粘连、机化形成包块。

2.体征

（1）一般情况：腹腔出血不多，血压可代偿性轻度升高；若腹腔出血较多，患者可出现面色苍白、脉搏细速、血压下降等休克表现。体温一般正常，休克时体温略低，腹腔内血液吸收时体温略升高，但不超过38 ℃。

（2）腹部检查：下腹有明显压痛及反跳痛，以患侧为著，但腹肌紧张轻微。出血较多时，叩诊有移动性浊音。有些患者下腹部可触及包块，若反复出血并积聚，包块可不断增大变硬。

（3）盆腔检查：阴道内可见少量血液，暗红色。输卵管妊娠未发生流产或破裂者，子宫略大较软，可触及胀大的输卵管及轻压痛。流产或破裂者，阴道后穹隆饱满，触痛、宫颈举痛或摇摆痛。内出血多时，子宫有漂浮感。子宫一侧或其后方可触及肿块，边界多不清楚，触痛明显。病变持续较久时，肿块机化变硬，边界也渐清楚。输卵管间质部妊娠时，子宫大小与停经月份基本符合，但子宫不对称，一侧角部突出，破裂所致征象与子宫破裂极相似。

（四）诊断

输卵管妊娠未发生流产或破裂时，临床表现不明显，诊断较困难，需结合血hCG和超声协助确诊。输卵管妊娠流产或破裂后，多数患者临床表现典型，诊断多无困难，必要时可采用辅助检查。阴道后穹隆穿刺是一种简单可靠的诊断方法，适用于可疑有腹腔内出血的患者。

（五）鉴别诊断

输卵管妊娠应与流产、急性输卵管炎、急性阑尾炎、黄体破裂及卵巢囊肿蒂扭转等鉴别。

（六）治疗

1.手术治疗　腹腔镜手术是治疗异位妊娠的主要方法。根据是否保留患侧输卵管分为保守手术和

异位妊娠
电子课件

输卵管妊娠
思维导图

根治手术。适用于：①生命体征不稳定或有腹腔内出血征象者；②异位妊娠有进展者；③随诊不可靠者；④药物治疗禁忌证或无效者；⑤持续性异位妊娠者。

2. 药物治疗　主要采用化学药物治疗。适应证：①无药物治疗的禁忌证；②输卵管妊娠未发生破裂；③妊娠囊直径 < 4 cm；④血 hCG < 2 000 U/L；⑤无明显内出血。禁忌证：①生命体征不稳定；②异位妊娠破裂；③妊娠囊直径 ≥ 4 cm 或 ≥ 3.5 cm 伴胎心搏动；④药物过敏、慢性肝病、血液系统疾病、活动性肺部疾病、免疫缺陷及消化性溃疡等。常用药物为甲氨蝶呤，主要采用全身用药，也可局部用药，抑制滋养细胞增生，使胚胎组织坏死、脱落及吸收。治疗期间，应用超声检查和 hCG 严密监测，并注意患者的病情变化及药物毒副反应。

3. 期待疗法　期待疗法就是在异位妊娠过程中少数输卵管妊娠可能会出现自然流产，或被吸收的现象，但症状轻，不需手术或药物治疗的方法，适用于病情稳定、血 hGG < 1 500 U/L 且呈下降趋势者。期待治疗必须向患者说明情况及征得患者同意，期待治疗期间需密切关注患者身体变化。

重点笔记

▼ 达标练习

1. 异位妊娠最常见的病因是（　　）。

　　A. 输卵管结扎术后再通　　B. 孕卵的外游　　C. 慢性输卵管炎

　　D. 盆腔内肿瘤压迫　　E. 子宫内膜异位症

2. 异位妊娠最常见的发病部位是（　　）。

　　A. 输卵管峡部　　B. 输卵管壶腹部　　C. 输卵管间质部

　　D. 卵巢　　E. 子宫残角

3. 可疑输卵管妊娠流产或破裂，简单可靠的辅助检查方法是（　　）。

　　A. 尿妊娠试验　　B. 阴道后穹隆穿刺　　C. 诊断性刮宫

　　D. 腹腔镜检查　　E. 超声波检查

4. 下列（　　）不是输卵管妊娠破裂或流产的常见体征。

　　A. 阴道后穹隆饱满　　B. 宫颈明显举痛　　C. 宫颈外口松，开大容一指

　　D. 子宫稍大稍软　　E. 子宫有漂浮感

5. 确诊为输卵管妊娠破裂、出血性休克，应采取的紧急措施是（　　）。

　　A. 扩容　　B. 输血　　C. 给血管活性药物

　　D. 立即手术　　E. 边抗休克，边开腹手术

参考答案：1. C；2. B；3. B；4. C；5. E

项目 3　妊娠期高血压疾病

学习目标

1. 掌握妊娠期高血压疾病的分类、临床表现、诊断及治疗。
2. 熟悉妊娠期高血压疾病的病因、对母儿的影响。
3. 了解妊娠期高血压疾病的病理。

案例导入

　　患者，女，26 岁。主诉停经 8 个月，胎动 3 个半月，下肢水肿 1 个月，头晕眼花 3 天。平时月经规律，末次月经 2 月 20 日，于停经 40 余天出现恶心及轻微呕吐，未经治疗，持续 20 余天，自然好转，于停经后 4 个半月出现胎动，并活跃至今。近 1 个月下肢水肿至大腿，近 3 天头晕眼花。孕 1 产 0，既往无高血压及肾病史。查体：血压 160/95mmHg，下肢水肿（++），心肺正常，先露未入盆。B 超：BPD 8.8cm，股骨 6.8cm，羊水深度 4.0cm，胎盘 II 级。实验室检查：HCT 0.35，Hb 121 g/L，PLT 212 g/L，尿蛋白（++），BUN5.7 mmol/L，Cr 78 mmol/L。

　　请思考：该疾病的最可能诊断是什么？有哪些诊断依据？接下来应该如何处理？

▼ 内容精要

　　妊娠期高血压疾病是妊娠与血压升高并存的一组疾病，是妊娠期特有的疾病。发生率 5% ~ 12%。本病发生于妊娠 20 周以后，主要临床表现为高血压、蛋白尿、水肿。严重的出现抽搐、昏迷，甚至母婴死亡，是孕产妇及围生儿死亡的重要原因。

　　（一）病因

　　至今病因及发病机制尚未阐明，目前有几种主要的病因学说：子宫螺旋小动脉重铸不足，炎症免疫过度激活，血管内皮细胞受损，遗传因素及营养因素。

　　（二）病理生理变化及对母儿影响

　　全身小动脉痉挛为本病的基本病理生理变化。全身各系统各脏器灌注减少，对母儿造成危害，甚至导致母儿死亡（图 18-5）。

全身小动脉痉挛 { 周围循环阻力增加→血压升高

肾小动脉及毛细血管缺氧 { 肾小球通透性增加→蛋白质

钠、水重吸收增加→水肿

全身各组织器官缺、缺氧 {
脑：脑水肿、脑出血
心：心力衰竭、肺水肿
肝：肝出血、肝坏死
肾：肾功能衰竭
眼：视网膜水肿、渗血、剥离
胎盘：胎盘早剥
DIC：凝血功能障碍

图 18-5　妊娠期高血压疾病的病理变化

　　（三）分类及临床表现

　　妊娠期高血压疾病包括妊娠期高血压、子痫前期、子痫、慢性高血压并发子痫前期和妊娠合并慢性高血压。主要临床表现：妊娠 20 周后出现高血压、水肿、蛋白尿。视病变程度不同，轻者可无症状或有轻度头晕，血压轻度升高，伴水肿或轻微蛋白尿；重者出现头痛、眼花、恶心、呕吐持续性右上腹疼痛等，血压明显升高，尿蛋白增多，水肿明显；甚至昏迷、抽搐。子痫抽搐发展迅速。前驱症状短暂，表现为抽搐、面部充血、口吐白沫、深昏迷；随之深部肌肉僵硬，很快发展成典型的全身高张阵挛惊厥、有节律的肌肉收缩和紧张，持续 1 ~ 1.5 min，期间患者无呼吸动作；此后抽搐停止，呼吸恢复，但患者仍昏迷，最后意识恢复，但困惑、易激惹、烦躁。妊娠期高血压疾病分类与临床表现（表 18-2）。

表 18-2 妊娠期高血压疾病分类与临床表现

分 类	临床表现
妊娠期高血压	妊娠 20 周后出现高血压，收缩压 ≥ 140 mmHg 和（或）舒张压 ≥ 90 mmHg，于产后 12 周内恢复正常；尿蛋白（－）；产后方可确诊
子痫前期	妊娠 20 周以后出现收缩压 ≥ 140 mmHg 和（或）舒张压 ≥ 90 mmHg，伴有尿蛋白 ≥ 0.3 g/24 h，或随机尿蛋白（＋）。或虽无蛋白尿，但合并有下列任何一项者： （1）血小板减少（< 100×10^9/L）； （2）肝功能损害（血清转氨酶水平为正常值 2 倍以上）； （3）肾功能损害（血肌酐 > 1.1 mg/dL 或为正常值 2 倍以上）； （4）肺水肿； （5）新发生的中枢神经系统异常或视觉障碍
子痫	子痫前期基础上孕妇发生不能用其他原因解释的抽搐
慢性高血压并发子痫前期	慢性高血压妇女在妊娠前无蛋白尿，在妊娠 20 周后出现蛋白尿；或妊娠前有蛋白尿，妊娠后蛋白尿明显增加，或血压进一步升高，或出现血小板减少（< 100×10^9/L），或出现其他肝肾功能损害、肺水肿、神经系统异常或视觉障碍等严重表现
妊娠合并慢性高血压	妊娠 20 周前收缩压 ≥ 140 mmHg 和（或）舒张压 ≥ 90 mmHg（除外滋养细胞疾病），妊娠期无明显加重；或妊娠 20 周后首次诊断高血压并持续到产后 12 周以后

将伴有严重表现的子痫前期诊断为"重度"子痫前期，见表（表 18-3）。

表 18-3 重度子痫前期的诊断标准

子痫前期伴有下面任何一种表现可诊断为重度子痫前期
（1）收缩压 ≥ 160 mmHg，或舒张压 ≥ 110 mmHg（卧床休息，两次测量间隔至少 4 h）；
（2）血小板减少（< 100×10^9/L）；
（3）肝功能损害（血清转氨酶水平为正常值 2 倍以上），严重持续性右上腹或上腹疼痛，不能用其他疾病解释，或二者均存在；
（4）肾功能损害（血肌酐 > 1.1 mg/dL 或无其他肾脏疾病时肌酐浓度为正常值 2 倍以上）；
（5）肺水肿；
（6）新发生的中枢神经系统异常或视觉障碍

（四）诊断

根据病史、临床表现、辅助检查即可做出诊断，但应注意病情轻重、分类以及有无多器官损害。

1.病史　详细询问患者孕前有无高血压、肾病、糖尿病等病史，有无妊娠期高血压疾病家族史，了解患者此次妊娠后高血压、蛋白尿、头痛、视力模糊、上腹疼痛、少尿、抽搐等症状出现的时间和严重程度。

2.临床表现

（1）高血压：同一手臂至少测量两次，收缩压≥140 mmHg和（或）舒张压≥90 mmHg为高血压。若血压较基础血压升高30/15 mmHg，但低于140/90 mmHg，不作为诊断依据，但需严密观察。若首次测血压有升高，应至少间隔4 h复测。对收缩压≥160 mmHg和（或）舒张压≥110 mmHg的患者，应密切观察血压。

（2）尿蛋白：应选中段尿检测尿蛋白。对可疑子痫前期患者，应测24 h尿蛋白定量。尿蛋白定性≥（+）或24 h尿蛋白定量≥0.3 g为异常。注意避免阴道分泌物或羊水污染尿液。

（3）水肿：正常妊娠、低蛋白血症及贫血等均可引起水肿，妊娠期高血压疾病水肿无特异性，因此，水肿的轻重并不一定反映病情的严重程度。但孕妇体重每周突然增加0.9 kg或每月增加2.7 kg，应予以重视。

（4）自觉症状：妊娠期高血压疾病先兆子痫患者，会出现头痛、眼花、胸闷、恶心及呕吐等症状。

（5）抽搐与昏迷：抽搐与昏迷是本病发展到严重阶段的表现，应特别注意。

3.辅助检查

（1）血液检查：测定血红蛋白、血细胞比容、血浆黏度、全血黏度，了解血液有无浓缩；测定血小板计数、凝血时间，必要时测定凝血酶原时间、纤维蛋白原和鱼精蛋白副凝试验（3P试验）等，了解有无凝血功能异常；测定血电解质、二氧化碳结合力，了解有无电解质紊乱及酸中毒。

（2）尿液检查：尿比重≥1.020说明尿液浓缩，24 h尿蛋白定量≥0.3 g为异常，尿蛋白定量≥2.0 g提示肾功能严重受损。

（3）肝、肾功能检查：测定丙氨酸氨基转移酶、天冬氨酸氨基转移酶、血尿素氮、肌酐及尿酸等，了解肝肾受损程度。

（4）眼底检查：眼底动脉痉挛的程度可反映全身小动脉痉挛程度，可通过眼底检查了解病变严重程度。正常的眼底动静脉比例为2∶3，妊娠期高血压疾病时动静脉比变为1∶2，甚至1∶4。严重者出现视网膜水肿、渗出、出血，甚至视网膜剥离，一过性失明。

（5）其他：B型超声、头颅CT或MRI、心电图、超声心动图、胎盘功能及胎儿成熟度检查等。

（五）鉴别诊断

子痫前期应与慢性肾炎合并妊娠相鉴别，子痫应与癫痫、脑炎、脑膜炎、脑肿瘤、脑血管畸形破裂出血、糖尿病高渗性昏迷、低血糖昏迷相鉴别。

（六）预测

做好孕期保健工作，促使孕妇自觉从妊娠早期开始切实开展产前检查。首次产前检查应进行风险评估，联合多项指标综合评估预测，尤其要联合高危因素。

（七）预防

对低危人群目前尚无有效的预防方法，但对预测发现的高危人群，可能有效的预防措施有：

（1）适度锻炼：妊娠期适度锻炼，合理安排休息。

（2）合理饮食：妊娠期不推荐严格限制食盐的摄入，也不推荐肥胖孕妇限制热量摄入。

（3）补钙：钙摄入量较低孕妇（＜600 mg/d），建议每日口服1.5～2.0 g钙剂。

（4）抗凝治疗：主要针对有特定子痫前期高危因素者。可从11～13^{+6}周开始，最晚不超过妊娠20周，每晚睡前口服低剂量阿司匹林100～150 mg至36周，或者至终止妊娠前5～10天停用。

（八）处理

1.妊娠期高血压　可门诊治疗。

（1）休息：适当减轻工作，保证充分睡眠，以左侧卧位为宜。

（2）饮食：保证充足的蛋白质和热量，除全身浮肿者，不必严格限制食盐。

（3）镇静：为保证休息与睡眠，必要时睡前口服地西泮2.5～5 mg。

（4）密切监测母儿状态：观察头痛、视力改变、上腹不适等症状，每天测体重及血压，每2天复查尿蛋白。定期检测血液、胎儿发育状况和胎盘功能。

（5）间断吸氧：增加血氧含量，改善全身主要脏器和胎盘的供氧。

2.子痫前期　应住院治疗，积极处理。治疗目的：控制病情，防止子痫及并发症的发生、延长孕周、尽可能保障母儿安全。治疗原则：降压、解痉、镇静、密切监测母儿情况及适时终止妊娠。

（1）评估和监测：密切评估和监测病情变化（症状及辅助检查），及时合理干预，避免不良结局。

（2）一般处理：保证充足的休息和睡眠，必要时睡前口服地西泮 2.5 ~ 5 mg，摄入充足的蛋白质和热量，不建议限制食盐摄入。

（3）解痉：首选硫酸镁，是预防子痫发作的关键药物，也是治疗子痫的一线药物。镁离子可使骨骼肌松弛、解除血管痉挛、减少血管内皮损伤及提高孕妇和胎儿血红蛋白亲和力，改善氧代谢。用药指征：控制子痫抽搐及防止再抽搐；预防重度子痫前期发展为子痫；重度子痫前期临产前用药。用药主要方式为静脉滴注，每日用量一般不超过 25 g。

硫酸镁中毒：血清镁离子有效治疗浓度为 1.8 ~ 3.0 mmol/L，若 > 3.5 mmol/L，可发生中毒症状。中毒现象首先表现为膝腱反射消失，随着血镁浓度增加可出现全身肌张力减退及呼吸抑制，严重者心跳可突然停止。

使用硫酸镁注意事项：膝腱反射存在；呼吸 ≥ 16 次 /min；尿量 ≥ 17 mL/h 或 ≥ 400 mL/24 h；治疗时必须准备钙剂作为解毒剂，当出现镁中毒时，立即静脉缓慢推注（5 ~ 10 min）10% 葡萄糖酸钙 10 mL。若患者同时合并肾功能不全、心肌病、重症肌无力等，则应慎用或减量使用硫酸镁。若条件允许，用药期间可监测血清镁离子浓度。

（4）降压：目的为预防子痫、心脑血管意外和胎盘早剥等严重母儿并发症。收缩压 ≥ 160 mmHg 和（或）舒张压 ≥ 110 mmHg 必须降压治疗，妊娠前已用降压药治疗的孕妇应继续降压治疗。目标：未发生脏器功能损伤者，收缩压应控制在 130 ~ 155 mmHg，舒张压应控制在 80 ~ 105 mmHg；已发生脏器功能损伤者，收缩压应控制在 130 ~ 139 mmHg，舒张压应控制在 80 ~ 89 mmHg。为保证子宫胎盘血流灌注，血压不建议低于 130/80 mmHg。常用降压药物有拉贝洛尔、硝苯地平、尼莫地平、甲基多巴等。

（5）镇静：镇静药可缓解孕产妇精神紧张、焦虑，改善睡眠，当应用硫酸镁无效或有禁忌时，可使用镇静药预防并控制子痫。常用药物包括：地西泮、冬眠药物和苯巴比妥。

（6）利尿：不主张常规利尿。仅当患者出现全身性水肿、肺水肿、脑水肿、肾功能不全、急性心力衰竭时，可酌情使用呋塞米。甘露醇主要用于脑水肿，心衰或潜在心衰时禁用。

（7）促胎肺成熟：孕周 < 35 周的子痫前期患者，预计 1 周内可能分娩者均应给予糖皮质激素促胎肺成熟治疗。

（8）分娩时机和方式：子痫前期患者经积极治疗母儿状况无改善或病情持续进展时，终止妊娠是唯一有效的治疗措施。如无产科剖宫产指征，原则上考虑阴道试产。若不能短时间内阴道分娩，病情可能加重，胎盘功能明显减退或已有胎儿窘迫征象者可放宽剖宫产指征。

（9）产后处理：妊娠期高血压可延续至产后，但也可在产后首次发生高血压、子痫前期甚至子痫。产后新发生的高血压称为产后高血压，虽然其未被归类为妊娠期高血压疾病，但仍需重视。当血压持续 ≥ 150/100 mmHg 时建议降压治疗，当出现重度子痫前期和子痫时，降压的同时应使用硫酸镁。

3.子痫的处理　子痫为妊娠期高血压疾病最严重阶段，发作前可有不断加重的严重表现，也可发生于无血压升高或升高不显著，尿蛋白阴性的病例。子痫抽搐进展迅速，是造成母儿死亡的最主要原因，应积极处理。

（1）急诊处理：子痫发作时应保持气道通畅，维持呼吸和循环功能稳定。将患者安置于单人暗室，保持室内空气流通，密切观察生命体征，留置导尿管监测尿量等。专人护理，避免声、光等刺激。预防唇舌咬伤及坠地受伤。一切治疗与护理操作相对集中，尽量轻柔，避免干扰。

（2）控制抽搐：首选硫酸镁，若存在应用禁忌或治疗无效，可考虑使用地西泮、苯妥英钠或冬眠合剂。产后需继续应用硫酸镁 24 ~ 48 h。

（3）降低颅内压：20% 甘露醇 250mL 快速静滴。

妊娠期高血压疾病
电子课件

妊娠期高血压疾病
思维导图

（4）控制血压：脑血管意外是子痫患者死亡的最主要原因。当收缩压持续≥160 mmHg，舒张压≥110 mmHg，应积极降压以预防脑血管并发症。

（5）纠正缺氧和酸中毒：间断面罩吸氧，根据动脉血气 pH 值、二氧化碳分压及碳酸氢根浓度等，给予适量 4%NaHCO$_3$ 纠正酸中毒。

（6）终止妊娠：一旦抽搐控制后即可考虑终止妊娠。

（7）严密观察病情，及时进行必要的血、尿化验与特殊检查。及早发现心力衰竭、脑出血、肺水肿、HELLP 综合征（溶血、肝酶升高、血小板减少）、肾功能衰竭、DIC 等并发症，并积极处理。

重点笔记

▼ 达标练习

1. 妊娠期高血压疾病的基本病理生理变化是（　　）。

    A. 全身小动脉痉挛　　　B. 肾小球滤过率降低　　　C. 水钠潴留

    D. 肝细胞坏死　　　E. 弥散性血管内凝血

2. 子痫前期的孕妇，治疗时首选药物是（　　）。

    A. 降压药　　　　　B. 利尿药　　　　　C. 降低颅内压药

    D. 镇静药　　　E. 解痉药

3. 妊娠期高血压疾病患者，应用硫酸镁中毒时，解毒药为（　　）。

    A. 肾上腺素　　　B. 10% 葡萄糖　　　C. 10% 葡萄糖酸钙

    D. 强心药　　　E. 利尿药

4. 用硫酸镁治疗妊娠期高血压疾病时，最早出现的中毒症状是（　　）。

    A. 心率减慢　　　B. 呼吸次数减少　　　C. 血压降低

    D. 尿量减少　　　E. 膝反射减弱或消失

5. G1P0（孕 1 产 0），妊 38 周，规律宫缩 4 h 入院。产科检查：宫口扩张 3 cm，胎心率 140 次 /min，胎头已衔接。突发抽搐，继之意识消失，血压 170/120 mmHg，尿蛋白（+++）。应考虑为（　　）。

    A. 高血压危象　　　B. 脑出血　　　C. 子痫前期

    D. 子痫　　　E. 癫痫

6. 妊娠期高血压疾病一般发生于妊娠的哪一阶段？（　　）

    A. 妊娠 12 周后　　　B. 妊娠 20 周后　　　C. 妊娠 34 周后

    D. 妊娠 37 周后　　　E. 产后

7. 妊娠期高血压疾病患者应用硫酸镁治疗时，应注意尿量每 24 h 不少于（　　）。

    A. 400 mL　　　B. 600 mL　　　C. 500 mL

    D. 700 mL　　　E. 650 mL

8. 子痫发作时孕妇的直接死因是（　　）。

　　A. 子痫前期心脏病　　　　B. 胎盘早剥　　　　　　C. 脑出血

　　D. 急性肝坏死　　　　　　E. 急性肾功能衰竭

参考答案：1. A；2. E；3. C；4. E；5. D；6. B；7. A；8. C

妊娠病理
知识拓展

正常分娩

项目 1　影响分娩的因素及分娩机制

学习目标

1. 熟悉决定分娩的四因素。
2. 了解枕先露的分娩机转。

案例导入

　　初产妇，26岁，孕1产0，平时月经规律，月经周期28～30天，经期4～5天，无痛经，末次月经上年5月10日。孕期坚持规范产检，未发现明显异常。既往身体健康。该产妇于2月15日凌晨3点左右出现规律宫缩，入院后经检查，产妇已经临产，胎头已入盆，产妇宫缩正常，骨盆形态大小正常，胎位及胎儿大小亦正常，要求阴道试产，产程进展顺利。但随着阵痛越来越剧烈，产妇感到十分烦躁和焦虑，越来越没有分娩的信心。

　　请思考：影响产妇分娩的因素有哪些？目前影响该产妇正常分娩的主要因素是什么？接产人员应该如何帮助该产妇？

▼　内容精要

　　妊娠满28周及以后，胎儿及其附属物从临产开始到全部从母体产道娩出的过程称为分娩。妊娠满28周至不满37足周期间分娩，称为早产；妊娠满37周至不满42足周期间分娩，称为足月产；妊娠满42周及以后分娩，称为过期产。

　　（一）影响分娩的因素

　　影响分娩的因素为产力、产道、胎儿及产妇的精神心理。若各因素均正常并能相互适应，胎儿能顺利经阴道自然娩出，称为正常分娩。

　　1.产力　将胎儿及其附属物从宫腔内逼出的力量称为产力。产力包括子宫收缩力（简称宫缩，主力）、腹壁肌及膈肌收缩力（统称腹压，辅力）和肛提肌收缩力。

　　（1）子宫收缩力：子宫收缩力是临产后的主要产力，贯穿于分娩的全过程。临产后的宫缩能使宫颈管缩短直至消失、宫口扩张，胎先露下降和胎儿胎盘娩出。

　　正常子宫收缩力具有以下特点：①节律性：节律性宫缩是临产后的重要标志。正常宫缩是宫体肌肉不随意、有规律的阵发性收缩并伴有疼痛，故有阵痛之称。每次宫缩由弱渐强（进行期），维持一段时间（极期），随后由强渐弱（退行期），直至消失进入间歇期，间歇期子宫肌肉松弛。宫缩如此反复出现,直至分娩结束(图 19-1)。②对称性:正常宫缩起自于两侧子宫角部,以微波形式向宫底中线集中,左右对称,向子宫下段扩散,均匀协调地扩展至整个子宫,此为子宫收缩力的对称性(图 19-2)。③极性:宫缩以宫底部最强、最持久,向下逐渐减弱,子宫底部收缩力的强度几乎是子宫下段的 2 倍,此为子宫收缩力的极性(图 19-2)。④缩复作用:子宫体部平滑肌为收缩段。子宫收缩时肌纤维缩短变宽,间歇时肌纤维不能恢复到原长度,经反复收缩,肌纤维越来越短,此为子宫收缩力的缩复作用。缩复作用能使宫腔内容积逐渐缩小,迫使胎先露部下降,宫颈管逐渐缩短直至消失,宫颈口扩张。

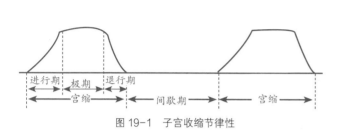

图 19-1 子宫收缩节律性

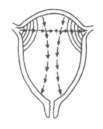

图 19-2 子宫收缩力的极性与对称性

(2)腹肌及膈肌收缩力:腹肌及膈肌收缩力是第二产程时娩出胎儿的重要辅助力量。当宫口开全后,胎先露部已降至阴道。每当宫缩时,前羊水囊或胎先露部压迫直肠和盆底组织,反射性引起排便感,产妇主动屏气向下用力,腹壁肌、膈肌收缩使腹压增加,促使胎儿娩出。腹压在第二产程末配合宫缩时运用最有效,过早运用则易导致产妇疲劳、宫颈水肿、产程延长。腹压在第三产程时可协助胎盘娩出。

(3)肛提肌收缩力:在第二产程中,肛提肌收缩力有协助胎先露部在盆腔进行内旋转的作用,胎头枕部露于耻骨弓下时,能协助胎头仰伸及娩出。在第三产程中当胎盘降至阴道时,能协助胎盘娩出。

2.产道 产道是胎儿娩出的通道,分为骨产道和软产道两部分。

(1)骨产道:又称真骨盆,它是产道的重要组成部分,其大小、形态直接影响分娩。骨盆分为三个平面,每个平面又有多条径线组成。

(2)软产道:软产道是由子宫下段、子宫颈、阴道及骨盆底软组织所构成的弯曲管道。①子宫下段的形成 由非孕期长约 1 cm 的子宫峡部伸展形成。妊娠 12 周后的子宫峡部已扩展成宫腔的一部分,至妊娠末期被逐渐拉长形成子宫下段。临产后的规律宫缩使子宫下段快速拉长达 7～10 cm。由于子宫肌纤维的缩复作用,子宫上段肌壁越变越厚,子宫下段肌肉被牵拉越来越薄(图 19-3),由于上下段之间的肌壁厚薄不同,在两者间的子宫内面形成一环状隆起,称生理性缩复环(图 19-4)。②子宫颈的变化:包括宫颈管消失和宫口扩张两个过程。临产前子宫颈管长 2～3 cm,初产妇较经产妇稍长。临产后由于宫缩牵拉子宫颈内口的子宫肌纤维及周围韧带,加之胎先露部支撑使前羊水囊呈楔状,致使宫颈内口水平的肌纤维向上牵拉,使宫颈管形成如漏斗形,此时宫颈外口变化不大,随后宫颈管逐渐短缩直至消失,称宫颈管消失。临产前,初产妇的子宫颈外口仅容纳一指尖,经产妇能容纳

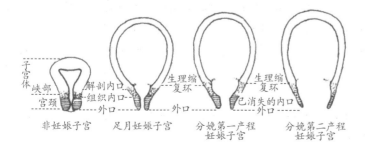

图 19-3 子宫下段形成及宫口扩张

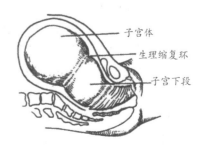

图 19-4 软产道在临产后的变化

一指，临产后，随产程进展，宫颈外口也随之扩张，称宫口扩张。宫颈口开大至10 cm时即宫口开全，妊娠足月胎头方能通过。初产妇多是子宫颈管先消失，然后子宫颈口再开大（图19-5）；经产妇则子宫颈管消失与子宫颈口扩张同时进行。③骨盆底、阴道及会阴的变化：临产后在前羊水囊和胎先露的直接压迫下，阴道及盆底组织扩展，使软产道下段形成一个向前弯的长筒，前壁短，后壁长，阴道外口开向前上方。阴道黏膜皱襞展平更使腔道加宽。肛提肌向下及向两侧扩展，肌束分开，肌纤维拉长，使会阴体由原来的5 cm厚伸展变薄到2～4 mm，便于胎儿顺利通过。阴道及骨盆底的结缔组织和肌纤维于妊娠期变得特别松软。分娩时若保护会阴不当，易造成会阴裂伤。

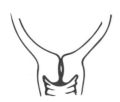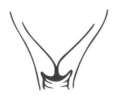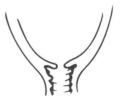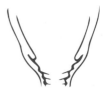

（1）子宫收缩，宫口闭合　（2）宫颈管消失，宫口开大到1 cm　（3）宫口开大至5 cm　（4）宫口开全至10 cm

图19-5　分娩期初产妇宫颈变化

3.胎儿　胎儿能否顺利通过产道，除产力、产道因素外，还取决于胎儿大小、胎位及有无胎儿畸形。

（1）胎儿大小：足月胎头（图19-6）是胎体的最大部分，也是胎儿通过产道最困难的部分，其大小、硬度、形状及姿势均可影响分娩是否能顺利进行。

（2）胎儿畸形：若胎儿畸形如脑积水、联体儿等，由于胎头或胎体过大，通过产道常发生困难。

（3）胎方位：枕前位是正常胎方位。若为纵产式，胎体纵轴与骨盆轴相一致，容易通过产道。横产式肩先露时，胎体纵轴与骨盆轴垂直，妊娠足月活胎不能通过产道，对母儿威胁极大。头先露分娩过程中颅骨可轻度重叠，头颅变形，周径和体积缩小，有利于胎头娩出。臀先露时，较胎头周径小且软的胎臀先娩出，软产道不能充分扩张，当胎头娩出时头颅又无变形机会，胎头娩出困难易致难产。

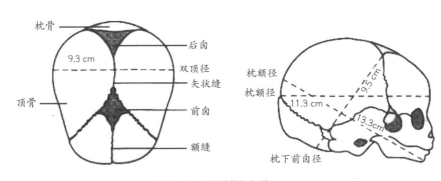

图19-6　胎头结构与径线

4.产妇精神心理因素　分娩是对于产妇则是一种持久而强烈的应激源，可以对产妇的精神心理因素产生影响。临产后产妇紧张、焦虑、不安和恐惧的精神心理状态可引起心率加快、呼吸急促、肺内气体交换不足，致使子宫缺氧、收缩力减弱、宫口扩张缓慢、胎先露部下降受阻、产程延长、产妇体力消耗过多，同时也促使产妇神经内分泌发生变化，交感神经兴奋，释放儿茶酚胺，血压升高，导致胎儿缺血缺氧，出现胎儿窘迫。

（二）枕先露的分娩机制

分娩机制是指胎儿先露部随骨盆各平面的不同形态，被动进行的一连串适应性转动，以其最小径线通过产道的全过程。临床上以枕左前位最多见，枕左前位分娩过程分为七个步骤：衔接、下降、俯屈、内旋转、仰伸、复位及外旋转、胎肩及胎儿娩出（图19-7—图19-13）。

影响分娩的因素及
分娩机制电子课件

影响分娩的因素及
分娩机制思维导图

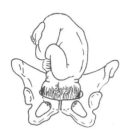

图 19-7　胎头衔接

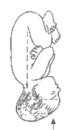

图 19-8　胎头俯屈

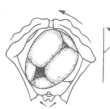

图 19-9　胎头内旋转

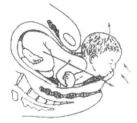

图 19-10　胎头仰伸

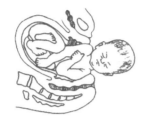

图 19-11　胎头外旋转

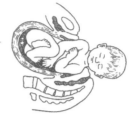

图 19-12　前肩娩出

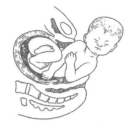

图 19-13　后肩娩出

重点笔记

▼ 达标练习

1. 临产后子宫收缩的特点是（　　）。

　　A. 有节律的阵发性收缩，由弱到强，维持一定时间

　　B. 宫缩起自两侧宫角，再减弱迅速向子宫下段扩展

　　C. 子宫底部最弱，下段最强

　　D. 体部肌纤维收缩变短变宽，松弛时恢复原状

　　E. 宫缩高峰时按压子宫底部感觉较软

2. 胎儿能否顺利通过产道的决定因素是（　　）。

　　A. 产力　　　　　　　　　B. 产道　　　　　　　　　C. 胎儿的大小

　　D. 产力、产道、胎儿与产妇的精神及心理因素　　　E. 产力及胎儿大小

3. 分娩中协助胎先露在盆腔中内旋转的肌肉是（　　）。

　　A. 子宫平滑肌　　　　　　B. 会阴浅横肌　　　　　　C. 会阴深横肌

　　D. 肛门括约肌　　　　　　E. 盆底肛提肌

4. 分娩时主要的产力是（　　）。

　　A. 腹肌收缩力　　　　　　B. 肛提肌收缩力　　　　　C. 膈肌收缩力

　　D. 圆韧带收缩力　　　　　E. 子宫收缩力

5. 枕先露时，胎头以（　　）径线与骨盆入口衔接。

　　A. 双顶径　　　　　　　　B. 枕额径　　　　　　　　C. 枕颏径

　　D. 枕下前囟径　　　　　　E. 双颞径

6. 胎头衔接是指（ ）。
　　A. 枕骨是进入骨盆入口　　B. 枕额径进入骨盆入口　　C. 双顶径进入骨盆入口
　　D. 双顶径达坐骨棘水平
　　E. 双颞径达坐骨棘水平

7. 初产妇胎头衔接应在预产期前（ ）。
　　A. 1 周内　　　　　　　　　B. 临产前 2 ~ 3 天　　　　C. 临产时
　　D. 4 周　　　　　　　　　　E. 1 ~ 2 周

8. 促使胎先露下降的主要因素是（ ）。
　　A. 子宫肌的缩复作用　　　B. 腹肌收缩　　　　　　　C. 宫口开大
　　D. 骨盆底肌肉的收缩　　　E. 圆韧带的收缩

参考答案：1. A；2. D；3. E；4. E；5. B；6. C；7. E；8. A

项目 2　先兆临产及临产的诊断

1. 熟悉先兆临产及临产的诊断。
2. 熟悉产程及产程的分期。

案例导入

初产妇，27 岁，孕 1 产 0，孕 39 周。未进行定期产检。最近 1 个月来，偶有下腹部变硬，持续 10 s 左右自然消退，无腹痛等不适。昨天上午发现内裤有少量血迹，胎动正常，未及时就诊。入院前夜 2 点左右开始出现下腹部疼痛，呈不规律的阵痛，持续约 16 s，间隔 2 ~ 40 min，阴道无明显出血，无流水，胎动正常。凌晨 4 点到医院产科急诊。如果你是当班的产科医师。

请思考：该孕妇是否临产？接下来应该如何处理？

▼ 内容精要

（一）先兆临产

出现预示不久将临产的症状，称先兆临产。

1. 假临产　妊娠足月接近临产时，子宫的敏感度增加，可出现短暂而间歇不规则的子宫收缩，称为假临产。

2. 胎儿下降感　又称孕妇轻松感。初产妇于分娩前 2 ~ 4 周，由于胎先露部入盆，宫底下降，孕妇的肺部、胃部受压症状缓解，常感上腹部较前舒适，呼吸较轻快，食欲增加，但可因胎先露压迫膀胱出现尿频症状。

3. 见红　临产前 24 ~ 48 h，因宫颈内口附近的胎膜与该处的子宫壁分离，毛细血管破裂引起少量出血，与宫颈管黏液混合形成血性分泌物，经阴道排出，俗称见红，是分娩即将开始比较可靠的征象。

（二）临产的诊断

临产开始的标志是规律且逐渐增强的子宫收缩，持续 30 s 或 30 s 以上，间歇 5 ~ 6 min，并伴随进行性宫颈管消失、宫口扩张和胎先露部下降。用强镇静药物不能抑制宫缩。

（三）总产程及产程分期

总产程即分娩全过程，是指从开始出现规律宫缩直到胎儿胎盘娩出。初产妇总产程一般不超过 24 h，经产妇总产程一般不超过 16 h。临床上通常将其分为三个产程。

1.第一产程　又称宫颈扩张期。是从规律性宫缩开始直至宫口完全扩张即开全（10 cm）为止。第一产程又分为潜伏期和活跃期：潜伏期为宫口扩张缓慢阶段，初产妇一般不超过 20 h，经产妇一般不超过 14 h。活跃期为宫口扩张的加速阶段，可在宫口开大 4 cm 时进入活跃期，宫口开大 6 cm 时 100% 的产妇进入了活跃期。目前，国际上一般将临产开始至宫口开大 4 ~ 6 cm 为潜伏期，宫口开大 4 ~ 6 cm 至宫口开全（10 cm）为活跃期，此期宫口扩张速度应大于 0.5 cm/h。

2.第二产程　又称胎儿娩出期。从宫口开全到胎儿娩出的过程。未实施硬膜外麻醉者，初产妇最长不应超过 3 h，经产妇不应超过 2 h；实施硬膜外麻醉者，可在此基础上延长 1 h。

3.第三产程　又称胎盘娩出期。从胎儿娩出到胎盘胎膜娩出，需 5 ~ 15 min，不超过 30 min。

先兆临产与临产诊断
电子课件

先兆临产与临产诊断
思维导图

重点笔记

▼ 达标练习

1. 第一产程潜伏期是指子宫颈口扩张（　　）。
 A. 0 ~ 3 cm   B. 2 ~ 4 cm   C. 3 ~ 6 cm
 D. 3 ~ 9 cm   E. 4 ~ 6 cm

2. 根据下列（　　）可以断定已进入第二产程。
 A. 产妇屏气及向下用力 B. 胎头部分露于阴道口 C. 产妇排尿困难
 D. 子宫口开全   E. 宫缩时外阴胀，肛门括约肌松弛

3. 正常情况第三产程需要时间为（　　）。
 A. 15 ~ 20 min   B. 10 ~ 15 min   C. 5 ~ 15 min
 D. 20 ~ 30 min   E. 30 min

4. 临产即将发动的最可靠指征为（　　）。
 A. 假临产   B. 见红   C. 胎动活跃
 D. 宫底下降   E. 尿中 hCG 量增多

5. 临产的主要标志是（　　）。
 A. 见红，规律性子宫收缩，胎头下降 B. 规律性子宫收缩，破膜，胎头下降
 C. 见红，破膜，宫口扩张   D. 规律性子宫收缩，胎头下降，宫口扩张
 E. 见红，破膜，规律性子宫收缩

参考答案：1. E；　2. D；　3. C；　4. B；　5. D

项目3 分娩的临床经过及处理

▼ **内容精要**

（一）第一产程

1.临床表现

（1）规律宫缩:第一产程开始时子宫收缩力弱,持续时间约30 s,间歇时间5 ~ 6 min。随着产程进展,持续时间逐渐延长达50 ~ 60 s,间歇时间逐渐缩短至2 ~ 3 min,宫缩强度亦逐渐增强。当宫口近开全时,宫缩持续时间可达1 min或更长,间歇仅1 ~ 2 min。

（2）宫颈扩张:当宫缩渐频且不断增强时,宫颈管逐渐变软、变短直至消失。宫颈管逐渐展平,宫口逐渐扩张。宫口扩张于潜伏期速度较慢,进入活跃期后扩张速度加快。当宫口开全时,子宫下段、宫颈及阴道形成筒状软产道。

（3）胎先露下降:是决定能否经阴道分娩的重要指标。随着产程的进展,胎先露逐渐下降,并在活跃期快速下降,最终先露部到达阴道口而娩出。胎先露下降程度以坐骨棘水平为标志。胎先露骨质部分最低点达坐骨棘水平者为"0",在坐骨棘水平上1 cm者为"-1",在坐骨棘水平下1 cm者为"+1",依此类推（图19-14）。

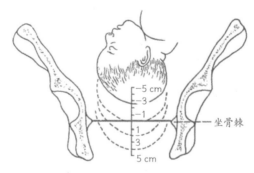

图19-14 胎头高低判断示意图

（4）胎膜破裂:简称"破膜"。胎先露部衔接后,将羊水分隔为前后两部,在胎先露部前面的羊水称为前羊水,量约100 mL,前羊水囊有助于扩张宫口。宫缩继续增强,当羊膜腔压力增加到一定程度时胎膜自然破裂,前羊水流出。自然分娩破膜多发生在宫口近开全时。

2.产程观察及处理 在分娩全过程中,需仔细观察产程进展,密切监护母儿安危,尽早发现异常,及时处理。

（1）子宫收缩：观察并记录宫缩频率、强度、持续时间、间歇时间和子宫放松情况。常用观察子宫收缩的方法包括腹部触诊及仪器监测。腹部触诊是最简单也是最重要的方法，助产人员将手掌置于产妇腹壁上，宫缩时可感到宫体部隆起变硬、间歇期松弛变软。

（2）宫口扩张及胎先露下降：消毒外阴，通过示指和中指行阴道指诊，触摸了解骨盆及产道情况，了解宫颈管消退和宫口扩张情况、胎先露高低、胎方位、有无脐带脱垂，并进行Bishop宫颈成熟度评分。

（3）胎膜破裂：一旦破膜应立即监测胎心，观察羊水的性状，记录破膜时间，测量体温。如发现胎心异常，应立即行阴道检查排除脐带脱垂。破膜后，应每隔2h测量一次体温，判断有无绒毛膜羊膜炎。若无感染征象，破膜超过12h尚未分娩者给予抗生素预防感染。

（4）胎心监测：胎心监测是产程中极重要的观察指标。用胎心听诊器在宫缩间歇时听取胎心。潜伏期应每隔1～2h听一次胎心，活跃期应20～30 min听一次，每次听诊1 min。高危妊娠或怀疑胎儿受累、羊水异常时应连续电子胎心监护，密切监测胎儿在宫内的状态。

（5）绘制产程图：为细致观察产程进展，及时记录检查结果，及早处理异常情况，目前多采用绘制产程图（图19-15）。产程图的横坐标为临产时间（h），纵坐标左侧为宫口扩张程度（cm），纵坐标右侧为胎先露下降程度（cm），绘出宫口扩张曲线与胎先露下降曲线，使产程进展一目了然。

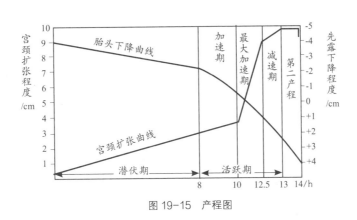

图 19-15　产程图

（6）母体观察及处理：①生命体征：测量产妇生命体征并记录。第一产程宫缩时血压常会升高5～10 mmHg，间歇期恢复。应每隔4～6 h测量一次。发现产妇有不适或血压升高，应增加测量次数并给予相应处理。如产妇有呼吸、循环等其他系统合并症或并发症时，还应监测呼吸、氧饱和度及尿量等。②阴道流血：观察有无异常阴道流血，警惕前置胎盘、胎盘早剥、前置血管破裂等。③饮食：鼓励产妇少量多次摄入无渣饮食，既保证充沛体力，又利于在需要急诊剖宫产时的麻醉安全。④活动与休息：宫缩不强且胎膜未破时，产妇可适当活动。低危产妇采取站立姿势和适度活动有助于缩短第一产程。⑤排尿：鼓励产妇2～4 h排尿一次，以免膀胱充盈影响宫缩及胎头下降。排尿困难者可给予导尿。⑥精神支持：产妇的精神状态可影响宫缩和产程进展。初产妇产程长，容易产生不良情绪，导致宫缩乏力。助产人员应帮助产妇克服阵痛带来的焦虑、紧张、急躁、无助、恐惧等不良情绪，增强产妇对自然分娩的信心，调动产妇的积极性使其能与助产人员密切合作，有助于分娩顺利进行。

（二）第二产程

1.临床表现

（1）子宫收缩增强：进入第二产程时胎膜多已自然破裂，若仍未破膜，可影响胎头下降，应在宫缩间歇期行人工破膜。破膜后，宫缩常暂时停止，产妇略感舒适，随后重现宫缩且较前增强，每次持续1 min或更长，间歇期缩短至1～2 min。

（2）产妇出现排便感：胎头下降压迫骨盆底组织及直肠，产妇出现反射性排便感，并不自主地产生向下用力屏气的动作。会阴膨隆、变薄，肛门括约肌松弛。

（3）胎儿下降及娩出：随着产程进展，会阴体渐膨隆、变薄，阴唇分开、肛门括约肌松弛。胎头在宫缩时露出阴道口，在宫缩间歇期又缩回阴道内，称胎头拨露；当胎头双顶径越过骨盆出口，宫缩间歇时胎头不再回缩，称为胎头着冠（图19-16）。此时会阴极度扩张，产程继续进展，胎头娩出，接着胎头复位及外旋转，随后前肩和后肩相继娩出，胎体很快娩出，后羊水随之涌出。经产妇的第二产程短，有时仅需几次宫缩即可完成上述动作。

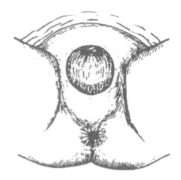

图19-16 胎头着冠

2.产程观察及处理

（1）严密监测胎心：第二产程宫缩频而强，应密切进行胎心监测，了解胎儿有无急性缺氧，每5 min或每次宫缩过后监测一次，听胎心应在宫缩间歇期且至少听诊30～60 s。有条件应连续电子胎心监护。若发现胎心音异常，应立即行阴道检查，找出原因，及时处理。

（2）密切监测宫缩：第二产程宫缩持续时间可达60 s，间歇时间1～2 min。注意子宫收缩的强度、频率及宫缩间歇期子宫是否全部放松，警惕强直性子宫收缩和病理缩复环的出现。出现宫缩乏力，若具备条件，可给予缩宫素加强宫缩。

（3）阴道检查：每隔1小时或有异常情况时行阴道检查，评估羊水性状、胎方位、胎头下降、胎头产瘤及胎头变形情况。

（4）指导产妇用力：正确应用腹压是缩短第二产程的关键，指导产妇双足蹬在产床，双手握产床把手，宫缩时深吸气屏住，然后如排便样向肛门方向用力，直至宫缩缓解，若宫缩持续较长，可以快速换气，再次深呼吸屏气用力以增加腹压。宫缩间歇时，产妇自由呼吸并全身肌肉放松，安静休息。如此反复屏气用力，促使胎儿娩出。注意在产妇有向下屏气用力的感觉后再指导用力，从而更有效地利用好腹压。若用力不当，不但耗费体力，还易疲劳致宫缩乏力，影响产程进展。

（5）接产准备：初产妇宫口开全，经产妇宫口扩张6 cm以上且宫缩规律有力时，将产妇送上分娩床作分娩准备。提前将新生儿辐射台预热。通常让产妇头高脚低仰卧于产床上，两腿屈曲分开露出外阴部，消毒外阴，臀下铺无菌巾。接产人员按外科手术要求洗手，穿手术衣，戴无菌手套，铺好消毒巾，准备接产。

（6）接产：接产要领为保护会阴并协助胎头俯屈，让胎头以最小径线（枕下前囟径）在宫缩间歇时缓慢通过阴道口，是预防会阴撕裂的关键。接产步骤如图19-17所示。会阴过紧、水肿、缺乏弹性，胎儿较大，或因胎儿、母体有病理因素如妊娠期高血压疾病、早产儿等急需尽快结束分娩者，应在接产前充分估计，必要时进行会阴侧切术（图19-18）。

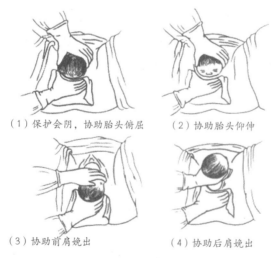

（1）保护会阴，协助胎头俯屈　　（2）协助胎头仰伸

（3）协助前肩娩出　　（4）协助后肩娩出

图19-17 接产步骤

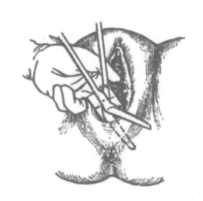

图19-18 会阴侧切

（三）第三产程

1.临床表现 第三产程一般需 5～15 min，最多不应超过 30 min。胎儿娩出后，宫腔容积明显缩小，胎盘与子宫壁发生错位剥离，胎盘剥离面出血形成积血。子宫继续收缩，剥离面积继续扩大，致使胎盘完全剥离而娩出（图 19-19）。

（1）胎盘剥离征象：见表 19-1，图 19-19。

表 19-1 胎盘剥离征象

序 号	征 象
1	子宫体变硬成球形，胎盘剥离后降至子宫下段，下段被动扩张，宫体呈狭长形被推向上方，宫底升高达脐上
2	阴道口外露的一段脐带自行向下延长
3	阴道少量流血
4	用手掌尺侧在产妇耻骨联合上方轻压子宫下段，宫体上升而外露的脐带不再回缩

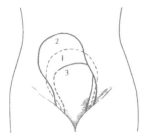 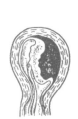 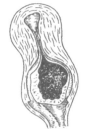

胎盘娩出期子宫的变化　　1.胎盘开始剥离　　2.胎盘降至子宫下段　　3.胎盘剥离后

图 19-19 胎盘剥离时子宫的形状

（2）胎盘剥离及排出方式：见表 19-2。

表 19-2 胎盘剥离及排出方式

方 式	剥除及排出顺序	临床特点	常见性
胎儿面娩出式	胎盘胎儿面先排出。胎盘从中央开始剥离，再向周围剥离	胎盘先娩出，随后见少量阴道流血	多见
母体面娩出式	胎盘母体面先娩出，胎盘从边缘开始剥离，血液沿剥离面流出	先有较多量阴道流血，胎盘后娩出	少见

2.处理

（1）新生儿处理：①一般处理：新生儿出生后，迅速擦干其身上的羊水、保暖。②清理呼吸道：用吸球或新生儿吸痰管轻轻吸除咽部及鼻腔内的黏液及羊水，以防吸入性肺炎。当确认呼吸道通畅而仍未啼哭时，可用手抚摸新生儿背部或轻拍新生儿足底。新生儿大声啼哭，表示呼吸道已通畅，即可处理脐带。同时进行 Apgar 评分。③新生儿阿普加评分（Apgar score）：Apgar 评分用于判断有无新生儿窒息及窒息的严重程度。对新生儿娩出后 1 min 的心率、呼吸、肌张力、喉反射及皮肤颜色 5 项体征进行评分并记录（表 19-3）。每项为 0～2 分，满分为 10 分。8～10 分属正常新生儿；4～7 分为轻度窒息，又称青紫窒息，需清理呼吸道、人工呼吸、吸氧、用药等措施才能恢复；0～3 分为重度窒息，又称苍白窒息，缺氧严重需紧急抢救，行喉镜在直视下气管内插管并给氧。对缺氧较严重的新生儿，应在出生后 5 min、10 min 时再次评分，直至连续两次评分均≥8。1 min Apgar 评分评估出生时状况，反映宫内情况，5 min Apgar 评分反映复苏效果。④脐带处理：在胎儿娩出后 1～2 min 内结扎脐带，目前脐带结扎方法有气门芯、脐带夹、血管钳等方法。脐带结扎结束后，让产妇看清新生儿性别。⑤其他处理：新生儿体格检查，擦净新生儿足底胎脂，将新生儿足底印及母亲拇指印留于新生儿病历上，新生儿手腕带和包被标明性别、体重、出生时间、母亲姓名和床号。若新生儿无异常，帮助新生儿早吮吸。

表 19-3　新生儿 Apgar 评分法

体　征	0分	1分	2分
每分钟心率	0	< 100 次	≥ 100 次
呼吸	0	浅慢，不规则	佳，哭声响亮
肌肉张力	松弛	四肢稍屈曲	四肢屈曲，活动好
喉反射	无反射	有些动作	咳嗽、恶心
皮肤颜色	全身苍白	躯干红，四肢青紫	全身粉红

（2）协助胎盘娩出：正确处理胎盘娩出可预防产后出血。胎儿前肩娩出后将 10 ～ 20 U 缩宫素稀释于 250 ～ 500 mL 生理盐水中静脉快速滴注，确定胎盘完全剥离后，于宫缩时以左手握住宫底，拇指置于子宫前壁，其余四指放在子宫后壁并按压，同时右手轻拉脐带，当胎盘娩出至阴道口时，接产者用双手捧住胎盘，向一个方向旋转并缓慢向外牵拉，协助胎盘胎膜完整剥离排出（图 19-20）。如发现胎膜有部分断裂，可用血管钳夹住断裂上端的胎膜，再继续向原方向旋转，直至胎膜完全排出。胎盘胎膜排出后，立即按摩子宫刺激其收缩，以减少产后出血。

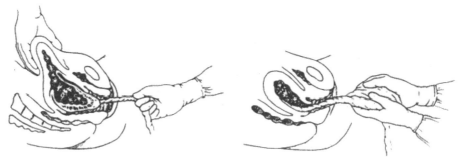

图 19-20　助娩胎盘

（3）检查胎盘胎膜：将胎盘铺平，先检查胎盘母体面胎盘小叶有无缺损，然后将胎盘提起，检查胎膜是否完整，再检查胎盘胎儿面边缘有无血管断裂，及时发现副胎盘（图 19-21）。如有副胎盘、部分胎盘残留或大部分胎膜残留时，应在无菌操作下徒手入宫腔取出残留组织（图 19-22）。必要时用大号刮匙清宫。

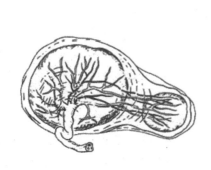

图 19-21　副胎盘

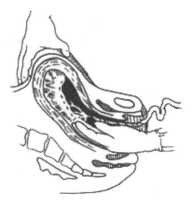

图 19-22　协助胎盘胎膜娩出

（4）检查软产道：胎盘娩出后仔细检查会阴、小阴唇内侧、尿道口周围、阴道及宫颈有无裂伤。若有裂伤，应立即缝合。分娩时实施了会阴侧切的产妇，助产人员应及时进行会阴切开缝合术。

（5）预防产后出血：为减少产后失血量，采用按摩子宫并结合缩宫素加强子宫收缩，注意观察并精确测量出血量。

（6）观察产后一般情况：胎盘娩出后2h内是产后出血的高危期，有时被称为第四产程。产妇产后应在产房观察2h，观察一般情况、产妇面色、结膜和甲床色泽，测量血压、脉搏和阴道流血量。注意子宫收缩、子宫底高度、膀胱充盈情况、会阴及阴道有无血肿，发现异常情况及时处理。如阴道流血量不多，但子宫收缩不良、子宫底上升者，提示宫腔内有积血，应挤压子宫底排出积血，并给予子宫收缩剂。如产后2h无异常，将产妇和新生儿一起送回病房。

重点笔记

▼ 达标练习

1. 临产后观察产程主要观察（　　）。
   A. 产妇一般情况　　　B. 宫颈扩张及胎头下降情况　　C. 胎儿
   D. 胎位　　　　　　　E. 羊水有无变混

2. 有关接生与保护会阴，下述（　　）不妥。
   A. 接生者站在产妇右侧　　B. 胎头着冠时，开始保护会阴
   C. 宫缩间歇时保护会阴手放松，但不能离开
   D. 胎头娩出后，右手继续保护会阴　　　E. 双肩娩出后，才可松开保护会阴的手

3. 新生儿娩出后，首先应该（　　）。
   A. 刺激新生儿啼哭　　　　　　B. 清理呼吸道
   C. 无呼吸者给予呼吸兴奋剂　　D. 进行体格检查
   E. 结扎脐带

4. 新生儿Apgar评分的五项依据是（　　）。
   A. 心率、呼吸、体重、哭声、皮肤颜色
   B. 心率、呼吸、脐血管充盈度、羊水性状、皮肤颜色
   C. 心率、呼吸、肌张力、皮肤颜色、喉反射
   D. 心率、呼吸、喉反射、哭声、脐血管充盈度
   E. 心率、呼吸、喉反射、皮肤颜色、哭声

5. 用Apgar评分法，评定以下情况的新生儿为多少分：新生儿出生后，四肢青紫，吸痰器清理呼吸道时患儿有恶心表现，四肢活动，心跳每分钟90次，呼吸浅慢不规则，得分为（　　）。
   A.0分　　　　B.3分　　　　C.5分
   D.7分　　　　E.10分

6. 关于第三产程的处理下述（　　）是错误的。

    A. 胎儿娩出后即按摩子宫娩出胎盘　　　　　　B. 检查胎盘胎膜是否完整

    C. 阴道流血量较多时尽快娩出胎盘

    D. 第三产程超过 30 min，经一般处理无效应人工剥离胎盘

    E. 子宫收缩乏力的产妇，可在胎肩娩出时静脉注射催产素

7. 初产妇，正常宫缩 15 h 后自娩一女活婴，现胎儿已娩出 10 min，胎盘尚未娩出，无阴道流血，此时的处理下列（　　）不恰当。

    A. 查看外露脐带段是否向外延伸　　　　　　B. 静脉滴注缩宫素

    C. 查看子宫形态，硬度

    D. 牵拉脐带或压迫宫底以了解胎盘是否剥离

    E. 查看子宫底高度

8. 胎盘以胎儿面娩出方式为（　　）。

    A. 胎盘先排出，随后见少量阴道流血

    B. 先有较多阴道流血，胎盘后排出

    C. 由于子宫腔容积突然缩小，胎盘不能相应缩小，与子宫壁发生错位而剥离，剥离面有出血

    D. 胎盘剥离后出血量较多　　　　　　E. 阴道少量流血，子宫体变硬呈球形

参考答案：1. B；2. B；3. B；4. C；5. D；6. A；7. D；8. A

正常分娩
知识拓展

妇科常见疾病

项目1 阴道炎

学习目标

1. 掌握常见阴道炎的临床表现、诊断和治疗。

2. 熟悉常见阴道炎的病因。

案例导入

患者,女,38岁,门诊妇产科就诊,诉3天来阴道白带增多,并伴有外阴瘙痒、灼痛、尿频、尿痛。妇科检查:阴道黏膜充血,后穹隆可见多量白带,呈稀薄黄白色泡沫状,伴有腥臭味。

请思考:该患者最可能的诊断?有何依据?首先考虑何项检查?该如何治疗?

▼ 内容精要

女性生殖器官有较强的自然防御功能,但由于阴道与尿道及肛门邻近,易受污染,阴道又是性交、分娩及各种宫腔操作的必经之道,特别是在月经期、分娩、手术或损伤时,生殖道防御功能降低,病原体容易侵入或原有条件致病菌生长繁殖或机体免疫功能降低,内分泌发生变化均可导致炎症发生。女性生殖系统炎症是妇科常见病之一,以阴道炎和宫颈炎最为多见。炎症可局限于一个部位,也可几个部位同时受累,可以是急性,也可为慢性。急性炎症可扩散至全身引起弥漫性腹膜炎、败血症甚至感染性休克导致死亡;慢性炎症可因反复发作,久治不愈而影响妇女的身心健康。

一、滴虫阴道炎

(一)病因

1.病原体　滴虫性阴道炎是由阴道毛滴虫引起的常见的阴道炎。滴虫呈梨形,顶端有鞭毛,能活动,属厌氧寄生原虫,适于在温度25～40℃、pH 5.2～6.6的潮湿环境中生长。滴虫对环境适应能力很强,因此极易传播,它能在3～5℃生存2天;在46℃时生存20～60 min;在半干燥环境中约生存10 h;在普通肥皂水中也能生存45～12 min。在pH 5.0以下或7.5以上的环境中则不生长。在女性中,阴道毛滴虫主要寄生在阴道内、尿道、尿道旁腺、膀胱。在男性存在于尿道、前列腺和包皮皱褶中。月经前后、妊娠期、产后阴道的pH环境改变,炎症易发作。

2.传播方式　通过性交直接传播是其主要传播方式。也可经公共浴池、浴盆、浴巾、游泳池、坐式便器、衣物、污染的器械及敷料等间接传播。

（二）临床表现

1.症状　主要症状是白带增多及外阴瘙痒，间或出现灼热、疼痛、性交痛等。典型白带特点为稀薄脓性、泡沫状、有异味。若合并尿道感染，可有尿频、尿痛、血尿。滴虫可吞噬精子，致不孕。

2.体征　阴道黏膜充血，严重者有散在出血点，甚至宫颈有出血斑点，形成"草莓样"宫颈。部分无症状感染者阴道黏膜无异常改变。

（三）诊断

最简便的方法是悬滴法。具体方法是：取温生理盐水1小滴于玻片上，于阴道后穹隆处取少许分泌物混于生理盐水中，立即在低倍镜下寻找滴虫。若有滴虫，可见其呈波状运动，也可觅到周围白细胞被推移。悬滴法敏感性为60%～70%。若多次悬滴法未能发现滴虫，可采用培养法，准确性可达98%左右。取分泌物前24～48 h避免性交、阴道灌洗或局部用药、不作双合诊、窥器不涂润滑剂。分泌物取出后应及时送检并注意保暖，否则滴虫活动力减弱，导致辨认困难。

（四）治疗

滴虫阴道炎患者可同时存在尿道、尿道旁腺、前庭大腺多部位滴虫感染，治愈此病需全身用药，并避免阴道冲洗。主要治疗药物为硝基咪唑类药物。

1.全身用药　初次治疗可选用甲硝唑2 g，顿服；或替硝唑2 g，顿服；或甲硝唑400 mg，每日2次，连服7日。口服药物的治愈率达90%～95%。服用甲硝唑后12～24 h内避免哺乳，服用替硝唑者后3日内避免哺乳。

2.性伴侣的治疗　患者与性伴侣应同时进行治疗，治愈前应避免无保护性行为。

3.随访及治疗失败的处理　因滴虫阴道炎患者复发率很高，最初感染3个月内需随访。若治疗失败，对甲硝唑2 g顿服者，可重复应用甲硝唑400 mg，每日2次，连服7日；或替硝唑2 g，顿服。对再次治疗后失败者，可给予甲硝唑2 g，每日1次，连服5日或替硝唑2 g，每日1次，连服5日。为避免重复感染，应高温消毒内裤、毛巾等物品。

4.妊娠期滴虫阴道炎的治疗　妊娠期滴虫阴道炎可导致胎膜早破、早产以及低出生体重儿等不良妊娠结局。治疗方案为甲硝唑400 mg，每日2次，连服7日。甲硝唑虽可透过胎盘，但未发现妊娠期应用甲硝唑会增加胎儿畸形或机体细胞突变的风险。但替硝唑在妊娠期应用的安全性尚未确定，应避免应用。

二、外阴阴道假丝酵母菌病

外阴阴道假丝酵母菌病（vulvovaginal candidiasis，VVC），是由假丝酵母菌引起的常见外阴阴道炎症。国外资料显示，约75%妇女一生中至少患过1次VVC，45%妇女经历过2次或2次以上的发病。

（一）病因

1.病原体　80%～90%病原体为白假丝酵母菌，10%～20%为非白假丝酵母菌。假丝酵母菌适宜在酸性环境中生长，其阴道pH值通常<4.5，对热的抵抗力不强，加热至60 ℃，1 h即死亡；但对干燥、日光、紫外线及化学制剂等的抵抗力较强。白假丝酵母菌为双相菌，有酵母相和菌丝相。酵母相为孢子，在无症状寄居及传播中起作用；菌丝相具有侵袭组织的能力。10%～20%非孕妇女及30%孕妇阴道中可能有假丝酵母菌寄生，但菌量极少，呈酵母相，并不引起炎症反应；在宿主全身及阴道局部免疫力下降时，假丝酵母菌转化为菌丝相，大量繁殖侵袭组织，引起炎症反应。常见诱因有：长期应用广谱抗生素、妊娠、糖尿病、大量应用免疫抑制剂、大量雌激素治疗等，胃肠道假丝酵母菌感染者粪便污染阴道、穿紧身化纤内裤及肥胖使外阴局部温度与湿度增加，也是发病的影响因素。

2.传播途径　以内源性传染为主。除阴道外，假丝酵母菌还可寄生于人的口腔及肠道，这三个部位的假丝酵母菌可互相传染，也可通过性交直接传染。少数患者通过接触感染的衣物间接传染。

（二）临床表现

主要症状为外阴阴道瘙痒、阴道分泌物增多。瘙痒症状明显，持续时间长，严重者坐立不安，以夜晚更甚。部分患者有外阴部灼热痛、性交痛以及排尿痛。阴道分泌物的特征为白色稠厚，呈凝乳状或豆腐渣样。妇科检查可见外阴红斑、水肿，可伴有抓痕，严重者可见皮肤皲裂、表皮脱落。阴道黏膜红肿、小阴唇内侧及阴道黏膜附有白色块状物，擦除后露出红肿黏膜面，急性期还可见到糜烂及浅表溃疡。

外阴阴道假丝酵母菌病分为单纯性 VVC 和复杂性 VVC，后者占 10%～20%。单纯性 VVC 包括非孕期妇女发生的散发性、白假丝酵母菌所致的轻或中度 VVC；复杂性 VVC 包括非白假丝酵母菌所致的 VVC、重度 VVC、复发性 VVC、妊娠期 VVC 或其他特殊患者如未控制的糖尿病、免疫低下者所患 VVC。

（三）诊断

对有症状和体征的妇女，用悬滴法在镜下找到芽孢或假菌丝即可确诊；若有症状而多次检查均为阴性或治疗效果不好者，可采用培养法同时行药敏试验。

（四）治疗

治疗原则是消除诱因，根据患者情况选择全身或局部抗真菌药物，以局部用药为主。

1.消除诱因　积极治疗糖尿病，合理使用广谱抗生素及雌激素，勤换内衣、内裤，盆及毛巾宜用开水烫洗。

2.单纯性 VVC　常采用唑类抗真菌药物。

（1）局部用药：睡前将药物置于阴道深部：克霉唑制剂，1 粒（500 mg），单次用药；或每晚 1 粒（150 mg），连用 7 日；咪康唑制剂，每晚 1 粒（200 mg），连用 7 日；或每晚 1 粒（400 mg），连用 3 日；或 1 粒（1 200 mg），单次用药。

（2）全身用药：适于未婚女性，局部治疗效果差及反复发作者。常用药物有氟康唑、伊曲康唑、酮康唑等。如氟康唑 150 mg，顿服。有肝病史者及孕妇禁用口服抗真菌药物。

3.复杂性 VVC 的治疗　包括重度 VVC、复发性外阴阴道假丝酵母菌病（RVVC）及妊娠期 VVC 的治疗。

4.注意事项　性伴侣无需进行常规治疗。有龟头炎症者，需要进行假丝酵母菌检查及治疗，以预防女性重复感染。男性伴侣包皮过长者，需每天清洗，建议手术。症状反复发作者，需考虑阴道混合性感染及非白假丝酵母菌病的可能。

5.随访　在治疗结束后 7～14 天，应复查。若症状持续存在或复发，可做真菌培养同时行药敏试验。

三、萎缩性阴道炎

（一）病因

绝经后妇女因卵巢功能衰退，雌激素水平降低，阴道壁萎缩，黏膜变薄，上皮细胞内糖原减少，阴道酸度降低，嗜酸的乳杆菌不再为优势菌，局部抵抗力降低，以需氧菌为主的其他致病菌过度繁殖，从而引起炎症。手术切除卵巢或放射线破坏，使卵巢功能丧失，或卵巢功能早衰、长期闭经、长期哺乳等也可发生本病。

（二）临床表现

1.症状　主要症状为外阴灼热不适、瘙痒，白带稀薄，呈淡黄色，严重时呈脓血性。可伴性交痛。

2.体征　检查见外阴阴道萎缩，阴道黏膜充血、有小出血点或点状出血斑，有时见浅表溃疡；严重时致阴道狭窄或粘连、闭锁，炎性分泌物引流不畅可形成阴道或宫腔积脓。

（三）诊断

根据年龄及临床表现，诊断一般不难，但应排除其他疾病才能诊断。常规行阴道分泌物检查，排除滴虫、真菌等感染；对有血性白带者，应做宫颈细胞学检查，必要时做分段诊刮术以排除恶性肿瘤。对阴道壁肉芽组织及溃疡需与阴道癌相鉴别，可行局部组织活检。

（四）治疗

治疗原则是补充雌激素，增加阴道抵抗力，使用抗生素抑制细菌生长。

阴道炎
电子课件

外阴及阴道炎症
思维导图

1.补充雌激素　针对病因局部或全身补充雌激素，以增加阴道抵抗力。局部涂抹雌三醇软膏，每日1~2次，连用14天。口服替勃龙2.5 mg，每日1次，也可选用其他雌孕激素制剂连续联合用药。

2.抑制细菌生长　阴道局部应用抗生素，如诺氟沙星制剂100 g，置于阴道深部，每日1次，7~10天为1个疗程。对阴道局部干涩明显者，可应用润滑剂。

重点笔记

▼ 达标练习

1. 女性生殖系统的防御机制，最重要的是（　　）。

  A. 阴道的自净作用　　　B. 宫颈内口的闭合　　　C. 宫颈黏液栓

  D. 子宫内膜的周期性剥脱　　　　　　　　E. 阴道前后壁的相互合拢

2. 直接影响阴道上皮细胞自净作用的激素是（　　）。

  A. FSH-RH，LH-RH　　　B. FSH　　　C. LH

  D. 雌激素　　　E. 孕激素

3. 滴虫阴道炎的治愈标准是（　　）。

  A. 临床症状消失　　　B. 局部用药3个疗程　　　C. 连续3次月经后检查滴虫阴性

  D. 连续3次月经前检查滴虫阴性　　　　　E. 外阴瘙痒消失

4. 外阴阴道假丝酵母菌病的典型白带为（　　）。

  A. 均质稀薄白色　　　B. 白色稠厚呈凝乳或豆渣样白带

  C. 稀薄脓性黄绿色泡沫状白带　　　　　D. 血性白带

  E. 透明黏性白带

5. 有关阴道假丝酵母菌病，以下错误的是（　　）。

  A. 多见于孕妇、糖尿病患者，接受雌激素治疗或长期使用抗生素者

  B. 假丝酵母菌病可寄居于口腔、肠道及阴道黏膜，三部位可互相感染

  C. 局部用酸性液冲洗后用达克宁栓剂　　　D. 可感染新生儿

  E. 可口服斯皮仁诺

6. 老年妇女患阴道炎的原因是（　　）。

  A. 卵巢功能衰退，雌激素水平降低　　　　B. 阴道壁萎缩，黏膜变薄

  C. 上皮细胞内糖原含量减少

  D. 阴道内pH值上升，局部抵抗力降低　　　E. 以上均是

参考答案：1. A；2. D；3. C；4. B；5. C；6. E

项目2 子宫颈炎症

案例导入

　　患者,女,32岁。诉近半年来常出现阴道分泌物增多,呈淡黄色脓性,偶伴外阴瘙痒,未重视。近期同房后有少量阴道出血。妇科检查:外阴发育正常,已婚已产型,阴道通畅,子宫颈光滑,大小正常,子宫颈口覆盖少量脓性分泌物,擦去分泌物可见宫颈轻度水肿充血,子宫大小正常,双侧附件阴性。

　　请思考:最可能的初步诊断?首选的辅助检查是什么?该如何治疗?

▼ 内容精要

　　子宫颈炎症包括急性子宫颈炎和慢性子宫颈炎,临床以后者多见,本节重点阐述慢性子宫颈炎。

（一）病因

　　慢性子宫颈炎是指子宫颈间质内有大量淋巴细胞、浆细胞等慢性炎细胞浸润,可伴有子宫颈腺上皮及间质的增生和鳞状上皮化生。慢性子宫颈炎可由急性子宫颈炎症迁延而来,也可为病原体持续感染所致。多见于分娩、流产或手术损伤后病原体侵入而引起感染。病原体主要为葡萄球菌、链球菌、大肠杆菌和厌氧菌;其次为性传播疾病的病原体。

（二）病理

　　1.慢性子宫颈管黏膜炎　由于子宫颈管黏膜皱襞比较多,感染后容易形成持续性子宫颈黏膜炎,临床表现为反复发作子宫颈管黏液及脓性分泌物。部分患者宫颈外口处的宫颈阴道部外观呈颗粒状的红色区,称为宫颈的糜烂样改变,为宫颈柱状上皮因炎症导致充血、水肿所致。

　　2.子宫颈息肉　慢性炎症长期刺激使宫颈管黏膜腺体和间质局限性增生,逐渐自基底部向宫颈外口突出而形成鲜红色、舌形、质软而脆的赘生物,可为单个或多个,存在宽窄不一的蒂部,蒂根部可附着于子宫颈外口或在子宫颈管内。子宫颈息肉极少恶变,但应与子宫的恶性肿瘤相鉴别。摘除后易复发。

　　3.子宫颈肥大　由于慢性炎症长期刺激,子宫颈组织充血、水肿,腺体和间质增生。此外,子宫颈深部的腺囊肿均可使子宫颈呈不同程度肥大、组织变硬,一般表面仍光滑。

（三）临床表现

　　1.症状　多无症状,少数患者可出现持续或反复发作的阴道分泌物增多。分泌物呈淡黄色或脓性,可伴有接触性出血,月经间期出血,偶有分泌物刺激引起的外阴瘙痒或不适。

　　2.体征　妇科检查:有黄色分泌物覆盖子宫颈口或从子宫颈口流出,或在宫颈糜烂样改变的基础上同时伴有子宫颈充血、水肿、脓性分泌物增多或接触性出血,也可表现为子宫颈肥大或见息肉。

（四）诊断和鉴别诊断

　　可根据临床表现作出初步诊断。但应注意将妇科检查所见的阳性体征与子宫颈常见的病理生理改变进行鉴别。除慢性子宫颈炎外,子宫颈的生理性柱状上皮异位、子宫颈鳞状上皮内瘤变,甚至早期子宫颈癌也可表现为子宫颈糜烂样改变。因此子宫颈糜烂样改变只是一个临床征象。对于子宫颈糜烂样改变者需进行子宫颈细胞学检查和（或）HPV检测,必要时行阴道镜及活组织检查以排除

子宫颈炎
电子课件

慢性子宫颈炎
思维导图

癌前病变或癌变。子宫颈腺囊肿绝大多数情况下是宫颈的生理性变化，但深部的子宫颈腺囊肿，子宫颈表面无异常，表现为子宫颈肥大，应与子宫颈腺癌相鉴别。子宫颈息肉应通过活组织病检与子宫颈及子宫体恶性肿瘤相鉴别。

（五）治疗

1.慢性子宫颈管黏膜炎　根据分泌物培养及药敏试验结果选用相应药物，针对病因进行治疗。对病原体不清者，尚无有效治疗方法。对子宫颈糜烂样改变、有接触性出血且反复药物治疗无效者，可给予局部物理治疗，包括激光、冷冻或微波等，目的是使糜烂面的柱状上皮坏死、脱落，被新生的复层鳞状上皮覆盖，愈合过程为 3 ~ 4 周，病变较深者需 6 ~ 8 周，但是治疗前必须排除子宫颈鳞状上皮内瘤变和子宫颈癌。

2.子宫颈息肉　行息肉摘除术并送组织学检查。

3.子宫颈肥大　一般无需治疗。

重点笔记

▼ 达标练习

1. 慢性子宫颈炎不包括（　　）。
    A. 宫颈局部糜烂样改变　　B. 宫颈肥大　　　　　C. 宫颈息肉
    D. 宫颈陈旧性裂伤　　　　E. 子宫颈管黏膜炎

2. 慢性宫颈炎患者的主要症状是（　　）。
    A. 腰骶酸痛感　　　　　　B. 下腹坠痛　　　　　C. 白带增多
    D. 月经量增多　　　　　　E. 血性白带

3. 子宫颈息肉的治疗（　　）最合适。
    A. 冷冻　　　　　　　　　B. 激光　　　　　　　C. 息肉摘除术
    D. 息肉摘除并送病理检查　　　　　　　　　　　E. 宫颈锥切

4. 下列（　　）表现为宫颈糜烂样改变。
    A. 宫颈的鳞状上皮脱落，由柱状上皮覆盖　　　　B. 宫颈上皮缺如
    C. 宫颈溃疡　　　　D. 宫颈先天发育不良　　　　E. 宫颈旧裂伤外翻

5. 慢性宫颈炎需作激光治疗，下列注意事项（　　）是错误的。
    A. 月经干净后15天可作激光治疗　　　　　　　　B. 急性生殖道炎症时不能作激光治疗
    C. 术后应避免盆浴及性生活1个月　　　　　　　D. 术后阴道流出大量黄水
    E. 术后2周结痂脱落，阴道分泌物减少

参考答案：1.D；2.C；3.D；4.A；5.A

项目3 子宫肌瘤

学习目标

1. 掌握子宫肌瘤的临床表现、诊断及治疗原则。
2. 熟悉子宫肌瘤的病因及分类。
3. 了解子宫肌瘤的病理及变性。

案例导入

　　患者，女，35岁，已婚，近半年来，月经量多、经期延长。现月经第5天，量多，早晨起床突然时晕倒，家属急将其送医院。体格检查：病人面色苍白，血压90/60 mmHg，脉搏100次/min；妇科检查：外阴阴道婚产式，宫颈光滑、宫体如孕三月大、质硬、表面有结节状突起，双侧附件未触及。

　　请思考：首先考虑的诊断是什么？还需做哪些检查协助确诊？如何处理？

▼ 内容精要

　　子宫肌瘤（uterine myoma）是女性生殖器官最常见的良性肿瘤，由子宫平滑肌组织增生而成，其间有少量纤维结缔组织。多见于30～50岁育龄期妇女，20岁以下少见。因肌瘤多无症状或很少有症状，临床报道肌瘤发病率远低于真实发病率。

　　（一）病因

　　目前子宫肌瘤的发病原因尚未完全明确。子宫肌瘤好发于生育年龄妇女，绝经后停止生长甚至萎缩、消失，提示其发生可能与雌激素水平过高或长期刺激有关。生物化学相关检测结果认为，肌瘤组织局部对雌激素的高敏感性是子宫肌瘤发生的重要因素之一。此外，研究证实孕激素可促进肌瘤有丝分裂、刺激肌瘤生长。

　　（二）分类

　　1.根据肌瘤生长部位分类　分为2类，宫体肌瘤（约占90%）和宫颈肌瘤（约占10%）。

　　2.根据肌瘤与子宫肌壁的关系分类　分为以下几类（图20-1）。

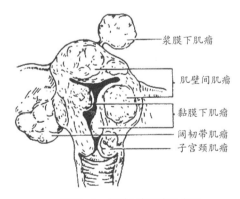

浆膜下肌瘤
肌壁间肌瘤
黏膜下肌瘤
阔韧带肌瘤
子宫颈肌瘤

图20-1　各型子宫肌瘤示意图

　　（1）肌壁间肌瘤：肌瘤位于子宫肌层内，最常见，占60%～70%。

　　（2）浆膜下肌瘤：肌瘤突出于子宫表面，由浆膜层覆盖，约占20%。若瘤体继续向浆膜面生长，仅有一蒂与子宫相连，称为带蒂浆膜下肌瘤。若浆膜下肌瘤位于子宫体侧壁向宫旁生长突出于阔韧带两叶腹膜间，称为阔韧带肌瘤。

（3）黏膜下肌瘤：肌瘤向宫腔方向突出，表面由子宫黏膜层覆盖，占 10% ~ 15%。黏膜下肌瘤易形成蒂，称为带蒂黏膜下肌瘤，常引起子宫收缩，肌瘤可被挤出而突入阴道。

（三）病理

1. 巨检　肌瘤多为实质性球形肿瘤，大小不等，表面光滑，质地较子宫肌层硬，压迫周围肌壁纤维形成假包膜，肌瘤与假包膜之间有一层疏松网状间隙，故手术时易于将肌瘤自假包膜内完整剥出。切面呈灰白色，具有旋涡状或编织状纹理。肌瘤主要由子宫平滑肌细胞及少量纤维结缔组织交叉组成。

2. 镜检　主要由梭形平滑肌细胞和不等量纤维结缔组织构成。肌细胞大小均匀，排列成漩涡状或棚状，核为杆状。

（四）肌瘤变性

肌瘤变性是肌瘤失去原有的典型结构，常见的变性有：玻璃样变、囊性变、红色样变、肉瘤样变、钙化。

（五）临床表现

1. 症状　多无明显症状，仅在体检时发现。症状与肌瘤的生长部位、大小和有无变性关系密切，而与肌瘤数目关系不大。常见症状有：

（1）月经改变：最常见。多见于大的肌壁间肌瘤及黏膜下肌瘤，表现为经量增多，经期延长。黏膜下肌瘤伴有坏死感染时，可有不规则阴道流血或血样脓性排液。长期经量增多可继发贫血，出现乏力、心悸等症状。

（2）下腹肿块：多见于肌瘤逐渐增大，子宫超过 3 个月妊娠大小或宫底部的浆膜下肌瘤。从下腹正中部位扪及质硬、结节状、活动度不大、无压痛的肿块。

（3）白带增多：肌壁间肌瘤使宫腔内膜面积增大，内膜腺体分泌亢进致白带增多；黏膜下肌瘤一旦感染，可产生大量脓样白带，若发生溃烂、坏死、出血，可有血性或脓血性阴道流液，伴臭味。

（4）压迫症状：子宫前壁下段肌瘤压迫膀胱可出现尿频；后壁肌瘤压迫直肠引起便秘；宫颈肌瘤压迫膀胱颈部出现排尿困难、尿潴留；阔韧带肌瘤可压迫输尿管造成输尿管扩张甚至肾盂积水。

（5）其他：下腹坠胀、腰酸背痛。黏膜下肌瘤和引起宫腔变形的肌壁间肌瘤，影响精子运行和受精卵着床，导致不孕或流产；肌瘤红色变性、肌瘤蒂扭转或黏膜下肌瘤排入阴道时可引起急性腹痛。

2. 体征　与肌瘤大小、位置、数目及有无变性相关。妇科检查：子宫不规则或者均匀性增大，表面可有结节状突起，质硬，无压痛；浆膜下肌瘤可扪及单个实质性球状肿块与子宫有蒂相连。黏膜下肌瘤位于宫腔内者子宫均匀增大，脱出于宫颈外口者，窥器检查即可看到宫颈口处有肿物，粉红色，表面光滑，宫颈四周边缘清楚。若伴感染时可有坏死、出血及脓性分泌物。

（六）诊断及鉴别诊断

根据病史、临床表现及超声检查，诊断多无困难。B 型超声是常用辅助检查手段，可区分子宫肌瘤与其他盆腔肿块。MRI 可准确判断肌瘤大小、数目和位置。如有需要，还可选择宫腔镜、腹腔镜、子宫输卵管造影等协助诊断。子宫肌瘤应与妊娠子宫、卵巢肿瘤、子宫腺肌病、子宫恶性肿瘤、盆腔炎性包块等相鉴别。

（七）治疗

1. 随访观察　适用于肌瘤较小，无症状，尤其是近绝经期者，可每 3 ~ 6 个月定期复查。

2. 药物治疗　适用于症状较轻，近绝经年龄或身体情况不宜手术治疗者。常用药物有雄激素、米非司酮和促性腺激素释放激素类似物（GnRH-a）。

3. 手术治疗　为治疗子宫肌瘤最有效方法。适应证：①月经过多致继发贫血，药物无效；②严重腹痛、性交痛或慢性腹痛、有蒂肌瘤扭转引起急性腹痛；③出现压迫症状；④能确定肌瘤是不孕或反复流产唯一原因者；⑤肌瘤生长较快，怀疑有恶变。手术可经腹、经阴道或经宫腔镜及腹腔镜进行。手术方式有：①肌瘤切除术：适用于希望保留生育功能的患者，术后有 50% 复发机会，约 1/3 患者

子宫肌瘤
电子课件

子宫肌瘤
思维导图

需再次手术。②子宫切除术：不要求保留生育功能或疑有恶变者，可行子宫切除术，包括全子宫切除和次全子宫切除。

4.其他治疗　主要适用于不能耐受或不愿手术者。包括：子宫动脉栓塞术、高能聚焦超声、微波消融、子宫内膜切除术等。

重点笔记

▼　**达标练习**

1. 子宫肌瘤发病可能的相关因素是（　　）。
   A. 早婚早育，性生活紊乱　　　　　　　　B. 高血压，糖尿病，肥胖
   C. 雌激素水平增高　　D. 饮食因素　　　　E. 环境因素
2. 最常见的子宫肌瘤为（　　）。
   A. 黏膜下子宫肌瘤　　B. 浆膜下子宫肌瘤　　C. 肌壁间子宫肌瘤
   D. 子宫颈肌瘤　　　　E. 阔韧带肌瘤
3. 下列（　　）不是子宫肌瘤常见症状。
   A. 子宫出血　　　　　B. 继发贫血　　　　　C. 骨髓抑制
   D. 压迫症状　　　　　E. 盆腔包块
4. 子宫肌瘤合并妊娠易发生下述的变性是（　　）。
   A. 玻璃样变性　　　　B. 囊性变　　　　　　C. 坏死感染
   D. 红色变性　　　　　E. 肉瘤变
5. 子宫肌瘤短期内迅速增大或伴有阴道出血应考虑（　　）。
   A. 感染　　　　　　　B. 囊性变　　　　　　C. 红色变性
   D. 脂肪样变　　　　　E. 肉瘤变
6. 黏膜下子宫肌瘤最常见的症状是（　　）。
   A. 下腹包块　　　　　B. 白带过多　　　　　C. 月经过多，经期延长
   D. 痛经　　　　　　　E. 不育
7. 子宫肌瘤药物治疗的原则是（　　）。
   A. 年轻要求生育功能者　B. 有合并症不能手术者　C. 绝经前妇女肌瘤不很大，病状较轻
   D. 有手术禁忌证要治疗后手术　　　　　　　E. 以上均是
8. 肌瘤小，无明显症状治疗方式为（　　）。
   A. 观察　　　　　　　B. 阴式肌瘤剜除术　　C. 肌瘤剜除术
   D. 子宫全切术　　　　E. 子宫全切＋双附件切除术

参考答案：1.C；2.C；3.C；4.D；5.E；6.C；7.E；8.A

项目 4　子宫颈癌

▼　内容精要

　　子宫颈癌是妇科最常见的恶性肿瘤，高发年龄 50 ～ 55 岁，近年来有年轻化趋势。子宫颈癌有较长的癌前病变（子宫颈鳞状上皮内病变，SIL）阶段，近年来，由于子宫颈癌筛查的普及，癌前病变和子宫颈癌得以早期发现和治疗，其发病率和死亡率明显下降。

　　（一）病因

　　1. 人乳头瘤病毒（HPV）感染　流行病学和基础研究已证实 HPV 感染是宫颈癌的主要病因。目前已知 HPV 共有 160 多个型别，其中有 13 ～ 15 种与 SIL 和子宫颈癌发病密切相关。已在接近 90% 的 SIL 和 99% 的子宫颈癌组织发现有高危型 HPV 感染，其中约 70% 与 HPV 16 型和 18 型相关。接种 HPV 疫苗可以实现子宫颈癌的一级预防。

　　2. 性行为及分娩次数　性生活紊乱、多个性伴侣、性生活过早（< 16 岁）、早年分娩、多产、性传播疾病、接触高危男子与子宫颈癌有关。

　　3. 其他　吸烟、经济状况低下、口服避孕药和免疫抑制等因素也与发病有关。

　　（二）组织发生和发展

　　SIL 形成后继续发展，突破上皮下基底膜，浸润间质，发展成子宫颈浸润癌（图 20-2）。

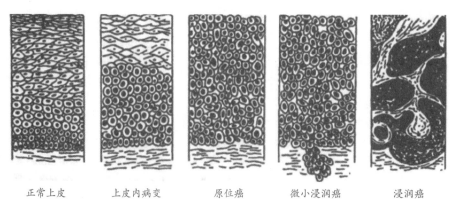

正常上皮　　　上皮内病变　　　原位癌　　　微小浸润癌　　　浸润癌

图 20-2　子宫颈正常上皮－上皮内病变－浸润癌

（三）病理

子宫颈癌好发于宫颈外口的鳞-柱上皮移行带，多为鳞状细胞癌（占75%～80%），其次为腺癌（占20%～25%）。微小鳞状细胞癌肉眼观察无明显异常，镜检发现小滴状、锯齿状癌细胞团突破基底膜，浸润间质，进一步多呈网状或团块状浸润间质。随病变发展，可形成外生型、内生型、溃疡型和颈管型4种类型（图20-3）。

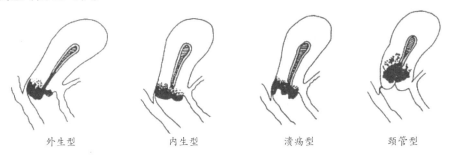

外生型　　　　内生型　　　　溃疡型　　　　颈管型

图20-3　子宫颈癌类型（巨检）

（四）转移途径

直接蔓延最常见，癌组织局部浸润，向邻近器官及组织扩散，常向下累积阴道壁，极少向上累积宫腔。癌灶局部浸润后侵入淋巴管，形成瘤栓，随淋巴液引流进入局部淋巴结，在淋巴管内扩散。血行转移极少见，晚期可经血行转移至肺、肝或骨骼等。

（五）临床分期

临床分期在治疗前进行，治疗后不再更改。目前采用国际妇产科联盟（FIGO，2009年）的分期标准（图20-4）。

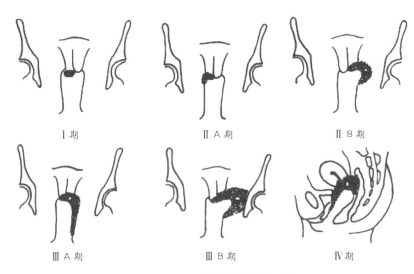

Ⅰ期　　　　　　ⅡA期　　　　　　ⅡB期

ⅢA期　　　　　　ⅢB期　　　　　　Ⅳ期

图20-4　子宫颈癌临床分期示意图

（六）临床表现

1.症状　早期常无症状。

（1）阴道流血：常表现为接触性出血，也可表现为不规则阴道流血，或经期延长、经量增多。老年患者常表现为绝经后不规则阴道流血。晚期肿瘤侵蚀较大血管可引起致命性大出血。

（2）阴道排液：多发生在阴道流血之后，白色或血性，稀薄如水样或米泔样、有腥臭味的阴道排液。晚期患者因癌组织坏死继发感染，有大量脓性米汤样或脓性恶臭白带。

（3）压迫和转移症状：晚期病人可出现尿频、尿急、便秘、下肢肿痛等；癌肿压迫或累及输尿管时，可出现输尿管梗阻、肾盂积水及尿毒症；晚期可有贫血、恶病质等全身衰竭症状。

2.体征　早期可无明显病灶，子宫颈光滑或糜烂样改变，随病情发展，可出现不同体征。外生型子宫颈癌可见息肉状或菜花状赘生物，常伴感染，质脆易出血；内生型表现为子宫颈肥大、质硬、颈管呈桶状膨大；晚期患者可因癌组织坏死脱落，形成溃疡或空洞伴恶臭。阴道壁受累时，可见赘生物生长或阴道壁变硬；宫旁组织受累时，双合诊、三合诊检查可扪及子宫颈旁组织增厚、结节状、质硬或形成冰冻骨盆。

（七）诊断

根据病史、症状和妇科检查并进行宫颈活组织检查可以确诊。早期病例的诊断应采用子宫颈细胞学检查和(或)HPV检测、阴道镜检查、子宫颈活组织检查的"三阶梯"程序，确诊依据为组织学诊断。

（八）鉴别诊断

子宫颈癌需要通过子宫颈活组织病理检查与以下病变鉴别：①子宫颈良性病变：子宫颈柱状上皮异位、子宫颈息肉、子宫颈子宫内膜异位症和子宫颈结核性溃疡等；②子宫颈良性肿瘤：子宫颈管肌瘤、子宫颈乳头瘤等；③子宫颈转移性癌等。

（九）治疗及预后

根据患者的临床分期、年龄、生育要求、全身情况和医疗技术水平等综合考虑制订适当的个体化治疗方案。采用手术和放疗为主、化疗为辅的综合治疗。预后与临床分期、病理类型等密切相关，有淋巴转移者预后差。

（十）随访

治疗出院后1个月首次随访，2年内每3～6个月复查1次；第3～5年，每半年复查1次；第6年开始，每年复查1次。随访内容包括盆腔检查、阴道脱落细胞学检查、胸部X线、血常规及子宫颈鳞状细胞癌抗原、超声、CT或磁共振等。

（十一）预防

子宫颈癌是可以预防的肿瘤。预防手段包括积极推广HPV疫苗接种、普及并规范子宫颈癌筛查、及时治疗高级别癌前病变和加强预防知识宣教等。

重点笔记

子宫颈癌
电子课件

子宫颈癌
思维导图

▼ 达标练习

1. 子宫颈癌的最主要病因为（　　）。
    A. 早婚、早育、多产　　　B. 性生活过早　　　C. 人类乳头状瘤病毒感染
    D. 慢性宫颈炎及宫颈裂伤　　　　E. 吸烟
2. 子宫颈癌最常见的病理类型是（　　）。
    A. 鳞腺癌　　　　　　B. 腺癌　　　　　　C. 恶性腺癌
    D. 粘液腺癌　　　　　E. 鳞状细胞癌
3. 子宫颈癌的好发部位是（　　）。
    A. 宫颈柱状上皮　　　B. 宫颈鳞状上皮　　　C. 宫颈鳞状上皮化生区
    D. 宫颈鳞-柱上皮交界部　　　　E. 宫颈鳞状上皮化区

4. 关于子宫颈癌早期症状下列（　　）正确。
　　A. 反复阴道流血　　　　B. 接触性出血　　　　C. 阴道大量排液
　　D. 排尿困难　　　　　　E. 大腿及腰骶部疼痛

5. 子宫颈癌最重要的转移途径是（　　）。
　　A. 血行转移　　　　　　B. 淋巴转移和血行转移　　C. 直接蔓延和淋巴转移
　　D. 播散种植　　　　　　E. 淋巴、血行转移为主

6. 最常用的筛查子宫颈癌的方法是（　　）。
　　A. 阴道镜检查　　　　　B. 子宫颈细胞学检查　　　C. 碘试验检查
　　D. 白带涂片检查　　　　E. 宫颈活组织检查

7. 为确诊子宫颈癌，下列（　　）是正确的。
　　A. 宫颈和颈管活组织检查　B. 阴道镜检查　　　　　C. 碘实验
　　D. 宫颈细胞学检查　　　　E. 分段诊刮

8. 患者，女，52 岁，绝经 4 年，白带增多 2 个月，性交后白带带血 2 次就诊。妇科检查阴道不充血，宫颈上唇 10 点处呈乳头状糜烂，易出血，下唇光滑，内诊（-），B 超（-）。出血的原因最可能是（　　）。
　　A. 老年性阴道炎　　　　B. 子宫内膜癌　　　　　C. 宫颈息肉
　　D. 子宫颈癌　　　　　　E. 宫颈湿疣

参考答案：1. C；2. E；3. D；4. B；5. C；6. B；7. A；8. D

项目 5　异常子宫出血

学习目标

1. 掌握无排卵性异常子宫出血和排卵性异常子宫出血的病因、临床表现。
2. 熟悉无排卵性异常子宫出血和排卵性异常子宫出血的病理、诊断及治疗。
3. 了解无排卵性异常子宫出血和排卵性异常子宫出血的发生机制。

案例导入

　　患者，女，46 岁。既往月经规律，近两年月经不规律，且月经量增多。本次停经 2 个月余出血已 15 天，量仍多伴头晕。妇科检查：宫颈光滑，宫体前位，正常大小，附件未及，阴道内多量鲜血和血块。查体：体温 36.5 ℃，脉搏 84 次 /min，呼吸 18 次 /min，血压 110/75 mmHg。入院查体生命体征稳定，中度贫血貌，心肺腹查体无异常，余未见明显异常。辅助检查：血常规示白细胞和血小板正常，血红蛋白 65 g/L，凝血功能检查正常，肝肾功能正常。B 超提示：子宫正常，双侧附件未见明显异常。

　　请思考：患者最可能的诊断是？有何依据？最可能病因是？首选治疗措施？

异常子宫出血（abnormal uterine bleeding，AUB）是妇科常见的症状和体征，是一种总的术语，是指与正常月经的周期频率、规律性、经期长度、经期出血量中的任何1项不符的、源自子宫腔的异常出血。

AUB病因分为两大类九个类型，按英语首字母缩写为"PALM-COEIN"，"PALM"存在结构性改变，可采用影像学和（或）病理学方法明确诊断，而"COEIN"无子宫结构性改变。

本节重点讨论主要跟排卵障碍相关的AUB（AUB-O），既往称为"功能失调性子宫出血（功血）"，包括"无排卵性功血"和"排卵性月经失调"两类，前者属于AUB-O，后者涉及AUB-O和AUB-E，根据中华医学会妇产科学分会内分泌学组2014年建议，不再使用"功能失调性子宫出血（功血）"，将"无排卵性功血"和"排卵性月经失调"分别改称为"无排卵性异常子宫出血"和"排卵性异常子宫出血"。

一、无排卵性异常子宫出血

（一）病因及病理生理

正常月经的发生是基于排卵后黄体生命期结束，雌激素和孕激素撤退，使子宫内膜功能层皱缩坏死而脱落出血。正常月经的周期、经期和血量，表现为明显的规律性和自限性。当机体受内部和外界各种因素，如精神紧张、代谢紊乱、营养不良、慢性疾病、气候及环境骤变、过度运动、饮食紊乱、酗酒及其他药物等影响时，可通过大脑皮层和中枢神经系统，引起下丘脑-垂体-卵巢轴功能调节或靶器官效应异常而导致月经失调。

1. 无排卵原因　①青春期：下丘脑-垂体-卵巢轴间的反馈调节尚未成熟，大脑中枢对雌激素的正反馈作用存在缺陷，下丘脑和垂体与卵巢间尚未建立稳定的周期性调节，FSH呈持续低水平，无促排卵性LH峰形成，卵巢虽有卵泡生长，但卵泡发育到一定程度便发生退行性变，形成闭锁卵泡，无排卵发生；②绝经过渡期：卵巢功能不断衰退，卵泡近于耗尽，剩余卵泡往往对垂体促性腺激素的反应性低下，故雌激素分泌量锐减，导致促性腺激素水平升高，FSH常比LH更高，不能形成排卵期前LH高峰，故不排卵；③生育期：妇女有时因应激、肥胖或多囊卵巢综合征等因素影响，可发生无排卵。

2. 无排卵AUB出血机制　主要出血机制是雌激素突破性出血和雌激素撤退性出血，还与子宫内膜出血自限机制缺陷有关。

（二）子宫内膜病理改变

无排卵AUB的子宫内膜主要有三种病理改变：增殖期子宫内膜、子宫内膜增生和萎缩型子宫内膜。

（三）临床表现

多数无排卵AUB患者表现为月经紊乱，月经失去正常的周期和自限性，出血间隔长短不一，短则几日，长则数月，常被误诊为闭经；出血量多少不一，少者表现为点滴出血，多者大量出血，不能自止，可导致贫血甚至休克。出血类型取决于血雌激素水平及其下降的速度、雌激素对子宫内膜持续作用的时间及子宫内膜的厚度。

（四）诊断

诊断前必须首先排除生殖道或全身器质性病变所导致的AUB。

1. 病史　详细了解患者的年龄、月经史、婚育史和避孕措施，排除妊娠；是否存在引起AUB的器质性疾病；了解疾病经过和诊疗情况；了解近期是否服用干扰排卵的药物或抗凝药物等；是否存在肝病、血液病、糖尿病、甲状腺功能亢进症或减退症等可引起月经失调的全身疾病。

2. 体格检查　包括全身检查和妇科检查。全身检查患者有无贫血、甲亢、甲减、多囊卵巢综合征及出血性疾病的阳性体征。妇科检查排除阴道、宫颈及子宫结构异常和器质性病变，并注意阴道内血液来自宫颈表面还是来自宫颈管内。

3.辅助检查

（1）全血细胞计数：确定是否存在贫血及血小板减少。

（2）凝血功能检查：排除凝血和出血功能障碍性疾病，如凝血酶原时间、部分促凝血酶原激酶时间、血小板计数、出凝血时间等。

（3）尿妊娠试验或血 hCG 检测：排除妊娠及妊娠相关疾病。

（4）B 型超声检查：了解子宫形态、内膜厚度及回声，排除有无宫腔占位病变及其他生殖道器质性病变等。

（5）基础体温测定（BBT）：是诊断无排卵性 AUB 最常用手段。无排卵性 AUB 患者 BBT 呈单相型（图 20-5）。

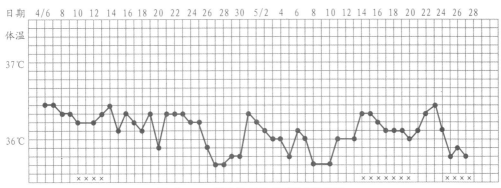

图 20-5　无排卵性 AUB 基础体温单相型

（6）激素测定：于黄体中期（月经前 5 ~ 9 天）测定血孕酮水平，若孕酮浓度 < 3 ng/mL，提示无排卵。同时应在早卵泡期测定 LH、FSH、催乳素、雌二醇、睾酮、促甲状腺素水平，了解无排卵病因。

（7）诊断性刮宫：简称诊刮。适用于年龄 > 35 岁、药物治疗无效或存在子宫内膜癌高危因素的 AUB 患者，可达到止血和明确子宫内膜病理诊断的目的。应于月经前 1 ~ 2 天或月经来潮 6 h 内刮宫，阴道大量出血时为了尽快减少出血量，可随时刮宫。刮出物必须送病理检查。

（8）宫腔镜检查：可以直接观察宫颈管、子宫内膜的情况，直视下活检诊断准确率显著高于盲取。

（9）宫颈黏液结晶检查：月经前仍可见羊齿植物叶状结晶表示无排卵。目前已较少使用。

（五）鉴别诊断

无排卵性 AUB 应与下列疾病相鉴别：全身性疾病如血液病、肝功能损害、甲状腺功能亢进或减退等；异常妊娠或妊娠并发症如流产、异位妊娠、葡萄胎、子宫复旧不良、胎盘残留等；生殖器感染如急性或慢性子宫内膜炎、子宫肌炎等；生殖器肿瘤如子宫内膜癌、子宫颈癌、子宫肌瘤、卵巢肿瘤、滋养细胞肿瘤等；生殖道损伤如阴道裂伤出血、阴道异物；性激素类药物使用不当、宫内节育器或异物引起的异常子宫出血。

（六）治疗

治疗原则是止血并纠正贫血，血止后调整周期预防子宫内膜增生和 AUB 复发，有生育要求者促排卵治疗。青春期少女以止血、调整月经周期为主；生育期妇女以止血、调整月经周期和促排卵为主；绝经过渡期妇女则以止血、调整月经周期、减少经量、防止子宫内膜癌变为主。常用性激素药物止血和调整月经周期。出血期可辅以促进凝血和抗纤溶药物，促进止血。必要时手术治疗。

1.止血

（1）性激素为首选药物。可结合患者情况选择孕激素、雌激素、复方短效口服避孕药、雄激素等。尽量使用最低有效剂量，为尽快止血而药量较大时应及时合理调整剂量，治疗过程严密观察，以免因性激素应用不当而引起医源性出血。

（2）刮宫术：刮宫可迅速止血，并具有诊断价值，适用于大量出血且药物治疗无效需立即止血或需要子宫内膜组织学检查的患者。可了解内膜病理，除外恶性病变，对于绝经过渡期及病程长的生育期患者应首先考虑刮宫术，对无性生活史青少年除非要除外子宫内膜癌，否则不行刮宫术。对于超声提示宫腔内异常者可在宫腔镜下活检，以提高诊断率。

2.调节周期　血止后，几乎所有 AUB-O 患者都需要调整月经周期。调节周期是治疗的根本和巩固疗效、避免复发的关键。方法根据患者年龄、激素水平、生育要求等有所不同。

（1）孕激素：适用于体内有一定雌激素水平的各年龄段的患者。于撤退性出血第 15 天起，口服地屈孕酮 10 ~ 20 mg/d，用药 10 天；或微粒化孕酮 200 ~ 300 mg/d，用药 10 天；或甲羟孕酮 4 ~ 12 mg/d，每日分 2 ~ 3 次口服，连用 10 ~ 14 天。酌情应用 3 ~ 6 个周期。

（2）口服避孕药：能很好控制周期，尤其适用于有避孕需求的患者。一般在止血用药撤退性出血后，周期性使用口服避孕药 3 个周期，病情反复者酌情延至 6 个周期。生育期、有长期避孕需求、无避孕药禁忌证者可长期应用。

（3）雌、孕激素序贯法：如孕激素治疗后不出现撤退性出血，考虑是否为内源性雌激素水平不足，可用雌孕激素序贯法，常用于青春期患者（图 20-6）。

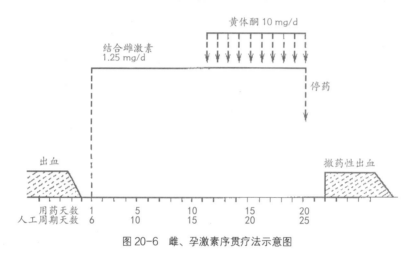

图 20-6　雌、孕激素序贯疗法示意图

（4）左炔诺孕酮宫内缓释系统（LNG-IUS）：宫腔内局部释放左炔诺孕酮 20 μg/d，抑制子宫内膜生长。多种药物治疗失败且无生育要求者，选择 LNG-IUS 常有效。适用于生育期或围绝经期、无生育需求的患者。

3.促排卵　用于生育期、有生育需求者，尤其是不孕患者。青春期患者不应采用促排卵药物来控制月经周期。促排卵药物主要为：氯米芬，月经期第 5 天起，每晚服 50 mg，连续 5 天。其他促排卵药物有人绒毛膜促性腺素（hCG）、尿促性素（hMG）。

4.手术治疗　适用于药物治疗无效、不愿或不适合子宫切除术、无生育要求而药物治疗无效的患者，尤其是不易随访的年龄较大者，应考虑手术治疗。

（1）子宫内膜去除术：宫腔镜下电切割或激光切除子宫内膜或采用滚动球电凝或热疗等方法，破坏大部分或全部内膜和浅肌层，使月经减少甚至闭经。术前需排除癌或癌前病变。

（2）子宫切除术：患者经各种治疗效果不佳，并了解所有药物治疗的可行方法后，由患者和家属知情选择后接受子宫切除。

二、排卵性异常子宫出血

排卵性异常子宫出血（排卵性月经失调）较无排卵性少见，多发生于生育期女性。患者有周期性排卵，因此临床上有可辨认的月经周期。主要包含黄体功能不足和子宫内膜不规则脱落。

（一）黄体功能不足

月经周期中有卵泡发育及排卵，但黄体期孕激素分泌不足或黄体过早衰退，导致子宫内膜分泌反应不良和黄体期缩短。

1.发病机制　足够水平的 FSH 和 LH 及卵巢对 LH 良好的反应，是黄体健全发育的必要前提。黄体功能不足可有多种因素造成：卵泡期 FSH 缺乏，使卵泡发育缓慢，雌激素分泌减少，从而对垂体及下丘脑正反馈不足；LH 脉冲峰值不高及排卵峰后 LH 低脉冲缺陷，使排卵后黄体发育不全，孕激素分泌减少；卵巢本身发育不良，排卵后颗粒细胞黄素化不良，孕激素分泌减少。此外，生理性因素如初潮、分娩后、绝经过渡期等也可导致黄体功能不足。

2. 病理　子宫内膜形态一般表现为分泌期内膜，腺体分泌不良，间质水肿不明显或腺体与间质发育不同步。内膜活检显示分泌反应落后 2 天。

3. 临床表现　常表现为月经周期缩短。有时月经周期虽在正常范围内，但卵泡期延长、黄体期缩短，以致患者不易受孕或在妊娠早期流产。

4. 诊断　根据病史、妇科检查无引起异常子宫出血的生殖器器质性病变；基础体温双相型，但高温相小于 11 天（图 20-7）；子宫内膜活检显示分泌反应至少落后 2 天，可作出诊断。

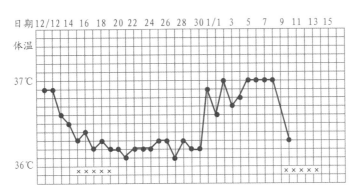

图 20-7　基础体温双相型（黄体功能不足）

5. 治疗

（1）促进卵泡发育：针对其发生原因，促使卵泡发育和排卵。①卵泡期使用低剂量雌激素：月经第 5 天起每日口服妊马雌酮 0.625 mg 或戊酸雌二醇 1 mg，连续 5～7 天；②氯米芬：月经第 3～5 天每日开始口服氯米芬 50 mg，连服 5 天。

（2）促进月经中期 LH 峰形成：在卵泡成熟后，给予绒促性素 5 000～10 000 U 肌内注射。

（3）黄体功能刺激疗法：于基础体温上升后开始，隔日肌内注射绒促性素 1 000～2 000 U，共 5 次。

（4）黄体功能补充疗法：一般选用天然黄体酮制剂，自排卵后开始每日肌内注射黄体酮 10 mg，共 10～14 天。

（5）口服避孕药：尤其适用于有避孕需求的患者。一般周期性使用口服避孕药 3 个周期，病情反复者酌情延至 6 个周期。

（二）子宫内膜不规则脱落

月经周期有排卵，黄体发育良好，但萎缩过程延长，导致子宫内膜不规则脱落。

1. 发病机制　由于下丘脑-垂体-卵巢轴调节功能紊乱，或溶黄体机制失常，引起黄体萎缩不全，内膜持续受孕激素影响，以致不能如期完整脱落。

2. 病理　正常月经第 3～4 天时，分泌期子宫内膜已全部脱落。黄体缩不全时，月经期第 5～6 天仍能见到呈分泌反应的子宫内膜。常表现为混合型子宫内膜，即残留的分泌期内膜与出血坏死组织及新增生的内膜混合共存。

3. 临床表现　表现为月经周期正常，但经期延长，长达 9～10 天，且出血量多。

4. 诊断　临床表现为经期延长，基础体温呈双相型，但下降缓慢（图 20-8）。在月经第 5～7 天行诊断性刮宫，病理检查作为确诊依据。

5. 治疗

（1）孕激素：排卵后第 1～2 天或下次月经前 10～14 天开始，每日口服甲羟孕酮 10 mg，连服 10 天。有生育要求者肌内注射黄体酮注射液。无生育要求者也可口服单相口服避孕药，自月经周期第 5 天始，每日 1 片，连续 21 天为一个周期。

异常子宫出血
电子课件

AUB-O
思维导图

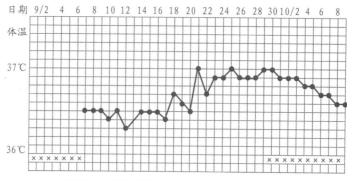

图 20-8 基础体温双相型（子宫内膜不规则脱落）

（2）绒促性素：用法同黄体功能不足，有促进黄体功能的作用。

（3）复方短效口服避孕药：抑制排卵，控制周期。

重点笔记

▼ 达标练习

1. 无排卵性异常子宫出血和排卵性异常子宫出血是指（　）。

　　A. 生育年龄的子宫异常出血　　　　B. 青春期子宫异常出血

　　C. 更年期子宫异常出血　　　　　　D. 无生殖道或全身器质性病变的子宫出血

　　E. 伴有轻度子宫内膜非特异性炎症的子宫出血

2. 无排卵型异常子宫出血最常见的症状是（　）。

　　A. 出血时伴有下腹痛　　　B. 不规则子宫出血　　　　C. 月经周期缩短

　　D. 经期延长　　　　　　　E. 贫血及全身不适

3. 导致青春期无排卵型异常子宫出血的原因是（　）。

　　A. 不能形成正常月经周期中的 FSH 和 LH 峰状分泌　B. 雌激素水平低落

　　C. 黄体功能不足　　　　　D. 内膜前列腺素含量过高　E. 雌、孕激素水平均低落

4. 患者，女，48 岁，月经紊乱半年，此次月经来潮大量出血，B 超盆腔无异常，目前止血的首选方法是（　）。

　　A. 雌激素　　　　　　　　B. 孕激素　　　　　　　　C. 雄激素

　　D. 诊断性刮宫　　　　　　E. 止血药物

5. 围绝经期无排卵性异常子宫出血的治疗原则是（　）。

　　A. 减少月经量　　　　　　B. 止血，调整周期，减少月经量，防止子宫内膜病变

　　C. 调整垂体与性腺功能　　D. 止血，调整周期，促排卵　E. 促进子宫发育

参考答案：1. D；2. B；3. A；4. D；5. B

妇科常见疾病
知识拓展

单元二十一

▶▶▶

计划生育

项目 1　避孕

案例导入

　　患者,女,26 岁,放置 T 形宫内节育器 3 年,现来院进行常规体检。月经史:平时月经规律,月经周期 28 ~ 30 天,经期 5 ~ 6 天,经量中等,无痛经,末次月经 10 天前。妇科检查:外阴发育良好,阴道通畅,宫颈光滑,正常大小,宫颈口未见节育器尾丝。子宫前倾前屈,大小正常,质地中等,双侧附件区未触及明显异常。

　　请思考:最应考虑哪种并发症?进一步应首选哪项辅助检查最简便、可靠?

▼　内容精要

避孕是采用科学的方法使育龄妇女暂时不受孕。常用的方法有工具避孕、药物避孕。

一、宫内节育器

宫内节育器(intrauterine device，IUD)是我国育龄期妇女的主要避孕措施,是一种安全、简便、经济、有效、可逆的避孕工具。

（一）种类

1.惰性宫内节育器　为第一代 IUD,由惰性材料如金属、硅胶、塑料等制成。我国既往常用金属单环,因其脱落率及带器妊娠率较高,1993 年已停止生产,目前较少使用。

2.活性宫内节育器　为第二代 IUD,其内含有活性物质如金属（铜）、激素、药物等,这些物质可提高避孕效果,减少副作用。

（二）作用机制

宫内节育器的避孕机制复杂,至今尚未完全明了清楚。

1.对精子和胚胎的毒性作用　①IUD 压迫子宫局部发生局部炎症反应,炎性细胞对胚胎有毒性作用。同时产生大量巨噬细胞覆盖于内膜，不仅影响受精卵着床，还能吞噬精子并影响胚胎发育；②铜离子对精子产生毒性作用，使精子无法获能。

2. 干扰着床 ①长期异物刺激导致内膜损伤及慢性炎症，产生前列腺素，影响输卵管蠕动，使受精卵运行速度与内膜发育不同步，受精卵着床受阻；②子宫内膜受压缺血及吞噬细胞作用，激活纤溶酶原，致使囊胚溶解吸收；③铜离子进入细胞，影响锌酶系统，阻碍受精卵着床及胚胎发育；干扰内膜细胞代谢，影响受精卵着床及囊胚发育。

3. 左炔诺孕酮宫内节育器 主要是孕激素对子宫内膜的局部作用：①使内膜腺体萎缩，间质蜕膜化，间质炎性细胞浸润，不利于受精卵着床；②改变宫颈黏液性状，使其变稠厚，不利于精子穿透。此外，可使部分妇女抑制排卵。

4. 含吲哚美辛宫内节育器的避孕作用 吲哚美辛抑制前列腺素合成，减少前列腺素对子宫的收缩作用而减少放置宫内节育器后出现的出血反应。

（三）宫内节育器放置术

1. 适应证 凡育龄妇女自愿要求放置且无禁忌证者。

2. 禁忌证 ①妊娠或妊娠可疑；②生殖器官急性炎症；③人工流产出血多，怀疑有妊娠组织物残留或感染可能；中期妊娠引产、分娩或剖宫产胎盘娩出后，子宫收缩不良有出血或潜在感染可能。④生殖器官肿瘤；⑤子宫畸形如纵隔子宫、双子宫等；⑥宫颈内口过松、重度陈旧性宫颈裂伤或子宫脱垂；⑦严重的全身性疾病；⑧宫腔深度 < 5.5 cm 或 > 9.0 cm；⑨近 3 个内有月经失调、阴道不规则流血；⑩有铜过敏史。

3. 放置时间 ①常规为月经干净后 3 ~ 7 天无性交；②产后 42 天恶露已净，会阴伤口愈合，子宫恢复正常；③人工流产手术后立即放置；④含孕激素宫内节育器于月经第 4 ~ 7 天放置；⑤自然流产于转经后放置，药物流产 2 次正常月经后放置；⑥哺乳期放置应先排除早孕；⑦性交后 5 天内放置为紧急避孕方法之一。

4. 节育器选择 T 型宫内节育器其横臂宽度（mm）分别为 26、28、30 号 3 种，宫腔深度 > 7cm 者选 28 号或 30 号，≤ 7 cm 者选 26 号。

5. 放置方法 双合诊复查子宫大小、位置及附件情况。外阴常规消毒铺巾，阴道窥器暴露宫颈后消毒宫颈与宫颈管，以宫颈钳夹持住宫颈前唇，用子宫探针顺子宫屈向探测宫腔深度。一般不需扩张宫颈管，宫颈管较紧者，按顺序使用宫颈扩张器将其扩张至 6 号，用放置器将节育器推送入宫腔，节育器上缘必须抵达子宫底部，带有尾丝者在距离宫颈口 2 cm 处剪断尾丝。观察无出血后取出宫颈钳及阴道窥器。

6. 术后注意事项及随访 ①术后可有少量阴道出血和下腹不适，应休息 3 天，1 周内忌重体力劳动，2 周内忌性生活及盆浴，保持外阴清洁；②术后第一年 1、3、6、12 个月各随访一次，以后每年随访 1 次直至停用，了解节育器在宫腔内情况，发现问题及时处理，出现特殊情况应随时就诊。

（四）宫内节育器取出术

1. 适应证 ①出现副反应及并发症，经治疗无效者；②带器妊娠者；③拟改用其他避孕措施或绝育者；④计划再生育者或已无性生活不再需避孕者；⑤放置期限已满需更换者；⑥绝经 1 年者；⑦确诊节育器嵌顿或移位者。

2. 禁忌证 ①全身情况不良或处于疾病的急性期；②并发生殖道炎症。

3. 取器时间 ①月经干净后 3 ~ 7 天；②子宫不规则出血者，随时可取。取器同时需行诊断性刮宫，刮出组织送病理检查，排除子宫内膜病变；③带器早期妊娠在行人工流产同时取器；④带器异位妊娠者，于术前诊断性刮宫时，或在术后出院前取器。

4. 取器方法 常规消毒后，有尾丝者，用血管钳夹住尾丝轻轻牵引取出。无尾丝者，用取环钩或取环钳取出。取器困难者可在超声配合下进行，必要时在宫腔镜下取出。

5. 注意事项 ①术前应通过超声或X线检查确定宫腔内是否有节育器以及节育器类型；②使用取环勾取器时应十分小心，避免损伤子宫壁；③节育器取出后应检查节育器是否完整，必要时再通过超声或 X 线检查确定，同时应落实其他避孕措施。

（五）宫内节育器的副作用

常见副作用为不规则阴道流血，主要表现为经量增多、经期延长或少量点滴出血，一般无需处理，3～6个月后逐渐恢复。少数患者放置节育器后可出现白带增多或伴下腹胀痛，主要与节育器和宫腔大小及形态不符有关，轻者不需要处理，重者注意多休息，适当给予解痉药，处理无效者应更换节育器。

（六）放置宫内节育器的并发症

1. 节育器嵌顿或断裂　多由于放置时损伤宫壁或放置时间过长，致部分器体嵌入子宫肌壁或发生断裂。一经确诊应及时取出。

2. 节育器异位　①操作不当致子宫穿孔，将节育器放到宫腔外；②节育器过大、过硬或子宫壁薄而软，子宫收缩造成节育器逐渐移位至宫腔外。确诊后，应立即手术将节育器取出。

3. 节育器下移或脱落　①操作不规范，放置时未送达子宫底；②节育器与宫腔大小及形态不符；③宫颈内口过松或子宫过度敏感；④经量过多。多发生在放置节育器后1年内。

4. 带器妊娠　多见于节育器下移、脱落或异位，一旦确诊，应在行人工流产同时将其取出。

二、激素避孕

激素避孕指女性使用甾体激素达到避孕，是一种高效避孕方法。激素成分是雌激素和孕激素。

（一）作用机制

1. 抑制排卵　雌、孕激素负反馈抑制下丘脑释放 GnRH，从而抑制垂体分泌 FSH 和 LH，同时影响垂体对 GnRH 的反应，不出现排卵前 LH 峰，不发生排卵。

2. 改变宫颈黏液性状　孕激素使宫颈黏液分泌减少，黏稠度增加，拉丝度降低，不利于精子穿透。

3. 改变子宫内膜形态与功能　小剂量雌激素持续作用使内膜腺体生长发育迟缓，腺体较小，萎缩变窄，同时孕激素使子宫内膜腺体、间质提前发生类分泌期变化，呈现分泌不良，不利于孕卵着床。

4. 改变输卵管功能　雌、孕激素作用于输卵管，使其蠕动和分泌功能受影响，从而改变受精卵在输卵管内正常运动，干扰受精卵着床。

（二）适应证

健康的育龄期妇女，自愿采用避孕药避孕。

（三）禁忌证

严重的心血管疾病、血栓性疾病不宜应用，如高血压、冠心病、静脉血栓等；急、慢性肝炎或肾炎；内分泌疾病如糖尿病及甲状腺功能亢进者；部分恶性肿瘤、癌前病变；哺乳期；精神病患者；有严重偏头痛反复发作者；年龄 > 35 岁的吸烟妇女服用避孕药，增加心血管疾病发病率，不宜长期使用。

（四）种类

甾体激素避孕药根据药物作用时间分为短效、长效、速效和缓释类；按照给药途径可分为口服、肌内注射、经皮肤、经阴道、经宫腔。目前常用的甾体激素避孕药（表21-1）。

表 21-1　常用女用甾体激素复方短效口服避孕药

名　称	雌激素含量 /mg	孕激素含量 /mg	剂　型
复方炔诺酮片（避孕片1号）	炔雌醇 0.035	炔诺酮 0.6	22 片 / 板
复方甲地孕酮片（避孕片2号）	炔雌醇 0.035	甲地孕酮 1.0	22 片 / 板
复方避孕片（0号）	炔雌醇 0.035	炔诺酮 0.3 甲地孕酮 0.5	22 片 / 板
复方去氧孕烯片	炔雌醇 0.03 炔雌醇 0.02	去氧孕烯 0.15 去氧孕烯 0.15	21 片 / 板 21 片 / 板
炔雌醇环丙孕酮片	炔雌醇 0.035	环丙孕酮 2.0	21 片 / 板

名　称	雌激素含量/mg	孕激素含量/mg	剂　型
屈螺酮炔雌醇片	炔雌醇 0.03	屈螺酮 3.0	21 片/板
屈螺酮炔雌醇片 Ⅱ	炔雌醇 0.02	屈螺酮 3.0	24+4/板
左炔诺孕酮/炔雌醇三相片			21 片/板
第一相（1～6 片）	炔雌醇 0.03	左炔诺孕酮 0.05	6 片
第二相（7～11 片）	炔雌醇 0.04	左炔诺孕酮 0.075	5 片
第三相（12～21 片）	炔雌醇 0.03	左炔诺孕酮 0.0125	10 片

1.口服避孕药

（1）复方短效口服避孕药：复方炔诺酮片、复方甲地孕酮片，于月经第 5 天开始服用第 1 片，连服药 22 天，停药 7 天后服第 2 周期。复方去氧孕烯片、屈螺酮炔雌醇片和炔雌醇环丙孕酮片，于月经第 1 天服药，连服 21 天，停药 7 天后服用第 2 周期的药物。若有漏服应及早补服，且警惕有妊娠可能。正确使用，避孕的有效率接近 100%。

（2）复方长效口服避孕药：由长效雌激素和人工合成孕激素配伍制成，口服后被胃肠道吸收，储存于脂肪组织中缓慢释放而起长效避孕作用。服用 1 次可避孕 1 个月，避孕效果可靠，但是激素含量大，副作用较多，市场上已经很少见。

2.长效避孕针　有单孕激素制剂和雌、孕激素复合制剂两种。适用于对口服避孕药有明显胃肠道反应者。肌内注射 1 次可避孕 1 个月。复合制剂副作用大，目前很少用。

3.探亲避孕药　适用于短期探亲夫妇。药物可抑制排卵、改变子宫内膜的形态与功能、使宫颈黏液变黏稠，避孕效果可靠。但由于剂量大，现已很少使用。

4.缓释避孕药　又称缓释避孕系统。是将避孕药（主要是孕激素）与具备缓慢释放性能的高分子化合物制成多种剂型，一次给药，在体内通过持续、恒定、微量释放药物，起到长效避孕作用。目前临床常用的有皮下埋植制剂、阴道避孕环、避孕贴片及含药的宫内节育器。

（五）甾体激素避孕药的副作用及处理

1.类早孕反应　避孕药中的雌激素，可刺激胃黏膜，服药初期可出现食欲减退、恶心、呕吐、头晕、乏力等类似妊娠早期的反应。一般无需处理，坚持服药 1～3 个周期后可自行消失。症状严重需考虑更换制剂或停药改用其他避孕措施。

2.不规则阴道流血　服药期间阴道流血又称突破性出血，多发生在漏服药物后。轻者点滴出血，不需处理，随服药时间延长会逐渐减少直至停止。流血偏多者，每晚在服用避孕药同时加服炔雌醇 0.005～0.015 mg 直至停药。流血似月经量或流血时间已近月经期，则停止服药，作为一次月经来潮，待出血第 5 天再开始服药或更换避孕药。

3.闭经　发生率为 1%～2%。常发生于月经不规则妇女，因此，对月经不规则妇女，使用避孕药需谨慎。

4.体重增加及色素沉着　出现在极少数患者，一般不需作处理。近年来随着避孕药不断发展，副作用已明显降低。

5.其他　个别妇女服药后出现头痛、复视、乳房胀痛等，可对症处理，必要时停药行进一步检查。

三、其他避孕方法

（一）紧急避孕

1.定义　无保护性生活后或避孕失败后几小时或几天内，妇女为防止非意愿性妊娠的发生而采用的补救避孕，称为紧急避孕。

2.适应证　①避孕失败，包括阴茎套破裂、滑脱；未能做到体外排精；错误计算安全期；漏服短效口服避孕药；宫内节育器脱落；②性生活未使用任何避孕措施；③遭受性暴力。

3.方法

（1）宫内节育器：带铜宫内节育器可用于紧急避孕，在无保护性生活后5天之内放入，有效率达95%以上。

（2）紧急避孕药：如左炔诺孕酮片。无保护性生活72 h内服1片，12 h后重复1片。正确使用，妊娠率仅4%。

4.副作用　可能出现恶心、呕吐、不规则阴道流血及月经紊乱，一般不需处理。若月经延迟7天以上，需除外妊娠。

紧急避孕仅对一次无保护性生活有效，避孕有效率明显低于常规避孕方法，且紧急避孕药激素剂量大，副作用大，不能替代常规避孕。

（二）外用避孕

1.阴茎套　也称避孕套，为男性避孕工具。作为屏障阻止精子进入阴道而达到避孕目的。其为状优质薄型乳胶制品，顶端呈小囊状，排精时精液储留在囊内。使用时应选择合适的型号，不宜过大或过小。正确使用避孕率高达93%～95%，还具有防止性传播性疾病的作用。

2.外用杀精剂　主要活性成分为壬苯醇醚，有强烈杀精作用，目前有栓剂、片剂、胶冻剂、凝胶剂及避孕薄膜等剂型，性交前置入阴道，具有灭活精子作用。正确使用，有效率可达95%以上。

（三）安全期避孕

适用于周期规则妇女。排卵通常发生在下次月经前14天左右，据此推算出排卵前后4～5天为易受孕期，其余时间视为安全期。因排卵受各种因素影响，因此安全期避孕法（自然避孕法）并不十分可靠，不宜推广。

避孕
电子课件

激素避孕
思维导图

重点笔记

▼ **达标练习**

1.我国目前最常用的避孕措施是（　　）。

　　A. 阴道隔膜避孕　　　　B. 阴茎套　　　　　　C. 安全期避孕

　　D. 宫内节育器　　　　　E. 口服避孕药

2.宫内节育器的避孕机制主要是（　　）。

　　A. 防止受精卵着床　　　B. 防止精子进入输卵管　　C. 防止精子与卵子相遇

　　D. 防止卵子由卵巢进入子宫　　　E. 影响卵巢排卵

3.放置宫内节育器正确时间是（　　）。

　　A. 功血诊刮术后　　　　B. 月经干净后3～7天　　C. 人工流产后宫腔深度小于12 cm

　　D. 哺乳期月经未来潮时　　E. 阴道分娩后42天，剖宫产术后3个月

4.哺乳期首选避孕方法是（　　）。

　　A. 阴道隔膜避孕　　　　B. 阴茎套　　　　　　C. 安全期避孕

　　D. 宫内节育器　　　　　E. 按规定口服避孕药

5. 避孕方法中失败率最低的是（　）。
   A. 阴道隔膜避孕　　　　B. 阴茎套　　　　　C. 安全期避孕
   D. 宫内节育器　　　　　E. 按规定口服避孕药
6. 避孕同时能防止性传播疾病的是（　）。
   A. 阴道隔膜避孕　　　　B. 阴茎套　　　　　C. 安全期避孕
   D. 宫内节育器　　　　　E. 按规定口服避孕药
7. 口服避孕药的主要作用机制是（　）。
   A. 抑制排卵　　　　　　B. 抑制输卵管蠕动　　　　C. 非细菌性异物反应
   D. 减少子宫前列腺素产生　　　　E. 使宫颈黏液变稀薄，不利于精子通过
8. 口服避孕药失败的主要原因是（　）。
   A. 由于胃肠吸收障碍　　B. 未按要求服药　　　　C. 产生耐药性
   D. 频繁性交　　　　　　E. 月经周期中突然排卵

参考答案：1.D；2.A；3.B；4.B；5.E；6.B；7.A；8.B

项目2　避孕失败的补救措施

学习目标

1. 掌握手术流产及药物流产的适应证及禁忌证。
2. 熟悉人工流产的并发症及处理。
3. 了解人工手术的操作步骤及药物流产的用药方法。

案例导入

患者，女，26岁，停经7周，尿妊娠试验阳性，超声检查确诊为宫内妊娠，拟行人工流产术。术前完善相关检查，确定无禁忌证。在实施负压吸引术过程中，患者突然发生恶心、呕吐、心慌、出冷汗，阴道流血不多，查体：面色苍白，血压70/50 mmHg，心率60次/min，腹部软，无压痛。

请思考：该患者在术中最可能出现了哪种并发症？如何处理？如何预防？

▼ 内容精要

人工流产指因意外妊娠、疾病等原因而采用人工方法终止妊娠，是避孕失败的补救方法。终止早期妊娠的人工流产方法包括手术流产和药物流产。

一、手术流产

手术流产是采用手术方法终止妊娠，包括负压吸引术和钳刮术。

（一）负压吸引术

利用负压吸引原理，将妊娠物从宫腔内吸出，称为负压吸引术。

1. 适应证 妊娠 10 周内要求终止妊娠而无禁忌证者，患严重疾病不宜继续妊娠者。

2. 禁忌证 生殖道炎症；各种疾病的急性期；全身情况不良，不能耐受手术；术前两次体温超过 37.5 ℃。

3. 术前准备 ①详细询问病史，进行全身检查及妇科检查；②血或尿 hCG 测定，超声检查确诊；③阴道分泌物常规、血常规及凝血功能检测；④术前测量体温、脉搏、血压；⑤解除患者思想顾虑；⑥排空膀胱。

4. 手术步骤 见知识拓展。

5. 注意事项 见知识拓展。

（二）人工流产术并发症及处理

1. 出血 妊娠月份较大时，因子宫较大，子宫收缩欠佳，出血量多。可在扩张宫颈后，宫颈注射缩宫素，并尽快取出绒毛组织。

2. 子宫穿孔 是人工流产术的严重并发症。手术时突然感到无宫底感觉，或手术器械进入深度超过原来所测得深度。发现子宫穿孔，应立即停止手术。穿孔小，无脏器损伤或内出血，手术已完成，可注射子宫收缩剂保守治疗，并给抗生素预防感染。同时密切观察生命体征。若宫内组织未吸净，应在超声引导或腹腔镜下完成手术。破口大、有内出血或怀疑脏器损伤，应剖腹探查或腹腔镜检查，视情况进行相应处理。

3. 人工流产综合反应 指手术时疼痛或局部刺激，使受术者在术中或术毕出现恶心、呕吐、心动过缓、心律不齐、面色苍白、头昏、胸闷、大汗淋漓，严重者甚至出现血压下降、昏厥、抽搐等迷走神经兴奋症状。与受术者的情绪、身体状况及手术操作有关。发现症状应立即停止手术，给予吸氧，一般能自行恢复。严重者可加用阿托品 0.5～1 mg 静脉注射。术前重视精神安慰，术中动作轻柔，吸宫时掌握适当负压，减少不必要的反复吸刮，均能降低人工流产综合反应的发生率。

4. 漏吸或空吸 施行人工流产术未吸出胚胎及绒毛而导致继续妊娠或胚胎停止发育，称为漏吸。常因子宫畸形、位置异常或操作不熟练引起。一旦发现漏吸，应再次行负压吸引术。误诊宫内妊娠行人工流产术，称为空吸。术毕吸出物肉眼未见绒毛，应重复妊娠试验及超声检查，宫内未见妊娠囊。诊断为空吸必须将吸刮的组织全部送病理检查，警惕异位妊娠。

5. 吸宫不全 指人工流产术后部分妊娠组织物的残留。与操作者技术不熟练或子宫位置异常有关，是人工流产术常见的并发症。手术后阴道流血时间长，血量多或流血停止后再现多量流血，应考虑为吸宫不全，血或尿 hCG 检测和超声检查有助于诊断。无明显感染征象，即行刮宫术，刮出物送病理检查。术后给予抗生素预防感染。若同时伴有感染，应控制感染后再行刮宫术。

6. 感染 可发生急性子宫内膜炎、盆腔炎等，予抗生素治疗，口服或静脉给药。

7. 羊水栓塞 少见，常因宫颈损伤、胎盘剥离使血窦开放，为羊水进入创造条件，即使并发，其症状及严重性不如晚期妊娠发病凶猛。治疗包括抗过敏、抗休克等。

8. 远期并发症 有宫颈粘连、宫腔粘连、慢性盆腔炎、月经失调、继发性不孕等。

二、药物流产

药物流产是用药物而非手术终止早孕的一种避孕失败的补救措施。目前临床应用的药物为米非司酮和米索前列醇，米非司酮是一种孕激素拮抗剂。米索前列醇是前列腺素类似物，具有子宫兴奋和宫颈软化作用。两者配伍应用终止早孕，完全流产率 > 90%。

（一）适应证

①早期妊娠（≤ 49 天）；②本人自愿，血或尿 hCG 阳性，超声确诊为宫内妊娠；③人工流产术高危因素者，如瘢痕子宫、哺乳期、宫颈发育不良或严重骨盆畸形；④多次人工流产术史，对手术流产有恐惧和顾虑心理者。

（二）禁忌证

禁忌证：①有使用米非司酮禁忌证，如肾上腺及其他内分泌疾病、妊娠期皮肤瘙痒史、血液病、

避孕失败的补救措施电子课件

人工流产思维导图

血管栓塞等病史；②有使用前列腺素药物禁忌证，如心血管疾病、青光眼、哮喘、癫痫、结肠炎等；③带器妊娠、异位妊娠；④其他：过敏体质、妊娠剧吐、长期服用抗结核、抗癫痫、抗抑郁、抗前列腺素药等。

（三）用药方法

米非司酮分顿服法和分天服法。顿服法为200 mg一次口服。分天服法总量150 mg米非司酮分两天服用，第1天晨服50 mg，8～12 h再服25 mg；用药第2天早晚各服米非司25 mg；第3天上午7时再服25 mg。每次服药前后至少空腹1 h。两种方法均在服药的第3天早上口服米索前列醇0.6 mg，前后空腹1 h。服药后可出现恶心、呕吐、腹痛、腹泻等胃肠道症状。

（四）注意事项

（1）药物流产必须在正规具有抢救条件的医院进行。

（2）必须在医护人员监护下使用，严密观察出血及副作用的发生情况。

（3）注意鉴别异位妊娠、葡萄胎等疾病，防止漏诊或误诊。

（4）出血时间长、出血多是药物流产的主要副作用。极少数人可大量出血而需急诊刮宫终止妊娠。

（5）药流后需落实避孕措施，可立即服用复方短效口服避孕药。

重点笔记

▼ 达标练习

1. 下列（　　）可行人工流产吸宫术。

    A. 妊娠14周　　　　　　　B. 急性生殖道炎症　　　　　C. 各种慢性疾病的急性期

    D. 手术当天体温超过37.5 ℃，1 h后再测仍高者　　　E. 妊娠呕吐

2. 负压吸引术危害最大的并发症是（　　）。

    A. 组织残留　　　　　　　B. 漏吸　　　　　　　　　　C. 误吸

    D. 子宫穿孔　　　　　　　E. 感染

3. 患者于吸宫流产手术过程中，突感胸闷，头晕，查体血压70/50 mmHg，脉搏50次/min，此时应首先使用（　　）药物抢救治疗。

    A. 地西泮　　　　　　　　B. 阿托品　　　　　　　　　C. 哌替啶

    D. 苯巴比妥钠　　　　　　E. 氯丙嗪

4. 人流术后72 h突然阴道流血，最可能的诊断是（　　）。

    A. 吸宫不全　　　　　　　B. 子宫探针穿孔　　　　　　C. 术后感染

    D. 羊水栓塞　　　　　　　E. 空气栓塞

5. 临床常用的药物流产方法为（　　）。

    A. 米非司酮 + 米索前列醇　B. 环磷酰胺　　　　　　　　C. 卡孕栓

    D. 卡孕栓 + 前列腺素　　　E. 米非司酮

参考答案：1. E；2. D；3. B；4. A；5. A

计划生育
知识拓展

模块四

儿科学

主要内容	理论学时	实习实践
单元二十二　儿童生长发育	2	
单元二十三　儿科常见疾病	22	

单元	主要内容	理论学时	实习实践	备注
单元二十二 儿童生长发育	项目1 儿童生长发育	2		必修
单元二十三 儿科常见疾病	项目1 小儿肺炎	4		必修
	项目2 维生素D缺乏性佝偻病	2		必修
	项目3 先天性心脏病	4		必修
	项目4 小儿腹泻	4		必修
	项目5 急性肾小球肾炎	2		必修
	项目6 小儿贫血	2		必修
	项目7 小儿惊厥	2		必修
	项目8 小儿出疹性传染病	2		必修

单元二十二

儿童生长发育

► ► ►

项目1 儿童生长发育

学习目标

1. 深入了解小儿体格生长常用指标及其变化规律，如体重、身高、头围、上臂围等。

2. 了解小儿骨骼发育，牙齿发育，运动发育，语言发育。

3. 一般了解小儿生长发育的总规律。

案例导入

一家长带孩子来医院进行体格检查。查体：体重10 kg，身长76 cm，头围46 cm，出牙4颗，能扶栏杆站立，但不会行走。

请思考：该小儿最可能的年龄是多少？衡量小儿营养状况的最佳指标是什么？该小儿的语言、运动发育如何？

▼ 内容精要

人的生长发育是指从受精卵到成人的成熟过程。生长和发育是儿童不同于成人的重要特点。生长是指儿童身体各器官、系统的长大，可有相应的测量值来表示其的量的变化；发育是指细胞、组织、器官的分化与功能成熟。生长和发育两者紧密相关，生长是发育的物质基础，生长的量的变化可在一定程度上反映身体器官、系统的成熟状况。

一、生长发育规律

1.生长发育　是连续的、有阶段性的过程，出生后第1年和青春期是两个生长高峰。

2.各个器官系统发育不平衡　神经系统最早，生殖系统最晚，淋巴系统先达到高峰然后降至成人水平，其他系统与体格生长同步。

3.生长发育的一般规律

（1）由上到下：先抬头、后抬胸、再会坐、立、行。

（2）由近到远：运动从臂到手、从腿到脚。

（3）由粗到细：从全掌抓握到手指拾取。

（4）由简单到复杂：从画直线到画圆圈。

（5）由低级到高级：从视听感觉到思维记忆。

4.生长发育的个体差异　受遗传、性别、环境、营养、内分泌、疾病等因素的影响。

二、各系统发育情况

（一）体重

体重为各器官、系统、体液的总重量。体重易于准确测量，是最易获得的反映儿童生长的指标，同时还反映营养状况。体重还是儿科临床中用计算药量、静脉输液量的依据。

新生儿出生体重与胎次、胎龄、性别以及宫内营养状况有关。随年龄的增加，儿童体重的增长逐渐减慢。儿童体重的增长为非等速的增加，进行评价时应以个体儿童自己体重增长的变化为依据，不可用"公式"计算来评价，也不宜以人群均（所谓"正常值"）当作"标准"看待。当无条件测量体重时，为便于医务人员计算小儿用药量和液体量，可用以下公式估计体重：

$\leqslant 6$ 月龄婴儿：体重（kg）= 出生时体（kg）+ 月龄 ×0.7（kg）

$7 \sim 12$ 月龄婴儿：体重（kg）= 6 + 月龄 ×0.25（kg）

2 岁～青春前期：体重（kg）= 年龄 ×2（kg）+ 7（或）8（kg）

12 岁以后为青春发育阶段，受内分泌影响，体重增长较快（是体格增长的第二个高峰），不再按上述公式计算。

（二）身（高）

身高指头部、脊柱与下肢长度的总和。多数 3 岁以下儿童立位测量不易准确，应仰卧位测量，称为身长。立位与仰卧位测量值相差 $1 \sim 2$ cm。

身（长）的增长规律与体重相似。年龄越小增长越快，也出现婴儿期和青春期二个生长高峰。出生时身长平均为 50 cm，生后第一年身长增长最快，约为 25 cm；前 3 个月身长增长 $11 \sim 12$ cm，约等于后 9 个月的增长值，1 岁时身长约 75 cm；第二年身长增长速度减慢，增长约 10 cm，即 2 岁时身长约 85 cm；2 岁以后身高每年增长 $5 \sim 7$ cm。故 $2 \sim 12$ 岁平均身（长）可按以下公式粗略推算：

身（长）（cm）= 年龄 ×7（cm）+77 cm

身（长）的生长受遗传、内分泌、宫内生长水平的影响较明显，短期的疾病与营养波动不易影响身（长）的生长。

（三）坐（顶臀长）

是头顶到坐骨结节的长度。与身长测量一致，3 岁以下儿童仰卧位测量为顶臀长。坐高增长代表头颅与脊柱的生长。

（四）指距

是两上肢水平伸展时两中指尖距离，代表上肢长骨生长。

（五）头围

头围的增长与脑和颅骨和生长有关。胎儿期脑生长居全身各系统的领先地位，故出生时头相对大，平均 $32 \sim 34$ cm；与体重、身长增长相似，第一年前 3 个月头围的增长（6 cm）约等于后 9 个月头围的增长值（6 cm），即 1 岁时头围约为 46 cm；生后第二年头围增长减慢，约为 2 cm；2 岁时头围约 48 cm；$2 \sim 15$ 岁头围仅增加 $6 \sim 7$ cm。头围的测量在 2 岁以内最有价值。

婴幼儿期连续追踪测量头围比一次测量更重要。头围大小与双亲的头围有关；较小的头围（<X—2SD）常提示脑发育不良；头围增长过速往往提示脑积水。

（六）胸围

胸围代表肺与胸廓的生长。出生时胸围 32 cm，略小于头围 $1 \sim 2$ cm。1 岁左右胸围约等于头围。1 岁至青春前期胸围应大于头围（约为头围 + 年龄 – 1 cm）。1 岁左右头围与胸围的增长在生长曲线上形成头、胸围的交叉，此交叉时间与儿童营养、胸廓的生长发育有关，生长较差者头、胸围交叉时间延后。

（七）上臂围

上臂围代表肌肉、骨骼、皮下脂肪和皮肤的生长。1 岁以内上臂围增长迅速，$1 \sim 5$ 岁增长缓慢，约 $1 \sim 2$ cm。因此，有人认为在无条件测体重和身高的地方，可用左上臂围测量筛查 5 岁以下儿童营养状况：> 13.5 cm 为营养良好；12.5 ~ 13.5 cm，营养中等；< 12.5 cm 为营养不良。

（八）骨骼

1.头颅　除头围外，还可据骨缝闭合及前后囟闭合时间来衡量颅骨的生长。婴儿出生时颅骨缝稍有分开，约于 3 ~ 4 月龄时闭合。出生时后囟很小或已闭合，最迟约 6 ~ 8 周龄闭合。前囟出生时约 1 ~ 2 cm，以后随颅骨生长而增大，6 月龄左右逐渐骨化而变小，约在 1 ~ 1.5 岁闭合。前囟检查在儿科临床很重要，如脑发育不良时头围小、前囟小或关闭早；甲状腺功能低下时前囟闭合延迟；颅内压增高时前囟饱满；脱水时前囟凹陷。

颅骨随脑发育而长大，且生长先于面部骨骼（包括鼻骨、下颌骨）。1 ~ 2 岁后随牙齿萌出、频频出现咀嚼动作，面骨开始加速生长发育，鼻、面骨变长，下颌骨向前凸出，下颌角倾斜度减小，额面比例发生变化，面颅骨由婴儿期的圆胖脸形变为儿童期的脸形。

2.脊柱　脊柱的增长反映脊椎骨的生长。生后第一年脊柱生长快于四肢，以后四肢生长快于脊柱。出生时脊柱无弯曲，仅呈轻微后凸。3 个月左右抬头动作的出现使颈椎前凸；6 个月后能坐，出现胸椎后凸；1 岁左右开始行走，出现腰椎前凸。这样的脊椎自然弯曲至 6 ~ 7 岁才为韧带所固定。生理弯曲的形成与直立姿势有关，是人类的特征，有加强脊柱弹性作用。椎间盘的继续形成是青春后期躯干继续增长的主要原因。注意儿童坐、立、走姿势，选择适宜的桌椅，对保证儿童脊柱正常形态很重要。

3.长骨　是从胎儿到成人期逐渐完成的。长骨的生长主要由长骨干骺端的软骨骨化，骨膜下成骨，使长骨增长、增粗，当骨骺与骨干融合时，标志长骨停止生长。

随年龄的增加，长骨干骺端的软骨次级骨化中心按一定顺序及骨解剖部位有规律地出现。骨化中心出现可反映长骨的生长成熟程度。用 X 线检查测定不同年龄儿童长骨干骺端骨化中心的出现的时间、数目、形态的变化，并将其标准化，即为骨龄（bone age）。出生时腕部尚无骨化中心，股骨远端及胫骨近端已出现骨化中心。因此判断长骨的生长，婴儿早期应摄膝部 X 线骨片，年长儿摄腕部 X 线骨片。骨生长明显延迟的儿童应加摄膝部 X 线骨片。

骨生长与生长激素、甲状腺素、性激素有关。骨龄在临床上有重要诊断价值，如甲状腺功能低下症、生长激素缺乏症骨龄明显延后，真性性早熟、先天性肾上腺皮质增生症骨龄超前。但正常骨化中心出现的年龄差异较大，诊断骨龄延迟时一定要慎重。

（九）牙齿

牙齿生长与骨骼有一定关系，但因胚胎来源不完全相同，牙齿与骨骼的生长不完全同步。出生时乳牙已骨化，乳牙牙苞隐藏在颌骨中，被牙龈覆盖；恒牙的骨化从新生儿期开始，18 ~ 24 个月时第 3 恒臼齿已骨化。人一生有乳牙（20 个）和恒牙（32 个）两副牙齿。生后 4 ~ 10 个月乳牙开始萌出，12 个月后未萌出者为出乳牙萌出延迟。乳牙萌出顺序一般为下颌先于上颌、自前向后，约于 2.5 岁时乳牙出齐。乳牙萌出时间个体差异较大，与遗传、内分泌、食物性状有关。

6 岁左右萌出第 1 颗恒牙（第 1 恒磨牙，在第 2 乳磨牙之后）；6 ~ 12 岁阶段乳牙逐个被同位恒牙替换，其中第 1、2 双尖牙代替第 1、2 乳磨牙，此期为混合牙列期；12 岁萌出第 2 恒磨牙；17 ~ 18 岁萌出第 3 恒磨牙（智齿），也有终生第 3 恒磨牙不萌出者。

出牙为生理现象，出牙时个别婴儿可有低热，唾液增多、发生流涎及睡眠不安、烦躁等症状。健康的牙齿生长与蛋白质、钙、磷、氟、维生素 C、维生素 D 等营养素和甲状腺激素有关。食物的咀嚼有利于牙齿生长。牙齿生长异常时可见外胚层生长不良、甲状腺功能低下等疾病。

三、神经心理发育

（一）神经系统的发育

在胎儿期，神经系统的发育领先于其他各系统，新生儿脑重已达成人脑重 25% 左右，此时神经细胞数目已与成人相同，但其树突与轴突少而短。出生后脑重的增加主要由于神经细胞体积增大和树突的增多、加长，以及神经髓鞘的形成和发育。神经髓鞘的形成和发育约在 4 岁完成，在此之前，尤其在婴儿期，各种刺激引起的神经冲动传导缓慢，且易于泛化；不易形成兴奋灶，易疲劳而进入睡眠状态。

脊髓随年龄而增长。在胎儿期，脊髓下端在第2腰椎下缘，4岁时上移至第1腰椎，在进行腰椎穿刺时应注意。婴儿肌腱反射较弱，腹壁反射和提睾反射也不易引出，到1岁时才稳定。3~4个月前的婴儿肌张力较高，Kernig征可为阳性，2岁以下儿童巴宾斯基征阳性也可为生理现象。

（二）感知的发育

1.视感知发育　新生儿已有视觉感应功能，瞳孔有对光反应，在安静清醒状态下可短暂注视物体，但只能看清15~20 cm内的事物。新生儿期后视感知发育迅速，1个月后可凝视光源，开始有头眼协调；3~4个月时喜看自己的手，头眼协调较好；6~7个月时目光可随上下移动的物体垂直方向转动；8~9个月时开始出现视深度感觉，能看到小物体；18个月时已能区别各种形状；2岁时可区别垂直线与横线；5岁时可区别各种颜色；6岁时视深度已充分发育。

2.听感知发育　出生时鼓室无空气，听力差；生后3~7天听觉已相当良好；3~4个月时头可转向声源，听到悦耳声时会微笑；7~9个月时能确定声源，区别语言的意义；13~16个月时可寻找不同响度的声源；4岁时听觉发育已经完善。听感知发育和儿童的语言发育直接相关，听力障碍如果不能在语言发育的关键期内或之前得到确诊和干预，则可因聋致哑。

3．味觉和嗅觉发育

（1）味觉：出生时味觉发育已很完善；4~5月甚至对食物轻微的味道改变已很敏感，为味觉发育关键期，此期应适时引入各类食物。

（2）嗅觉：出生时嗅觉中枢与神经末梢已发育成熟；3~4月时能区别愉快与不愉快的气味；7~8月开始对芳香气味有反应。

4.皮肤感觉的发育　皮肤感觉包括触觉、痛觉、温度觉及深感觉等。触觉是引起某些反射的基础。新生儿眼、口周、手掌、足底等部位的触觉已很灵敏，而前臂、大腿、躯干的触觉则较迟钝。新生儿已有痛觉，但较迟钝；第2个月起才逐渐改善。出生时温度觉就很灵敏。

（三）运动的发育

运动发育可分为大运动（包括平衡）和细运动两大类。

1.平衡与大运动

（1）抬头：新生儿俯卧时能抬头1~2s；3个月时抬头较稳；4个月时抬头很稳。

（2）坐：6个月时能双手向前撑住独坐；8个月时能坐稳。

（3）翻身：7个月时能有意识地从仰卧位翻身至俯卧位或从俯卧位至仰卧位。

（4）爬：8~9个月可用双上肢向前爬。

（5）站、走、跳：11个月时可独自站立片刻；15个月可独自走稳；24个月时可双足并跳；30个月时会独足跳。

2.细动作　3~4个月时握持反射消失；6~7个月时出现换手与捏、敲等探索性动作；9~10个月时可用拇、食指拾物，喜撕纸；12~15个月时学会用匙，乱涂画；18个月时能叠2~3块方积木；2岁时可叠6~7块方积木，会翻书。

（四）语言的发育

语言的发育要经过发音、理解和表达3个阶段。新生儿已会哭叫，以后咿呀发音；6月龄时能听懂自己的名字；12月龄时能说简单的单词，如"再见""没了"。18月龄时能用15~20个字，并指认并说出家庭主要成员的称谓；24月龄时能指出简单的人、物名和图片，而到3岁时几乎能指认许多物品名，并说有2~3个字组成的短句；4岁时能讲述简单的故事情节。

（五）心理活动的发展

1.早期的社会行为　2~3个月时小儿以笑、停止啼哭等行为，以眼神和发音表示认识父母；3~4个月的婴儿开始出现社会反应性的大笑；7~8月的小儿可表现出认生、对发声玩具感兴趣等；9~12月时是认生的高峰期；12~13个月小儿喜欢玩变戏法和躲猫猫游戏；18个月的儿童逐渐有自我控制能力，成人在附近时可独自玩很久；2岁时不再认生，易与父母分开；3岁后可与小朋友做游戏。

2. 注意的发展　婴儿期以无意注意为主，随着年龄的增长逐渐出现有意注意。5～6岁后儿童能较好控制自己的注意力。

3. 记忆的发展　记忆是将所学得的信息储存和"读出"的神经活动过程，可分为感觉、短暂记忆和长久记忆3个不同的系统。长久记忆又分为再认和重现两种，再认是以前感知的事物在眼前重现时能被认识，重现是以前感知的事物虽不在眼前重现，但可在脑中重现。1岁内婴儿只有再认而无重现，随年龄的增长，重现能力也增强。幼年儿童只按事物的表面特性记忆信息，以机械记忆为主。随着年龄的增加和理解、语言思维能力的加强，逻辑记忆逐渐发展。

4. 思维的发展　1岁以后的儿童开始产生思维，在3岁以前只有最初级的形象思维；3岁以后开始有初步抽象思维；6～11岁以后儿童逐渐学会综合分析、分类比较等抽象思维方法，具有进一步独立思考的能力。

5. 想象的发展　新生儿无想象能力；1～2岁儿童仅有想象的萌芽。学龄前期儿童仍以无意想象为主，有意想象和创造性想象到学龄期才迅速发展。

6. 情绪、情感的发展　新生儿因生后不易适应宫外环境，较多处于消极情绪中，表现不安、啼哭，而哺乳、抱、摇、抚摸等则可使其情绪愉快。婴幼儿情绪表现特点是时间短暂、反应强烈、容易变化、外显而真实。随着年龄的增长，儿童对不愉快因素的耐受性逐渐增加，能够有意识地控制自己，使情绪遂趋向稳定。

7. 个性和性格的发展　婴儿期由于一切生理需要均依赖成人，逐渐建立对亲人的依赖性和信任感。幼儿时期已能独立行走，说出自己的需要，故有一定自主感，但又未脱离对亲人的依赖，常出现违拗言行与依赖行为相交替现象。学龄前期小儿生活基本能自理，主动性增强，但主动行为失败时易出现失望和内疚。学龄期开始正规学习生活，重视自己勤奋学习的成就，如不能发现自己学习潜力将产生自卑。青春期体格生长和性发育开始成熟，社交增多，心理适应能力增强但容易波动，在感情问题、伙伴问题、职业选择、道德评价和人生观等问题上处理不当时易发生性格变化。性格一旦形成即相对稳定。

儿童生长发育
电子课件

儿童生长发育
思维导图

四、小儿生长发育的评价

儿童处于快速生长发育阶段，身体形态及各部分比例变化较大。充分了解儿童各阶段生长发育的规律、特点，正确评价儿童生长发育状况，及早发现问题，给予适当的指导与干预，对促进儿童的健康生长十分重要。

重点笔记

▼ 达标练习

1. 小儿出生后生长发育较领先的是（　　）。

　　A. 神经系统　　　　　B. 生殖系统　　　　　C. 免疫系统

　　D. 消化系统　　　　　E. 体格生长

2. 小儿生长发育过程中，两个生长高峰分别为（　　）。
   A. 胎儿期和新生儿期　　　B. 新生儿期和婴儿期　　　C. 婴儿期和幼儿期
   D. 婴儿期和青春期　　　　E. 幼儿期和青春期

3. 正常小儿前囟闭合的年龄为（　　）。
   A. 1～2月　　　　　　　B. 3～4月　　　　　　　C. 5～6月
   D. 1岁～1岁半　　　　　E. 3岁～3岁半

4. 小儿脊柱的三个生理弯曲形成并为韧带所固定的年龄为（　　）。
   A. 6月　　　　　　　　B. 1岁　　　　　　　　　C. 2～3岁
   D. 4～5岁　　　　　　E. 6～7岁

5. 下列指标最能反映近期营养状态变化的是（　　）。
   A. 按年龄的身高　　　　B. 按身高的体重　　　　C. 头围
   D. 胸围　　　　　　　　E. 腹围

6. 出牙延迟的判断标准是（　　）。
   A. ＞4月　　　　　　　B. ＞6月　　　　　　　　C. ＞10月
   D. ＞12月　　　　　　E. ＞24月

7. 下列关于生长发育的规律，错误的是（　　）。
   A. 生长发育是一个等速连续的过程　　　　B. 各系统器官发育快慢不同
   C. 遵循由头到尾的规律　　　　　　　　　D. 生长发育具有个体差异性
   E. 受到遗传与多种环境因素的影响

8. 关于小儿牙齿的发育，错误的是（　　）。
   A. 4～10月时开始出牙为正常　　　　　　B. 1岁后尚未出牙应为异常
   C. 1岁半时乳齿数目为12～14颗　　　　　D. 乳牙3岁～3岁半出齐
   E. 第1颗恒牙在6岁左右萌出

9. 10月儿童的正常体格发育应达到以下指标，但（　　）除外。
   A. 体重8 kg　　　　　　B. 身长73 cm　　　　　C. 前囟已闭合
   D. 头围50 cm　　　　　E. 出牙6颗

10. 关于上臂围，错误的是（　　）。
    A. 为沿肩峰与尺骨鹰嘴连接线的中点环绕上臂一周的长度
    B. 代表上臂骨骼、肌肉、皮下脂肪和皮肤的发育状况
    C. 上臂围在第一年增长迅速，尤以前半年更快
    D. 常用来评估小儿的营养状况
    E. 1～2岁小儿上臂围在12.5～13.5 cm为营养不良

参考答案：1. A；2. D；3. D；4. E；5. B；6. D；7. A；8. D；9. D；10. E

儿童生长发育
知识拓展

项目1　小儿肺炎

学习目标

1. 深入了解支气管肺炎的临床表现(包括重症肺炎的特点)、小儿肺炎的治疗(包括重症肺炎的治疗)。
2. 了解小儿肺炎的并发症、几种不同病原体所致肺炎的临床特点。
3. 一般了解小儿支气管肺炎的病因。

案例导入

患儿,男,2岁。因发热、咳嗽3天,加重半天入院。患儿于3天前受凉后出现咳嗽,发热、39.0 ℃,家长自行给服"感冒药"无效,于就诊当日患儿出现烦躁不安,气促加重,咳嗽剧烈,尿量减少而急诊入院。病程中患儿食欲差,大便正常,不能安睡。既往体质弱,有反复"支气管炎、支气管肺炎"病史。

查体:体温39.5 ℃,脉搏182次/min,呼吸70次/min,血压80/65 mmHg;神志清楚,精神萎靡,自动体位,营养一般,呼吸急促;唇周发绀,鼻翼煽动,面色苍白,皮肤黏膜无黄染;前囟已闭,双侧瞳孔等大等圆、对光反射灵敏,咽充血,双侧扁桃体Ⅱ度肿大;颈软、无抵抗感;轻度鸡胸,双侧胸廓对称,可见吸气三凹征,双肺呼吸音粗糙,双肺可闻及中细湿啰音;心率182次/min,可闻及奔马律,无杂音;腹软,肝右肋下3.5 cm,质软,脾未触及;脊柱四肢无畸形;脑膜刺激征(-),病理反射未引出。

辅助检查:(1)实验室检查:Hb 100 g/L,WBC $18×10^9$/L、N 0.65、L 0.35;大便常规、尿常规无异常;CRP 45mg/L;病原学检查:抽吸痰液培养肺炎链球菌阳性,血培养阴性;动脉血气分析(在吸氧条件下)pH 7.30、PaO_2 7.30 kPa,$PaCO_2$ 6.5 kPa,BE -5 mmol/L;生化检查:肝、肾功能正常,心肌酶谱正常。(2)X线检查:胸片示双肺小斑片状浸润,以肺下野、心隔角及中、内带居多,心影增大。(3)血清肺炎支原体抗体IgM及咽拭子MP-PCR显示阴性,血清结核抗体IgM、IgG均为(-);PPD(-)。(4)心电图:窦性心动过速。

请思考:该患儿最可能的诊断及诊断依据是什么?应与哪些疾病相鉴别?简述主要治疗措施?

一、支气管肺炎

支气管肺炎（bronchopneumonia）是小儿时期最常见的肺炎，2岁以内儿童多发。

（一）病因

（1）最常为细菌和病毒，也可由病毒、细菌"混合感染"。

（2）发达国家中小儿肺炎病原以病毒为主，主要有RSV、ADV、流感及副流感病毒等。

（3）发展中国家则以细菌为主，细菌感染仍以肺炎链球菌多见，近年来肺炎支原体、衣原体和流感嗜血杆菌有增加趋势。

（4）病原体常由呼吸道入侵，少数经血行入肺。

（二）临床表现

2岁以下的婴幼儿多见，起病多数较急，发病前数日多先有上呼吸道感染，主要临床表现为发热、咳嗽、气促、肺部固定性的中、细湿啰音。

1.主要症状

（1）发热：热型不定，多为不规则发热，也可为弛张热或稽留热。值得注意的是新生儿、重度营养不良，患儿体温可不升或低于正常。

（2）咳嗽：较频繁，在早期为刺激性干咳，极期咳嗽反而减轻，恢复期咳嗽有痰。

（3）气促：多在发热、咳嗽后出现。

（4）全身症状：精神不振、食欲减退、烦躁不安，轻度腹泻或呕吐。

2.体征

（1）呼吸增快：40～80次/min，并可见鼻翼煽动和三凹征。

（2）发绀：口周、鼻唇沟和指（趾）端发绀，轻症病儿可无发绀。

（3）肺部啰音：早期不明显，可有呼吸音粗糙、减低，以后可闻及较固定的中、细湿啰音，以背部两侧下方及脊柱两旁较多，于深吸气末更为明显。肺部叩诊多正常，病灶融合时，可出现实变体征（语颤增强，叩诊浊音，呼吸音减弱或有管性呼吸音）。

重症肺炎的表现：重症肺炎由于严重的缺氧及毒血症，除呼吸系统改变外，可发生循环、神经和消化系统功能障碍。

（三）辅助检查

1.外周血检查

（1）白细胞检查：细菌性肺炎白细胞升高，中性粒细胞增多，并有核左移现象，胞浆可有中毒颗粒。病毒性肺炎的白细胞大多正常或偏低，也有少数升高者，时有淋巴细胞增高或出现变异淋巴细胞。

（2）四唑氮蓝试验（NBT）：激活的中性粒细胞吞噬和氧化NB染料，形成棕褐色颗粒，细菌感染时阳性细胞数升高（>10），病毒感染不升高。

（3）C-反应蛋白（CRP）：细菌感染时血清CRP浓度上升，而非细菌感染时则上升不明显。

2.病原学检查

（1）细菌培养和涂片。

（2）其他检查：试管凝集试验对军团菌的诊断为目前首选的简易方法，双份血清抗体滴度4倍以上升高或单份血清抗体滴度≥1：320为阳性。鲎珠溶解物试验可检测革兰阴性菌内毒素。

（3）病毒学检查：①病毒分离和血清学试验：于急性期和恢复期（14天采取采取双份血清测定特异性IgG抗体水平，若抗体升高≥4倍为阳性；②快速诊断。

快速诊断有：

●检测抗原：采取咽拭子、鼻咽分泌物、气管吸取物或肺泡灌洗液涂片，或快速培养后使用病毒特异性抗体（包括单克隆抗体）免疫荧光技术、免疫酶法或放射免疫法可发现特异性病毒抗原。

●检测抗体：血清中 IgM 特异性病毒抗体出现较早（最早 2～4 天即可出现），消失较快，若病毒特异性 IgM 抗体阳性说明是新近感染，分直接 ELISA-IgM 和 IgM 抗体捕获试验（MCA-IgM）。

●其他快速诊断方法：如核酸分子杂交技术或聚合酶链反应（PCR）技术的敏感性很高，但易于污染而出现假阳性，要求较高的实验室条件方可防止污染的发生。

（4）其他病原学检查：①肺炎支原体（MP）：a.冷凝集试验≥1：64 有很大参考价值，该试验为非特异性，可作为过筛试验。b.特异性诊断：包括 MP 分离培养或特异性 IgM 和 IgG 抗体测定。补体结合抗体检测是诊断 MP 的常规方法，基因探针及 PCR 技术检测 MP 具有特异性且敏感性强，但应避免发生污染；②衣原体：细胞培养用于诊断 CT 和 CP。直接免疫荧光或姬姆萨染色法可检查 CT。其他方法有酶联免疫吸附试验、放射免疫电泳法检测双份血清特异性抗体或抗原、核酸探针及 PCR 技术检测抗原。

3.X 线检查

（1）早期肺纹理增强，透光度减低。

（2）以后两肺下野、中内带出现大小不等的点状或小片絮状影，或融合成片状阴影。

（3）有肺气肿、肺不张。

（4）伴发脓胸、脓气胸或肺大疱者则有相应的 X 线改变。

（四）诊断和鉴别诊断

1.诊断

（1）一般有发热、咳嗽、呼吸短促的症状，肺部听到中、细啰音或 X 线有肺炎的改变均可诊断为肺炎。

（2）确诊支气管肺炎后应进一步了解引起肺炎的可能病原体。

（3）若为反复发作者，还应尽可能明确导致反复感染的原发疾病或诱因，如原发或继发性免疫缺陷病、呼吸道局部畸形或结构异常、支气管异物、先天性心脏病、营养性障碍和环境因素等。

2.鉴别诊断　注意有否并发症。应与以下疾病相鉴别。

（1）急性支气管炎：一般不发热或低热，全身状况好，以咳嗽为主要症状，肺部可闻及干湿啰音，多不固定，随咳嗽而改变。X 线示肺纹理增多、排列紊乱。若鉴别困难，则按肺炎处理。

（2）支气管异物：有异物吸入史，突然出现呛咳，可有肺不张和肺气肿，可资鉴别。但有的病程迁延，有继发感染则类似肺炎或合并肺炎，需注意鉴别。

（3）支气管哮喘：婴幼儿和儿童哮喘可无明显喘息发作，主要表现为持续性咳嗽，X 线示肺纹理增多、排列紊乱和肺气肿，易与本病混淆。患儿具有过敏体质，肺功能激发和舒张试验有助于鉴别。

（4）肺结核：一般有结核接触史，结核菌素试验阳性，X 线示肺部有结核病灶可资鉴别。粟粒性肺结核可有气急和发绀，与肺炎极其相似，但肺部啰音不明显。

（五）并发症

支气管肺炎的并发症主要包括：脓胸、脓气胸、肺大疱等。

以上三种并发症多见于金黄色葡萄球菌肺炎和某些革兰阴性杆菌肺炎。

（六）治疗

采用综合治疗，原则为控制炎症、改善通气功能、对症治疗、防止和治疗并发症。

1.一般治疗及护理

（1）室内空气要流通，温度 18～20℃，湿度 60% 为宜。

（2）给予营养丰富的饮食，重症患儿进食困难者，可给予肠道外营养。

（3）经常变换体位，以减少肺部淤血，促进炎症吸收。

（4）注意隔离，以防交叉感染。

（5）应注意水和电解质的补充，纠正酸中毒和电解质紊乱，适当的液体补充还有助于气道的湿化。当血钠 < 120 mmol/L，且有明显低血钠症症状时，按 3% 氯化钠 12 mL/kg 计算，可提高血钠 10 mmol/L，先给予 1/2 量于 2～4 h 由静脉滴注，必要时 4 h 后可重复一次。

2. 抗感染治疗

（1）抗生素治疗：明确为细菌感染或病毒感染继发细菌感染者应使用抗生素。

● 治疗原则：①在使用抗菌药物前应采集咽拭子、鼻咽分泌物或下呼吸道吸取物进行细菌培养和药物敏感试验，以便指导治疗。在未获培养结果前，可根据经验选择敏感的药物；②选用的药物在肺组织中应有较高的浓度。③重者患儿宜静脉联合用药。

● 根据不同病原选择抗生素：①肺炎链球菌：青霉素敏感者首选青霉素或羟氨苄青霉素（阿莫西林）；青霉素低度耐药者仍可首选青霉素，但剂量要加大，青霉素过敏者选用红霉素类；②金黄色葡萄球菌：甲氧西林敏感者首选苯唑西林钠或氯唑西林钠，耐药者选用万古霉素或联用利福平；③流感嗜血杆菌：首选阿莫西林加克拉维酸（或加舒巴坦）。④大肠埃希菌和肺炎杆菌：首选头孢曲松或头孢噻肟，绿脓杆菌肺炎首选替卡西林加克拉维酸。⑤肺炎支原体和衣原体：首选大环内酯类抗生素如红霉素、罗红霉素及阿奇霉素。

● 用药时间：①一般应持续至体温正常后 5 ~ 7 天，症状、体征消失后 3 天停药；②支原体肺炎至少使用抗菌药物 2 ~ 3 周；③葡萄球菌肺炎在体温正常后 2 ~ 3 周可停药，一般总疗程≥6 周。

（2）抗病毒治疗。

3. 对症治疗

（1）氧疗。

（2）气道管理。

（3）其他：高热患儿可用物理降温，如 35% 乙醇精擦浴，冷敷，冰袋放在腋窝、腹股沟及头部；口服扑热息痛（对乙酰氨基酚）或布洛芬等。若伴烦躁不安可给予氯丙嗪、异丙嗪每次各 0.5 ~ 1.0 mg/kg 肌内注射，或苯巴比妥每次用量为 5 mg/kg，肌内注射。

（4）腹胀的治疗：低钾血症者，应补充钾盐。中毒性肠麻痹时，应禁食和胃肠减压，也可使用酚妥拉明（Regitine），每次用量为 0.3 ~ 0.5 mg/kg，加 5% 葡萄糖 20 mL 静脉滴注。

4. 糖皮质激素 糖皮质激素可减少炎症渗出，解除支气管痉挛，改善血管通透性和微循环，减轻颅内压。使用指征为：①严重憋喘或呼吸衰竭；②全身中毒症状明显；③合并感染中毒性休克。④出现脑水肿。

上述情况可短期应用激素，可用琥珀酸氢化可的松 5 ~ 10 mg/（kg·d）或用地塞米松 0.1 ~ 0.3 mg/（kg·d）加入瓶中静脉点滴，疗程 3 ~ 5 天。

5. 并发症及并存症的治疗

（1）发生感染中毒性休克、脑水肿和心肌炎者，应及时予以处理。

（2）脓胸和脓气胸者应及时进行穿刺引流，若脓液黏稠，经反复穿刺抽脓不畅或发生张力性气胸时，宜考虑胸腔闭式引流。

（3）对并存佝偻病、贫血、营养不良者，应给予相应治疗。

二、病毒性肺炎

（一）呼吸道合胞病毒（RSV）肺炎（respiratory syncytial virus pneumonia）

（1）简称合胞病毒性肺炎，是最常见的病毒性肺炎。

（2）本病多见于婴幼儿，尤多见于 1 岁以内小儿。

（3）轻症患者表现为发热、呼吸困难等症状。

（4）中、重症者呼吸困难较明显，出现喘憋、口唇发绀、鼻翼扇动及三凹症。

（5）发热可为低、中度热或高热。

（6）肺部听诊多有中、细湿啰音。

（7）X 线表现为两肺可见小点片状、斑片状阴影，部分病儿有不同程度的肺气肿。

（8）白细胞总数大多正常。

（二）腺病毒性肺炎（adenovirus pneumonia）

（1）腺病毒性肺炎为腺病毒（ADV）感染所致。

（2）本病多见于6个月～2岁小儿，冬春季节多发。

（3）临床特点为起病急骤、高热持续时间长、中毒症状重、啰音出现较晚、X线改变较肺部体征出现早，易合并心肌炎和多器官衰竭。

（4）症状表现：①发热：可达39℃以上，呈稽留高热或弛张热，热程长，可持续2～3周。②中毒症状重：面色苍白或发灰，精神不振，嗜睡与烦躁交替。③呼吸道症状：咳嗽频繁，呈阵发性喘憋，轻重不等的呼吸困难和发绀。④消化系统症状：腹泻、呕吐和消化道出血。⑤可因脑水肿而致嗜睡、昏迷或惊厥发作。

（5）体检发现：①肺部啰音出现较迟，多于高热3～7天后才出现，肺部病变融合时可出现实变体征；②肝脾增大，由于网状内皮系统反应较强所致；③麻疹样皮疹；④出现心率加速、心音低钝等心肌炎表现，也可有脑膜刺激征等中枢神经系统体征；⑤X线特点：肺部X线改变较肺部啰音出现早，故强调早期摄片；大小不等的片状阴影或融合成大病灶，甚至一个大叶；病灶吸收较慢，需数周或数月。

三、细菌性肺炎

（一）金黄色葡萄球菌肺炎（staphylococcal aureus pneumonia）

（1）病原为金黄色葡萄球菌（金葡菌），由呼吸道入侵或经血行播散入肺。

（2）新生儿、婴幼儿发病率高。

（3）临床特点为起病急、病情严重、进展快，全身中毒症状明显。

（4）发热多呈弛张热型，但早产儿和体弱儿有时可无发热或仅有低热；患者面色苍白、烦躁不安；咳嗽、呻吟、呼吸浅快和发绀；重者可发生休克；消化系统症状有呕吐、腹泻和腹胀。

（5）肺部体征出现较早，两肺散在中、细湿啰音。

（6）X线检查：胸部X线可有小片状影，病变发展迅速，甚至数小时内可出现小脓肿、肺大疱或胸腔积液，因此在短期内应重复摄片。

（7）病变吸收较一般细菌性肺炎缓慢，重症病例在2个月时可能还未完全消失。

（8）外周血白细胞多数明显增高，中性粒细胞增高伴核左移和中毒颗粒。婴幼儿和重症患者可出现外周血白细胞减少，但中性粒细胞百分比仍较高。

（二）革兰阴性杆菌肺炎（Gram-negative bacillary pneumonia, GNBP）

（1）病原菌以流感嗜血杆菌和肺炎杆菌为多，伴有免疫缺陷者常发生绿脓杆菌肺炎，新生儿时期易患大肠埃希菌肺炎。

（2）大多先有数日呼吸道感染症状，病情呈亚急性，但全身中毒症状明显，发热，精神萎靡、嗜睡，咳嗽、呼吸困难，面色苍白；口唇发绀，病重者甚至休克。

（3）肺部听诊可听到湿啰音，病变融合有实变体征。

（4）肺部X线改变多种多样，如肺炎杆菌肺炎可为肺段或大叶性致密实变阴影，其边缘往往膨胀凸出；绿脓杆菌肺炎显示结节状浸润阴影及细小脓肿，后可融合成大脓肿；流感嗜血杆菌肺炎可呈粟粒状阴影。但基本改变为支气管肺炎征象，或呈一叶或多叶节段性或大叶性炎症阴影，易见胸腔积液。

四、其他微生物所致肺炎

（一）肺炎支原体肺炎（mycoplasma pneumoniae pneumonia）

（1）是学龄儿童及青年常见的一种肺炎，婴幼儿也不少见。

（2）本病全年均可发生，占小儿肺炎的10%～20%。

（3）病原为肺炎支原体，是一种介于细菌和病毒之间的微生物，无细胞壁结构。

（4）起病缓慢，潜伏期2～3周，病初有全身不适、乏力、头痛。2～3天后出现发热，体温常达39 ℃左右，可持续1～3周，可伴有咽痛和肌肉酸痛。

（5）咳嗽为本病突出的症状，一般于病后2～3天开始，初为干咳，后转为顽固性剧咳，常有黏稠痰液，偶带血丝，少数病例可类似百日咳样阵咳，可持续1～4周。肺部体征多不明显，甚至全无。少数可听到干、湿啰音，但多快消失，故体征与剧咳及发热等临床表现不一致，为本病特点之一。婴幼儿起病急，病程长，病情较重，表现为呼吸困难、喘憋、喘鸣音较为突出，肺部啰音比年长儿多。

（6）部分患儿可有溶血性贫血、脑膜炎、心肌炎、肾炎、格林－巴利综合征等肺外表现。

（7）本病的重要诊断依据为肺部X线改变。其特点可呈支气管肺炎的改变，常为单侧性，以右肺中下肺野多见。也可为间质性肺炎的改变，两肺呈弥漫性网状结节样阴影。

（二）衣原体肺炎（chlamydial pneumonia）

1.沙眼衣原体肺炎

（1）主要见于婴儿，多为1～3个月小儿。

（2）起病缓慢，多不发热或仅有低热，一般状态良好。

（3）开始可有鼻塞、流涕等上感症状，1/2患儿有结膜炎。

（4）呼吸系统主要表现为呼吸增快和具有特征性的明显的阵发性不连贯的咳嗽，一阵急促的咳嗽后继以一短促的吸气，但无百日咳样回声。阵咳可引起发绀和呕吐，也可有呼吸暂停。

（5）肺部偶闻及干、湿啰音，甚至捻发音和哮鸣音。

（6）X线可显示双侧间质性或小片状浸润，双肺过度充气。

2.肺炎衣原体肺炎

（1）多见于学龄儿童。

（2）部分为轻症，发病常隐匿。

（3）无特异性临床表现，早期多为上感症状，咽痛、声音嘶哑。

（4）呼吸系统最多见的症状是咳嗽，1～2周后上感症状逐渐消退而咳嗽逐渐加重，并出现下呼吸道感染征象，如未经有效治疗，则咳嗽可持续1～2个月或更长。

（5）肺部偶闻及干、湿啰音或哮鸣音。

（6）X线可见到肺炎病灶，多为单侧下叶浸润，也可为广泛单侧或双侧性病灶。

小儿肺炎
电子课件

支气管肺炎
思维导图

重点笔记

▼ 达标练习

1. 重症肺炎患儿出现脑水肿及中毒性脑病时表现为（　）。

　　A. 突然出现高热　　　　B. 血压降低　　　　C. 两眼凝视上翻，意识障碍甚至昏迷

　　D. 前囟紧张，脑脊液有明显异常　　　　E. 以上全对

2. 小儿支气管肺炎，激素应用的适应证不包括（　）。

　　A. 中毒症状明显　　　　B. 严重喘憋　　　　C. 脑水肿

　　D. 严重咳嗽　　　　E. 中毒性脑病

3. 婴幼儿肺炎最主要的病理生理改变是（　　）。

  A. 低氧血症　　　　　　　B. 高碳酸血症　　　　　C. 代谢性酸中毒

  D. 呼吸性酸中毒　　　　　E. 混合性酸中毒

4. 抗生素治疗小儿肺炎需用药至（　　）。

  A. 体温正常即停药　　　　B. 体温正常 5～7 天，临床症状基本消失时停药

  C. 咳嗽减轻后即停药　　　D. 血象正常前即停药　　　E. 血常规正常后即停药

5. 支气管肺炎与支气管炎鉴别的要点是（　　）。

  A. 发热、频咳　　　　　　B. 气促　　　　　　　　C. 呼吸音减弱

  D. 肺部固定的细湿啰音　　E. 血象示白细胞增多

6. 支气管肺炎的治疗中，错误的是（　　）。

  A. 首选青霉素　　　　　　B. 根据病原菌选用敏感药物

  C. 支原体肺炎选用大环内酯类如红霉素

  D. 复方新诺明可适用于任何年龄的小儿

  E. 葡萄球菌肺炎抗生素治疗总疗程为 6 周

7. 腺病毒肺炎具有如下特点，但（　　）除外。

  A. 6 个月至 2 岁婴幼儿多见　　　　　　　　B. 多为稽留高热，少数为弛张热

  C. 肺部体征出现早，可闻及湿啰音

  D. 易发生中毒性心肌炎和中毒性脑病

  E. X 光肺部显示片状阴影或病灶周围性肺气肿

8. 支气管肺炎最主要的诊断依据是（　　）。

  A. 发热　　　　　　　　　B. 咳嗽　　　　　　　　C. 气促

  D. 呼吸困难　　　　　　　E. 肺部有较固定的中细湿啰音

9. 肺炎支原体肺炎最突出的临床症状是（　　）。

  A. 年长儿多见　　　　　　B. 全身中毒症状不重　　C. 肺部体征不明显

  D. 高热　　　　　　　　　E. 频繁、剧烈的咳嗽

10. 重症支气管肺炎并发心力衰竭时，下列选项不符的是（　　）。

  A. 呼吸困难忽然加重，烦躁不安　　　　　　B. 心率 ≥ 180 次/min

  C. 肝脏迅速增大　　　　　D. 心音低钝或有奔马律　　E. 咯粉红色泡沫痰

参考答案：1. C；2. D；3. A；4. B；5. D；6. D；7. C；8. E；9. E；10. E

项目 2　维生素 D 缺乏性佝偻病

学习目标

1. 深入了解维生素 D 缺乏性佝偻病的发病机制，临床表现。

2. 掌握维生素 D 缺乏性佝偻病的治疗与预防。

3. 了解维生素 D 缺乏性佝偻病的鉴别诊断。

案例导入

患儿,男,1岁,因多汗、易惊3个月而入院。自入院前3个月起,患儿出现多汗,睡觉时出汗更明显,常常湿透枕巾。患儿易惊,稍有声响即惊醒,并哭闹不止,此症状在夜间更明显,患儿白天玩耍正常,吃奶好,大、小便均正常。孕35周早产,11月出生,因没有母乳,人工喂养,至今未添加辅食。母孕期无疾病史,无下肢抽搐史。

查体:体温36.8 ℃,脉搏108次/min,呼吸30次/min,Wt 5 kg,发育正常,营养中等,神志清楚。全身皮肤黏膜无黄染,未见皮疹及出血点,浅表淋巴结无肿大,前囟1.5cm×1.5 cm,平坦,方颅,枕秃(+),巩膜无黄染,双瞳孔等大等圆,对光反射灵敏。颈软。胸廓肋缘外翻,串珠(-),双肺呼吸音清,未闻及干、湿啰音。心音有力,心律齐,未闻及病理性杂音。腹软,肝脏肋下1.5 cm,质软,脾脏未触及,脊柱四肢无畸形,生理反射存在,病理反射未引出。

辅助检查:(1)实验室检查:血常规:WBC 10. 8×10⁹/L,N 0.30,L 0.69,Hb 128 g/L;血生化:肝肾功能正常,血电解质 Ca²⁺ 1.2 mmol/L, Phos 1.0 mmol/L, ALP 300 U/L, K⁺ 3.9 mmol/L, Na⁺ 140 mmol/L, Cl⁻ 101 mmol/L。(2)X线检查:腕骨骨化中心1枚,尺桡骨远端呈毛刷样及杯口样改变,干骺端骨皮质疏松,临时钙化带消失,软骨间隙增宽。

请思考:该患儿最可能的诊断及诊断依据是什么?简述主要治疗措施?对于该患儿如何进行预防?

▼ 内容精要

维生素 D 缺乏性佝偻病(rickets of vitamin D deficiency)是由于儿童体内维生素 D 不足引起钙、磷代谢异常,产生的一种以骨骼病变为特征的全身慢性营养性疾病。多见于 2 岁以下婴幼儿。北方比南方多见。

(一)病因

1.日光照射不足 不能隔着玻璃晒太阳、北方多于南方、冬春季多见。

2.维生素 D 摄入不足 母乳中维生素 D 不足。

3.生长发育速度快 早产儿、双胎宫内维生素 D 和钙积累不足,出生后的追赶生长。

4.疾病 肝胆消化道疾病影响钙磷的吸收,肝肾疾病影响活性维生素 D 的生成。

5.药物 苯巴比妥等抗惊厥药物诱导肝酶,加快维生素 D 的分解。

(二)发病机理

维生素 D 缺乏性佝偻病和手足搐搦症的发病机理,见图23-1。

(三)临床表现

多见于 3 个月~2 岁的婴幼儿,主要表现为生长速度最快部位的骨骼改变、肌肉松弛、神经兴奋性改变。

1.初期

(1)症状和体征:(神经系统兴奋性高)易激惹、夜惊、头部多汗、枕秃。

(2)X 线改变不明显。

(3)血钙正常。

(4)血磷稍低。

(5)钙磷乘积为 30 ~ 40(钙磷乘积小

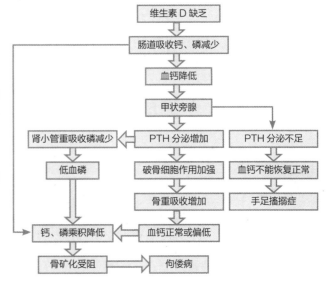

图 23-1 维生素 D 缺乏性佝偻病和手足搐搦症的发病机理

于40时骨的矿化障碍）。

（6）碱性磷酸酶升高（骨样组织堆积导致成骨细胞代偿性增生）。

（7）甲状旁腺素升高。

2.活动期

（1）症状和体征：①颅骨软化、方颅、前囟晚闭、出牙延迟。②肋骨串珠（7～10肋明显）、鸡胸、漏斗胸、郝氏沟，多见于1岁左右。③手镯、脚镯、"O"或"X"型腿（1岁以上）。④脊柱后凸、侧弯、骨盆畸形。⑤肌肉关节松弛，运动功能发育落后（低血磷导致肌肉糖代谢异常）。⑥重症患者神经系统发育迟缓。

（2）实验室检查：①X线改变：长骨骨髓软骨带明显增宽，毛刷状、杯口状改变，骨质疏松。②血钙稍低。③血磷明显降低。④钙磷乘积小于30。⑤碱性磷酸酶明显升高。⑥甲状旁腺素明显升高。

3.恢复期

（1）症状和体征减轻消失。

（2）X线改变：重新出现临时钙化带，骨质密度增加。

（3）血钙正常。

（4）血磷正常。

（5）钙磷乘积为40。

（6）碱性磷酸酶开始下降（需要1～2个月降到正常，许多类骨质等待修复，成骨细胞活跃）。

（7）甲状旁腺素正常。

4.后遗症期　症状和体征为不同程度的骨骼畸形和运动功能障碍。

维生素D缺乏性佝偻病临床表现，见表23-1。

表23-1　维生素D缺乏性佝偻病临床表现

类 别	初 期	活动期	恢复期	后遗症期
临床表现	易激惹，夜惊，多汗，枕秃	骨骼改变：颅骨软化，方颅，前囟晚闭，出牙延迟；肋骨串珠（7～10肋最显著），肋缘外翻，鸡胸，漏斗胸，手镯，脚镯，"O"或"X"型腿；脊柱后凸、侧弯。肌肉关节松弛，生长发育迟缓	神经精神症状消失，肌张力正常	程度不同的骨骼畸形
X线改变	不明显	长骨骨骺软骨带明显增宽，毛刷状、杯口状改变，骨质疏松	重新出现临时钙化带，骨质密度增加	正常
血钙	正常	稍低	正常	正常
血磷	稍低	降低	正常	正常
钙磷乘积	30～40	＜30	40	40
ALP	升高	升高	开始下降	正常

（四）诊断

（1）病史，缺乏日照。

（2）临床表现。

（3）血生化结果，血磷低、血钙正常或稍低、甲状旁腺素高、碱性磷酸酶高、钙磷乘积＜30。

（4）X线检查。

（5）25-（OH）D_3 ＞ 8 μg/mL（10～80 μg/mL）。

（五）鉴别诊断

1.维生素D 依赖性佝偻病

（1）Ⅰ型：肾转化功能不足，25-（OH）D_3增加，1,25-（OH）$_2D_3$不足。

（2）Ⅱ型：受体缺陷，1,25-（OH）$_2$D$_3$增加。

（3）严重低钙、低磷，甲状旁腺素代偿不全。

（4）骨骼改变严重，常规剂量的维生素D治疗无效。

2.低磷抗D佝偻病（家族性低磷血症）

（1）肾脏重吸收磷有障碍，导致血磷显著降低，高尿磷。

（2）肾转化1,25-（OH）$_2$D$_3$功能不足。

（3）常规剂量维生素D无效，治疗需要同时补充磷。

3.远端肾小管酸中毒

（1）远端小管泌氢障碍，钙大量从尿中丢失，继发甲状旁腺功能亢进，磷也丢失。

（2）高氯性代谢性酸中毒、高尿磷钙、低血磷钙、低钾、碱性尿。

4.肾性佝偻病

（1）肾功能障碍导致低钙、高磷，甲状旁腺素继发增多，导致骨骼脱钙。

（2）有慢性肾功能障碍的病史，肌酐、尿素氮高。

5.先天性甲状腺功能低下　智能低下、有特殊面容，促甲状腺素升高、T$_4$降低。

（六）治疗

1.一般治疗　供给充足营养，多在户外活动，活动期勿久坐、久立。

2.维生素D治疗

（1）口服法：初期和活动期2 000～4 000 U/d，2～4周后改为400 U/d；恢复期预防量维持40 U/d。

（2）突击疗法：重症或口服有困难者（能口服的不注射）；初期每次肌内注射或口服30万U，1个月后改服预防量；活动期每次（共2次）肌内注射或口服30万U，间隔2～4周，1个月后改服预防量。

3.钙剂　按常规剂量口服，3个月以内婴儿或有手足搐搦病史者，突击疗法前应先服钙剂2～3天，（防止大量的钙进入骨骼，导致血钙过低）。

4.后遗症的矫治　体格锻炼，手术。

（七）预防

1.胎儿期　孕母应多户外活动，食用富含钙、磷、维生素D以及其他营养素的食物。妊娠后期适量补充维生素D（800 U/d），有益于胎儿储存充足维生素D，以满足生后一段时间生长发育的需要。

2.婴幼儿期　预防的关键在日光浴与适量维生素D的补充。生后2～3周后即可让婴儿坚持户外活动，冬季也要注意保证每日1～2h户外活动时间。有研究显示，每周让母乳喂养的婴儿户外活动2h，仅暴露面部和手部，可维持婴儿血25-（OH）D$_3$浓度在正常范围的低值（＞11 ng/dL）。早产儿、低出生体重儿、双胎儿生后2周开始补充维生素D 800 U/d，3个月后改预防量。足月儿生后2周开始补充维生素D 400 U/d，至2岁。夏季户外活动多，可暂停服用或减量。一般可不加服钙剂。

重点笔记

佝偻病
电子课件

维生素D缺乏性
佝偻病思维导图

1. 维生素 D 缺乏性佝偻病的正确描述为（　　）。

    A. 主要是缺钙　　　　　　　B. 主要是缺磷　　　　　　C. 主要是碱性磷酸酶增高

    D. 主要缺乏维生素 D_3　　　E. 主要缺乏维生素　　　　D. 使钙磷代谢异常，骨钙化受阻

2. 人体维生素 D 主要来源于（　　）。

    A. 皮肤合成的内源性维生素 D　　　　　　　　B. 蛋黄中的维生素 D

    C. 猪肝中的维生素 D　　　D. 植物提供维生素 D　　　　E. 以上都不是

3. 判断佝偻病是否处于活动期的可靠依据是（　　）。

    A. 神经精神症状　　　　　B. 骨骼体征的改变　　　　C. 运动机能发育迟缓

    D. 肌肉韧带松弛表现　　　E. 血液生化和 X 线长骨检查

4. 维生素 D 缺乏性佝偻病初期的主要临床表现是（　　）。

    A. 易激惹、多汗等神经精神症状　　　　　　　B. 颅骨软化

    C. 肋骨串珠明显　　　　　D. 手镯征　　　　　　　　E. X 型腿

5. 以下（　　）是维生素 D 缺乏性佝偻病骨样组织堆积的表现。

    A. 颅骨有乒乓球感　　　　B. 肋缘外翻　　　　　　　C. 鸡胸

    D. "O" 型腿　　　　　　　E. 手镯征

6. 6 月男婴，有易惊、多汗、枕秃，最可能的诊断是（　　）。

    A. 佝偻病活动期　　　　　B. 佝偻病初期　　　　　　C. 佝偻病恢复期

    D. 佝偻病后遗症期　　　　E. 肺结核

7. 维生素 D 缺乏性佝偻病活动期的头部骨骼改变中，（　　）应除外。

    A. 颅骨软化　　　　　　　B. 小头畸形　　　　　　　C. 方颅

    D. 前囟增大与闭合延迟　　E. 出牙延迟与出牙顺序颠倒

8. 家长带 1 个月的婴儿来儿童保健咨询，预防婴儿佝偻病简便有效的措施是（　　）。

    A. 每月肌内注射维生素 D 一次　　　　　　　B. 每日口服维生素 D

    C. 母亲妊娠后期肌内注射维生素 D　　　　　D. 平时多晒太阳

    E. 每日补充钙剂

9. 孕妇妊娠 8 个月，产前来医院咨询，对母乳喂养的婴儿如何预防佝偻病的发生，错误的选项是（　　）。

    A. 自生后 1～2 周开始口服维生素 D　　　　　B. 自满月后开始口服维生素 D

    C. 多晒太阳　　　　　　　D. 防止腹泻　　　　　　　E. 维生素 D 的剂量每日 400～800 U

10. 患儿，男，4 个月，晚上，哭吵，平时多汗，检查：一般可，前囟 1 cm，左侧枕部有颅骨软化区 1.0 cm × 1.0 cm，枕部秃发，心肺（－），腹软，诊断为佝偻病。以下治疗佝偻病的有效措施中错误的选项是（　　）。

    A. 增加日光照射　　　　　B. 加强体格锻炼　　　　　C. 补充维生素 D

    D. 补充钙剂　　　　　　　E. 多吃豆浆和蔬菜

参考答案：1.E；2.A；3.E；4.A；5.E；6.B；7.B；8.D；9.B；10.B

项目3　先天性心脏病

学习目标

　　1. 深入了解房间隔缺损、室间隔缺损、动脉导管未闭及法洛氏四联症的病理生理、临床表现。

　　2. 掌握上述几种先天性心脏病的治疗原则。

　　3. 了解上述几种先天性心脏病的无创及有创实验室检查。

案例导入

　　患儿，男，4岁。因发现心脏杂音4年余而入院。患儿幼时吃奶常有停顿，学走路后较长距离行走便感气促，休息片刻后好转；平时易患急性上呼吸道感染和肺炎；其母亲发现患儿多汗、易乏力，但未见皮肤或口唇青紫；在体检时发现"心脏杂音"收入院。患儿为 G_1P_1，足月顺产，无窒息抢救史；出生体重为3.8 kg，母乳喂养。其母否认妊娠早期的三个月内有病毒感染、接触放射线或服用药物史等。

　　查体：体温37.0 ℃，脉搏104次/min，呼吸28次/min，血压100/60 mmHg，体重13 kg，身高95 cm，体形偏瘦。全身皮肤未见青紫；双肺呼吸音粗、未闻干湿啰音；心前区稍隆起，心尖搏动弥散，心浊音界右缘增宽，心率104次/min，律齐，心音有力，胸骨左缘第2～3肋间可闻及Ⅲ级收缩期喷射状杂音，P_2 亢进、固定分裂；肝脾肋下未触及；全身各部位未见畸形。

　　辅助检查：(1) 实验室检查：血常规，肝、肾功能均正常。(2) X线检查：心外形中度扩大，主动脉结影较小，肺动脉段稍膨隆，心影向右和左下扩大，呈梨形心；肺野充血。(3) 心电图：提示右心室肥大；不完全性右束支传导阻滞。(4) 超声心动图：房间隔回声中断，右心内径增大，室间隔活动与左心室后壁同向；彩色多普勒检查可见心房内由左向右穿隔血流。(5) 右心导管检查：右心导管检查发现血氧含量右心房与上腔静脉之比为2.8容积%，血氧饱和度右心房与上腔静脉之比为11%；导管可由右心房进入左心房；右心房压力、右心室和肺动脉压力正常。

　　请思考：该患儿最可能的诊断及诊断依据是什么？应与哪些疾病相鉴别？简述主要治疗措施？

▼　内容精要

　　先天性心脏病（congenital heart disease）是由于胎儿时期心脏及大血管发育异常，或者胎儿时期血液循环特有的孔道在生后未闭而形成的先天性畸形，是小儿最常见的心脏病。随着各种心血管检查技术，特别是彩色多普勒超声心动图的应用，深低温麻醉和体外循环下心内直视手术的发展，先心病介入治疗的进展，先心病得到了及时准确诊断，多数彻底根治。部分新生儿期的复杂先心病也可及时确诊和手术治疗，国外已发展到在胎儿期就成功实施手术，使先心病预后大为改观。

一、室间隔缺损

　　室间隔缺损（VSD）是小儿最常见的先天性心脏病，占先天性心脏病的20%～25%。根据缺损位置常用分类为：①膜及膜周部缺损（单纯膜部、靖下型膜部、隔瓣下型膜部），最多见。②动脉干下型，次之。③肌部缺损（肌小梁部、流出道部），少见。

临床症状与缺损大小及肺血管阻力有关。若肺动脉压超过体循环动脉压，可发生右向左分流而出现发绀，称艾森曼格（Eisenmenger）综合征（图23-2）。小型膜部及肌部室间隔缺损可能在婴儿期自行闭合。

（一）临床表现及诊断要点

1.临床表现

（1）症状：①小型缺损可无症状。②中型缺损易患下呼吸道感染，偶尔发生心力衰竭。③大型缺损肺部感染频繁，生长发育落后，活动后呼吸困难、乏力，易并发心力衰竭。

（2）体征：①小型缺损仅在胸骨左缘第3～4肋间听到粗糙全收缩期杂音，多扪及震颤，肺动脉第二音不亢进。②中型缺损左侧心前区可稍隆起，胸骨左缘第3～4肋间听到Ⅲ～Ⅳ级的粗糙全收缩期杂音，可扪及震颤，肺动脉第二音亢进。③大型缺损左侧心前区多隆起，心尖冲动弥散，位于锁骨中线外第4～5肋间，胸骨左缘第3～4肋间可听到Ⅱ～Ⅳ级粗糙全收缩期杂音，多扪及震颤，心尖部可听到舒张中期隆隆样杂音，肺动脉第二音明显亢进。

2.实验室和其他检查

（1）X线检查：室间隔缺损的X线片（图23-3）。①分流量小者心脏形态多属正常范围。②中型缺损分流量较大者左心室增大，肺动脉段隆起，主动脉结较小，两肺充血。③大型缺损者左、右心室及左心房均增大，肺动脉段明显突出，主动脉结小，肺部显著充血。④发展为重度肺动脉高压伴右向左分流时，则肺动脉段突出更显著，肺充血不明显，心脏增大程度有所减轻。

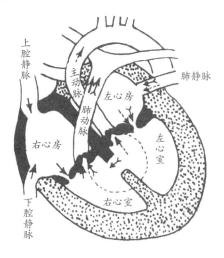

图23-2 室间隔缺损血液循环示意图

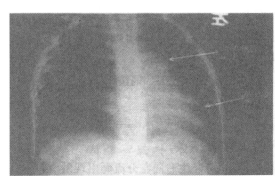

图23-3 室间隔缺损的X线片

（2）心电图：①小型缺损多为正常心电图。②左向右分流量较大而肺血管阻力正常者表现为左心室肥大，可伴左心房扩大。③左、右心室合并肥大见于继发性肺动脉高压或右室漏斗部狭窄。

（3）超声心动图检查：可准确诊断室间隔缺损的部位、大小和数目，结合彩色多普勒心动图还可明确分流方向、速度。在无肺动脉口狭窄的病例，尚可利用多普勒技术估测肺动脉压力。

（4）心导管及心血管造影：①单纯性室间隔缺损经超声心动图检查确诊者可免去心导管等检查而施行手术治疗。②室间隔缺损，伴重度肺动脉高压或合并其他心血管畸形时，术前需作心导管或心血管造影检查。③合并其他心血管畸形时，术前须作心导管检查。④右心导管检查可证实心室部位由左向右分流，测定肺动脉压力及计算肺动脉阻力等。⑤为明确多个室间隔缺损的确切部位及大小，证实或排除可疑的合并动脉导管未闭及了解主动脉瓣脱垂情况，需作逆行左心导管检查及造影。

（二）治疗与预后

（1）缺损小而无症状者，不一定需手术治疗，但应预防感染性心内膜炎。

（2）中型缺损有症状者，宜于学龄前期在体外循环下作心内直视修补术。

（3）大型缺损在6个月以内发生难以控制的充血性心力衰竭，或反复罹患肺炎和生长缓慢，应予手术治疗。

（4）6个月至2岁婴儿，虽然心力衰竭能控制，但肺动脉压力持续增高，应及时手术修补缺损。

（5）动脉干下型室间隔缺损，易合并主动脉瓣脱垂，且无自行闭合的可能，宜尽早手术修补缺损。

（6）室间隔缺损介入性治疗经导管用封堵器封堵肌部室间隔缺损、小膜部室间隔缺损或术后残余分流。

二、房间隔缺损

房间隔缺损（ASD）为常见的一种先天性心脏病，占先心病的7%～10%。房间隔缺损根据解剖病变的不同而有第一孔未闭和第二孔未闭之分。

（1）第一孔未闭型缺损（原发孔房间隔缺损）位于心房间隔下部，呈半月形缺损，往往较大，常伴有二尖瓣或三尖瓣的裂孔而形成关闭不全，多见于二尖瓣。

（2）第二孔未闭型缺损（继发孔房间隔缺损）位于心房间隔的中部卵圆窝处，或靠近上、下腔静脉，直径多为1～3 cm。

（3）房间隔缺损可合并其他心血管畸形，较常见的有部分性肺静脉畸形引流入右心房及肺动脉狭窄等（图23-4）。

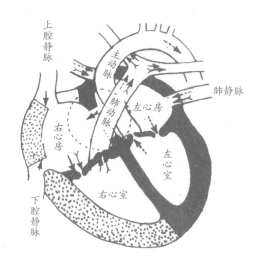

图23-4 房间隔缺损血液循环示意图

（一）临床表现

1.症状 ①缺损小、分流少的患者可全无症状。中等大小缺损，很少症状，不影响生长发育。②缺损大、左向右分流量多的患儿，影响生长发育，多消瘦、乏力、多汗，活动后气促，易患下呼吸道感染。

2.体检 ①缺损较小者仅能在胸骨左缘听到Ⅱ级左右的喷射性收缩期杂音，肺动脉瓣区第二音固定分裂较明显。②缺损较大者多心前区隆起，心尖冲动弥散，胸骨左缘第3肋间可听到Ⅱ～Ⅲ级喷射性收缩期杂音，肺动脉瓣区第二音亢进和固定分裂。左向右分流量较大时，胸骨左缘下方可听到舒张中期隆隆样杂音。

（二）诊断要点

1.X线检查 ①心脏外形轻至中度增大，以右心房及右心室为主。②肺动脉段明显突出，肺血管影增粗，可有肺门"舞蹈"征。③肺野充血，主动脉影小。④伴有二尖瓣关闭不全者，左心室也增大。

2.心电图 ①电轴右偏和不完全性右束支传导阻滞。②部分患者尚有右心房和右心室肥大。③第一孔未闭者常见电轴左偏及左心肥大。

3.超声心动图检查 ①示右房扩大和右室流出道增宽，室间隔与左室后壁呈同向运动。②剑下四腔心切面可显示房间隔缺损的位置及大小。③多普勒彩色血流显像可观察到分流的位置、方向，且能估测分流大小。④食管超声可更清楚地显示房间隔缺损。

4.心导管检查 右心导管检查可发现右房血氧含量高于上、下腔静脉平均血氧含量，导管可从右心房插入左心房。如临床表现典型，X线、心电图检查结果符合，经超声心动图检查确诊者，术前可不必做心导管检查。

（三）治疗与预后

（1）房间隔缺损宜在学龄前予以手术修补。

（2）手术时应注意在心房内探查，如发现有部分性肺静脉畸形引流，可一并予以矫正。

（3）房间隔缺损介入性治疗—经导管用封堵器关闭二孔型房间隔缺损。

三、动脉导管未闭

动脉导管在胎儿期是正常血液通路，出生后随着呼吸的开始，血氧分压提高，动脉导管于10～15 h内在功能上关闭。未成熟儿动脉导管关闭延迟。多数婴儿于出生后3个月左右，导管在解剖上也完全关闭。若持续开放，并产生病理生理改变，即诊断为动脉导管未闭（PDA）（图23-5）。本畸形为小儿先天性心脏病常见类型之一，占先天性心脏病的5%～10%。

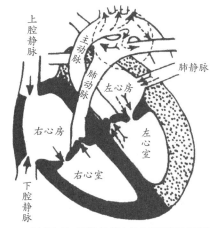

图23-5 动脉导管未闭血液循环示意图

（一）临床表现

1.症状 ①导管口径较细者，临床可无症状。②导管粗而分流量较大者，多有气急、乏力、多汗、心悸等症状。偶尔扩大的肺动脉可压迫喉返神经而引起声音嘶哑。

2.体检 ①患儿多消瘦，左侧心前区胸廓可稍隆起。②胸骨左缘第2肋间听到粗糙响亮的连续性机器样杂音，占整个收缩期与舒张期；杂音向左锁骨下及颈部传导，杂音最响处可扪及震颤。合并重度肺动脉高压或心力衰竭时，往往仅能听到收缩期杂音。分流量较大者，心尖区出现舒张期隆隆样杂音。肺动脉瓣区第二音增强，但多被杂音掩盖而不易识别。③动脉脉压增宽，轻压指甲床可见毛细血管搏动，扪及水冲脉等。脉压显著增宽时，用听诊器于股动脉处可听到亢进的血管搏动声。④合并显著肺动脉高压者，可出现下半身青紫和杵状趾。

（二）诊断要点

1.X线检查 ①导管细的患者可无异常发现。②分流量大的患者显示左心室、左心房增大，肺动脉段突出，肺门血管影增粗，肺野充血。③主动脉弓多有增大。

2.心电图 ①分流量较大者常有不同程度的左心室和左心房肥大。②伴有肺动脉高压时可合并右心室肥大。

3.超声心动图检查 ①示左心房和左心室内径增宽，主动脉内径亦增宽。②二维超声切面可显示导管的位置和粗细。③多普勒彩色血流显像可直接显示分流的方向和大小。

4.心导管检查 ①心导管检查可发现肺动脉血氧含量较右心室为高。②肺动脉压力可正常或增高。③部分患儿导管可通过未闭的动脉导管，由肺动脉进入降主动脉。④如临床症状、体征典型，X线、心电图检查结果符合，经超声心动图检查证实诊断者，术前可免去心导管检查。

5.心血管造影 患儿临床症状、体征不典型，超声心动图及心导管检查为可疑动脉导管未闭时，逆行主动脉造影有重要价值。可见主动脉、未闭的动脉导管及肺动脉同时显影。

（三）治疗与预后

（1）手术结扎或切断导管缝合即可治愈，宜于学龄前期施行。

（2）1岁以内反复肺炎、心衰或合并肺动脉高压者应及时手术治疗。

（3）大年龄或合并肺动脉高压者需体外循环下修补。

（4）导管介入性治疗：动脉导管未闭的首选治疗方法。

（5）早产儿动脉导管未闭易合并呼吸窘迫综合征及心力衰竭，可试用吲哚美辛（消炎痛）促使动脉导管关闭，有出血倾向和肾功能不良者禁用。

（6）某些复合性先天性心脏病，依赖动脉导管未闭而生存者，在畸形得到根治前，不能关闭动脉导管，相反需用前列地尔（前列腺素E）维持导管开放。

四、法洛四联症

法洛四联症（TOF）又称先天性发绀四联症。包括室间隔缺损、肺动脉口狭窄、主动脉骑跨和右心室肥厚四种畸形（图23-6）。也可仅有室间隔缺损和肺动脉口狭窄，而无主动脉骑跨，或四联症合并房间隔缺损。本病是年长儿和成人期最常见的青紫型先天性心脏病，约占先天性心脏病的10%。

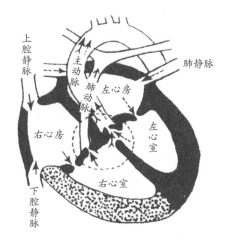

图 23-6　法洛四联症血液循环示意图

（一）临床表现

1.症状　①大部分病例于出生后数月出现发绀，重症者出生后即显发绀。活动后有气促，活动能力差，活动时喜蹲踞。②在剧烈活动、哭闹或清晨刚醒时可有缺氧发作。③少数病例有鼻出血、咯血、栓塞或脑脓肿。

2.体检　①生长发育落后，有发绀和杵状指（趾）。②心脏听诊在胸骨左缘第2～3肋间有Ⅱ～Ⅲ级收缩期喷射性杂音，狭窄越严重，杂音越轻；肺动脉瓣区第二音减弱、分裂或由于主动脉前移形成的亢进，单一的第二心音。

（二）诊断要点

1.化验检查　红细胞计数和血红蛋白显著增高；动脉血氧饱和度降低。

2.X线检查　心影正常或稍大，心尖圆钝上翘，肺动脉凹陷，主动脉增宽，构成典型的"靴形心"。

3.心电图　右心室肥大伴劳损。

4.超声心动图检查　示主动脉增宽，骑跨于室间隔上，室间隔与主动脉前壁连续中断，但二尖瓣前叶与主动脉后壁保持纤维连续；右室流出道狭窄。叠加彩色后可见心室收缩期蓝色和红色信号分别从右心室和左心室进入主动脉和对侧心室。

5.心导管检查　右心导管测压显示右心室压力增高，右心室与肺动脉间有明显压力阶差，根据压力曲线可判断狭窄类型；根据各部位血氧饱和度可计算分流量。

6.心血管造影　右心室造影显示肺动脉及其分支形态，再循环可显示左心室大小及冠状动脉。

（三）治疗与预后

1.内科治疗

（1）患儿腹泻、呕吐、高热时应及时补液，以防脱水。

（2）心导管检查前应常规给予吸氧、补液、纠正酸中毒。

（3）缺氧发作时应立即予以吸氧、镇静、取屈膝位，并给予5%碳酸氢钠5 mL/kg和普萘洛尔0.1～0.2 mg，稀释后静注。经常有缺氧发作者给予普萘洛尔每日1～2 mg/kg，分3次口服。

2.外科治疗

（1）根治术适宜年龄为2～8岁，不适用于周围肺血管发育极差或左心室发育不良者。

（2）分流术适用于3岁以下重症病例。

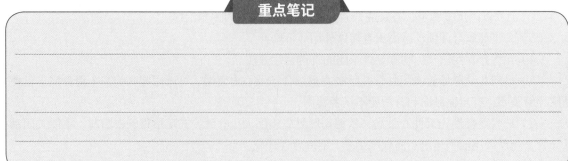

重点笔记

先天性心脏病
电子课件

先天性心脏病
思维导图

1. 先天性心脏病中最常见的类型是（　　）。
  A. 室间隔缺损　　　　　B. 房间隔缺损　　　　　C. 动脉导管未闭
  D. 法洛四联症　　　　　E. 肺动脉瓣狭窄

2. 法洛四联症患儿突然晕厥最常见的原因是（　　）。
  A. 长期缺氧所致　　　　B. 血液黏滞、血流变慢而引起脑血栓
  C. 肺动脉漏斗部肌肉痉挛　D. 合并脑脓肿　　　　E. 合并脑膜炎

3. 法洛四联症患儿病理生理改变与临床表现主要取决于（　　）。
  A. 肺动脉狭窄程度　　　B. 主动脉骑跨与右室肥厚程度
  C. 患儿年龄　　　　　　D. 血液黏滞度　　　　E. 病程长短

4. Eisenmenger's 综合征是指（　　）。
  A. 发绀型先心病　　　　B. 无分流型先心病　　　C. 肺动脉瓣狭窄伴跨瓣压增大
  D. 左向右分流先心病合并显著肺动脉高压产生右向左分流
  E. 室间隔缺损的严重并发症

5. 差异性发绀见于（　　）先天性心脏病。
  A. 房间隔缺损　　　　　B. 室间隔缺损　　　　　C. 动脉导管未闭
  D. 法洛四联症　　　　　E. 肺动脉狭窄

6. 心脏胚胎发育的关键时期是（　　）。
  A. 第 2 ~ 4 周　　　　　B. 第 2 ~ 8 周　　　　　C. 第 4 ~ 8 周
  D. 第 8 ~ 12 周　　　　　E. 第 12 ~ 16 周

7. 先天性心脏病最主要的病因是（　　）。
  A. 遗传因素　　　　　　B. 宫内感染　　　　　　C. 孕母接触大剂量放射线
  D. 孕母妊娠期服药　　　E. 孕母患糖尿病等代谢性疾病

8. 先天性心脏病最经济、最重要的无创性诊断方法是（　　）。
  A. 心电图检查　　　　　B. 心脏 X 线摄片　　　　C. 彩色多普勒超声心动图检查
  D. 心导管检查和心血管造影　　　　　　　　　　E. 心脏 MRI 检查

9. 患儿，6 个月，诊断为法洛四联症，在一次哭闹后突然出现呼吸困难，随即昏厥、抽搐。最可能的原因是（　　）。
  A. 急性心力衰竭　　　　B. 脑脓肿　　　　　　　C. 脑栓塞
  D. 肺栓塞　　　　　　　E. 缺氧发作

10. 患儿，10 个月，出生后反复呼吸道感染。2 天前发热、咳嗽、气促、烦躁不安，呼吸 60 次 /min，脉搏 168 次 /min，唇发绀，胸骨左缘第 3 ~ 4 肋间有 III 级收缩期杂音，P₂ 亢进，双肺可闻固定细湿啰音，肝右肋下 3.5 cm。最可能的诊断是（　　）。
  A. 室间隔缺损　　　　　　　B. 室间隔缺损合并支气管肺炎
  C. 房间隔缺损合并支气管肺炎　　　　　D. 室间隔缺损、重症支气管肺炎、心力衰竭
  E. 室间隔缺损合并感染性心内膜炎

参考答案：1. A；2. C；3. A；4. D；5. C；6. B；7. B；8. C；9. E；10. D

项目4　小儿腹泻

学习目标

1. 掌握小儿腹泻的病因、病理生理与临床表现的关系。
2. 掌握小儿腹泻的诊断与治疗。
3. 了解小儿腹泻的诊断与鉴别诊断、几种常见的小儿肠炎的临床特点。

案例导入

　　患儿，男，6岁。因发热伴呕吐、腹泻2天而入院。患儿2天前始发热，体温骤升、高达39～40℃，且高热持续不退，伴呕吐、为非喷射状、呕吐物为胃内容物，2～3次/d，有腹泻，初起大便黄稀水样、后为黏液便、带有脓血、以脓为主，10次/d，量中等，有里急后重感；患儿自诉脐周阵发性疼痛，无放射痛。患儿精神萎靡，尿少，诉口渴。患儿病前有不洁饮食史。既往体健。家族中无类似患者。

　　查体：体温39.5℃，脉搏120次/min，呼吸30次/min，血压90/60 mmHg，体重20 kg；神志清楚，精神萎靡，双眼凹陷，口唇干燥和皮肤弹性稍差；颈软，无抵抗；双肺呼吸音粗、未闻干湿啰音；心率120次/min，律齐，心音尚有力；腹软，肝肋下1.0 cm，质软，脾肋下未触及、未触及包块，脐周轻压痛，无反跳痛，肠鸣音亢进；生理反射存在，病理反射未引出。

　　辅助检查：(1)实验室检查：Hb 120 g/L，WBC 11.0×10^9/L，N 0.8，L 0.2；CRP 40 mg/L；尿常规正常；大便常规：脓血便，以脓为主，WBC(+++)，RBC(+)；大便培养：大肠杆菌生长；血Na$^+$ 140 mmol/L，Cl$^-$ 102 mmol/L，K$^+$ 4.6 mmol/L，Ca^{2+} 2.1 mmol/L；动脉血气分析：pH 7.3，HCO$_3^-$ 18 mmol/L，PaCO$_2$ 30 mmol/L，BE -5 mmol/L。(2)腹部平片：无异常。

　　请思考：该患儿最可能的诊断及诊断依据是什么？应与哪些疾病相鉴别？针对该患儿如何进行液体疗法？

▼ 内容精要

　　多病原、多因素引起的以大便次数增多和大便性状改变（含有不消化食物、水样、黏液、脓血）为主，合并水、电解质、酸碱失衡的病症。不能以每日大于3次为标准，母乳喂养的小儿每日3～4次大便是正常的。

　　（一）病因

　　1.小儿本身虚弱导致的易感因素

　　（1）消化系统发育不成熟：胃酸、消化酶分泌少；生长发育快，胃肠道负担重；对缺水的耐受力差。

　　（2）机体防御差：胃酸少、血清Ig和胃肠道分泌型Ig少、正常菌群未建立。

　　（3）人工喂养儿缺乏母乳中的生物保护因子。

　　2.非感染因素　①饮食因素：喂养不当、成分不适宜、对牛奶过敏、乳糖酶缺乏。②气候因素：受凉导致肠蠕动加快、天气过热消化液分泌少、口渴而进食过多（家长常误以为孩子是饿了）。

　　3.感染因素

　　（1）肠道外感染：有的病原可以直接侵犯肠道、发热影响了消化系统的功能。

（2）肠道内感染：①病毒、细菌、真菌、寄生虫。②病毒：占婴幼儿腹泻80%，轮状病毒、肠道病毒。③大肠埃希菌：致病性大肠埃希菌、产毒性、侵袭性、出血性、黏附－集聚性。

（3）肠道菌群紊乱：长期大量使用广谱抗生素。

（二）发病机制

导致腹泻发生的机制包括肠腔内存在大量不能吸收的具有渗透活性的物质、肠腔内电解质分泌过多、炎症所致的液体大量渗出以及肠道运动功能异常，据此可将腹泻分为渗透性、分泌性、渗出性和肠道功能异常等4种类型。临床上不少腹泻是多种机制共同作用的结果。

1.感染性腹泻　病原微生物多随污染的食物或水进入消化道，也可通过污染的日用品、手、玩具或携带者传播。病原微生物能否引起肠道感染，取决于机体防御功能的强弱、侵入机体病原微生物的数量及其毒力大小。

（1）病毒性肠炎：病毒侵入肠道后，在小肠绒毛顶端的柱状上皮细胞内复制，使细胞发生空泡变性、坏死、微绒毛破坏，水电解质吸收障碍而引起腹泻。同时伴继发双糖酶分泌不足使糖类消化不完全而积滞在肠腔内，并被细菌分解成小分子的短链有机酸，使肠液的渗透压增高，导致水向肠腔内转移而加重腹泻。由于病变仅限于黏膜层，故粪便中无或只有少量白细胞。

（2）肠毒素性肠炎：主要由各种产生肠毒素的细菌所致，如产毒性大肠杆菌、霍乱弧菌、空肠弯曲菌、产气荚膜杆菌等。它们可黏附在小肠黏膜上皮细胞上进行繁殖并产生肠毒素，使肠黏膜上皮细胞的腺苷酸环化酶或鸟苷酸环化酶的活性增高，小肠分泌增加，肠内液体吸收减少，使肠液总量超过结肠的吸收限度而发生腹泻，排出大量无脓血的水样便。

（3）侵袭性肠：由各种具有侵袭性的细菌所致。如大肠杆菌、沙门菌属、胎儿空肠弯曲菌、小肠结肠炎耶尔森菌等，均可侵入肠黏膜组织，引起充血、水肿、炎性细胞浸润、溃疡及渗出等病变。大便类似细菌性痢疾，含有大量的白细胞和红细胞。一般都有发热、腹痛、甚至里急后重等症状。

2.非感染因素引起的腹泻　主要由于饮食不当，消化过程发生障碍，肠道下部细菌上移与繁殖，使食物产生发酵和腐败，分解产物使肠腔内渗透压增高，加之腐败性毒性产物的刺激使肠蠕动增加，引起腹泻。

（三）临床表现

1.轮状病毒肠炎

（1）秋冬季发病，多见于6个月～2岁儿童。

（2）起病急，常伴有发热和上呼吸道感染症状，一般无明显中毒症状。患儿在病初即发生呕吐，常先于腹泻，腹泻物为黄或淡黄色，水样或蛋花汤样，无腥臭味。大便次数多、量多、水多，常并发脱水和酸中毒症状。

（3）本病为自限性疾病，病程3～8天。

2.大肠埃希菌肠炎

（1）产毒性、致病性、黏附性：多见丁夏季、类同轮状病毒肠炎，自限性病程3～7大、镜检无白细胞、粪便有霉臭味。

（2）出血性：血便，镜检大量红细胞、常无白细胞。

（3）侵袭性：类似痢疾，发病急、高热，黏豚样含脓血便、腥臭味，伴有恶心、呕吐、腹痛、里急后重，可出现严重中毒症状，甚至休克，镜检大量白细胞和多少不等的红细胞。

3.鼠伤寒沙门氏菌小肠结肠炎　易在新生儿室暴发流行，大便性状多样（稀糊、黏液、脓血）。

4.抗生素诱发肠炎

（1）伪膜性小肠结肠炎：由难辨梭状芽孢杆菌引起，主要症状为腹泻，伴有腹痛、腹胀和全身中毒症状，甚至发生休克。海蓝样便带伪膜。

（2）金黄色葡萄球菌肠炎：暗绿色黏液稀便、腥臭，便镜检大量脓球、成簇G^+球菌，培养葡萄球菌阳性、凝固酶阳性。

（3）真菌性肠炎：由白色念珠菌导致，大便中可见豆腐渣样细块，镜检可见孢子和菌丝。

5.急性腹泻　病程＜2周。

（1）轻型：①无脱水及全身中毒症状；食欲减低、呕吐；便次增多、性状改变。②常由饮食因素、肠外感染引起。

（2）重型：①发热等全身中毒症状；水电解质紊乱、酸碱失衡；食欲减低、呕吐、腹泻频繁、大便水样、黏液、带血。②多为肠道感染。

6.慢性腹泻和迁延性腹泻

（1）迁延性腹泻：病程2周～2月。

（2）慢性腹泻：病程大于2月。

（四）腹泻的并发症

1.脱水

（1）定义：①因丢失过多和（或）摄入不足，使体液总量尤其是细胞外液量减少。②程度：轻、中、重度。③性质：低、等、高渗。

（2）脱水程度的判断：见表23-2。

表23-2　脱水程度的判断

临床表现	轻度	中度	重度
失水量/体重	＜5%	5%～10%	10%～12%
一般状况	精神稍差	萎靡烦躁	昏迷、惊厥、休克
皮肤黏膜	弹性还好	干燥弹性差	极干燥弹性极差
前囟眼窝	稍凹陷	明显凹陷	深凹陷
尿量	略少	明显减少	极少或无尿
循环状态	无改变	四肢稍冷，心率快	四肢厥冷，皮肤发花

（3）各型脱水的特点　①低渗性脱水：细胞外液低渗，向细胞内转移，细胞水肿，循环衰竭明显，间质缺水明显。②等渗性脱水：细胞外液等渗，细胞内液的量一般不发生变化。如果体液流失持续，可引起细胞内缺水，重症可有循环衰竭。③高渗性脱水：细胞外液高渗，向细胞外转移，细胞脱水，循环衰竭不明显、间质缺水不明显，见表23-3。

表23-3　各型脱水的特点

临床表现	低渗性脱水	等渗性脱水	高渗性脱水
血钠	＜130 mmol/L	130～150 mmol/L	＞150 mmol/L
精神	极度萎靡	萎靡烦躁	兴奋、激惹、昏迷
口渴	早期不明显	一般	早期、烦渴（呛水）
尿量	早期不减少	减少	早期明显减少
皮肤	湿冷、弹性极差	干燥、弹性差	干燥、弹性正常
循环	早衰竭、严重	重症有衰竭	一般不衰竭

2.代谢性酸中毒

（1）产生原因：①肠道丢失碱性物质（最重要的原因）。②葡萄糖摄入不足（呕吐），脂肪氧化增加，酮体增多。③血供（脱水致循环衰竭）不足，无氧代谢使乳酸堆积。④肾血流不足尿量减少，酸性代谢物潴留（排酸保碱减少）。

（2）表现：①轻度：无明显症状。②中度：呼吸深大、呕吐、烦躁、昏睡。③重度：心率减慢、低血压、心力衰竭、死亡。④新生儿小婴儿酸中毒时呼吸改变不典型。

（3）诊断与分度：①实验室：pH值 < 7.35（7.35 ～ 7.45）。② HCO_3^- 18 ～ 13 mmol/L（轻度），13 ～ 9 mmol/L（中度），< 9 mmol/L（重度），正常为 22 ～ 27 mmol/L，平均为 24 mmol/L。

3. 低钾　由于胃肠道分泌液中含钾较多，呕吐和腹泻可大量丢失钾；进食少，摄入量不足；肾脏保钾功能比保钠差，缺钾时仍有一定量的钾继续排出。腹泻患儿都有不同程度的缺钾，尤其是久泻和营养不良的患儿，但在脱水未纠正前，钾总量虽然减少，由于血液浓缩、酸中毒时钾由细胞内向细胞外转移以及尿少而致钾排出量减少等原因，血钾多数正常。随着脱水、酸中毒被纠正，利尿后钾排出增加以及从大便继续失钾等因素使血钾迅速降低。

（1）实验室：血清 K^+ < 3.5 mmol/L（3.5 ～ 5.5 mmol/L）。

（2）脱水酸中毒时血钾相对不低：血液浓缩、细胞内钾外流、无尿时无排泄、无糖原合成消耗减少，所以不能先补钾，先补液，见尿补钾。

4. 低钙和低镁

（1）低钙：出现手足搐搦、喉痉挛、全身惊厥（总钙 2.25 ～ 2.58 mmol/L）。

（2）补钙后症状不缓解，少数佝偻病和营养不良儿要考虑低镁。

（五）诊断和鉴别诊断

1. 诊断

（1）根据发病季节、年龄、病史、临床表现、大便性状作出临床诊断（是不是）。

（2）判断有无脱水、酸中毒、水、电解质紊乱（有没有并发症）。

（3）病因诊断：喂养不当，肠道内、外感染。

（4）病原诊断（如果是感染导致的）：大便培养、血清学检测。

2. 鉴别诊断

（1）大便少或无白细胞：①生理性腹泻：< 6 个月，外观虚胖、常有湿疹、便次多、余无不适，生长发育正常，添辅食后好转。②乳糖酶缺乏。

（2）大便有较多白细胞者：①细菌性痢疾：有接触史、脓血便、里急后重，便镜检脓细胞、红细胞、吞噬细胞，便培养确诊。②坏死性肠炎：中毒症状重、红豆汤样血便、休克，肠壁积气。

（六）治疗

调整和适当限制饮食，减少胃肠道负担；预防和纠正脱水；合理用药控制肠道内外感染；加强护理，防止并发症。

1. 饮食疗法　强调继续进食，以预防营养不良，但需适当地调整饮食。母乳喂养者可继续哺乳，暂停辅食；人工喂养者可给予米汤，稀释的牛奶（或酸奶）、粥、面条等。严重呕吐者暂时禁食 4 ～ 6 h，但不禁水。病毒性肠炎多有双糖酶缺乏，可暂停乳类喂养，改用豆制代乳品或发酵乳，或用去乳糖奶粉喂养。

2. 加强护理　对感染性腹泻应注意消毒隔离。注意上行性泌尿道感染、臀红症及臀部感染。

3. 病原治疗

（1）病毒性肠炎：以饮食疗法和对症处理为主，不用抗生素。可选用抗病毒药物如利巴韦林 10 ～ 15 mg/（kg·d）口服或静脉滴注。腺病毒感染可用更昔洛韦，每次 5 mg/kg，每 12 h1 次，静脉滴注。或选用中药制剂治疗。

（2）细菌性肠炎：原则上应根据药敏试验结果和临床疗效选用和调整抗菌药物。

（3）真菌性肠炎：应及时停用抗生素，用制霉菌素 5 万 ～ 10 万 U/（kg·d）口服。或大蒜素每次 1 ～ 1.5 mg/kg，每日 3 次口服，也可静脉滴注治疗。也可选用克霉唑口服。

4. 液体疗法

（1）口服补液：①用于预防脱水及轻、中度脱水。②新生儿和有明显呕吐、腹胀、休克、心肾功能不全等患儿不宜采用。③补充累积损失：轻度脱水 50 ～ 80 mL/kg，中度脱水 80 ～ 100 mL/kg，8 ～ 12 h。④所用溶液是口服补液盐（ORS），2/3 张。脱水纠正后（随时观察），余量等量稀释服用。

（2）静脉补液：①适应对象：中度以上脱水、吐泻重或腹胀。②补液原则：先快后慢、先浓后淡、先盐后糖（糖的张力由于氧化而维持不住）、见尿补钾、见痉补钙。③补液分步：累积损失量、继续损失量、生理需要量。④补液三定：定量（脱水程度）、定性（脱水性质）、定时（补液速度）；补多少、补什么、补多久，见表23-4和表23-5。

表23-4　脱水程度及补液速度

临床表现	轻　度	中　度	重　度
第一日补液总量（mL/kg）	90 ~ 120	120 ~ 150	150 ~ 180
累积损失（mL/kg）	50	50 ~ 100	100 ~ 120
累积损失时间	8 ~ 12 h, 8 ~ 10 mL/（kg·h）	8 ~ 12 h	8 ~ 12 h
继续丢失（mL/kg）	10 ~ 40	10 ~ 40	10 ~ 40
生理维持（mL/kg）	60 ~ 80	60 ~ 80	60 ~ 80
时间	12 ~ 16 h,5 mL/（kg·h）	12 ~ 16 h	12 ~ 16 h
单纯收缩期高血压	≥ 140	< 90	

表23-5　脱水性质

临床表现	低渗性脱水	等渗性脱水	高渗性脱水
累积损失	2/3	1/2	1/5 ~ 1/3
继续丢失	1/3 ~ 1/2	1/3 ~ 1/2	1/3 ~ 1/2
生理维持	1/5	1/5	1/5
生理维持（mL/kg）	60 ~ 80	60 ~ 80	60 ~ 80

（3）扩容：①定时：30 ~ 60 min输入。②定量：20 mL/kg，总量小于300 mL（为累积损失一部分）。③定性：2∶1等张含钠液（2份生理盐水 + 1份1.4%碳酸氢钠），酸中毒严重者可用3份1.4%碳酸氢钠代替。④其他：如果是重度脱水在补液之前先扩容，如同时代酸重度同时纠酸。

（4）纠酸：具体可以不计算。①轻度的代酸在补液后可以自己代偿，pH值 < 7.3可以补液，测定了血气。②5%碳酸氢钠mL数 =（-BE）× 0.5 × 体重，因机体可代偿首次补半量，未测血气。③按提高［HCO_3］5 mmol/L计算，5%碳酸氢钠1 mL/kg可提高［HCO_3］1 mmol/L。

（5）补钾：①脱水酸中毒未纠正前不补钾（见尿加钾），6 h内有尿，可认为见尿了可以补钾。②静脉补钾浓度不超过0.3%,一般氯化钾200 ~ 300 mg/（kg·d）。③全日钾量不应小于8 h给予。④低钾血症应持续给钾4 ~ 6天（细胞内外的交换需要时间）。

（6）补钙补镁：①出现低钙症状（手足搐搦、惊厥），10%葡萄糖酸钙5 ~ 10 mL等量稀释后静脉注射。②补钙后症状无改善，考虑低镁，给25%硫酸镁0.1 mL/kg肌内注射。

（7）第二天的补液：①第一天已经纠正了，补继续丢失和生理需要，补钾，供热量。②第一天未纠正水、电解质紊乱者，重新判断脱水程度和性质制订补液计划。

（8）各种溶液的配置：①NS（生理盐水），5%葡萄糖、1.87%乳酸钠、1.4%NaHCO₃，等张。②2∶1液（NS∶1.4%NaHCO₃），等张。③3∶2∶1液（葡萄糖∶NS∶1.4%NaHCO₃），1/2张。④1∶1液（葡萄糖∶NS），1/2张。⑤4∶3∶2液（NS∶葡萄糖∶1.4%NaHCO₃），2/3张。⑥选用混合液为使Na∶Cl保持3∶2。

5. 对症治疗

（1）腹泻：一般不用止泻剂。如果经治疗好转，感染控制，中毒症状消失而仍然频繁腹泻者，可试用鞣酸蛋白、次碳酸铋或氢氧化铝等收敛剂。

（2）呕吐：对于呕吐较重的患儿可给予甲氧氯普胺（胃复安）或氯丙嗪等。

（3）腹胀：主要是肠道细菌分解糖产气和低钾引起。在处理上应及时补钾，必要时给予肛管排气或新斯的明肌注，新斯的明用量是每次0.03 ~ 0.05 mg/kg。也可给予酚妥拉明等血管活性药物，以改善肠壁微循环，从而消除腹胀。

6.消化道黏膜保护剂　能吸附病原体及毒素，维持肠黏膜细胞正常吸收与分泌功能，与肠道黏液蛋白的相互作用来增强肠道的黏膜屏障功能，以阻止病原微生物的攻击。如蒙脱石粉（思密达、必奇）适用于各型腹泻，每日3~9g，分3次口服。

7.微生态疗法　有利于恢复肠道正常菌群的生态平衡，重建肠道天然生物屏障，抵御病原菌侵袭。常用的有双歧杆菌、嗜乳酸杆菌和粪链球菌等。

8.迁延性腹泻和慢性腹泻　此类腹泻常伴有营养不良等并发症，病情较为复杂，应采用综合治疗措施。应积极寻找病因，针对病因进行治疗，切忌滥用抗生素，以免引起肠道菌群失调。注意喂养方法和食物的调整，保证足够的营养。可口服各种消化酶以助消化。及时防治水电解质平衡紊乱。应用微生态调节剂和消化道黏膜保护剂。还可采用中医辨证施治，配合针灸、推拿、捏脊等疗法。

（七）预防

（1）合理喂养，提倡母乳喂养，及时并逐渐添加辅食。不宜在夏季断奶。人工喂养儿，应选择合适的代乳品，注意喂养的质和量。

（2）加强卫生宣教，对水源和食品卫生严格管理。培养儿童良好的卫生习惯。做好食品、餐具、尿布、便器、玩具和设备的日常性消毒工作。

（3）注意气候变化时的护理，避免过热或过冷。

（4）感染性腹泻易引起流行，在及时诊断尽快治疗的同时，一定做好消毒隔离工作，防止交叉感染。特别是在小儿比较集中的地方，如托儿所、婴儿室、小儿病房等。

（5）避免长期滥用广谱抗生素和激素，以免肠道菌群失调致耐药菌繁殖引起肠炎。

小儿腹泻
电子课件

小儿腹泻
思维导图

重点笔记

▼ 达标练习

1. 关于小儿腹泻不正确的是（　　）。
   A. 多病原引起
   B. 多因素引起
   C. 主要表现为大便次数增多和大便性状改变
   D. 6月~2岁婴幼儿发病率高
   E. 不会对小儿的生长发育产生影响

2. 口服补液盐适用于（　　）。
   A. 新生儿肠炎
   B. 心功能不全者
   C. 腹胀明显的腹泻患儿
   D. 腹泻并重度脱水
   E. 有轻、中度脱水，无酸中毒

3. 小儿秋季腹泻最常见的病原是（　　）。
   A. 轮状病毒
   B. 埃可病毒
   C. 腺病毒
   D. 诺沃克病毒
   E. 柯萨奇病毒

4. 关于轻型腹泻的临床表现不正确的是（　　）。
   A. 以胃肠道症状为主
   B. 大便次数增多
   C. 食欲不振

D. 无脱水 　　　　　　E. 血钾 < 3.5 mmol/L

5. 婴儿腹泻有明显的周围循环障碍者，扩容宜选用（　　　）。

A.1/2 张含钠液 20 mL/kg　B. 等张含钠液 20 mL/kg　C.2/3 张含钠液 20 mL/kg

D. 等张含钠液 30 mL/kg　　E.3 : 2 : 1 含钠液 20 mL/kg

6. 下列（　　　）不是判断小儿脱水程度的指标。

A. 皮肤弹性　　　　　B. 眼窝、前囟凹陷　　　　C. 末梢循环情况

D. 血钠含量　　　　　E. 尿量

7.WHO 推荐的口服补液盐（ORS）的张力约为（　　　）。

A.1/3 张　　　　　　B.1/2 张　　　　　　　　C.2/3 张

D.2/5 张　　　　　　E.3/5 张

8. 患儿，男，6 月龄，因腹泻伴中度脱水，估计丢失液体量占体重的（　　　）。

A. < 5%　　　　　　　B.5% ~ 10%　　　　　　C.10% ~ 12%

D.12% ~ 15%　　　　 E.>15%

9. 轻度脱水临床表现不正确的是（　　　）。

A. 尿量稍减少　　　　B. 四肢末梢凉　　　　　C. 皮肤干燥

D. 失水量约为体重的 5% 以下　　　　　　　　E. 眼窝及前囟稍凹陷

10. 患儿，男，10 月龄，因腹泻 3 天入院，病后每天排水样便 10 余次，量较多，2 天来尿少，近 12 h 无尿。体检：前囟略凹陷，哭无泪，皮肤弹性差，肢端凉，在补钾时不正确的是（　　　）。

A. 输液后有尿即可开始补钾　　　　　　　B. 静脉输液中氯化钾浓度不得超过 0.3%

C. 第一天静脉输液时间不可少于 6 ~ 8 h　　D. 补钾一般持续 4 ~ 6 天

E. 补充氯化钾总量为 0.6 g/（kg·d）

参考答案：1.E; 2.E; 3.A; 4.E; 5.B; 6.D; 7.C; 8.B; 9.B; 10.E

项目 5　急性肾小球肾炎

学习目标

1. 熟悉肾小球疾病的分类。
2. 掌握急性肾炎的诊断标准。
3. 了解急性肾小球肾炎的病因和鉴别诊断。

案例导入

　　患儿，男，7 岁。因少尿、浮肿 5 天，加剧伴气促 2 天而入院。患儿于 5 天前出现尿量减少，每日 2 ~ 3 次，每次约 "100 mL"，呈浓茶色，并发现眼睑浮肿、晨起较明显，随后渐扩散至全身；2 天前患儿出现烦躁、气促，头痛，时有呕吐，呕吐物为胃内容物、非喷射性；半月前患儿曾出现发热（体温不详）3 ~ 4 天，当地医院予以 "罗红霉素" 及退热药口服后体温渐降至正常。既往体健，营养状态良好。

体查：体温 37.4℃，脉搏 140 次 /min，呼吸 40 次 /min，血压 140/85 mmHg。神志清楚，精神疲倦，反应差，端坐位；颜面及下肢非凹陷性水肿；全身皮肤、巩膜无黄染、皮疹及出血点；全身浅表淋巴结未触及；口唇轻度发绀；颈软，颈静脉怒张；心率 140 次 /min，律齐，心音低钝，无杂音；双肺闻及中小水泡音；腹稍膨隆，肝右肋下 2 cm、质中等、边缘较钝，脾未触及，肾区无叩痛，移动性浊音(－)；四肢肌力、肌张力大致正常；生殖器无畸形，阴囊轻度水肿；克氏征和布氏征(－)，病理反射未引出。

辅助检查：(1)实验室检查：血常规：Hb 94 g/L，WBC $8.8×10^9$/L，N 0.72，L 0.28，Plt $219×10^9$/L；大便常规无异常；尿常规：蛋白(＋)，红细胞(＋＋＋)，颗粒管型(＋)，尿比重 1.015；血生化：TP 64.7 g/L，ALB 43.4 g/L，CHOL 2.67 mmol/L；BUN 7.5 mmol/L，Cr 92.8 μmol/L；ALT 41 U/L，AST 69 U/L，LDH 123 U/L，CK 53 U/L，CK-MB 7 U/L；C_3 0.32 g/L，C_4 0.23 g/L，CH_{50} 13 U/L；ASO 1200U；ESR 79 mm/h；24 h 尿蛋白定量 0.46 g；两对半阴性；血 Na^+ 130.0 mmol/L，Ca^{2+} 1.95 mmol/L，血 K^+、Cl^- 在正常范围；IgA、IgG、IgM 在正常范围，ENA 多肽抗体七项(－)。(2)B 超：双侧肾脏轻度肿大，肾内弥漫病变。(3)心电图：窦性心律。(4)胸部 X 线片：双肺纹理增粗，心影丰满。

请思考：该患儿最可能的诊断及诊断依据是什么？应与哪些疾病相鉴别？针对该患儿采取什么样的治疗措施？

▼ 内容精要

急性肾小球肾炎（acute glomerulonephritis，AGN）简称急性肾炎，是儿科常见的一种与感染有关的急性免疫性肾小球疾病；临床表现为急性起病，水肿、少尿、血尿伴不同程度蛋白尿、高血压或肾功能不全等。病程多在 1 年内。可分为急性链球菌感染后肾小球肾炎（APSGN）和非链球菌感染后肾小球肾炎。本节急性肾炎主要是指 APSGN。

多发生于儿童和青少年，以 5～14 岁多见，男女之比为 2：1。

（一）病因

根据流行病学、免疫学及临床方面的研究，尽管本病有多种病因，但绝大多数病例属 A 组 β 溶血性链球菌急性感染后引起的免疫复合性肾小球肾炎。

（二）临床表现

急性肾炎临床表现轻重悬殊，轻者甚至无临床症状，仅于尿检时发现异常；重者在病期两周以内可出现循环充血、高血压脑病、急性肾功能衰竭而危及生命。

1.前驱感染　急性肾炎发病前前驱感染常为链球菌所致的上呼吸道感染，如急性化脓性扁桃体炎、咽炎、淋巴结炎、猩红热等，或是皮肤感染，包括脓疱病、疖肿等。由前驱感染至发病有一无症状间歇期，呼吸道感染引起者约 10 天（6～12 天），皮肤感染引起者为 20 天（14～28 天）。

2.典型表现　链球菌感染后 1～3 周起病，主要表现为血尿、水肿、高血压，程度不等的肾功能损害。

（1）水肿、尿少：水肿是最常见的症状，系因肾小球滤过率减低水钠潴留引起。多数为轻、中度水肿，先自眼睑浮肿，渐及全身，为非凹陷性，同时出现尿少，甚至无尿。随着尿量增多，水肿逐渐消退。

（2）血尿：半数病儿有肉眼血尿；镜下血尿几乎见于所有病例。由于红细胞和血红蛋白的原因，肉眼观察尿液呈烟熏色、洗肉水样、茶色或咖啡色。肉眼血尿严重时可伴排尿不适甚至排尿困难，通常 1～2 周后即转为镜下血尿，少数持续 3～4 周。也可因感染、劳累而暂时反复。镜下血尿持续 1～3 月，少数延续半年或更久，但绝大多数可恢复。患儿可出现不同程度的蛋白尿，但 24 h 尿蛋白定量检查正常或轻度增高。

（3）高血压：见于 30% ~ 80% 的病例，系因水钠潴留血容量增加所致，一般为轻或中度增高。大多在发病最初 4 ~ 5 天内发生，1 ~ 2 周后随利尿消肿而血压降至正常。

出现上述症状的同时，患儿常有乏力、恶心、呕吐、头晕，年长儿诉腰部钝痛，年幼儿主诉腹痛。

3. 严重病例

（1）严重循环充血：由于水钠潴留，血容量增加而出现循环充血。轻者出现呼吸增快，肝脏肿大；严重者表现明显气急，端坐呼吸、频繁咳嗽、咯粉红色泡沫痰，两肺布满湿啰音，心脏扩大，心率增快，有时呈奔马律，危重者可因急性肺水肿而在数小时内死亡。

（2）高血压脑病：多发生于急性肾炎病程早期，起病一般较急，表现为剧烈头痛、频繁恶心、呕吐，继之视力障碍，眼花、复视、暂时性黑蒙，并有嗜睡或烦躁，如不及时治疗则发生惊厥、昏迷、少数暂时偏瘫失语，严重时发生脑疝。

（3）急性肾功能不全：严重少尿或无尿患儿可出现暂时性氮质血症、电解质紊乱和代谢性酸中毒。一般持续 3 ~ 5 天，在尿量逐渐增多后，病情好转。若持续数周仍不恢复，则预后严重。

（三）辅助检查

1. 尿液检查　尿蛋白 + ~ + + 之间，镜下除见大量红细胞外，可见透明、颗粒或红细胞管型。

2. 血常规　红细胞计数及血红蛋白可稍低，系因血容量扩大，血液稀释所致。白细胞计数可正常或增高，此与原发感染灶是否继续存在有关。血沉增快，2 ~ 3 月内恢复正常。

3. 血生化　抗链球菌溶血素"O"（ASO）多数升高。

4. 免疫学　早期血清补体（CH_{50}、C_3）下降，多于病后 6 ~ 8 周恢复正常。

5. 肾功能　血尿素氮、肌酐有时升高。

（四）诊断及鉴别诊断

1. 诊断要点

（1）病史：年龄、前驱感染史。

（2）临床表现：急性起病，具备血尿、蛋白和管型尿、水肿及高血压等特点。

（3）急性期血清 ASO 滴度升高，补体 C_3 浓度降低，均可临床诊断急性肾炎。

2. 鉴别诊断　急性肾炎必须注意和以下疾病鉴别。

（1）其他病原体感染的肾小球肾炎：多种病原体可引起急性肾炎，可从原发感染灶及各自临床特点相区别。

（2）IgA 肾病：以血尿为主要症状，表现为反复发作性肉眼血尿，多在上呼吸道感染后 24 ~ 48 h 出现血尿，多无水肿、高血压、血 C_3 正常。确诊靠肾活检免疫病理诊断。

（3）慢性肾炎急性发作：既往肾炎史不详，无明显前期感染，除有肾炎症状外，常有贫血，肾功能异常，低比重尿或固定低比重尿，尿改变以蛋白增多为主。

（4）特发性肾病综合征：具有肾病综合征表现的急性肾炎需与特发性肾病综合征鉴别。若患儿呈急性起病，有明确的链球菌感染的证据，血清 C_3 降低，肾活检病理为毛细血管内增生性肾炎者有助于急性肾炎的诊断。

（5）其他：还应与急进性肾炎或其他系统性疾病引起的肾炎如：紫癜性肾炎、狼疮性肾炎等相鉴别。

（五）治疗

本病为自限性疾病，无特异疗法。主要是对症处理，注意观察并及时处理严重症状。

1. 加强休息　休息能减少潜在并发症的发生，起病 2 周内患儿应卧床休息；水肿消退、血压正常、肉眼血尿消失后可下床活动；血沉正常可上学，但应避免体育活动；尿沉渣细胞绝对计数正常后可恢复体力活动。

2. 控制饮食　低盐饮食，每日食盐量 60 mg/（kg·d）；有氮质血症时限制蛋白质的入量，每日 0.5 g/kg；供给高糖饮食以满足小儿热量需要。在尿量增加、水肿消退、血压正常后，可恢复正常饮食，以保证小儿生长发育的需要。

3.清除感染灶　应用青霉素10～14天。

4.对症治疗

（1）利尿：有明显水肿、少尿或有高血压及循环充血者，应用利尿剂。可选用氢氯噻嗪1～2 mg/（kg·d），分2～3次口服。无效时用呋塞米，口服2～5 mg/（kg·d），注射1～2 mg/（kg·次），每日1～2次。

（2）降压：凡经休息，控制水盐摄入、利尿而血压仍高者均应给予降压药。①利血平口服或肌注。②卡托普利口服，开始剂量为0.25 mg/（kg·d），最大剂量1 mg/（kg·d），分3次口服。③硝苯地平口服或舌下含服，开始剂量为0.25 mg/（kg·d），最大剂量1 mg/（kg·d），分3次口服。

（3）高血压脑病：①降压：选择降压效力强而迅速的药物如硝普钠：5～20 mg加入5%葡萄糖液100 mL中，以1 μg/（kg·min）速度静滴，用药时严密监测血压，随时调节药液滴速，每分钟不宜超过8 μg/kg，以防发生低血压。滴注时针筒、输液管等须用黑纸覆盖，以免药物遇光分解；②止痉：选用水合氯醛、苯巴比妥或地西泮；③必要时可用脱水剂或速效利尿剂。

（4）严重循环充血的治疗：首先是严格限制水、钠入量，尽快降压、利尿，可给予呋塞米静脉注射。使用硝普钠：用法同上。

（5）急性肾功能衰竭：维持水电解质平衡，及时处理水过多高钾血症、低钠血症等，必要时采用透析疗法。

（六）预后和预防

（1）急性肾炎急性期预后好，95%APSGN病例能完全恢复，小于5%的病例可有持续尿异常，死亡病例在1%以下，主要死因是急性肾衰竭。

（2）预防和及时治疗链球菌感染是预防本病的关键。

（3）减少呼吸道及皮肤感染，对急性扁桃体炎、猩红热及脓疱患儿应尽早、彻底地用青霉素或其他敏感抗生素治疗。

（4）A组溶血性链球菌感染后1～3周内应随时检查尿常规，及时发现和治疗本病。

急性肾小球肾炎
电子课件

急性肾小球肾炎
思维导图

重点笔记

▼ **达标练习**

1.急性肾小球肾炎的常见致病菌是（　　）。

　　A. A组 β 溶血性链球菌　　B. 葡萄球菌　　　　　　C. 肺炎链球菌

　　D. 柯萨奇病毒　　　　　　E. 草绿色链球菌

2.急性肾炎出现水肿的特点是（　　）。

　　A. 下行性，凹陷性　　　　B. 下行性，非凹陷性　　C. 上行性，凹陷性

　　D. 上行性，非凹陷性　　　E. 向心性，非凹陷性

3. 急性肾小球肾炎治疗初期使用抗生素的目的是（　　）。

A. 治疗疾病本身　　　　　B. 预防复发　　　　　C. 预防并发感染

D. 彻底清除体内残存细菌　　　　　　　　　　E. 治疗并发感染

4. 急性肾小球肾炎严重病例通常发生的时间是（　　）。

A. 起病 1 ~ 2 周内　　　B. 起病 2 ~ 3 周内　　　C. 起病 3 ~ 4 周内

D. 起病 4 ~ 5 周内　　　E. 起病 2 个月内

5. 下列（　　）不是急性肾小球肾炎严重病例的表现。

A. 氮质血症　　　　　　B. 尿毒症　　　　　　C. 严重循环充血

D. 高血压脑病　　　　　E. 肉眼血尿

6. 急性肾小球肾炎患儿可恢复上学的客观指标是（　　）。

A. 浮肿消退　　　　　　B. 血压正常　　　　　C. 血沉正常

D. 尿常规检查　　　　　E. 抗链球菌溶血素 "O" 正常

7. 诊断急性链球菌感染后肾小球肾炎时最有意义的实验室检查项目是（　　）。

A. 血浆白蛋白　　　　　B. 血免疫球蛋白　　　　C. 血沉

D. 血 C_3　　　　　　　E. 抗链球菌溶血素 "O"

8. 关于急性肾小球肾炎的治疗，下列正确的是（　　）。

A. 应卧床休息 4 周以上　　B. 无盐饮食至血压正常　　C. 低蛋白饮食至尿蛋白消失

D. 应用抗生素 7 ~ 10 天，以消除残存感染　　　E. 肉眼血尿消失后，可恢复正常活动

9. 患儿，男，6 岁，诊断为急性链球菌感染后肾炎高血压脑病，首选降压药物为（　　）。

A. 心痛定　　　　　　　B. 利血平　　　　　　C. 开博通

D. 哌唑嗪　　　　　　　E. 硝普钠

10. 患儿，男，8 岁，因浮肿伴尿少 2 天入院。病前 10 天有 "上感" 史。查体：眼睑及颜面浮肿，双下肢轻度非凹陷性浮肿，血压 135/90 mmHg。尿常规示：红细胞（＋＋＋），白细胞（＋＋），蛋白（＋＋）。血常规示：血红蛋白 105 g/L。应对该患儿采取下列治疗，但（　　）除外。

A. 卧床休息　　　　　　B. 低盐饮食　　　　　C. 利尿治疗

D. 降压治疗　　　　　　E. 皮质激素治疗

参考答案：1. A；2. B；3. D；4. A；5. E；6. C；7. D；8. D；9. E；10. E

模块四
儿科学

项目 6　小儿贫血

1. 掌握小儿贫血的诊断标准及分类，治疗原则。

2. 掌握小儿铁代谢的特点。

3. 掌握营养性缺铁性贫血的病因、发病机制、临床表现、治疗原则及预防措施。

4. 掌握营养性巨幼红细胞性贫血的病因，临床表现，诊断、治疗原则和预防措施。

患儿，男，11月。主诉皮肤黏膜苍白伴精神不振4个月。近4个月患儿父亲发现患儿皮肤苍白，易疲乏，不爱活动，食欲差，早期曾表现为烦躁不安和注意力不易集中，以皮肤黏膜苍白伴精神不振4个月收入院。患儿为第1胎、第1产，32周早产，出生体重1500g，出生5个月起不规则添加米汤、米粉糊等，未添加其他辅助食品。父母体健，无贫血家族史。

查体：体温36.5℃，脉搏128次/min，呼吸20次/min，血压90/60mmHg，体重7kg，身高65cm。神清，精神欠佳，前囟1.2cm×1.2cm；双颈后各触及三枚0.4cm×0.4cm的淋巴结、活动、无粘连及压痛；皮肤黏膜苍白、以口唇和甲床明显，心率128次/min，心律齐，心前区可闻及Ⅱ级收缩期吹风样杂音；双肺未闻干湿啰音；轻度舟状腹，皮脂0.4cm，肝肋下2cm，质软，脾肋下1.5cm，质软，神经系统检查未发现异常。

辅助检查：(1)血常规：RBC 2.68×10^{12}/L，Hb 52g/L，WBC 5.5×10^9/L，Plt 196×10^2/L，红细胞平均体积(MCV)72fL（正常值82~98fL），红细胞平均血红蛋白含量(MCH)23pg（正常值27~34pg），红细胞平均血红蛋白浓度(MCHC)0.27（0.32~0.36）。(2)外周血涂片：红细胞大小不等，以小细胞为主，中央淡染区扩大。(3)骨髓象：增生活跃，以中、晚幼红细胞增生为主，各期红细胞均较小，血红蛋白含量极少，未见原始及幼稚细胞。(4)血生化：血清铁蛋白(SF)10mg/L（正常值18~91mg/L），血清铁(SI)7.8mmol/L（正常值12.8~31.3mmol/L），总铁结合力(TIBC)70.8mmol/L（正常值<62.7mmol/L），转铁蛋白饱和度(TS)0.13（正常值>0.15），红细胞游离原卟啉(FEP)1.1mmol/L（正常值<0.9mmol/L），血清谷丙转氨酶(ALT)11.7IU/L（正常值0.65IU/L），血清谷草转氨酶(AST)12.5IU/L（正常值6~37IU/L），乙肝两对半阴性，血清总蛋白48g/L（正常值60~80g/L），白蛋白28g/L（正常值40~55g/L）。(5)尿常规(−)、大便常规(−)、大便隐血(−)、大便查虫卵(−)。(6)X线胸片正常。

请思考：该患儿最可能的诊断及诊断依据是什么？应与哪些疾病相鉴别？针对该患儿采取什么样的治疗措施？

▼ 内容精要

一、贫血总论

贫血（Anemia）是小儿时期常见的一种症状或综合征，是指末梢血液中单位容积内红细胞数，血红蛋白量以及红细胞压积低于正常，或其中一项明显低于正常。婴儿和儿童的红细胞数和血红蛋白量随年龄不同而有差异，根据世界卫生组织的资料，血红蛋白的低限值在6个月~6岁者为110g/L，6~14岁为120g/L，海拔每升高1000m，血红蛋白上升4%，低于此值者为贫血。6个月以下的婴儿由于生理性贫血等因素，血红蛋白值变化较大，目前尚无统一标准。

（一）诊断标准

我国小儿血液学组暂定：血红蛋白在新生儿期<145g/L，1~4月时<90g/L（生理性贫血），4~6个月时<100g/L者为贫血。

（二）分度

临床上根据血红蛋白量和红细胞数降低程度的不同而将贫血分为四度（表23-6）。

表 23-6　贫血的分度

程　度	血红蛋白（Hb）/（g·L^{-1}）	红细胞（Rb）/L
轻度	90 ~ 120	（3 ~ 4）×10^{12}
中度	60 ~ 90	（2 ~ 3）×10^{12}
重度	30 ~ 60	（1 ~ 2）×10^{12}
极重度	< 30	< 1×10^{12}

（三）贫血的分类

由于贫血的病因和发病原理多种多样，因此，迄今尚无一个既能阐明病因与发病原理，又能指导临床的统一分类法。目前一般采用形态学分类和病因学分类。

1.形态分类　这种分类的基础是根据红细胞平均容积（MCV），正常值（80 ~ 94）μm^3，红细胞平均血红蛋白量（MCH），正常值（28 ~ 32）pg 和红细胞平均血红蛋白浓度（MCHC），正常值 32% ~ 38% 的测定结果而将贫血分为四类，见表 23-7。

表 23-7　根据红细胞形态贫血的分类

类　别	MCV/fL	MCH/pg	MCHC/%
正常值	80 ~ 94	28 ~ 32	32 ~ 38
大细胞性	94	32	32 ~ 38
正细胞性	80 ~ 94	28 ~ 32	32 ~ 38
单纯小细胞性	<80	<28	32 ~ 38
小细胞低色素性	<80	<28	<32

2.病因学分类　这种分类法是根据疾病发生的原因进行分类，故对诊断和治疗都有一定的指导意义。造成贫血的原因是红细胞的生成与破坏二者不平衡，据此将贫血分为失血性、溶血性和生成不足。

以上两种分类法各有其优缺点，目前国内外多采用病因分类法。由于形态分类可用于推断病因，对病因诊断起辅助作用。因此，可互相补充。

（四）小儿贫血的临床特点

小儿贫血的主观症状少，面色苍白为突出表现，免疫功能低下，易感染。还可出现食欲减退、恶心、腹胀或便秘、异食癖等。婴幼儿常有髓外造血反应，表现为肝、脾、淋巴结肿大。还可因缺氧而代偿性呼吸加快、心率加快。严重者可有心脏扩大、心衰，甚至影响生长发育，还可出现精神不振、注意力不集中、行为异常等。年长儿可有头痛、晕眩、眼前发黑或耳鸣等。

小儿各种贫血疾病中，以营养性缺铁性贫血最常见，其次是营养性巨幼红细胞性贫血。

二、营养性缺铁性贫血

营养性缺铁性贫血（nutritional iron deficiency anemia，NIDA）是小儿贫血中最常见的一种类型，是我国小儿时期重点防治的四种疾病之一，主要是由于体内铁缺乏引起血红蛋白合成减少的一种小细胞低色素性贫血，以婴幼儿及青少年发病率最高。

（一）病因

1.体内先天储铁不足　最后妊娠 3 个月是胎儿从母体获得铁最多的时期。正常足月新生儿体内总铁量为 250 ~ 300 mg（平均 60 ~ 70 mg/kg），其中 25% 为储存铁。储存铁及出生后生理性溶血所释放的铁足够出生后 4 ~ 5 个月内生长发育之用。如储铁不足，则婴儿期易较早发生缺铁性贫血。

母亲患严重缺铁性贫血、早产或双胎致婴儿出生体重过低，以及从胎儿循环中失血（如胎儿输血至母体或输血至另一同胞孪生胎儿），前置胎盘，胎盘早期剥离，生后过早结扎脐带等都是造成新生儿储铁减少的原因。出生后结扎脐带的时间延迟一些，并用手将脐带内血挤净，可使新生儿多获得 75 mL 血或 35 mg 铁。

2.铁的摄入量不足　食物铁供应不足是导致缺铁性贫血的重要原因。如果长期单纯用牛乳、人乳、谷类等低铁食物喂养婴儿常常导致缺铁。人乳和牛乳含铁量均低，人乳含铁 0.15 mg/dL，牛乳含铁 0.1 mg/dL，羊乳更少，乳类中铁吸收率为 2% ~ 10%，不能满足婴儿所需。年长儿可因挑食、拒食、偏食或营养供给不足而发生缺铁性贫血。

食物中菠菜含铁虽然较多，但吸收较差；大豆为植物中含铁较高且吸收率较高的食物，所以可以优先选用。肉类中铁的吸收率较高，而蛋类中铁的吸收率在动物类食物中较低。

3.生长发育过快,需要量增加　随体重增长血容量相应增加,生长速度加快,铁的需要量相对增大,更容易发生缺铁。婴儿至 1 岁时体重增至初生时的 3 倍,早产儿可增至 5 ~ 6 倍,每增加体重 1 kg,体内需增加铁质 35 ~ 45 mg,故婴儿期尤其是早产儿最易发生缺铁性贫血,这个阶段应特别注意合理添加含铁比较丰富的食品。

4.铁的丢失或消耗过多　正常婴儿每日排铁量比成人多 3 倍。生后 2 个月的婴儿粪便排出铁比从食物中摄入铁多。由皮肤损失的铁也相对较多。用未经加热的鲜牛奶喂养婴儿、肠息肉、膈疝、钩虫病常因慢性小量肠出血,致铁丢失过多。因失血 1 mL 就相当于失铁 0.5 mg,虽每天失血量不多,但铁的消耗量已超过正常值一倍以上,即可造成贫血。所以无论何种原因引起的长期小量失血都是发生缺铁性贫血的重要原因。由于长期慢性腹泻、反复感染、消化道畸形、肠吸收不良等可减少铁的吸收,增加铁的消耗,影响铁的利用时也可导致缺铁性贫血。

（二）发病机制

见知识拓展。

（三）临床表现

任何年龄均可发病，以 6 个月至 2 岁最多见。贫血大多起病较为缓慢，多不能确定发病日期，早期没有症状或症状很轻，不为家长所注意，不少患儿因其他疾病就诊时才被发现患有本病，至就诊时大多为中度贫血。

（1）常见的症状为皮肤、黏膜逐渐苍白或苍黄，以口唇、口腔黏膜及甲床最为明显，头晕、头痛、疲倦乏力、心悸、活动后气短、眼花及耳鸣等。由于缺氧，可有代偿性呼吸、心率加快，活动或哭闹后更明显，心前区往往可听到收缩期杂音。严重者出现全心扩大，甚至发生心功能不全。

（2）由于骨髓外造血反应，肝、脾、淋巴结常轻度肿大。年龄越小、病程越久、贫血越重，则肝脾肿大越明显。

（3）消化系统常有食欲不振、恶心、时有呕吐、腹泻或便秘等，口腔黏膜及肛门发炎，舌乳头萎缩，牛奶过敏者可有胃肠道出血。部分患儿有异食癖（吃纸屑、煤渣等）。

（4）神经系统可出现精神、行为方面异常，表情淡漠、易激惹，在儿童、青少年可出现发育迟缓、体力下降、智商低、容易兴奋、注意力不集中、烦躁易怒等。

（5）其他：由于上皮损害可出现反甲，还可有皮肤干燥、毛发干枯等。

（四）辅助检查

1.血象　①血红蛋白降低比红细胞降低明显。②红细胞大小不等，中央染色淡，以体积小、含色素低的小细胞为主。MCV < 80 fL，MCH < 29 pg，MCHC < 0.32。③网织红细胞正常或轻度减少。④白细胞数正常或减低，形态正常。⑤血小板多在正常范围内，个别极严重者可以减少。

2.骨髓象　红细胞系统增生活跃，以中、晚幼红细胞增生为主，各期红细胞体积小，胞浆少，核浆发育失衡（胞浆发育落后于胞核），骨髓涂片可见幼红细胞内、外可染铁明显减少或消失。

3.血液生化　血清铁蛋白（SF）测定是一种灵敏而可靠的血清学诊断指标，在缺铁早期即可减少，血清铁蛋白减少 < 16 μg/L。血清铁（SI）减低 < 8.95 μmol/L。总铁结合力（TIBC）增高 > 62.7 μmol/L。

转铁蛋白饱和度（TS）减低＜0.15。红细胞游离原卟啉（FEP）增高＞0.9 umol/L，表示缺铁时，红细胞游离原卟啉不能与铁结合生成血红素，合成蛋白减少。

（五）诊断标准

1. 病因及表现　Hb 降低，MCV（＜80 fL），MCH（＜27 pg），MCHC（＜0.31%）小细胞低色素。

2. 铁蛋白减少　SF 是体内铁的主要储存形式，反映缺铁的敏感指标。

3. 骨髓铁染色　铁蛋白和含铁血黄素是储存的铁，存在于骨髓的单核巨噬细胞的为细胞外铁，存在于幼红细胞内的是细胞内铁；铁粒幼＜15%，细胞外铁减少（0－＋）；恢复时先恢复细胞内铁，后恢复细胞外铁。

4. 血清铁降低　血清中铁的转运形式，与转铁蛋白结合，量很少。

5. 转铁蛋白饱和度降低　正常情况下 33% 与铁结合，小于 15% 为异常。

6. 总铁结合力升高　与 100 mL 血清中的转铁蛋白结合的最大铁量。

7. 红细胞内游离原卟啉升高　没有足够的铁与之结合形成血红素。

8. 铁剂治疗有效。

（六）治疗

根治本病的关键是去除病因。治疗本病的特效药是铁剂。

1. 病因治疗　①注意休息，适量活动。本病病程较长，贫血程度一般较轻，患儿对日常活动均可耐受。但剧烈运动时较同龄正常儿童易感疲乏，甚至头晕目眩。因此，应让患儿生活有规律，做适当的运动，勿需卧床。对严重贫血者，应根据其活动耐力下降程度制定休息方式、活动强度及每次活动持续时间。②改善饮食，合理喂养，纠正偏食。向家长及年长患儿解释不良饮食习惯（如偏食）会导致本病，帮助纠正不良饮食习惯；指导合理搭配患儿的膳食。让家长了解动物血、黄豆、肉类含铁较丰富，是防治缺铁的理想食品；维生素 C、肉类、氨基酸、果糖、脂肪酸可促进铁吸收，可与铁剂或含铁食品同时进食；茶、咖啡、牛奶、蛋类、麦麸、植酸盐等抑制铁吸收，应避免与含铁多的食品同时进食；婴儿膳食种类较少，且多为低铁食品，应指导按时添加含铁丰富的辅食或补充铁强化食品，如铁强化牛奶、铁强化食盐。人乳含铁虽少，但吸收率高达 50%，一般食物铁的吸收率仅有 1% ~ 22%，应提倡人乳喂养婴儿。指导家长对早产儿、低体重儿及早（约 2 月龄）给予铁剂［元素铁 0.8 ~ 1.5 mg/（kg·d）］。鲜牛奶必须加热处理后才能喂养婴儿，以减少因过敏而致的肠道出血。③对肠道畸形、钩虫病等在纠正贫血后行外科手术或驱虫。

2. 铁剂治疗　在去除病因的同时，应进行铁剂补充。口服铁剂为首选。铁剂是治疗缺铁性贫血的特效药，其种类很多，治疗中应注意以下几点：

（1）剂量应按所含元素铁计算，口服量为 4 ~ 6 mg/（kg·d），分 2 ~ 3 次口服，疗程为 2 ~ 6个月。折合成硫酸亚铁每日 20 ~ 30 mg/kg。2.5% 硫酸铁合剂每日 1.2 mg/kg，此量可达到最好的吸收效果，超过此量不但吸收率下降，反而增加对胃黏膜的刺激，并可出现铁中毒、恶心、呕吐、苍白、嗜睡昏迷等。

（2）由于铁剂对胃肠道的刺激，可引起胃肠不适及疼痛、恶心、呕吐、便秘或腹泻，故口服铁剂从小剂量开始，在两餐之间投药。

（3）口服铁剂可同时服维生素 C 0.1 g，每日 3 次，及小儿胃蛋白酶合剂。忌与茶、咖啡同时服用，否则不易被吸收。

（4）服铁剂后，牙往往黑染，大便呈黑色，停药后恢复正常，应向家长说明其原因，消除顾虑。

（5）口服铁剂有效者在服药 3 ~ 4 天后，网织红细胞开始上升，7 ~ 10 天可达到高峰，2 周后逐渐下降。血红蛋白和红细胞服药一周后开始上升，可作为铁剂治疗的有效指征。血红蛋白恢复正常后，依膳食供铁情况，再继续服铁剂 2 ~ 3 个月，以补足储存铁。连服铁剂 2 ~ 3 周无效者，应查明原因，采取相应措施。

（6）如果患儿对口服铁剂有严重消化道反应或因消化道疾病影响铁剂吸收或需迅速纠正贫血者，可改用胃肠外给药，多为肌肉注射铁剂如右旋糖铁（葡萄糖铁），含铁氧化铁及山梨醇铁等制剂有

2 mL 和 5 mL 安瓿，每 1 mL 含铁 50 mg，每次深部肌注 20 ~ 50 mg，每 1 ~ 2 天一次。注射铁剂应精确计算剂量，分次深部肌内注射，每次应更换注射部位，以免引起组织坏死。注射铁剂可引起局部疼痛、荨麻疹、发热、头痛、淋巴结肿大，偶见注射右旋糖酐铁引起过敏性休克，故首次注射应观察 1 h。严重过敏性休克需慎用。

3. 输血治疗　一般不需要输血，重度贫血或合并严重感染或急需外科手术时可适量输血。

三、营养性巨幼红细胞性贫血

营养性巨幼红细胞性贫血（nutritional megaloblastic anemia）又称营养性大细胞性贫血，主要见于婴幼儿，尤其是 2 岁以内。在我国华北、东北、西北农村地区多见，近年来已明显减少。是由于维生素 B_{12} 和 / 或叶酸缺乏所致，主要临床特点是贫血、神经精神症状、外周血红细胞体积变大，中性粒细胞分叶核增多，骨髓中出现巨幼细胞、用维生素 B_{12} 和 / 或叶酸治疗有效。

（一）病因

1. 摄入不足　婴儿维生素 B_{12} 需要量为每日 0.5 ~ 1 g。叶酸的生理需要量婴儿为每日 6 ~ 20g。维生素 B_{12} 主要存在于动物瘦肉、肝、肾中，在奶类、蛋类中含量较少。多数食物中都含有叶酸，但在新鲜绿叶菜、酵母、肝、肾中含量较多。长期母乳喂养（尤其是母亲长年素食）而未按时添加辅食或单纯羊乳喂养或小儿饮食单调，缺乏肉类和各种蔬菜，更容易发生营养性大细胞性贫血。

2. 吸收和利用障碍　在慢性腹泻、小肠切除、局限性回肠炎、肠结核等皆可影响维生素 B_{12} 与叶酸的吸收，肝脏病、急性感染、胃酸减少或维生素 C 缺乏，长期应用广谱抗生素、抗叶酸代谢药物、抗癫痫药物都可以影响维生素 B_{12} 与叶酸的代谢或利用。

3. 需要量增加　新生儿及婴儿，尤其是未成熟儿生长发育迅速，造血物质需要量相对增加，如摄入不足，则易缺乏。反复感染时，维生素 B_{12} 吸收、叶酸消耗增加，需要量增多而易导致缺乏。

4. 先天储存不足　胎儿可通过胎盘，获得维生素 B_{12}、叶酸储存在肝脏中，如孕妇患维生素 B_{12} 或叶酸缺乏时则新生儿储存少，易发生缺乏。

（二）发病机制

四氢叶酸是 DNA 合成过程中必需的辅酶，四氢叶酸则由叶酸经叶酸还原酶的还原作用和维生素 B_{12} 的催化作用变成。因此维生素 B_{12} 或叶酸缺乏均可使 DNA 合成减少，引起红细胞的分裂和增殖时间延长，导致细胞核的发育落后于胞浆（血红蛋白的合成不受影响）的发育，使红细胞的胞体变大，形成巨幼红细胞。由于红细胞生成速度慢，加之异形的红细胞在骨髓内易被破坏，进入血循环的成熟红细胞寿命也较短，从而造成贫血。粒细胞及巨核细胞也可出现类似变化。

另外，维生素 B_{12} 与神经髓鞘中脂蛋白的形成有关，能保持中枢和外周有髓鞘的神经纤维的完整功能。维生素 B_{12} 缺乏时，上述神经纤维发生病变，因而出现精神神经症状。因叶酸不参与此代谢，不能改变维生素 B_{12} 缺乏所致的神经系统损害，还增加了造血细胞对维生素 B_{12} 的利用，故补充叶酸可加剧神经系统的症状。

（三）临床表现

起病缓慢，多见于婴幼儿，尤其是 2 岁以内小儿。叶酸缺乏者 4 ~ 7 个月发病、而维生素 B_{12} 缺乏者则在 6 个月以后发病。其中单纯用母乳喂养又不加辅食者占绝大多数。

（1）轻度或中度贫血占大多数，面色蜡黄、疲乏无力。多呈虚胖体型或轻度浮肿，毛发稀疏、发黄，偶见黄疸及皮肤出血点。

（2）因贫血而引起骨髓外造血反应，呈三系减少现象，故常伴有肝、脾、淋巴结肿大。

（3）叶酸缺乏时常伴有消化道症状如食欲不振、恶心、腹胀、腹泻、舌红、舌痛及舌面光滑、舌下溃疡等。叶酸缺乏时不发生神经系统症状，但可导致神经精神异常。

（4）维生素 B_{12} 缺乏时除有叶酸缺乏的症状外，还有神经系统症状和体征，表现为表情呆滞、嗜睡、对外界反应迟钝、少哭不笑、智力发育和动作发育落后、甚至倒退，如原来已会认人、会爬等，病后又都不会。此外由于脊髓后侧束变性，表现为下肢对称性深感觉及震动感消失。尚有不协调和不自主的动作，肢体、头、舌甚至全身震颤、踝阵挛阳性。

（四）辅助检查

1. 血象　红细胞数减少比血红蛋白量减少明显，贫血呈大细胞正色素性，MCV>94 fL，MCH>32 pg，MCHC 为 32% ~ 36%。红细胞中央淡染区不明显，多呈大卵圆形，白细胞数减少，中性粒细胞体积增大，核分叶过多（核右移），分叶可超过 5 个以上，常出现在红细胞改变前，故对早期诊断有重要意义，血小板计数常减少，其形态较大。

2. 骨髓像　骨髓增生明显活跃，以红细胞系增生为主，粒、红系统均出现巨幼变，表现为细胞体积变大，核染色质疏松，核浆发育失衡，胞核发育落后于胞浆。中性粒细胞胞浆空泡变性，核分叶过多。巨核细胞中出现核分叶过多现象。

3. 血液生化　血清维生素 B_{12} 含量测定，正常值为 200 ~ 800 ng/L，<100 ng/L 提示维生素 B_{12} 缺乏。血清叶酸含量测定，正常值为 5 ~ 6 μg/L。<3 μg/L 提示叶酸缺乏。血清乳酸脱氢（LDH）水平明显升高。

（五）诊断及鉴别诊断

1. 诊断　根据贫血的临床表现，血象和骨髓象改变，结合喂养不当史可考虑营养性巨幼红细胞性贫血。如果精神神经症状明显，可考虑维生素 B_{12} 缺乏所致。如单纯乳制品或羊奶喂养的婴儿，又未按时添加辅食，且无明显的神经系统症状者，可考虑叶酸缺乏所致。

2. 鉴别诊断

（1）地中海贫血：有家族史和地区分布的特点，特殊面容，明显肝脾肿大，血涂片可见靶形红细胞及有核红细胞增多，血清铁及骨髓可染铁增加，血清铁蛋白正常或增多。总铁结合力正常或减少，胎儿型血红蛋白（HbF）或成人型血红蛋白 A_2（HbA_2）增多。

（2）感染性贫血：常继发于各种化脓性感染、风湿病、类风湿性关节炎和溃疡性结肠炎而引起贫血，多见 6 个月至 2 岁的婴幼儿。表现为感染和贫血两方面症状，常有髓外造血，肝脾肿大，以脾大为主。轻、中度贫血多为正细胞性。白细胞增多，中性粒细胞有核左移现象。骨髓看不到红细胞系代偿增生现象。血清铁减少，总铁结合力降低。是婴儿对感染和营养缺乏的一种综合反应，经治疗感染后，血象可很快恢复正常。用铁剂或维生素 B_{12} 治疗无效。

（六）治疗

1. 去除病因、改善饮食　如系母乳喂养儿，应改善乳母的膳食营养，婴儿还须添加辅食，按时断奶，纠正偏食习惯。积极预防和治疗呼吸道和消化道疾病。

2. 特效治疗　维生素 B_{12} 缺乏者补充维生素 B_{12}，不加用叶酸。肌注维生素 B_{12} 100 μg/ 次，每周 2 次，连续 2 ~ 4 周，直至网织红细胞正常、已能配合添加辅食为止。

叶酸缺乏者，目前主张维生素 B_{12} 和叶酸联合应用，再加服维生素 C 以促进叶酸的利用，可提高疗效。口服叶酸 5 mg/ 次，3 次 / 天，连用 2 周后减量，可改每日 1 次。

应用维生素 B_{12} 和 / 或叶酸治疗 3 ~ 4 天后，一般精神神经症状好转，网织细胞开始增加，6 ~ 7 天达高峰（15% ~ 16%），2 周后降至正常，2 ~ 6 周红细胞和血红蛋白恢复正常，骨髓巨幼红细胞可于维生素 B_{12} 治疗 3 ~ 72 h 后。叶酸治疗 24 ~ 48 h 后，转为正常。但巨幼粒和分叶过多的巨核细胞可能存在数天。神经系统恢复较慢，少量患者需经数月后才能完全消失。若病因未除，仍需维持治疗。

3. 对症治疗　维生素 B_{12} 缺乏的精神神经症状中震颤明显者可用镇静剂治疗，如震颤影响呼吸者应给氧气吸入。重度贫血伴有心功能不全或其他并发症者可输血，每次 5 ~ 10 mL/kg，滴速要慢。造血旺盛期适当补充铁剂。

（七）预防

首先应强调对引起贫血的病因的防治。积极改善哺乳母亲的营养，避免单纯羊奶喂养，强调婴儿按时添加辅食，注意饮食均衡，防止年长儿偏食，及时治疗肠道疾病，在日常生活中不滥用药物，严格掌握适应证。

▼ 达标练习

1. 营养性缺铁性贫血的病因不包括（　　）。

    A. 先天储铁不足　　　　　B. 铁摄入量不足　　　　C. 生长发育慢

    D. 铁吸收障碍　　　　　　E. 铁丢失过多

2. 营养性缺铁性贫血的典型血象改变是（　　）。

    A. 呈小细胞正色素性贫血　　　　　　　　B. 血涂片可见靶形红细胞

    C. 血涂片可见红细胞中央淡染区扩大　　　D. 网织红细胞数增多

    E. 血小板常常减少

3. 有关维生素 B_{12} 所致的巨幼红细胞性贫血的描述，错误的是（　　）。

    A. 精神神经症状突出　　　B. 血清维生素 B_{12} 含量低于 $100\,ng/L$

    C. 维生素 B_{12} 治疗有效　　D. 重度贫血者可予输血治疗　　E. 应先加用叶酸联合治疗

4. 从母体带来的铁，可供小儿使用（　　）。

    A. 1～2 周　　　　　　　　B. 4 周　　　　　　　　C. 8～12 周

    D. 4～5 个月　　　　　　　E. 1 周岁

5. 缺铁性贫血的红细胞形态学类型为（　　）。

    A. 小细胞低色素性贫血　　B. 单纯小细胞性贫血　　C. 大细胞性贫血

    D. 大细胞低色素性贫血　　E. 正细胞性贫血

6. 为促进铁的吸收，服用铁剂时应注意（　　）。

    A. 与维生素 C 同服，两餐间服用　　　　　B. 与维生素 C 同服，餐前服用

    C. 与维生素 C 同服，餐后服用　　　　　　D. 与牛奶同服，餐前服用

    E. 与牛奶同服，两餐间服用

7. 缺铁性贫血铁剂治疗后停药时间为（　　）。

    A. 临床症状消失后　　　　B. 血红蛋白正常后　　　C. 血红蛋白正常后 2 周左右

    D. 血红蛋白正常后 1～2 个月　　　　　　E. 网织红细胞正常后 1～2 个月

8. 下列检查对缺铁性贫血早期诊断有意义的是（　　）。

    A. 末梢血涂片观察红细胞形态　　　　　　B. 血清铁

    C. 血清铁蛋白　　　　　　D. 红细胞游离原卟啉测定　　　E. 血清总铁结合力

9. 营养性巨幼红细胞性贫血除贫血症状外，临床最有诊断意义的表现为（　　）。

    A. 皮肤苍黄，毛发枯黄　　B. 皮肤瘀点伴黄疸　　　C. 肝、脾、淋巴结肿大

    D. 舌炎及反甲　　　　　　E. 反应迟钝，智力倒退，发育落后

10. 婴儿期须及时添加含铁丰富的辅食，其适当的时间是（　　）。

    A. 2～3 个月　　　　　　　B. 4～6 个月　　　　　　C. 5～6 个月

    D. 7～8 个月　　　　　　　E. 8～9 个月

参考答案： 1. C；2. C；3. E；4. D；5. A；6. A；7. D；8. C；9. E；10. B

项目 7　小儿惊厥

学习目标

1. 深入了解小儿惊厥的诊断、鉴别诊断及治疗。
2. 掌握小儿热性惊厥的特点。
3. 一般小儿惊厥的病因。

案例导入

女婴，7个月，人工喂养，低热咳嗽2天，今日面部肌肉及四肢肌肉抽搐4~5次，每次20~30 s，自止；抽搐间歇期吃奶正常，查体：体温38.5 ℃，前囟1 cm平，咽部略充血，有肋串珠，面神经征(+)，周围血白细胞8×10^9/L，中性60%。血清钙1.75 mmol/L(7 mg/dL)，血磷1.3 mmol/L(4 mg/dL)，血糖4.44 mmol/L(80 mg/dL)，

请思考：该患儿最可能的诊断及诊断依据是什么？惊厥发作时，如何进行急救处理？

▼ 内容精要

惊厥（convulsion）是多种原因所致大脑神经元暂时功能紊乱的一种表现，发作时全身或局部肌群突然发生阵挛或强直性收缩，常伴有不同程度的意识障碍。是小儿神经系统常见的严重症状，5%~6%的小儿曾经发生过惊厥，且年龄越小发病率越高，需及时正确处理。

（一）病因和发病机制

惊厥是大脑神经元兴奋过高，阵发性大量异常放电的结果。

神经元膜的兴奋性增高，使膜变为不稳定，出现自发放电并引起大范围的电活动。膜的兴奋性决定于：①神经介质，作用于膜的表面；②离子泵的功能，调节膜内外离子的主动转运系统；③离子转运所需的高能磷酸键，由细胞代谢产生的能量来供给。所以，凡是能引起介质紊乱、电解质分布和转运异常及细胞能量代谢障碍的因素，均可影响膜的兴奋性，导致惊厥的发生。

引起惊厥的原因很多，大致可分为以下几方面：

1. 感染性疾病

（1）颅内感染性疾病：如细菌性脑膜炎、脑脓肿、病毒性脑炎、霉菌性脑炎、脑血管炎、各种脑寄生虫病等。

（2）颅外感染性疾病：如消化、呼吸、泌尿系感染；全身性感染和传染病；感染中毒性脑病、脑病合并内脏脂肪变性综合征等。

2. 非感染性疾病

（1）非颅内感染性疾病：如颅内创伤及出血、颅内占位性病变、中枢神经系统畸形、脑血管病等。

（2）非颅外感染性疾病：如中毒、缺氧、水-电解质紊乱与酸碱失衡、维生素缺乏症、先天性代谢异常等。

（二）诊断

1. 惊厥发作形式

（1）强直-阵挛发作：又称大发作。发作时突然意识丧失，全身强直，角弓反张，牙关紧闭，呼吸停止，青紫，瞳孔散大，对光反应消失，持续10~20 s。随后转入阵挛期，不同肌群交替收缩，

肢体及躯干有节律地抽动，口吐沫，持续约数十秒至数分钟。肌肉松弛缓解后入睡，醒后头痛、疲乏，对发作不能回忆。婴幼儿期典型的强直－阵挛发作较少见。

（2）强直发作：表现为肌肉突然强直性收缩，而且肢体固定在某种不自然的位置持续数秒钟，躯干四肢姿势可不对称，面部强直表情，眼及头偏向一侧，睁眼或闭眼，瞳孔散大，强直时伴呼吸暂停，发作时意识丧失，发作后意识较快恢复，不出现发作后嗜睡。

（3）阵挛性发作：发作时意识丧失，肌张力增高或减低，随后即为一系列的全身性肌肉抽动，左右可不对称，当抽动频率逐渐减慢时，抽动幅度并不减小，发作后嗜睡不明显。

（4）肌阵挛发作：肌阵挛是肢体或躯干的某个肌肉或肌群突然有力地收缩，表现为头、颈、躯干或某个肢体快速抽动，突然点头；若躯干肌肉出现强烈的收缩，站立时可使病儿跌倒，坐位时可从椅上弹出。

（5）局限性运动性发作：发作时意识不丧失，发作后抽动的肢体可能出现一过性麻痹，持续数分钟至数小时，称为 Todd 麻痹。常有以下几种形式：①某个肢体或面部抽搐：多见于口唇、拇指、食指等部位。②杰克逊（Jackson）发作：发作时脑皮层运动区异常放电灶逐渐扩展到相邻的皮层，抽搐也按皮层运动区对躯干支配的顺序扩展，如部分发作从拇指开始，然后依次扩展到手、前臂、上肢、肩、躯干、大腿、小腿、足趾等部位。若进一步发展，可成为全身性抽搐。③旋转性发作：发作时头或眼转向一侧，躯干也随之强直性旋转，或一侧上肢上举、另侧上肢伸直、躯干扭转等。

（6）新生儿轻微惊厥（Subtle convulsions）：为新生儿时期常见的一种惊厥形式，发作时表现为呼吸暂停，两眼强直偏视，眼睑反复抽搐，频频地眨眼，伴流涎、吸吮和咀嚼动作，有时还出现上下肢类似游泳或蹬自行车样的复杂动作。

2.病史　首先要了解惊厥的发作形式；发作时有无意识丧失；有无发热；惊厥发生时间（白天、夜晚）、持续时间；发作前有无先兆；惊厥后表现及伴随症状。对反复发作的惊厥病儿，除要了解首发年龄、复发次数和对智力行为发育有无影响外，还要了解与惊厥病因有关的病史，有无惊厥家族史等。

注意发病年龄和季节，不同的年龄和季节引起惊厥的病因不尽相同。

（1）年龄：①新生儿期：常见的病因是产伤、窒息、颅内出血、低血糖、低血钙、胆红素脑病、低血镁、败血症、破伤风、颅脑畸形等。②婴幼儿期：上呼吸道感染并发热性惊厥、低血糖、细菌性痢疾、化脓性脑膜炎、病毒性脑膜脑炎、中毒性脑病、颅脑畸形、癫痫。③学龄前及学龄期：癫痫、中枢神经系统感染、肾性高血压脑病、脑脱髓鞘病及变性病、颅脑损伤、脑血管意外。

（2）发病季节：热性惊厥由上呼吸道感染引起者终年可见；春季常见的惊厥，如流行性脑脊髓膜炎；夏季常见的惊厥多由中毒型菌痢、脑炎引起；秋季可见到病毒性脑炎或脑膜炎；冬季常见的往往是低血钙；癫痫及中毒引起的惊厥无季节特点。

（三）体格检查

在全面体格检查的基础上，进行详细的神经系统检查，如神智、头颅大小形态、头围、囟门、颅缝、颈抵抗、脑膜刺激征、病理反射、深浅反射、肌力、肌张力、肢体有无瘫痪、颅神经有无麻痹、瞳孔变化、眼底有无视乳头水肿等。因神经皮肤综合征常可合并惊厥，体检时应注意皮肤有无异常色素斑，如咖啡牛奶斑（见于神经纤维瘤病）、色素脱失斑（结节性硬化症常见）、面部有无血管痣（脑面部血管瘤病时可见到）等。

（四）实验室及其他检查

（1）血尿便常规：血白细胞增高、核左移，提示细菌性感染；白细胞分类嗜酸增高提示脑寄生虫感染；涂片有特殊细胞或幼稚细胞，提示传染性单核细胞增多症或白血病。尿检查，了解有无肾盂肾炎、肾小球肾炎。粪便检查，注意除外痢疾。

（2）血生化学：根据病情选择做血电解质测定及肝肾功能、血糖。

（3）脑脊液检查：凡原因不明的惊厥，特别是怀疑为颅内感染时，均应做腰穿检查脑脊液。

（4）脑电图：是诊断癫痫的重要依据，对癫痫分型也有帮助。评价脑电图时需结合临床判断。

（5）电子计算机断层摄影（CT）：当怀疑有脑器质性和／或占位性疾病时，可做此项检查。高密度影见于钙化、出血、血肿及某些肿瘤等；低密度影见于水肿、脑软化、脓肿、脱髓鞘病变及某些肿瘤。

（6）磁共振成像（MRI）检查：较 CT 更灵敏反映出脑结构有无异常，可提供三维立体图像，能准确反映脑内病灶部位。

（五）鉴别诊断

1. 颅内感染所致惊厥　各种病原所致的脑炎、脑膜炎均可引起惊厥，可表现为强直性或阵挛性，既可为全身性发作，也可为部分局灶性发作。颅内感染往往有发热等其他感染中毒表现。体格检查常有颅内压增高（表现为前囟隆起或张力增高）及颈抵抗，Kernig 征阳性等脑膜刺激征表现，脑炎患儿有时 Babinski 征阳性。

2. 热性惊厥　是小儿惊厥中最常见的一种，其发作均与发热性疾病中体温骤然升高有关，多见于 5 岁以下小儿。

单纯性热性惊厥（又称典型热性惊厥）的特点：①首次发病年龄在 4 个月至 3 岁，最后复发不超过 6～7 岁；②发热在 38.5 ℃以上，惊厥多发生于发热 24 h 内体温上升或最高时；③惊厥为全身性抽搐，伴有意识丧失，持续数分钟以内，发作后很快清醒；④无中枢神经系统感染或其他脑损伤，在一次发热性疾病过程中大多只有一次；⑤体格及智力发育正常；⑥大多数（3/4）的再次发作发生在首次发作后一年内。

复杂性热性惊厥的特征：①初次发作年龄可以小于 6 个月或 6 岁以上；②24 h 内惊厥≥2 次以上；③惊厥持续 15 min 以上；④发作形式以局灶性发作为主；⑤低热时也可出现惊厥，复发次数多。

热性惊厥大多数预后良好，若首次发作为单纯性，且惊厥前神经系统正常，转为癫痫的发生率仅为 1%；在热性惊厥前已有神经系统异常而且为复杂性发作，则癫痫发生率为 9%。

3. 低钙血症、婴儿手足搐搦症　当血钙下降到 2 mmol/L（8 mg/dL）以下时，肌肉兴奋性增高，可出现惊厥。发作时有局限性或全身性肌肉抽搐，神志清楚或短暂丧失，有时佛氏（Chvostek）征、陶氏（Trousseau）征阳性，常见于婴幼儿。半岁内小婴儿有时发生喉痉挛。

4. 除外其他非惊厥性疾病

（1）血管迷走性晕厥：由于突然跌倒，意识丧失，常误认为惊厥发作。晕厥前均有明显的诱因，如疼痛、情绪紧张、恐惧、轻微出血、医疗穿刺取血或注射等，天气闷热、空气污浊、疲劳、空腹时更容易发生。晕厥往往在直立位或坐位时发生，平卧时很少发生。发作后病人自然苏醒，如让病人平卧或头低位，则神志很快恢复。晕厥发作时及发作间期，脑电图检查均无痫样放电。

（2）屏气发作：见于婴幼儿。当外界刺激引起啼哭时，呼吸突然停止，屏气、发绀，严重时有短暂强直或阵挛，发作 1～2 min 自动停止，呼吸恢复后，发绀消失。发作间期脑电图正常。

（3）习惯擦腿动作：常发生在女婴，一般多在睡前或刚醒后，有时白天也可发生。发作时两腿交叉，有节律地一屈一伸，或紧夹两腿不动，面颊潮红、出汗、眼凝视，发作时神智始终清楚，可因改变其姿势或转移注意力而停止。脑电图正常。

（4）癔病：多见于年长儿，常有情感诱因，发作形式常呈强直性，持续时间较长，无舌咬伤或尿失禁，面色无改变，不发绀，眼球活动正常，瞳孔不扩大，无发作后入睡，用暗示治疗可终止发作。

（5）阿-斯综合征（Adam-Stoke 综合征）：又称心源性脑缺氧综合征。发作时先表现面色灰白，抽搐时由灰色转为青紫，血循环重建后又突然转红，发作时如能作心电图检查可明确诊断。

（六）治疗

1. 控制惊厥　首选地西泮（安定），每次剂量 0.3～0.5 mg/kg，一次总量不超过 10 mg，静脉注射，大多在 1～2 min 内止惊，必要时 30 min 后可重复一次。24 h 内可用 2～4 次。如有惊厥持续状态，可给劳拉西泮 0.05～0.1 mg/kg，缓慢静脉注射，或苯巴比妥钠 15～20 mg/kg，一次负荷量，按 1 mg/（kg·min）静脉注射，次日给 5 mg/（kg·d）维持量静脉注射。静脉注射中要注意密切观察有无呼吸抑制。

2.治疗脑水肿　反复惊厥小儿可出现脑水肿，首选20％甘露醇，新生儿2.5～5 mL/kg，于90 min内静脉滴注，＞3岁者5～10 mL/kg，45 min左右静脉滴注完毕，一般4～8 h一次。对于重症或脑疝患儿，可合并使用呋塞米、地塞米松等药物。

3.支持治疗　主要有生命体征监测，保持呼吸道通畅，吸氧，监测和纠正血糖、血渗透压、血气和水电解质异常，防治颅内压增高等。

4.积极治疗原发病　略。

重点笔记

▼ 达标练习

1. 下列小儿颅内感染引起惊厥最常见的病因是（　　）。

　　A. 细菌性脑膜炎　　　　B. 脑脓肿　　　　　　　C. 结核性脑膜炎

　　D. 包虫病　　　　　　　E. 隐球菌性脑膜炎

2. 下列小儿颅外感染引起小儿惊厥最常见的病因的是（　　）。

　　A. 细菌性或病毒性肠炎　B. 急性尿路感染　　　　C. 急性中耳炎

　　D. 急性上呼吸道感染　　E. 瑞氏综合征

3. 非感染性疾病引起小儿惊厥中，下列最为常见的是（　　）。

　　A. 癫痫　　　　　　　　B. 低血糖　　　　　　　C. 维生素B_6依赖症

　　D. 苯丙酮尿症　　　　　E. 药物中毒

4. 患儿，男，9个月，发热、咳嗽6天，用青霉素治疗3天无效，近2天喘憋，今抽搐2次。体检：体温39℃，呼吸频率55次/min，心率150次/min，四肢抽动，前囟饱满，两肺中细水泡音，肝肋下1.5 cm。血白细胞计数4.2×10⁹/L。腰椎穿刺：颅压较高，脑脊液常规正常。抽搐原因考虑为（　　）。

　　A. 高热惊厥　　　　　　B. 中毒性脑病　　　　　C. 颅内感染

　　D. 婴儿痉挛征　　　　　E. 低钙惊厥

5. 患儿，1岁，发热咳嗽5天，近2天出现呕吐，抽搐2次入院。查体：T 40℃，嗜睡，呼吸急促，颈无抵抗，前囟已闭，双侧巴氏征（＋）。该患儿最可能的诊断为（　　）。

　　A. 高热惊厥　　　　　　B. 重症肺炎　　　　　　C. 颅内感染

　　D. 低钙惊厥　　　　　　E. 以上均不对

6. 婴幼儿时期最常见惊厥的原因是（　　）。

　　A. 高热惊厥　　　　　　B. 癫痫　　　　　　　　C. 中毒性脑病

　　D. 脑炎和脑膜炎　　　　E. 低血糖和水、电解质紊乱

7. 控制小儿惊厥首选的药物是（　　）。

　　A. 10％水合氯醛　　　　B. 苯巴比妥钠　　　　　C. 地西泮

　　D. 氯丙嗪　　　　　　　E. 苯妥英钠

8. 5个月小儿患肺炎、代谢性酸中毒，予5% NaHCO₃5 mL/kg纠酸后出现四肢抖动，双眼上翻，持续6 s后缓解，抽后意识清晰。最可能的原因是（　　）。

    A. 癫痫   B. 中毒性脑病   C. 低钙惊厥

    D. 合并脑膜炎   E. 低血镁

9. 患儿，男，7岁。浮肿、血尿、少尿6天，头痛、恶心、呕吐3天。急诊时突然发生惊厥，随即昏迷。BP 21/12.5 kPa（160/94 mmHg）。除给予镇静剂外，处理应首选（　　）。

    A. 脱水剂静推   B. 硝普钠静滴   C. 硫酸镁静滴

    D. 利血平肌注   E. 血液透析

10. 小儿，4个月，人工喂养，平时易惊，多汗，睡眠少，近2天来咳嗽、低热，今晨突然双眼凝视，手足抽动。查体：枕后有乒乓球感。可能的诊断是（　　）。

    A. 热性惊厥   B. 低血糖症   C. 颅内感染

    D. 低钠血症   E. 维生素D缺乏性手足搐搦症

参考答案：1. A；2. D；3. A；4. B；5. C；6. A；7. C；8. C；9. B；10. E

项目8　小儿出疹性传染病

学习目标

1. 掌握麻疹的典型临床经过及早期诊断要点。
2. 掌握麻疹与常见出疹性疾病的鉴别要点。
3. 掌握麻疹的防治原则及方法。
4. 掌握水痘的临床表现。
5. 掌握猩红热的临床表现。

案例导入

    患儿，女，2岁。因发热6天，皮疹2天入院。3周前，患儿姐姐患"麻疹"，6天前无明显诱因出现发热，体温38.3 ℃，伴鼻塞、流涕、咳嗽，双眼畏光流泪，并咳少许白色黏液痰，家长以为"感冒"给予口服"小儿感冒灵"等药物治疗后，不见好转，体温逐渐升高，2天前达40 ℃，咳嗽加重，全身皮肤陆续出现淡红色皮疹，先于头面部，后逐渐遍及全身，无瘙痒。患儿精神较差，食欲下降，大小便正常。

    查体：体温38.7 ℃，脉搏120次/min，呼吸28次/min，Wt 42 Kg。发育正常，营养中等，神志清楚，精神差，易激惹。全身皮肤可见散在分布的红色斑丘疹，直径2～4 mm，大小不等，稍高于皮肤表面，压之褪色，疹间皮肤正常，局部皮疹已经融合成片，皮疹以面部及躯干为多，掌心、足心未见皮疹。双眼结膜充血，巩膜无黄染，浅表淋巴结未触及肿大，头颅无畸形，巩膜无黄染。口唇红，口腔黏膜充血，在下磨牙相对应的颊黏膜上，可见十几颗0.5～1 mm大小的白色小丘疹，咽充血明显，扁桃体I度肿大伴充血。心、肺、腹、神经系统未见明显异常。

辅助检查:WBC $11.7×10^9$/L,L 0.65,N 0.32,RBC $4.23×10^{12}$/L,Hb 113 g/L,PLT $176×10^9$/L。尿、粪常规:正常。胸部正位片:双肺纹理增粗。麻疹病毒 IgM:(+)。

请思考:该患儿最可能的诊断及诊断依据是什么?应与哪些疾病相鉴别?针对该患儿采取什么样的治疗措施?

▼ 内容精要

一、麻疹

麻疹(measles)是麻疹病毒所致的小儿常见的急性呼吸道传染病。以发热、上呼吸道炎(咳嗽、流涕)、结膜炎、口腔麻疹黏膜斑(又称柯氏斑 koplik's spots)及皮肤特殊性斑丘疹为主要临床表现。本病传染性强,易并发肺炎。病后免疫力持久,大多终身免疫。

（一）病因和发病机制

麻疹病毒属 RNA 病毒,副黏液病毒科。只有一个血清型,抗原性稳定。病毒对理化因素的抵抗力弱,不耐热,对日光、酸和消毒剂均敏感,在日光照射下或流通空气中经 20 min 丧失致病力,但在低温中能长期存活。

麻疹病毒侵入上呼吸道、眼结膜上皮细胞和附近的淋巴结,在其内繁殖并侵入血流形成第一次病毒血症,被单核吞噬细胞系统吞噬后被送到全身淋巴组织、肝、脾等器官,并在其内大量繁殖后再次侵入血流,引起第二次病毒血症,而出现广泛的病变。病毒血症持续到出疹后第 2 天,以后渐愈。

（二）流行病学

1. 传染源 病人是唯一的传染源,从出疹前 5 天至出疹后 5 天内均有传染性,如合并肺炎,传染期可延长至出疹后 10 天。

2. 传播途径 病毒主要通过直接接触和呼吸道分泌物飞沫传播。

3. 易感人群 该病传染性强,几乎所有未接种疫苗的儿童接触麻疹后都会发病,病后大多可获得终身免疫。随着我国普遍使用麻疹减毒活疫苗进行预防接种,麻疹的发病率已显著下降。

（三）临床表现

典型麻疹可分以下四期。

1. 潜伏期 一般为 6～18 天,平均为 10 天左右。潜伏期末可有低热、全身不适。

2. 前驱期 也称出疹前期,从发热开始至出疹,一般为 3～4 天。此期的主要表现类似上呼吸道感染症状。

（1）发热:见于所有病例,多为中度以上发热,热型不一。

（2）上呼吸道感染症状:在发热同时出现咳嗽、流涕、流泪、咽部充血等其他症状,特别是流涕、眼睑水肿、结膜充血、畏光、流泪等症状是本病特点;对诊断麻疹极有帮助。

（3）麻疹黏膜斑(koplik's spots):为本病早期具有特征性的体征,一般在出疹前 24～48 h 出现。开始见于第二磨牙相对的颊黏膜处,直径 0.5～1mm 的灰白色小点,如沙粒状,外周绕有红晕,常在 1～2 天内数量由少到多,可逐渐累及整个颊黏膜和唇黏膜,皮疹出现后 1～2 天消失,可留暗红色小点。

（4）其他:患儿常有精神萎靡、食欲减退、呕吐、腹泻等症状。

3. 出疹期

（1）多在发热后 3～4 天出皮疹,持续 3～5 天。

（2）出疹顺序:耳后、发际→额、面部→颈→躯干→四肢,最后达手掌、足底,2～3 天出齐。

（3）皮疹性质:皮疹初为稀疏淡红色斑丘疹,直径 2～4mm,逐渐皮疹增多,融合呈卵圆形或不规则形,压之褪色,疹间可见正常皮肤,皮疹出透后转为暗棕色。病情严重时,皮疹可融合或突然隐退。

（4）全身中毒症状加重：出疹时体温更高，体温高达40～40.5℃（"热甚疹盛"），精神萎靡、嗜睡，有时谵妄抽搐。皮肤水肿，咽部肿痛，咳嗽加重，频繁咳嗽（"无麻不咳"），肺部可闻干、湿性啰音，X线检查肺纹理增多。可伴有全身淋巴结及肝、脾肿大，肠系膜淋巴结肿大可引起腹痛、腹泻和呕吐。

4.恢复期　出疹3～4天后皮疹按出疹的先后顺序开始消退，疹退后，体温逐渐降至正常，全身症状逐渐改善。皮肤留有棕色色素沉着伴糠麸样脱屑，经1～2周消退。

（四）并发症

1.肺炎　是麻疹最常见的并发症，多见于5岁以下患儿，占麻疹患儿死因的90%以上。

2.喉炎　麻疹患儿常有轻度喉炎表现，随皮疹消退、体温下降其症状随之消失。

3.心肌炎　麻疹并发心肌炎并非少见，轻者仅有心音低钝、心率增快、一过性心电图改变，重者可出现心力衰竭、心源性休克。

4.神经系统

（1）麻疹脑炎：大多发生在出疹后2～6天，其临床表现和脑脊液检查同一般病毒性脑炎。脑炎的轻重与麻疹轻重无关，约15%在1周内死亡，1/4～1/3可发生瘫痪和智力障碍。

（2）亚急性硬化性全脑炎：是麻疹的远期并发症，主要见于曾患过麻疹的年长儿，偶可见接种过麻疹活疫苗者。发病后先有数月的进行性痴呆，脑炎呈进行性恶化，出现肌阵挛等表现，以及典型的脑电图改变，最后昏迷，发生去大脑强直、死亡。

5.结核病　恶化病后患儿的免疫反应受到暂时性抑制，可使原有潜伏结核病灶变为活动甚至播散而致粟粒性肺结核或结核性脑膜炎。

6.营养不良与维生素A缺乏症　对胃肠功能紊乱、喂养护理不当者，可致营养不良和维生素缺乏，常见维生素A缺乏引起干眼症，重者出现视力障碍，甚至角膜穿孔、失明。

（五）辅助检查

1.血常规　白细胞总数常减少，淋巴细胞相对增多。

2.早期快速诊断　鼻咽部、眼分泌物或尿沉渣涂片染色查找多核巨细胞（含核5～80个），在出疹前后1～2天即可阳性，比麻疹黏膜斑出现早，对早期诊断有帮助。

3.抗原检测　取鼻、咽、眼分泌物及尿沉渣涂片，以荧光抗体染色，可在脱落细胞内查及麻疹病毒抗原，有早期诊断价值。

4.特异性抗体检测　出疹1～2天用酶联免疫吸附试验（ELISA法）或免疫荧光技术检测病人血清抗麻疹IgM可确诊；以血凝抑制试验、中和试验或补体结合试验检测麻疹抗体IgG，急性期和恢复期血清呈4倍升高，均有诊断价值。

5.病毒分离　早期从鼻咽部及眼分泌物和血液白细胞中分离到麻疹病毒可肯定诊断。

（六）诊断和鉴别诊断

1.诊断要点

（1）根据麻疹接触史、前驱期出现koplik斑、皮疹形态和出现顺序、出疹与发热关系、退疹后皮肤脱屑及色素沉着等特点，诊断较容易。

（2）前驱期鼻咽分泌物找到多核巨细胞及尿中检测包涵体细胞有助于早期诊断。

（3）在出疹1～2天时用ELISA法测出麻疹抗体可确诊。

2.鉴别诊断　麻疹患儿应注意与其他出疹性疾病相鉴别。

（七）治疗

1.一般治疗

（1）呼吸道隔离：在家隔离、治疗至出疹后5天。有并发症患者应住院隔离治疗，隔离期延长至10天。

（2）卧床休息，室内保持适当的温度和湿度，有畏光症状时光线要柔和。

（3）给予易消化营养丰富的流质或半流质饮食，注意补充维生素，尤其是维生素 AD。

（4）加强皮肤和五官的护理，用温热水洗脸。用抗生素眼膏或眼药水保护眼睛，防止继发感染。口唇干裂可涂植物油。

（5）保持水、电解质及酸碱平衡，必要时静脉补液。

2. 对症治疗　慎用退热药（忌用强退热剂、冰敷、酒精擦浴等），以免影响皮疹透发，体温超过 40 ℃者酌情给予小剂量退热剂；伴有烦躁不安或惊厥者可适当给予苯巴比妥等镇静剂；剧咳时用镇咳祛痰药；继发细菌感染可给抗生素；及时治疗各种并发症。

3. 中药治疗　前驱期以辛凉透表为主，出疹期以清热解毒透疹为主，恢复期则以养阴清余热、调理脾胃为主。

（八）预防

1. 控制传染源　早期发现，早期隔离，一般病人隔离至出疹后 5 天，合并肺炎者延长至 10 天；对接触者隔离检疫 3 周；接受过被动免疫的病人延至 4 周。

2. 切断传播途径　病室注意通风换气，充分利用日光或紫外线照射；医护人员离开病室后应洗手更换外衣或在空气流通处停留 20 min 方可接触易感者。麻疹流行季节，易感儿尽量少去公共场所。

3. 保护易感人群

（1）主动免疫：①接种麻疹减毒活疫苗是预防麻疹最有效的办法。按我国规定的儿童免疫程序，初种年龄为 8 个月，4 ～ 6 岁进幼儿园或小学时应再次接种麻疹疫苗；进入大学的青年也应复种麻疹免疫。②应急接种：易感者在接触病人后 2 天接种活疫苗，可预防麻疹发生；若于接触 2 天后接种，则预防效果下降，但可减轻症状和减少并发症。③接种注意事项：对 8 周内接受过输血、血制品或其他被动免疫制剂者，应推迟接种。有发热、传染病者应暂缓接种。对孕妇、过敏体质、免疫功能低下者、活动性肺结核均应禁忌接种。

（2）被动免疫：接触麻疹后 5 天内肌注丙种球蛋白 0.25 mL/kg，可防止发病；如 6 ～ 9 天内注射者可减轻症状。被动免疫只能维持 3 ～ 8 周，以后应采取主动免疫。

二、水痘

水痘（Varicella,Chickenpox）由水痘 - 带状疱疹病毒（Varicella-zoster virus,VZV）所引起的急性呼吸道传染病。多见于 2 ～ 10 岁的儿童，临床特征是皮肤、黏膜分批出现的斑疹、丘疹、疱疹与结痂。全身症状轻微。

（一）病因和发病机制

水痘 - 带状疱疹病毒属 α 疱疹病毒亚科，仅有一个血清型，可在人胚纤维母细胞、甲状腺细胞中繁殖，产生局灶性细胞病变，细胞核内出现嗜酸性包涵体和多核巨细胞。人为唯一的宿主。VZV 在外界抵抗力弱，不耐热和酸，对乙醚敏感，易被消毒剂灭活，在痂皮中不能存活。

VZV 经呼吸道侵入人体，在局部黏膜及淋巴组织内繁殖，2 ～ 3 天后进入血液，形成第一次病毒血症。如患儿的免疫能力不能清除病毒，则病毒可到达单核—巨噬细胞系统内再次增殖，侵入血液引起第二次病毒血症和全身病变。主要损害部位在皮肤和黏膜，偶尔累及内脏。皮疹分批出现与间隙性病毒血症有关。皮疹出现 1 ～ 4 天后，产生特异性细胞免疫和抗体，病毒血症消失，症状随之缓解。部分病毒长期潜伏于脊神经后根神经节等处，形成慢性潜伏性感染。在青春期或成年后，当机体免疫力下降时病毒被激活，导致皮肤的带状疱疹。

（二）流行病学

1. 传染源　水痘患者是唯一传染源，病毒存在于患儿上呼吸道鼻咽分泌物及疱疹液中。自水痘出疹前 1 ～ 2 天至疱疹全部结痂时均有传染性。

2. 传播途径　主要通过直接接触水痘疱疹液和空气飞沫传播。

3. 易感人群　人群普遍易感，易感者接触患者后约 90% 发病，以学龄前儿童发病最多。6 个月以内的婴儿由于获得母体抗体，发病较少。病后获得持久免疫，但体内高效价抗体不能清除潜伏的病毒，故多年后仍可发生带状疱疹。

4.流行特征　水痘呈全球分布，全年均可发生，以冬春季多见。本病传染性很强。主要为儿童发病，故幼儿园、小学等幼儿集体机构易引起流行。

（三）临床表现

1.典型水痘　潜伏期一般为2周左右。临床表现可分为前驱期和出疹期。

（1）前驱期：婴幼儿常无症状或症状轻微。年长儿可有低热、头痛、乏力、食欲不振、咽痛等上呼吸道感染症状，持续1～2天。

（2）出疹期：发病的第一天就可出疹。水痘皮疹的特点是：①皮疹呈向心性分布。先出现于躯干、头或面部，然后到达四肢。躯干最多，其次为头面部及四肢近端。集中在皮肤受压或易受刺激处，数目由数个至数百个不等，皮疹数目愈多，则全身症状愈重。②皮疹按红色斑疹→丘疹→疱疹→结痂的顺序演变。疱疹清亮，呈椭圆形泪滴状，3～5mm大小，周围有红晕，疱液先透明而后混浊，且出现脐凹现象。疱壁薄易破，2~3天迅速结痂。③分批出疹，一般2～3批，每批历时1～6天。伴明显痒感。在疾病高峰期可见到斑疹、丘疹、疱疹和结痂同时存在，这是水痘皮疹的重要特征。④病变表浅，如无感染，愈后一般不留疤痕。若继发感染则脱痂时间延长，可能遗留疤痕。部分患儿可发于口咽、结膜和外阴，破溃后形成浅溃疡，有疼痛。

水痘为自限性疾病，一般10天左右自愈。

2.重型水痘　免疫功能低下的患儿，出疹1周后仍持续高热，全身中毒症状明显，皮疹分布广泛，融合成大疱型疱疹或出血性皮疹，呈离心性分布，常伴有血小板减少而发生暴发性紫癜。

3.先天性水痘　妊娠早期感染水痘可导致胎儿多发性先天畸形，致新生儿患先天性水痘综合征。患儿常在1岁内死亡，存活者留有严重神经系统伤残；接近产期感染水痘，可导致新生儿水痘，病情多严重，死亡率高。新生儿水痘的皮疹有时酷似带状疱疹的皮疹。

（四）并发症

1.皮肤继发细菌感染　最常见如脓疱疹、蜂窝织炎，甚至由此导致败血症等。

2.肺炎　成人多为原发性水痘肺炎，不常见；发生在出疹后1～5天，肺部病变可持续6～12周，偶有死亡报道；儿童常为继发性肺炎，多发生于病程后期2～3周。

3.水痘脑炎　发病率低于1‰，儿童多于成人，常于出疹后一周发病。临床表现与一般病毒性脑炎相似，病死率约5%，少数留有中枢神经系统后遗症。

4.其他　水痘肝炎、心肌炎、肾炎等均很少见。

（五）辅助检查

临床诊断不难，对于非典型病例可选用以下方法确诊。

1.疱疹刮片　刮取新鲜疱疹基底组织涂片，瑞氏或吉姆萨染色见多核巨细胞，苏木素—伊红染色可查到细胞核内包涵体。

2.病毒分离　将疱疹液直接接种于人胚纤维母细胞，分离出病毒再作鉴定，仅用于非典型病例。

3.免疫学检测　血清水痘病毒特异性IgM抗体检测，可早期帮助诊断；双份血清特异性IgG抗体滴度4倍以上增高也有助诊断。取疱疹基底刮片或疱疹液，直接荧光抗体染色查病毒抗原简捷有效。

4.病毒DNA检测　用多聚酶链反应检测患者呼吸道上皮细胞和外周血白细胞中VZV病毒DNA，比病毒分离简便。

（六）诊断和鉴别诊断

1.诊断要点

（1）流行病学：冬春季有轻度发热及呼吸道症状的儿童，未接种过水痘疫苗，病前常有与水痘患者的接触史。

（2）临床表现：根据皮疹的特点，呈向心性分布，分批出疹，各型皮疹同时存在，全身症状轻微或无，多能确诊。

2.鉴别诊断　本病应与下列疾病相鉴别。

（1）脓疱病：多发生于夏秋季，以面部、四肢多见，易形成脓疱及黄色厚痂，经搔抓而播散。一般无全身症状。

（2）丘疹样荨麻疹：系婴幼儿皮肤过敏性疾病。皮疹为红色丘疹，顶端有小水疱，无红晕，分批出现，离心性分布，多分布于四肢、躯干，不累及头部和口腔。多有过敏史及昆虫叮咬或肠蛔虫感染史。

（3）带状疱疹：疱疹呈簇状排列，沿身体一侧的皮肤周围神经分布，不对称，疼痛剧烈。

（4）手、足、口病：肠道病毒 71 型（EV71）和柯萨奇病毒 A 组 16 型（Cox Al6）是本病最为常见的病原。本病好发于夏秋季，以儿童多见。临床主要表现为初起发热，继之口腔、手、足、臀等部位皮肤、黏膜出现斑丘疹及疱疹样损害。一般不痛，不痒，不结痂，不留疤痕。口腔黏膜疱疹疼痛明显。多在一周内痊愈。重症病例出现肌阵挛，脑炎、急性迟缓性麻痹、心肺衰竭、肺水肿等。发病后从粪便、咽喉漱口液分离或检测到相关病毒，或从早期血清中检测出相关病毒 IgM 抗体等可诊断。

（七）治疗

本病无特效治疗。以对症为主，加强护理，防止继发感染。

1.一般治疗

（1）严格隔离：水痘传染性强，应早期隔离至皮疹完全结痂干燥为止。

（2）局部治疗：以止痒和预防皮肤继发感染为主。保持皮肤清洁，剪短指甲或戴连指手套，避免瘙痒抓伤。皮肤破损处用 2% ~ 5%NaHCO$_3$ 湿敷，疱疹破溃或继发感染时局部可涂 1% 甲紫溶液或抗生素软膏，未破溃者可用炉甘石洗剂止痒。

（3）全身用药：可口服抗组胺药物；继发感染全身症状严重时，可选用有效的抗生素；对于抵抗力低下者，可肌注丙种球蛋白 3mL/d，连续 3 天。水痘一般禁用激素以免引起病毒播散，病前已用激素者应尽快减量或停用。水痘发热时不用阿司匹林，因其有导致瑞氏综合征的危险，可选其他药物或物理降温。若合并脑炎者，可按乙型脑炎治疗。

2.抗病毒疗法　早期采用无环鸟苷 8 mg/（kg·d）或用阿糖腺苷 10 mg/（kg·d），用 5 ~ 7 天。或加用干扰素，可抑制病毒的复制。每日肌注维生素 B$_{12}$ 500 ~ 1 000 μg，也有一定的疗效。水痘肺炎可用阿糖腺苷，每日 15 mg/kg 静滴，每日量在 12 h 内输入；也可用病毒唑、阿昔洛韦静滴治疗。

（八）预防

1.管理传染源　为本病的预防重点。隔离患者至全部皮疹结痂或出疹后 7 天。接触水痘的易感者应留检 3 周。

2.切断传播途径　保持室内空气新鲜，托幼机构应作好晨间检查、空气消毒。患儿的污染物、用具可用煮沸或暴晒法消毒。

3.保护易感儿　水痘减毒活疫苗对自然感染的预防效果为 68% ~ 100%，并可持续 10 年以上。对正在使用大剂量激素、免疫功能受损、恶性病患儿以及孕妇，在接触水痘后 72 h 内肌内注射水痘—带状疱疹免疫球蛋白（VZIG），可起到预防或减轻症状的作用。

三、猩红热

猩红热（scarlet fever）是一种由 A 组 β 型溶血性链球菌感染所引起的急性呼吸道传染病，其临床以发热、咽峡炎、全身弥漫性鲜红色皮疹和疹退后皮肤脱屑为特征。少数患者患病后由于变态反应而出现心、肾、关节的损害。

（一）病因和发病机制

A 组 β 型溶血性链球菌能产生 A、B、C 三种抗原性不同的红疹毒素和一些酶：红疹毒素能引起发热和猩红热皮疹，还可抑制吞噬系统功能。链激酶可溶解血块并阻止血液凝固，透明质酸酶可溶解组织间的透明质酸，使细菌在组织内扩散。细菌的致热性外毒素可引起发热、头痛等全身中毒症状。

A组β型溶血性链球菌对热及干燥抵抗力较弱，加热56℃30 min及一般消毒剂均可将其灭活，但在痰和脓液中可存活数周，在0℃环境中可存活几个月。

溶血性链球菌从呼吸道侵入，引起咽炎和扁桃体炎，表现为咽峡及扁桃体急性充血、水肿，可为卡他性、脓性或膜性，并可向邻近组织器官扩散，重症可侵入血液，引起败血症。细菌的外毒素进入血循环引起发热、头痛、咽痛等毒血症状。红疹毒素可引起真皮层毛细血管充血、水肿、炎症细胞浸润等，形成典型猩红热皮疹。恢复期表皮细胞角化、坏死而脱落，形成脱屑和脱皮。舌乳头红肿突起，形成杨梅舌。重型患儿可有全身淋巴结、肝、脾等网状内皮组织增生，心肌发生中毒性退行性变。部分患儿于2～3周后出现变态反应，主要表现为肾小球肾炎或风湿热。

（二）流行病学

1.传染源　病人和带菌者为主要传染源。A组β型溶血性链球菌感染所引起的咽峡炎，排菌量大且不被隔离，是重要的传染源。

2.传播途径　主要通过空气飞沫传播。也可经皮肤伤口或产道等处感染，后者称为"外科型猩红热"或"产科型猩红热"。

3.易感人群　人群普遍易感，感染后可产生抗菌免疫和抗毒免疫。但抗菌免疫有型特异性，故患猩红热后仍可再患。

4.流行特征　本病一年四季都有发生，尤以冬春之季发病为多。多见于小儿，尤以5～15岁居多。

（三）临床表现

1.临床分期

（1）潜伏期：通常为2～3天，也可少至1天，多至5～6天。

（2）前驱期：从发病至出疹即为前驱期。约数小时至1天，少数可达2天。起病急骤，以畏寒、高热伴头痛、恶心、呕吐、咽痛为主要表现，体温38～40℃，扁桃体肿大，表面常附有点片状黄白色渗出物，易剥离。咽及软腭黏膜充血肿胀，可见点状红疹或出血性红疹，此即黏膜疹。颈及颌下淋巴结肿大及压痛。

（3）出疹期：发热后第2天开始出疹。出疹顺序自上而下：起自耳后、颈及上胸部，继而躯干及上肢，最后到下肢，12～24 h布满全身。皮疹特点：全身皮肤弥漫性发红，其上有点状红色皮疹，高出皮面，扪之粗糙，压之褪色，有痒感，疹间无正常皮肤，手指按压后红色可暂时消退数秒钟，出现苍白的手印。面部一般不出现皮疹，前额及颊部潮红，口周及鼻端苍白，称"口周苍白圈"。全身受压及易摩擦的皮肤皱褶处皮疹密集，呈紫红色线条状，压之不褪色，称为帕氏线（Pastia line）。前驱期或出疹初期，舌质淡红，其上被覆灰白色苔，肿胀的舌乳头凸出覆以白苔的舌面，以舌尖及边缘处显著，称为"草莓舌"，2～3天后舌苔由边缘消退，舌面清净呈牛肉样深红色，舌乳头凸起，称为"杨梅舌"。

（4）恢复期：体温降至正常，中毒症状消失，皮疹按出疹先后顺序消退，表皮脱屑，皮疹越多，脱屑越明显，轻症者呈细屑状或片状屑，重症者有时呈大片脱皮，以指（趾）部明显。此期1周左右。

2.临床表现类型

（1）普通型：在流行期间95%以上的患者属于此型。临床表现如上所述。有咽峡炎和典型的皮疹及一般中毒症状，颌下淋巴结肿大，病程1周左右。

（2）轻型：表现为低热，全身症状轻，咽部轻度充血，皮疹少、色淡、不典型，可有少量片状脱皮，整个病程2～3天，易被漏诊，近年来多见。

（3）重型：又称中毒型，全身中毒症状明显，高热、剧吐、头痛、皮疹可呈片状或出血性淤斑，甚至神志不清，可有中毒性心肌炎及周围循环衰竭、化脓性脑膜炎、中毒性休克、败血症等。此型病死率高，目前很少见。

（4）外科型：病原菌由创口侵入，局部先出现皮疹，由此延及全身，但无咽炎，全身症状大多较轻。

（四）辅助检查

1.血常规 白细胞总数可达（10～20）×10⁹/L 或更高，中性粒细胞常在 80% 以上，胞浆内可出现中毒颗粒。

2.血清学检查 可用免疫荧光法检测咽拭子涂片进行快速诊断。

3.细菌培养 从鼻咽拭子或其他病灶内取标本做细菌培养，可有 A 组 β 型溶血性链球菌生长。

（五）诊断和鉴别诊断

根据发热、咽炎、草莓舌及典型皮疹即可诊断，病原学检查阳性可确诊。需注意与下列疾病相鉴别：

1.金黄色葡萄球菌感染 某些金黄色葡萄球菌也可引起猩红热样皮疹。但皮疹消退快，且无脱皮表现，并常伴有迁徙性病灶，病原学检查为金黄色葡萄球菌。

2.出疹性传染病 见本章小儿几种出疹性疾病的鉴别要点。

3.川崎病 发热持续时间较长，可见草莓舌、猩红热样皮疹，同时伴有眼结膜充血、口唇皲裂、颌下淋巴结肿大及指趾末端膜状脱皮，可引起冠状动脉病变，病原学检查阴性，抗感染治疗无效。

（六）治疗

1.一般治疗 卧床休息，供给充分的营养、热量。急性期给予流质或半流质饮食，恢复期改半流质或软食，保持口腔清洁；高热患儿，可使用物理或药物降温。

2.抗菌治疗 首选青霉素，早期应用可缩短病程、减少并发症。青霉素剂量每日 5 万 U/kg，分 2 次肌内注射，疗程 5～7 天；严重病例，剂量可加大到 10 万～20 万 U/kg，静脉滴注。青霉素过敏者可选用红霉素或头孢菌素。

（七）预防

目前尚无有效的自动免疫，重在控制传播。明确诊断后及时隔离，隔离期限至少 1 周。因病情不需要住院的患儿，尽可能在家隔离治疗。最好咽拭子培养 3 次阴性后解除隔离。对可疑病例，应及时采取隔离措施。

小儿出疹性传染病
电子课件

麻疹
思维导图

水痘
思维导图

猩红热
思维导图

重点笔记

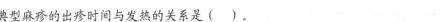

▼ **达标练习**

1.典型麻疹的出疹时间与发热的关系是（　　）。

　A. 发热 1～2 天，出疹时热退　　　　　　B. 发热 1～2 天，出疹时热更高

　C. 发热 2～3 天，出疹时伴低热　　　　　D. 发热 3～4 天，出疹时热更高

　E. 发热 3～4 天，热退疹出

2.典型麻疹的出疹顺序为（　　）。

　A. 先四肢，而后颈部，渐至面部、躯干

　B. 先躯干、四肢，而后手足、面部　　　　C. 先前胸、上肢，而后背部、下肢

　D. 先额部、面部，而后四肢躯干

　E. 先耳后、发际，渐至面部、躯干、四肢，最后手心足心

3. 麻疹前驱期主要诊断依据是（　　）。

A. 发热 3~5 天后出现结膜炎　　　　　　　B. 有上呼吸道卡他症状

C. 出现 Koplik 斑　　　　　　　　　　　　D. 可见少数斑丘疹

E. 有麻疹接触史

4. 麻疹合并肺炎患儿的隔离期为（　　）。

A. 出疹后 5 天　　　　B. 出疹后 10 天　　　　C. 出疹后 15 天

D. 疹退后 5 天　　　　E. 疹退后 10 天

5. 麻疹最常见的并发症是（　　）。

A. 心包炎　　　　　　B. 支气管炎、肺炎　　　C. 急性肾小球肾炎

D. 营养不良　　　　　E. 脑炎

6. 水痘的病原体为（　　）。

A. 单纯疱疹病毒　　　B. 水痘 - 带状疱疹病毒　C. 人类疱疹病毒 6 型

D. 柯萨奇病毒　　　　E. 埃可病毒

7. 水痘的隔离期为（　　）。

A. 出疹后 5 天　　　　B. 出疹后 10 天　　　　C. 水痘结痂后

D. 水痘消退　　　　　E. 四肢末端出现水痘

8. 下列疾病易出现扁桃体脓性分泌物的疾病是（　　）。

A. 风疹　　　　　　　B. 水痘　　　　　　　　C. 麻疹

D. 猩红热　　　　　　E. 幼儿急疹

9. 患儿，男，2 岁。发热 4 天，体温达 40 ℃，伴流涕，鼻塞，咳嗽，眼结合膜充血，眼泪较多。今发现耳后、颈枕部出现散在红色丘疹，疹间皮肤正常。最可能的诊断为（　　）。

A. 麻疹　　　　　　　B. 风疹　　　　　　　　C. 水痘

D. 幼儿急疹　　　　　E. 猩红热

10. 患儿，男，5 岁，因发热 2 天就诊，伴咳嗽。查体：咽红，双侧扁桃体 II° 肿大，有脓性分泌物，躯干散在针尖大小红色丘疹，自行口服青霉素效果不佳。最有助于诊断的检查为（　　）。

A. 外周血培养　　　　B. 咽拭子培养　　　　　C. 皮疹涂片检查

D. 痰培养　　　　　　E. 都不对

参考答案：1. D；2. E；3. C；4. B；5. B；6. B；7. C；8. D；9. A；10. B

[1] 陆再英，钟南山．内科学 [M].7 版．北京：人民卫生出版社，2008.

[2] 岳新荣，陈方军．内科学 [M]．武汉：华中科技大学出版社，2013.

[3] 陈灏珠，林果为．实用内科学 [M].13 版．北京：人民卫生出版社，2009.

[4] 包再梅，贺志明，张建欣．内科学 [M]．武汉：华中科技大学出版社，2010.

[5] 王海燕．肾脏病学 [M].3 版．北京：人民卫生出版社，2008.

[6] 杨立明，官德元．内科学 [M]．武汉：湖北科技出版社，2008.

[7] 马家骥．内科学 [M].5 版．北京：人民卫生出版社，2006.

[8] 李兰娟，任红．传染病学 [M].8 版．北京：人民卫生出版社，2013.

[9] 贾文祥．医学微生物学 [M].2 版．北京．人民卫生出版社，2010.

[10] 刘应麟．传染病学 [M].4 版．北京：人民卫生出版社，2011.

[11] 陈孝平，汪建平，赵继原．外科学 [M].9 版．北京：人民卫生出版社，2018.

[12] 蔡小红．临床医学概要 [M]．西安：西安交通大学出版社，2012.

[13] 郭玮，许敏．外科手术基本操作 [M]．北京：科学文献出版社，1993.

[14] 龙明，王立义．外科学 [M].7 版．北京：人民出版社，2014.

[15] 陈孝平，汪建平．外科学 [M].8 版．北京：人民出版社，2013.

[16] 杨敬博，王同祥．外科学 [M]．武汉：湖北科学技术出版社，2008.

[17] 王泽华．妇产科学 [M]. 6 版．北京：人民卫生出版社，2009.

[18] 乐杰．妇产科学 [M].7 版．北京：人民卫生出版社，2008.

[19] 魏碧蓉．助产学 [M]. 2 版．北京：人民卫生出版社，2018.

[20] 雷蕴，耿力．妇产科护理学 [M]．北京：人民卫生出版社，2014.

[21] 冯玲，陈晓燕．妇产科学 [M]．武汉：湖北科学技术出版社，2008.

[22] 张宏玉．助产学 [M]．北京：中国医药科技出版社，2012.

[23] 王卫平．儿科学 [M]. 8 版．北京：人民卫生出版社，2013.

[24] 江载芳，申昆玲，沈颖．诸福棠实用儿科学 [M]. 8 版．北京：人民卫生出版社，2015.

[25] 杨锡强，易著文．儿科学 [M]. 6 版．北京：人民卫生出版社，2006.

[26] 薛辛东．儿科学 [M]．北京：人民卫生出版社，2005.